预防医学国家级教学团队教材

医院感染学
Hospital Infection

主　编　郑英杰

副主编　熊成龙　朱献忠

编　委（按拼音排序）

丁盈盈　复旦大学公共卫生学院流行病学教研室

黄葭燕　复旦大学公共卫生学院医院管理学教研室

蒋虹丽　复旦大学公共卫生学院卫生经济学教研室

蒋露芳　复旦大学公共卫生学院卫生微生物学教研室

裴晓方　四川大学华西医学院公共卫生学院卫生检验与检疫系

夏世金　复旦大学附属华东医院上海市老年医学研究所

熊成龙　复旦大学公共卫生学院卫生微生物学教研室

张蕴晖　复旦大学公共卫生学院环境卫生学教研室

郑英杰　复旦大学公共卫生学院卫生微生物学教研室

朱　峰　第二军医大学附属长海医院烧创伤重症监护室

朱献忠　复旦大学公共卫生学院卫生微生物学教研室

左浩江　四川大学华西医学院公共卫生学院卫生微生物学教研室

书稿秘书

熊海燕　复旦大学公共卫生学院卫生微生物学教研室

财务秘书

蒋伟利　复旦大学公共卫生学院卫生微生物学教研室

复旦大学出版社

内 容 提 要

本书共分12章。紧密围绕医院感染的发生、发展规律及其预防控制策略，系统介绍了医院感染的基本概念、学科内容、研究范畴，从医院管理、医院环境、微生物学、抗微生物药物、消毒学、诊断和治疗，以及常见部位、重点部门、高危人群医院感染特点等进行了较为详尽的介绍。

《医院感染学》作为高等医学院校教材，供临床医学、预防医学、护理学等相关专业使用，也可作为医院感染相关职业人群的参考书籍。

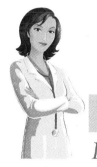

前　言
Preface

　　医院感染是感染规律发生在卫生服务提供处的特殊现象。医院感染与社区感染交互作用,影响着感染在人群的发生、新现与再现。作为一门应用学科,《医院感染学》的教材编写须保持与时俱进的时代要求。

　　医院感染学在我国仍然是一门年轻的学科。我国医院感染管理体系始于1986年;随着社会和经济的发展,医院感染在我国发展较快。有关医院感染预防与控制的各种规章制度、规范相继出台。2006年颁布的《医院感染管理办法》,对医疗机构提出明确的医院感染要求。2015年4月13日国家卫计委发布的《关于印发麻醉等6个专业质控指标(2015年版)的通知》,明确了医院感染作为一个职业,为中国5万多医院感控相关职业的发展指明了方向。

　　本教材紧密围绕医院感染的发生、发展规律,从管理、环境、微生物、药物、诊治等方面进行了较为系统的阐述,为医院感染的预防和控制提供基础的理论、知识和技术。本教材力争体现本学科的独立性、特殊性和完整性,在编写时充分应用本国资料,也注重借鉴外国先进经验,编写风格充分体现了学生应知应会的内容。

　　本教材的编写得到了复旦大学公共卫生学院的大力支持。特别感谢复旦大学公共卫生学院将本教材列入“预防医学国家级教学团队教材”系列。感谢郁庆福教授对本书的成稿给予指导。感谢研究生卜一畅、郑东鸣、罗业飞、热依汗古丽·买买提、王海丽、陈姣、陈小润、郝晶晶、吴俊珍参与书稿编写材料的收集工作。

　　限于水平,难免存在问题,敬请读者批评指正。

编　者

2017年2月

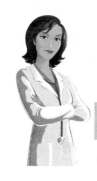

目 录
Contents

医院感染绪论

医院感染是威胁人群健康的重要疾病之一,是感染发生在卫生服务提供处的特殊现象。医院感染与社区感染交互作用,影响着感染在人群的发生、新现与再现。医院感染学是研究在医院内实施相关卫生服务时,暴露于病原生物而导致人群或个体发生的感染。人类的历史也是疾病发生的历史,可以说有人类以来就有卫生服务,也相应地就有医院感染。研究医院感染的发生、发展规律,是预防和控制医院感染的基础。

第一节　医院感染概述

一、卫生服务与风险

卫生服务是人群的基本需求。卫生服务供方——卫生服务组织(如医疗服务、疾病预防与控制、妇幼保健等)和个人,以保障个体健康为主要目的,借助一定的卫生资源,向卫生服务的需方(如病人),提供有益于健康的医疗、预防、保健、康复等各种活动。卫生服务的需方人文背景复杂,并且有着多样化的、纷繁复杂的病症等需求,卫生服务供方针对这些需求,需要进行科学的判断,从而提供有针对性的、安全的和有质量的卫生服务。

卫生服务组织提供集中式卫生服务,其中医疗卫生机构是依法成立的从事疾病诊断、治疗活动的卫生机构。医院、卫生院是我国医疗卫生机构的主要形式,还有疗养院、门诊部、诊所、卫生所(室)以及急救站等,共同构成了我国的医疗卫生机构。此外,其他卫生服务组织,如军队(如我国的医疗船——和平方舟号)、铁路(如医疗室等)也是卫生服务组织的重要补充。

卫生服务总是在一种风险与利益的平衡下进行。卫生服务的实施过程涉及从简单到复杂的一系列任务。简单的任务,如就诊或咨询医生、健康体检、打预防针、抽血化验,到复杂的任务,如住院治疗、外科手术、开处方,甚至需要复杂的、大型的医疗设备,如 SPECT/CT、呼吸机等。在满足需方的需求过程中,卫生服务供方如果实施不规范的诊治,容易导致需方产生医疗意外和(或)医疗事故;即使卫生服务的供方提供规范的卫生服务,也不可避免会导致需方出现多种不同的结局,如卫生服务需方原有疾患的痊愈、有效控制、伤残失能、病情加剧或死亡等。

除了原有需方的健康需求(如疾患)需要得到满足外,在卫生服务实施过程中,需方可出现新的、与原有疾患不同的不良健康结局,如不良反应、感染、医疗事故等,或称为卫生服务相关疾患。按照其出现时间的长短又可分为短期和长期不良结局。常见的短期不良结局,如注射反应、输液反应、药物的副作用等;常见长期的不良结局,如放射治疗与肿瘤、外科瘢痕等。按照是否有感染性因子的介入,可分为卫生服务相关感染和非感染性疾病。因卫生服务出现的不良结局,常常容易引起医疗纠纷等社会问题(图1-1)。

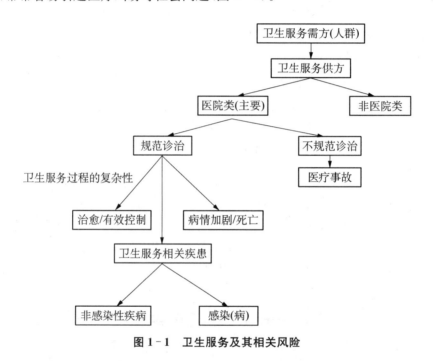

图1-1　卫生服务及其相关风险

二、医院感染和医院感染学

(一)医院感染概述

感染,或感染性疾病(infectious diseases),是由具有可传播性和不可引起传播性的感染性因子引起的,并可在宿主体内繁殖而致病的一类疾病。感染性因子包括生物性感染性因子(微生物、寄生虫等)和非生物性感染性因子(如朊粒)。目前,已知道的人类病原体约有1 400种。

按照感染源的来源地域划分,感染可分为社区获得性感染与医院获得性感染。从社区的范畴上看,医院是社区的一个组成部分;但习惯上,区分医院感染与社区感染突出了感染的不同来源,对研究感染有其特殊的价值,对感染病的认识及其预防控制具有重要意义;但对于感染本身而言,其在社区与医院之间的相互传播并不因这种划分而隔绝。社区获得性感染,通常指的是感染来源于非医院的社区其他区域;而医院获得性感染专门用于指的是感染来源于医院。

医院感染或感染病是卫生服务相关疾患之一,是感染规律在特定的地点——卫生服务供方(如医院等)的表现,是各种来源的病原生物与卫生服务的需方、供方在实施卫生服务的过程中相互作用的结果。滥用抗生素、细菌耐药性、新现和再现病原体(如 SARS 病毒、Ebola 病毒、H7N9 病毒、MERS 病毒等),以及疾病谱的改变、寿命延长、免疫功能不全的诊治人群,新的诊疗方法与技术的发展,对医院感染产生深远的影响。

(二) 医院感染的定义

医院感染(hospital infection),是寻求或提供卫生服务的个体、或停留在卫生服务机构的其他人员,因暴露于来自于医院范围内的各种来源的感染性病原体而发生的感染。历史上,最早提出这一概念的是 1830 年英国的 James Simpson,称之为医院获得性感染(hospital-acquired infection,HAIs)。此后,也有人提出院内感染(nosocomial infection)、卫生服务相关感染(healthcare associated infection,HAIs)。虽然前后概念有些差别,目前这 4 个概念基本上是表达同一含义。以下为主要国际卫生组织对医院感染的定义:

An infection acquired in hospital by a patient who was admitted for a reason other than that infection. An infection occurring in a patient in a hospital or other health care facility in whom the infection was not present or incubating at the time of admission. This includes infections acquired in the hospital but appearing after discharge, and also occupational infections among staff of the facility. —WHO/CDS/CSR/EPH/2002.12

应该指出,这里的"医院"具有更为广泛的含义,除了常规上认识的以集中式诊治为目的的医院外,还包括可提供卫生服务的其他机构,如疾病预防控制中心、养老院、戒毒所、军队和铁路部门的卫生服务机构等,甚至包括实施卫生服务的个体行为。

与医院感染相关的、并且容易混淆的两个概念,即交叉感染(cross Infection)和医源性感染(iatrogenic infection)。交叉感染,指的是感染从一个个体向另一个个体的传递,并不局限于医院感染;同时,感染来源于环境或自身病原体的医院感染,不属于交叉感染。医源性感染,指的是从卫生服务提供方或其实施的卫生服务(如胃镜检查)而向需方(如病人)的单向传播,属于医院感染的一部分。

(三) 医院感染的特征

医院感染有以下 4 个特点。

(1) 医院感染发生在提供卫生服务的特定空间,是感染规律在这一特定环境的表现;人群与病原体在这一空间内接触而启动感染过程,从而进一步发展为出现临床症状等相关结局。

(2) 医院感染发生在特定的时间内。以人群对病原体的暴露为起点,通常在感染的最短与最长潜伏期之间发生。这里要指出的是,某些感染的潜伏期可长于就诊者的卫生服务时间,因此感染可发生在就诊者离开医院后,如门诊病人等。某些感染无明确的潜伏期,需要结合感染病的特点进行综合判断;通常认为在接受卫生服务 48 小时内出现的感染,均判定为医院感染。

(3) 卫生服务供方与需方是医院感染的主要对象,门诊病人和住院病人、医护人员最为容易受到医院感染的侵袭。卫生服务的供方与需方在实施卫生服务过程中,因供方或需方暴露于病原体而启动感染过程。此外,医护及医院其他支持人员(医院非医护人员,如行政、后勤、陪护人员、探视者等),以及进入医院、非以寻求卫生服务为目的其他人员也可意外暴露于来自于医院的病原体而发生医院感染。

(4) 医院感染如因暴露于可传播性病原体所致的,则可在医院内传播,引起暴发或流行。一般主要发生在医院内,但可进一步发展,引起后续的社区传播。

这里有两个与医院感染容易混淆的概念需要澄清：交叉感染(cross infection)和医源性感染(iatrogenic infection)。"iatro-"在希腊语意思等于医生(physician)，iatrogenic 词源于 iatrogenesis(希腊语，意思是"brought forth by the healer")。因此，医源性感染是从卫生服务提供方或其实施的卫生服务(如胃镜检查)而向需方的单向传播，属于医院感染的一部分。而交叉感染，是感染从一个个体向另一个个体的传递，并不局限于医院感染；同时，感染来源于环境或自身病原体的医院感染，也不属于交叉感染。图1-2表示，病人(1)无医院感染；病人(2)暴露发生在入院之前，病人(3)在入院之前已暴露于病原体并出现感染，因此这两者均不属于医院感染；病人(4)和(5)出现医院感染，其中病人(4)发生在医院停留期间，而病人(5)发生在离开医院后。

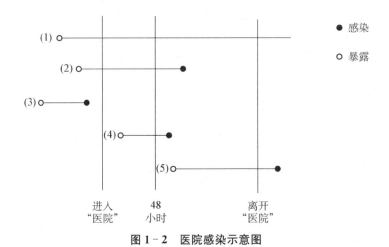

图1-2 医院感染示意图

(四) 医院感染的原因

医院感染的发生必须要有病原体、个体或人群和合适的感染条件。病原体存在于医院内，可来自于病人自身、医院环境、卫生服务实施过程，在个体或人群暴露于该病原体后，而启动感染和(或)传播过程。感染的发生可在医护人员之间、病人之间、医护人员与病人之间、卫生服务与人员之间以及环境与上述人员之间等多种形式。非以寻求卫生服务为目的的医院感染者，可视为医院感染的偶发或意外现象(图1-3)。

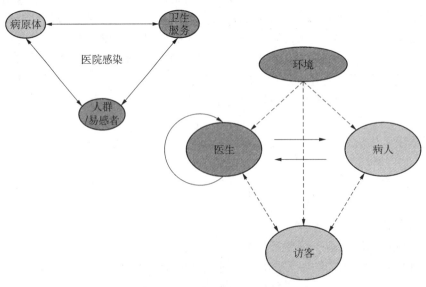

图1-3 医院感染传播示意图

（五）医院感染的分类

根据不同标准,医院感染可有不同的分类。根据病原体起源于自身或他人,可分为内源性与外源性感染;根据感染部位,可分为呼吸道、消化道、血流、外科手术部位等感染;根据人群,可分为卫生服务人员感染、病人感染等。

（六）医院感染的影响

医院感染的出现,对不同人群将产生不同的影响,其中对寻医问药的个体,特别是病人的影响尤为严重,将可能产生以下影响。

（1）现有疾患诊治复杂化:现有疾患基础上出现新的感染,将对其诊断和治疗增加复杂性。由于在既有疾患上出现感染,控制感染将成为医生的治疗方案的重要环节,同时要考虑如何协调感染和原有疾患的诊治。此外,预防传播成为医护人员的另一重要的内容。

（2）延长住院时间:现有疾患基础上出现新的感染,既要控制感染,又要治疗原有疾患,无形中增加了病人的病情,也相应地延长了住院病人的住院时间。

（3）增加出现不良结局的风险:现有疾患基础上出现新的感染,可加剧原有疾病的病情发展,出现与求诊疾病相关的或新的不良结局,甚至死亡。

（4）增加传播与暴发的风险:感染者作为病原体的宿主,可将病原体传播到医院内的各类人员,而引起局部暴发与流行。严重者,可进一步传播到社区,引起新的感染、流行或暴发。

对医护人员或医院内的其他人群:导致这些人群出现新的感染及其相关结局,降低卫生服务人力资源以及相关社会资源等。显然,所有这些影响将不可避免导致医疗费用的增加,同时导致更多的医疗纠纷和更糟糕的医患关系等。

（七）医院感染的研究目的和意义

医院感染学是研究医院感染的一门学科,在系统地识别并掌握医院感染的发生、发展规律的基础上,通过采取科学有效的预防控制策略和措施,以达到预防医院感染的发生、降低医院感染发生风险、减少医院感染的不良结局、杜绝医院感染的暴发风险等目的,从而减轻病人生理和心理痛苦,降低医疗费用和提高生命质量,最终为保证卫生服务的安全和质量提供保障。

（八）医院感染的研究内容和任务

（1）医院感染的病原学及其耐药性研究。

（2）医院感染的发生发展及其转归。

（3）识别新的医院感染,作为医学感染病学的重要补充。

（4）医院感染诊断与治疗。

（5）医院感染预防与控制。

（6）医院感染环境监测。

（7）医院感染传播与流行(暴发):快速反应能力、认识疾病传播流行规律。

（8）与医院感染相关的医院建筑物的建设。

（9）医院感染相关卫生政策与管理模式:规章制度、操作规程和流程。

第二节　医院感染史

人类的历史即是疾病的历史,也绝大部分是感染病的历史。人类对疾病的认识,总是在与疾病的斗争中逐渐形成的。纵观人类历史,可以说有卫生服务,就有医院病(hospitalism);有集中式的诊治机构,就有医院感染。医院感染史是在整个社会历史发展进程中医院与感染两种因素相互交织、相互影响而形成的。从个体诊治(江湖郎中、游医等)到集中式诊治(医院等),卫生服务出现了质的变化,医院感染从认识不多,逐渐到认识较多,系统与科学的规范研究成为医院感染防控的基础。

一、医院感染的经验时代

文字、城市化居住方式和青铜器是成熟文明的标志;最早可追溯到巴比伦文明,距今已有5 000年历史。传染病在人类历史上占据着重要的地位,尤其瘟疫或烈性传染病(鼠疫、霍乱、天花等)盛行时代,曾给人类带来巨大的灾难,极大地改变了人类的文明进程。2 400多年前的雅典瘟疫病因至今仍未明确;公元14世纪发生的鼠疫大流行导致欧洲约50%的人口死亡。文献记载了31次流行性感冒大流行,是导致死亡人数最多的传染病,20世纪早期的流感大流行感染了约5亿人并导致至少2 000万人死亡;霍乱在19世纪以来的100年间至少发生了7次世界性大流行,造成的损失难以计算,某次流行中仅印度死者就超过3 800万人;在19世纪,大多数人曾为结核病而丧失生命。近年来,超级细菌的流行、新现与再现病原体(如SARS、MERS、Ebola病毒等)对人群健康造成极大的威胁。

疾病的发生伴随着针对疾病的措施——卫生服务的提供,经过了从江湖游医的诊治,逐步过渡到集中式诊治机构(或医院雏形)的发展。然而,"医院"一词直到公元12世纪才出现。公元2 000年前,古印度在医学教科书中已提及医院建筑和卫生,如医院建筑应宽敞通风。我国最早的集中式诊治机构出现于西周(公元前1046年~前771年);周武王灭商后建立西周时,设立"为诸侯有疾病者之医药所居"的场所(《周书·五会篇》)。公元1 000年前,古代犹太人在《旧约全书》第三部的《利未记法律》中对医院感染的传播提出了明确规定,除了一般卫生状况,还对皮肤感染和其他不洁的诊断、感染者隔离和消灭害虫、空气传播进行说明,以及外科医生不可碰触伤口,因手可引起感染。

公元前5世纪前后,即世界四大文明形成的轴心时代,集中式诊治机构在这些文明古国普遍存在。斯里兰卡中部的米欣特莱寺庙山脚下的医院遗址提示着,在公元500年前的医院,当时已设计单人单个病房,之后可能被古希腊和古犹太人的医院所采纳,并继续延续到古罗马时期。在这期间,宗教或作为慈善机构已陆续收治病人,有些医院即建设在教堂寺庙旁边,如古希腊。

不同年代世界各地(包括我国,表1-1)所建立的集中式诊治机构首先服务的对象是皇家、君主诸侯及其军队,之后又延伸到普通百姓。虽然对疾病的认识有限,多寄托于神灵鬼魂或宗教的影响;但人们已意识到医院感染的存在,如识别了麻风等疾病的传染性并需要进行隔离来进行控制;医院建筑物的建设应宽敞并通风,不应当暴露于烟雾或灰尘、或有害的声音、接触、气味等,看护人应行为良好与卫生,消灭害虫,外科医生不要碰触伤口,单人单个房间等。这些措施在斯里兰卡、古希腊、古罗马等医院得到实施,不但在当时对医院感染控制有效,而且对今天的防控仍然具有指导意义。

表1-1 我国集中式诊治机构名录

朝代	年限	机构	服务对象
西周	公元前1046年~前771年	医药所居	诸侯有疾病者
春秋:齐国	公元前7世纪	残废院/养病院	聋、盲、跛足者

朝代	年限	机构	服务对象
汉	公元 2 年	隔离院	传染病人
东汉	公元 2 年	庵芦	军队医院
		医治场所	百姓
北魏	公元 497 年	别坊	百姓
隋		病人坊	麻风病人
唐	公元 6～9 世纪	养病坊	官办医院
		悲田坊	慈善机构
		疠人坊	隔离麻风病人
宋	公元 10～12 世纪	安济坊	官办医院
南宋		寿安院	慈善机构
元	公元 12～14 世纪	安乐堂	军队医院
明清		太医院	主要服务于皇家

随着古罗马帝国的衰落直至灭亡,基督教逐渐兴盛,其教义提出反对洗浴以及灵魂比躯体更为重要等,欧洲的卫生状况开始下降,对医院感染产生深远的影响。基督教教导医生"出脓是治愈伤口的先决条件",结果那些支持清洁、缝合伤口的医生,成为异端而遭受教堂的迫害;外科医生能学会手术切口、伤口敷料等技术,但对预防和控制医院感染无能为力,许多病人因伤口出现坏疽而死亡;医院拥挤,病人合用同一张病床;在非常原始条件下(如病房内),进行诸如截肢、头颅钻孔等手术;在开放病房,进行尸检,给尸体穿寿衣。显然,这些措施将极大地提高医院感染的发生率。虽然这样,但也有医生提出,在进行疝气手术前,患者进行洗浴,并对手术部位剃毛。对创口的处理,从使用沸腾的油和滚烫的烧灼铁转为清除坏死组织和简单敷料,从而将医院伤口感染控制在相对较低的水平。直到 18 世纪,过度拥挤的病房在改善,恢复单人单床,医院感染得到改善。

经验时代的医院感染,社会面临朝代更迭,频繁的战争,烈性传染病肆虐,人类对医院感染的认识虽然是原始、朴素的,但这些认识也为感染病的发展奠定基础,提出的预防与控制措施至今仍影响着现代医院感染的预防与控制。

二、医院感染的早期科学研究时代:约兴盛于 18 世纪中期到 19 世纪末(细菌时代)

这个时期医院感染研究、预防与控制开始兴盛。疾病的细菌学理论的发展、技术的进步,社会需求等极大影响着医院感染的发展。

医院感染第一项重要的研究来自 1740 年代的苏格兰爱丁堡的爵士 John Pringle。令人吃惊的是,他发现部队疾病和死亡的首要原因来自医院,而感染是这种大而拥挤医院最致命的疾患;他大胆地提出,造成这种局面的主要原因是医院的不洁空气和病人周围的其他不适。因此,他对军队医院的拥挤和糟糕的通风进行大胆改革,采用合适的通风(开门、开窗等)和保持病人有足够的空间。

此后,John Pringle 通过对医院热、痢疾、痒(疥疮)和斑点热等研究以及防腐剂的试验研究、对军队医院感染的研究,为预防和控制感染作出了巨大贡献,也为后续医院感染的研究、预防和控制奠定了坚实的基础。比如,他提出了活的污染物是医院感染的主要原因(1764 年),而非瘴气;他提出的防腐剂体外试验系统与 130 年后 Koch 实验完全一致并使用至今;他提出了使用硫磺软膏治疗疥疮。

这期间,在后续医院感染研究者的进一步工作基础上,人们对医院热、产褥热、疥疮、外科败血症的认识进一步加深;同时,疾病的细菌学理论开始拉开了序幕(Girolamo Fracastoro,1530 年),通过显微镜观察到细菌(Anton van Leeuwenhoek,1683 年),产褥热的传染性(Alexander Gordon,1795)、洗手与产褥热的关系、饮水与霍乱的关系(John Snow,1854 年)得以阐明,发展了疫苗技术以预防天花(Edward Jenner,1796 年)。此外,第一项有计划地使用亚硝酸气雾进行空气消毒的试验在英国出现(1795 年)。探索各种有效的消毒剂,制备于焦油的酸水、石碳酸等。最终,发展采用石灰水洗手以及喷洒环境的消毒方法(Ignaz Semmelweis,1796 年;Lemaire,1863 年;Lister,1865 年;),病房清洁和通风的说明等。

对军队医院感染的措施进一步拓展到民用医院,特别是对医院感染的发生进行了较为系统的调查研究。医院感染的控制、组织和规范性文件等初步建立,1795 年,法国卫生署发布了预防医院感染的全面说明。医院感染的主要病种也逐步得到阐明,特别是在产科领域。提出了控制医院感染的措施,包括隔离病房,理解了产褥热的传播特性、空气消毒、预防措施、抗菌和无菌手术等。认识到环境在医院感染中的重要性,医院固体表面是医院感染的重要来源。灰尘与液滴成为呼吸道传染病间接传播的主要载体,如结核病。医院感染的改革和规范性文件初步建立。例如,产业革命时期,法国医生 Cabanis 发表了《对巴黎医院的意见》,提出改善医院的必要措施;1803 年,拿破仑颁布医学教育与医院管理法律;1887 年,医院建立了临床微生物实验室(爱丁堡)。早期抗击医院感染的苏格兰先驱者见表 1-2。

表 1-2 早期抗击医院感染的苏格兰先驱者

先驱者	鼎盛年代	主要成就
John Pringle	1740～1780	"抗菌"先锋,澄清医院热,改革军队医院
James Lind	1745～1790	改革海军医院,引入隔离病房,消除海军中的坏血病
Francis Home & Thomas Young	1750～1780	理解产褥热的感染特性
Alexander Hamilton	1760～1800	对产褥热有价值的发现
Alexander Gordon	1790～1795	建立产褥热的感染特性和预防措施
Archibald Menzies & David Peterson	1790～1798	医疗船空气消毒试验
John Bell	1790～1820	对外科败血症有价值的发现
James Y. Simpson	1830～1870	全面调查医院感染
Joseph Lister	1860～1900	抗菌和无菌外科
Alexander Ogston	1875～1920	发现并命名"葡萄球菌"群,澄清脓的细菌学
Watson Cheyne	1875～1925	建立第一个已知的医院细菌实验室,与 Lister 的病房相邻(爱丁堡,1876 年)
John Chiene	1880～1909	建设医院时增加细菌学服务(1884 年)

医院感染的传播机制得到进一步阐明。Simpson 等学者发现了医院固体表面、环境中的灰尘与液滴等均可成为细菌等病原体的载体，通过接触、呼吸道等间接传播引起感染。外科医生在患者死因上仍坚持是患者本身的缺陷所致；但 Simpson 通过仔细调查发现，截肢患者死亡率与医院大小和拥挤程度成正比。之后，南丁格尔（Florence Nightingale）于 1858 年在军队医院发现，更多的战士是死于感染而非在战争中。结果，她把自己的关注转向军队和民用医院的卫生改革上，创立了护理学，形成了较完整的医疗服务体系。此后，各国开始精细地研究感染与医院卫生的关系，同时医院建筑学也逐渐成为一门专门的学科。

三、现代医院感染

科学和技术的发展，促使现代医院的形成，其主要有 4 个特点：技术现代化、管理科学化、社会医疗保健中心化和信息管理自动化。现代医院已经成为提供卫生服务的流水化操作的规模性产业。中央供应、消毒技术的发展、抗生素的应用、无菌术和医院改革等科学和技术的发展和实施，使得人们乐观地预测对医院感染的防控将取得胜利。不幸的是，这种胜利仍显得遥不可及：超级病原体的出现和传播，使得医院感染的预防控制仍然遥远。

医院感染控制的组织机构得到广泛发展，出现了感染性疾病医院、医院感染科及其临床微生物实验室。1941 年英国医学研究中心（MRC）提出了控制外科败血症中第一个正式的措施，并提出应有"全职的专业官员来监控医院感染的发生"。很快地，兼职的感染控制官员（CIO）开始出现，1988 年以后被命名为感染控制医生（ICD）。临床微生物实验室的重要性逐渐得到认可，自 1887 年起在爱丁堡的医院建立了以来，世界各地医院开始设立相应的机构。1944 年，MRC 建议每一家医院应设置感染控制委员会，由代表性的医生（临床和实验室）、护士和医院行政管理人员等组成。20 世纪 50 年代中期，Brendan Moore 进一步提出了设置感染控制护士（ICN）以协助 ICO 的工作。1959 年，ICN 得以正式任命。这些组织机构得到进一步的发展。

对医院感染的认识进一步丰富了人们对感染病的认识。随着病原体的不断发现，针对各种病原体的识别技术得到广泛发展。当时，空气传播性感染，如麻疹、水痘、猩红热、百日咳和白喉在发热门诊广泛传播。研究发现，只要将病床分开 12 英尺就可有效地预防大多数的百日咳（Berrnacki，1908 年）和脑膜炎的传播（Glover，1920 年），这个现象提示着百日咳杆菌和脑膜炎球菌在粉尘和液滴的形成过程中并不容易存活。虽然，当时仍有许多学者医生对此表示质疑。

医院感染从监测、保护和预防等方面的防控技术进一步发展。有效的医院感染的预防与控制需要合适的、具有较高成本效益的、连续性的医院感染监测体系。到 60 年代中期，医院感染发病或患病率得到系统研究，识别了医院感染的主要类型；在 ICD 和 ICN 的流行病学随访和观察下，对这些类型的医院感染开始进行有效的预防和控制。基于电子化医院记录的信息系统，继续提升医院感染监测的水平，定期的医院感染监测报告成为医院感染预防和控制的科学基础。

抗生素、消毒与疫苗等技术与产品得以广泛发展与应用。自弗雷明发现青霉素以来，大量的抗生素及其相关产品得以发现，消毒相关产品也相应发展，并广泛地应用于临床，在预防与控制医院感染上发挥了重要的作用。此外，自琴纳发现天花疫苗以来，目前可用于预防传染病的疫苗至少在 30 种以上。围绕医院感染，疫苗主要用于保护医护人员、特殊疾患的人员等，起到提高这些人群的后天获得性免疫力。

综上所述，有人类以来，就有卫生服务，医院感染也难免发生。随着时代的进步与科学技术的发展,人类对医院感染的认识有了长足的提高,在预防与控制医院感染的策略、技术与方法上有了革命性的进步,医院感染学正紧密跟随科学技术的发展步伐,根据当前医院感染面临的新形势,如耐药微生物、新型医用仪器设备等,应用多学科理论和方法,加强研究,紧密合作,为精准化医院感染的预防和控制奠定基础。

四、我国医院感染简史

我国医院感染史缺乏较为详尽的研究与资料,大多数散见于感染病学等相关学科。在我国,集中式卫生服务机构最早可追溯到西周,因此,有理由认为,医院感染至少在当时已有存在;在烈性传染病盛行、社会动荡、朝代更迭、战争频繁的年代,医院感染的发生则较为普遍。鸦片战争后,中国对外开放,西方传教士及其教会医院的建立也带来了医院感染预防与控制的相应策略与措施。

总体看来,医院感染学在我国仍然是一门年轻的科学。我国医院感染管理体系起步较晚,1986 年 4 月卫生部开始重视医院感染,组织了第一次的医院感染管理研讨会;同年卫生部医政司成立了医院感染监控研究协调小组,并组建由 17 家医院组成的全国医院感染监测网。该体系开始由 17 家医院和 8 个防疫站(现为疾病预防控制中心)组成,经过 3 年试点工作,于1989 年扩大到全国 29 个省、市、自治区(除西藏外)及地、县不同级别和种类的 103 所医院,2000 年开始向目标性监测过渡。

在建立感染监测体系的同时,我国也积极完善有关医院感染的法律法规规章及相关标准性文件的制定,且进入 21 世纪后进程明显加快。1978 年卫生部发布《消毒管理办法》,后经1992 年、2002 年两次修订。1994 年卫生部发布《医院感染管理规范(试行)》,为医院感染管理提供了依据。2000 年 11 月再次修订,对医院感染的监测、控制和管理有更加明确的规定和要求。1995 年《医院消毒卫生标准》发布,2012 年再次修订。2003 年《突发公共卫生事件应急条例》发布,为处理医院感染的流行与暴发提供了指导。2004 年《中华人民共和国传染病防治法》、2006 年《医院感染管理办法》、2009 年《医院感染监测规范》、2012 年《抗菌药物临床应用管理办法》、2012 年《医疗机构消毒技术规范》、2012 年《医院消毒卫生标准》(再次修订)等一系列文件出台,为医院感染管理提供更为健全的制度规范。国家卫计委于 2015 年 4 月 13 日发布的《关于印发麻醉等 6 个专业质控指标(2015 年版)的通知》明确指出:考虑到医院感染等 6 个专业是平台学科,其质量管理的规范化程度对其他专科的医疗质量有重要作用,并制定了《医院感染管理质量控制指标(2015 年版)》,提出了医院感染质控的 13 个指标。这个通知,明确了医院感染将作为一个职业,为中国 5 万多医院感控相关职业的发展指明了方向。

第三节　医院感染研究展望

国际医院认证联合委员会(The Joint Commission International,JCI)认为安全和质量是医院的最根本的基础。医院感染是威胁医院安全的重要一环。与非感染性疾病相比,因感染性疾病的可传播性,既可影响到医院人群,又可影响到社区人群,使得医院感染在医院安全以及感染的防控中起着更为重要的地位。随着对医院感染认识的深入,全球医院感染的预防和控制已取得一些成功,如全面地推广手卫生等,极大地降低了医院费用,提高生命质量。然而,新现与再现病原体的发生,耐药病原体的广泛流行,社会发展与人口寿命延长,卫生服务的多样化与复杂性等,医院感染仍面临着严峻的挑战。

一、人口与社会发展

随着社会经济发展,公共卫生得到长足发展,人群期望寿命已大幅提高。期望寿命延长导致的人口结构改变和老龄化,疾病模式发生了根本转变;虽然新现与再现传染病仍旧肆虐,但慢性病已成为威胁人群健康的主要疾病,医院人群的结构特征也发生了根本性改变。病原体赖以生存繁殖的自然环境与社会环境发生了剧烈变化,人群探索自然的概率更为频繁,与病原体接触的机会相应增加。国际交往频繁快捷,携带病原体的宿主将很快实现跨全球的转移,面向国际化的医院就诊行为将更为普遍。所有这些因素的综合影响,意味着要从全球的视野来看待区域环境下的医院感染。

二、卫生服务发展

科学与技术的进步,促使新型的医院诊疗手段与技术的发展,促使卫生服务的复杂多样化。医用设备相关感染已成为一种主要的医院感染类型。医用仪器设备如何影响到医院感染也是非常迫切的一个问题。

三、微生物耐药

病原体有其自身的生存、繁殖等进化规律。各行各业各种消毒、杀微生物药物等的广泛应用,使得耐药生物(超级细菌等)逐渐成为威胁医院人群健康的主要病原体。

四、建立有效的监测系统并精确了解医院感染的发生情况

目前全球最为常见的医院感染基本上均为尿路感染、外科手术部位感染、肺炎、消化道感染和血流感染等。然而,对医院感染的总体情况及其具体的发生类型,仍然缺乏精确的数据。精确、完整的医院数字化记录,结合合适的专题研究,将可能有助于解决这一问题。

五、HAIs 长期结局、院外/非医院卫生服务机构 HAIs

医院感染目前只要针对医院内暴露并发生的感染,而在医院内暴露但发生在医院外的医院感染,可因未及时随访,而无法正确估计医院感染发生率的真实情形。此外,非医院类卫生服务机构发生医院感染,目前尚未处于有效的监测与监管下,这些机构的医院感染情况及其对人群健康的影响也难以阐明。另外,目前主要关注医院感染的短期结果,大多数是感染的发病、治疗及转归,而对医院感染的长期影响的认识有限。

六、"一健康"理念、循证决策

医院感染学是一门多学科交叉形成的学科,涉及微生物学、卫生服务、免疫学、流行病学、医院管理、药物、医疗器械、医院建筑学、物流等多种学科与行业,需要形成一个协作互助的研究范围。在制定政策与决策时,应立足于本地区本医院自身特点,以循证作为依据,做出科学的预防与控制的策略与措施。

(郑英杰)

思考题

1. 简述医院感染的定义及其相关概念异同。
2. 简述医院感染的特征、分类和影响。
3. 简述医院感染的研究内容。
4. 简述医院感染的历史。

 参考文献

1. Jarvis WR. Bennett & Brachman's Hospital Infections. 6th ed. Philadelphia：Wolters Kluwer，2013

2. 王力红，朱士俊. 医院感染学. 北京：人民卫生出版社，2014

3. 王宇明. 感染病学. 北京：人民卫生出版社，2005

4. 高晓东，刘思远，钟秀玲，等. 跌宕奋进 30 年中国感染控制 1986—2016. 上海：上海科学技术出版社，2016

5. 居丽雯，胡必杰. 医院感染学. 上海：复旦大学出版社，2006

第二章

医院与医院管理

基本要求

　　1. 掌握：医院的定义、功能。

　　2. 熟悉：医院的分类依据及分类、医院的卫生服务特点。

　　3. 了解：医院的发展历程。

重点与难点

　　医院的功能、医院的卫生服务特点与医院感染发生的关联性。

第一节　医院定义与发展历程

一、医院的定义

　　医院是人类与疾病斗争过程中所形成的防病治病、保障人民健康的组织机构。医院是运用医学科学理论与技术,通过医护人员及非医护人员的集体协作,达到对病人或特定人群提供疾病诊疗、病人照顾的组织机构。

　　为达到为病人诊疗和预防的目的,一所医院必须具备以下条件。

　　(1) 应有正式的病房和一定数量的病床设施。我国明确规定"凡以'医院'命名的医疗机构,住院床位总数应在 20 张以上",有能力对病人提供连续、合理、有效的诊护。

　　(2) 医院诊疗活动以住院诊疗为主,一般还应设有相应的门诊服务场所和急诊形式。

　　(3) 应有基本的科室设置和医疗设备设施,包括临床科室、医技科室等基本科室,房屋建筑、诊疗及室外活动场所,基本医疗设备以及与诊疗科目相适应的其他设备,且符合卫生学管理条件。

　　(4) 应有卫生技术人员、行政后勤等人员配置。从事临床诊疗活动的医护人员必须具备资格与注册的准入条件,从事非临床其他重要岗位的人员应按要求具备相关上岗证书,且能胜任本职工作。

　　(5) 应有相应的规章工作制度,保障各项执业活动正常开展,保障医院的规范运行。

二、医院的产生和发展

医院是人类医学发展的见证者和里程碑。医院的产生和发展本身就是各时代比较优越的物质技术条件和医疗技术水平的产物,尤其与医学技术的发展息息相关,同时也反映和促进了各个时代的社会经济和科学文化水平。医院发展主要经历了古代萌芽时期、近代发展时期和现代化发展时期3个阶段。

(一)古代萌芽时期(公元前7世纪至18世纪末叶)

我国周朝时期门诊性质的医疗机构以及医院开始形成,周成王时期设置了为诸侯有疾病者的医疗场所;春秋初期,齐国管仲在都城创建了残废院,为伤病残疾者提供收容之处,这是我国古代医院的雏形。公元二年汉平帝在军队中建立了隔离院,是最早的收容传染病的医院;东汉建立了古代的军医院"庵芦";南北朝时期初步形成了相对规范的医院且对医生有一定的考核和奖惩制度。隋唐时期有专门收治麻风病人的"疠人坊",唐宋时期为灾疫、病残设立的"病坊""养病坊""安乐坊"等,元代军医院为"安乐堂"。

在国外,公元前480年,"医学之父"希波克拉底倡导基于理性而非宗教的医疗实践活动,首先开始运用听诊诊疗技术、实施外科手术并对病史进行了详细的记录。印度于公元前600年形成了医院雏形,遵循公共卫生原则并由佛教寺庙兴建以老人和穷人为对象的医院。在欧洲,公元4世纪的罗马拥有属于修道院的教会医院;542年在法国里昂,641年在巴黎建立医院,且兼做旅馆。中世纪疫病流行,相继建立了一些收容传染病、麻风病的隔离医院,在整个中世纪,除了9世纪出现产科医院外,医院几乎不分专科。12世纪初在英国伦敦有了第一所医院。

古代医院的主要特征是:①医院的产生主要是因为宗教等组织(寺院等)对伤病残者的"慈善"救济;②医院不是社会医疗的主要形式,而是因为瘟疫和传染病的流行作为收容和隔离病人的机构;③宫廷及军事医疗的需求催生了医院的形成和发展;④生活和物质条件简陋,数量少,组织简单,发展缓慢,尚不是科学意义上的医院。

(二)近代发展时期(18世纪末叶至20世纪中叶)

随着西方资本主义经济高度发展和科学文化发展,促进了近代医学的发展,催生了近代医院。文艺复兴促进了近代科学的形成和发展,医学科学由经验医学转变为实验医学,医院的宗教特征逐渐消退。从19世纪中叶到20世纪60年代,基础医学得到全面的发展,临床医学已发展到诊断、治疗等多学科专业化协作的阶段。南丁格尔创建了护理学,使医院的医疗服务和生活服务显著提高,对护理工作和医院管理作出了巨大贡献。

这一时期的近代医院的主要特征是:①医院成为社会医疗的主要形式,大量个体医疗退居辅助地位;②近代医院的分科化,具体表现为专业分工(尚不细)、医护分工、医技分工和集体协作,相应地建立了管理制度和技术性规章制度;③医疗技术上一般以物理诊断、实验诊断、化学治疗及一般手术治疗为主要手段,在医学理论和实践上还处于集体、器官、细胞为主的宏观水平;④医院管理主要是标准化管理,建立了业务指挥系统和管理制度。

我国近代医院的出现是伴随鸦片战争,从外国教会在中国各地设立教会医院开始的,西洋医学在我国的传播伴随帝国主义文化的侵略而呈扩大趋势。外国教会最早在澳门、广州设立医院;随着不平等条约的签订,列强在我国各通商口岸等设立的教会诊所和医院逐渐增多。1828~1949年,各国在中国长期经营的教会医院,分布全国各地,最高达340所。抗战时期我国的医院建设日趋正轨。20世纪20年代后期我国自办的公立和私人医院有了较快发展。1917年,我国成立了一所由本国完全投资的近代综合医院,即北京中央医院。新中国成立后特别是公立医院有了巨大的发展,不仅表现在数量而且在医院的组织管理、医疗技术、医疗服务和医疗质量等方面都有明显进步。

(三) 现代化发展时期(20 世纪 70 年代以来)

20 世纪 70 年代,两次世界大战的洗礼促进生产力水平快速发展,带来医学科学和医疗诊断技术日新月异的发展,同时社会对医疗及预防的要求更高了,在此背景下医院步入了现代医院发展阶段。

现代医院具有明显的时代特征:①医学专业的精细化,目的综合化。专业化分工是提高效率的必然途径,医疗质量是医院系统整体功能的综合体现;②现代医院更关注社会医疗保健,医院功能由医疗型转变为医疗、预防、保健、康复型,发挥社会医疗保健的功能;③医疗技术实现了自动化的可能,提高了效率和准确度,医院拥有先进的医学理论、技术和方法,能适应知识更新和医学技术进步的步伐;④经营管理追求高效率,充分有效地利用各种资源做到优质、高效、低耗。

改革开放后,我国社会经济和医学科学技术的发展促进医院进入新的发展时期。21 世纪后我国大型高端设备、高精尖技术的临床应用以及以病人为中心的全方位服务和科学的精细化管理等都取得了长足发展。截至 2015 年,我国医院总数达到 26 000 家,而且现代医院在功能上逐步拓展,以适应知识更新、技术进步和社会发展的步伐。

第二节　医院的功能与分类

一、医院的功能

医院的功能是指为保障人民健康和发展医疗卫生事业所确定的医院工作职责与内容。

卫生部颁发的《全国医院工作条例》指出:医院是以医疗工作为中心,在提高医疗质量的基础上,保证教学和科研任务的完成,并不断提高教学质量和科研水平。同时,做好扩大疾病预防保健的受众范围、指导基层和计划生产的技术工作。在国外,也有的将医院功能分为照料病员,培养医师及其他人员,增进大众健康和推进医学的研究 4 个方面。

(一) 诊断医疗

医疗是医院的中心工作,也是最主要的功能。医院以医疗工作与护理业务为主体,医疗与辅助业务密切配合,形成一个医疗整体,为病人服务。其着眼点是要促使现有的医疗服务与就诊者的医疗需求相匹配,寻求的结果是改进病人的健康状况,提升病人的满意度和现有资源的利用效率。医院医疗可分为门诊医疗、急救医疗、住院医疗和康复医疗等活动。

(二) 预防保健和社会医疗服务

疾病的发生、发展与不良的社会环境、生活方式息息相关,因此贯彻生理-心理-社会的医疗服务模式,实施和(或)指导医院所在地区的基层医疗机构开展预防保健与社区医疗服务成为医院的基本任务,主要包括:指导基层,扩大预防,开展计划生育的技术工作;开展健康咨询、门诊和住院体格检查、疾病普查、妇幼保健指导、卫生宣教等业务。

(三) 康复功能

康复不仅仅着眼于身体恢复健康,其覆盖范围相当广泛:①尽可能让病人在生理上完全康复;②使病人能够摆脱心理创伤;③应用各种有效的措施使其精神上、社会上、职业上得到康复,消除或减轻功能障碍,重返社会,恢复作为社会一员的正常生活;④消除疾病影响,促使病人发挥原来的角色功能;⑤预防病人再患同一疾病。

(四)教育培训

"院校教育-毕业后教育-继续教育"三位一体的医学教育模式是人类医学教育的共识。临床医学是实践医学,各类型医院都应根据自身能力与条件,承担相应的临床教学和培训任务。医院要在保证医疗质量、完成医疗任务的基础上,积极承担医学院校学生的理论教学和专业实习,住院医师(专科医师)的教育培训及医务人员的继续教育。此外,还包括护理人员和其他医疗技术人员,医院必须具有对一切医院工作人员进行培养教育的功能。

(五)科研活动

作为集中进行医疗实践的场所,医院蕴藏着丰富的研究资源和研究课题。医院科研工作是创新医疗科技的根本,通过科研工作对临床实践经验进行总结,发现问题、提出问题、解决问题,同时在科研中跟踪、吸收和掌握国内外医学领域最新成果,对创新医学技术、培养医学人才具有重要意义。一个好的医院不仅要应用医学科研的成果,其本身还必须努力创造科研成果,这样才有利于将研究成果转化为生产力,直接造福病人。

所以,医院的主要功能为诊断医疗,同时要担负预防、保健和康复服务,并承担相应的临床教学和科研等任务。各项功能不是各自孤立的,而是相互联系、相辅相成的;各项功能并不是并列的,而是以医疗为中心,医疗与其他各项功能相结合,围绕医疗工作统筹安排,全面完成医院各项任务。为完成这些功能,医院本身必须加强管理与建设。

二、医院的类型

医院有不同的分类维度,常见的划分角度见表2-1。

表2-1 医院类型

划分角度	类型
业务范围	综合医院、专科医院(妇产科、精神病科、儿童医院、职业病医院等)
地区	城市医院:省(市)级、地市(区)级、街道 农村医院:县医院、乡(镇)卫生院
特定任务	军队医院、企业医院、医学院附属医院
医院级别	一、二、三级医院
所有制	全民、集体、个体、股份制
运行目标	营利性、非营利性医院

(一)根据业务范围的不同医院可分为综合医院和专科医院

综合医院是多种专科的综合性医院,其业务范围针对所有疾病,但重点是收治门诊和急诊病人。综合医院在各类医院中占有较大的比例,是各类型医院的主体。为了满足综合医院的功能要求,一般综合医院至少应设有100张左右的病床。综合医院专科项目要较多些,受众范围较广些,一般设有中西医、内、外、妇产、儿、针灸等各方面专科。大型综合医院则主要从事危急重症、疑难杂症的诊疗,并结合临床开展教育、科研工作。

专科医院是只做某一个或少数几个医学分科的医院,主要从事疾病诊疗,并结合临床开展教育科研工作,如针对收治精神病的精神病医院、收治结核病的结核病医院以及妇产科医院、肿瘤医院、口腔医院等。专科医院最大的优势就是精细。在针对某一学科的临床和科研方面,专科医院的医生在专科疾病诊治方面经验丰富,高级人才比例相对较高;科研教学水平较高,专科医院在临床诊治方面的理念较为先进,大多承担医学研究和教学任务,与国际知名的医疗、研究机构有着密切的学术交流关系,与国际接轨;专科医院大多拥有先进的医疗及科研设备,医疗水平比较高的专科医院大都为三级甲等医院,拥有的设备大都处于国内、国际先进行列,尤其是一些专用设备更加突出。

(二) 根据地区划分可分为城市医院和农村医院

根据地区划分为城市医院和农村医院。城市医院逐渐发展为社区卫生服务机构和综合性医院两级。农村医院主要包括县医院、乡镇卫生院。

(三) 根据特定任务设立的医院可分为军队医院、企业医院、医学院附属医院

军队医院是为军队伤病员进行门诊和住院治疗的机构。公元前4世纪,古希腊和古罗马军队里就开始有了军队医院的雏形。我国汉代在军队中建立了隔离院,是最早的收容传染病的医院,东汉建立了军医院"庵芦",元代建立了"安乐堂"。民国时期国民党军队平时设有陆军医院,战时设有野战医院、兵站医院。中国人民解放军于1928年在井冈山革命根据地创建了第一所红军医院,1932年以后逐步分为野战医院、兵站医院和后方医院。新中国成立后,扩建和新建了大量的军队医院,多数野战医院发展成为现在常设的综合性医院。其功能主要为军队提供卫生后勤保障、技术服务,以医疗为中心,医疗、教学、科研协调发展。根据现代战争的特点和要求,军队医院的主要发展趋势为配备机动化,救治技术综合化。

企业医院是在计划经济时期特定的历史条件下企业自办的医疗机构,有着鲜明的时代印迹。企业卫生资源是我国卫生资源的重要组成部分,对弥补地方卫生资源的不足、促进生产力的发展、保护人民群众健康,特别是对保护企业广大职工、家属身体健康等方面发挥了积极的作用。

医学院附属医院是医学院校所设置的用于临床或实践性的医院,采用"医教研"三位一体的管理模式,是培养高层次临床医学专家的摇篮,是医学学生理论联系实际的课堂。

(四) 根据我国医院分级管理可分为一级、二级、三级医院

我国实行医院分级及分级管理。1989年11月颁布《医院分级管理办法(试行)》,根据医院的功能、任务、设施条件、技术建设、医疗服务质量和科学管理的综合水平确定医院级别,即一级医院、二级医院、三级医院,并对医院实行分级管理,建立医院评审制度。

一级医院是向一个社区(人口一般在10万以下)提供基本医疗、预防、保健和康复服务的基层医疗机构。主要包括农村乡镇卫生院、城市社区卫生服务中心和相当规模的工矿、企事业单位的职工医院等。

二级医院是向含有多个社区的地区(人口一般在数10万)提供以医疗服务为主,并开展预防、保健和康复医疗服务,承担一定教学培训和科研任务的地区性机构。主要包括各地一般市、县级医院以及省、直辖市的区级医院。

三级医院是向含有多个地区的区域(人口一般在100万以上)提供以高水平专科医疗服务为主,并开展预防、保健和康复服务,承担相应的高等医学院校临床教学、培训和科研任务的区域性医疗机构;是省或全国的医疗、预防、教学和科研相结合的技术中心,是省或国家高层次的医疗机构。

(五) 根据医院所有制可分为全民、集体、个体、股份制医院

全民所有制和集体所有制医院属于公立医院,个体和股份制医院为非公立医院。

（六）根据医院经营目的可分为营利性医院和非营利性医院

依据 2000 年原国家卫生部等 7 部门下发的《关于城镇医药卫生体制改革的指导意见》："建立新的医疗机构分类管理制度,将医疗机构分为非营利性医院和营利性两类进行管理。"国家根据医疗机构的性质、社会功能及其承担的任务,制定并实施不同的财税、价格政策。

非营利性医院是指为社会公众利益服务设立运营的医院,不以盈利为目的,其收入用于弥补医疗服务成本,实际运营中的收支结余只能用于自身的发展。营利性医院是指医疗服务所得收益可用于投资者经济回报的医院。政府不举办营利性医院。

相较于营利性医院按市场需求自主确定医疗服务项目,医疗价格开放,依法自主经营,照章纳税,非营利性医院需按规划要求提供医疗服务,在其终止业务活动后,资产处理权归社会有关管理部门,出资者无权自行处置。非营利医院可分为政府办和其他非营利医疗机构。政府办非营利性医院可享受财政补助,补助是制定医疗服务价格的重要影响因素。

根据 2009 年中共中央、国务院《关于深化医药卫生体制改革的意见》,进一步完善医疗服务体系,坚持非营利性医疗机构为主体、营利性医疗机构为补充。

在我国,各医院应形成分工协作发展的体系,共同促进人民健康水平的提高。

第三节 医院的性质与卫生服务特点

一、医院的性质

世界卫生组织(WHO)指出:医院是为人们提供完善的健康服务,包括医疗和预防两个方面的服务型组织。医院作为医学服务组织,其产生和产出归根结底是起着保护社会生产力的作用。

（一）公益性

公益性是医院的基本属性。医院产生和存在的根本目的是诊疗疾病,保障人民健康,保障和维护社会生产力。无论什么类型的医院都以救死扶伤,实行人道主义为己任。"我国卫生事业是政府实行一定福利政策的社会公益事业。"这是《中共中央、国务院关于卫生改革与发展的决定(中发[1997]3 号)》明确界定的我国卫生事业(包括医院)的基本性质且政府对医院实行一定的补贴或税收减免政策,以保障人人享有卫生保健服务。

（二）生产性

医院是运用医学科学技术进行医疗卫生、保健服务的生产单位。作为进行医学科学技术服务的医疗劳动组织,医院通过对特定人群进行生理和心理的医疗、预防和康复服务,使其恢复健康、增强体质,间接促进社会发展。卫生部门作为国民经济向社会提供医疗保健服务的一个非物质资料生产部门,需每年计算其生产总值,可见医务劳动具有生产劳动的性质。

（三）经营性

医院是一个具有经济性质的经营单位,是国民经济向社会提供医疗保健服务的一个非物质资料生产部门,不以盈利为目的,要在国民经济中占有一定比例,以期与国民经济的发展,与人民群众对医疗的需求相适应。医疗活动需要人力、物力、财力、时间和信息的投入,并受到商品经济价值规律的制约,因此医院除了要遵循医疗服务的内在规律,还要遵循商品经济的价值规律。无论是营利性医院还是非营利性医院,必须依靠加强自身内部的运行管理,提高效率、改善质量、降低成本来解决其在医疗市场竞争中生存和发展的需要。

二、医院卫生服务特点

医院是治病救人、救死扶伤的场所,服务对象为病人,这是医院区别于其他系统的本质特点。医院卫生服务的特点反映医院工作的规律性,只有按照医院工作的客观规律办事,才能把医院办好。

（一）服务规范与原则

1. 以医疗质量作为医院服务的核心 病人的各项功能都较脆弱,医院的医疗质量关系到病人的安危。所以,必须进行严格的质量管理,制定医疗服务质量方针,明确职责、权限和相互关系,监控医疗服务过程,并进行医疗服务质量评价,保证质量持续改进,确保病人的安全,并保障病人获得高质量的医疗保健服务。

2. 以医疗技术作为医院服务的关键 医院是以医疗卫生知识和技术为手段与疾病做斗争的科学技术机构。病人作为一个复杂的机体,要求医务人员拥有全面的医学理论知识、熟练的医疗技术操作能力和丰富的临床经验以胜任临床工作。现代医疗工作的科学性、技术性强,新技术、新设备不断发展,医院必须重视人才培养、技术建设和设备更新,才能在日趋激烈的竞争中创造优质品牌。

3. 随机性和规范性相结合 随机性是指病人的种类与病情的发展,千变万化,各有特点,个体差异大,导致医疗工作随机性大。规范性是指医务工作者任何医疗行为都关系到人的生命安全,必须对每个病人进行严密连续的诊断,并迅速做出针对性处理,保证整个工作程序和技术操作的规范性;必须全面正确对待规范与随机、标准与非标准的关系,对病人发病和就诊不会有严格统一的计划和规律可循,能够应对意外情况。

4. 医疗服务工作具有时间紧迫性和连续性 病人的病情决定了医疗人员在诊断、治疗、抢救时要有强烈的实效意识,分秒必争,同时要对病情不间断进行观察治疗,所以医务人员要有强烈的时间意识。

5. 医院服务应以社会效益为首位,坚持社会效益与经济效益的有机统一 医院的公益性决定它必须坚持社会效益为首位,以提高人民健康水平为中心;同时,医院作为相对独立的医疗经营实体,要遵循经济规律,讲究经济效益,以增强医院实力,提高为病人服务的水平与效果。提高经济效益的根本途径在于提高医疗服务的水平与质量,调动各方面的积极因素保障医疗活动正常有序进行。

（二）服务对象

医院是以病人为主要工作对象,离开对病人的医学服务,根本没有医院存在的必要。医院服务对象不仅包括患者和伤员,也包括处于特定生理状态的健康人(如孕妇、产妇、新生儿)及完全健康的人(如进行身体检查的人)。医院的职责和根本目的是保障人民健康,发扬救死扶伤、人道主义精神,强调医疗效果。所以,要以医疗工作为轴心,区别各项工作的主次、轻重和缓急,按照客观规律进行组织管理。

（三）人群特征

1. 具有广泛的社会性与群众性 医疗服务无地域与人群限制,包括四面八方、各行各业、男女老少,医院都尽量满足其医疗要求;同时,医院工作受到社会各种条件与环境的制约,也离不开社会各方面的支持,必须做好公关。

2. 公平性 医院的公益性决定了医院卫生服务的公平性,这也是社会公平在医院的体现。公民不分民族、种族、性别、职业、家庭出身、宗教信仰、教育程度、财产状况等,医院均应为其平等地提供诊疗服务。

(黄葭燕)

第四节 医院感染管理

一、医院感染管理的发展

(一)医院感染管理的出现

16～17世纪,交叉感染伴随近代医院的出现而发生,对医院感染的研究则始于对产褥热的系统研究。18世纪末到19世纪初产院出现后,产褥热高发并且无法控制,导致大量产妇的死亡。经过研究,奥地利的 Ignαc Semmelweis 医生提出了"产褥热病原学观点和预防措施",提倡医护人员用漂白粉水洗手后接生,对预防产褥热起到积极作用。

1867年,Lister 受到巴斯德理论的启发,提出了外科无菌操作制度;Halstead 首先在手术中使用橡胶手套。这些研究有效地降低了术后感染的发生率。南丁格尔创建并执行了严格的医院管理制度,强调消毒隔离工作,极大降低了战争伤病员的病死率。

20世纪40年代,磺胺、青霉素等抗生素类药物的出现,为感染性疾病的治疗带来了福音,但是从60年代以后,耐药问题日益严重。1961年,英国出现耐甲氧西林金黄色葡萄球菌(MRSA)引起的院内感染,并形成世界大流行;1970年,美国疾控中心(CDC)提出对其进行流行病学检测和控制,形成了感染管理雏形。

(二)我国医院感染管理的制度化发展

医院感染管理在我国的发展,经历了从制定专业制度起步,建立医疗机构相关组织结构,教育培养专业人员,直至在实践中不断发展为专业学科的过程。2015年国家卫计委在发布6个学科质量控制指标文件中,将麻醉、重症医学、急诊、临床检验、病理、医院感染6个专业定位为平台学科,认可"医院感染是一门专业学科"。

在我国,与医院感染管理实践密切相关的一系列制度包括医院感染管理制度、消毒隔离制度、抗生素合理应用制度、医院卫生学指标。自1986年以来,在医院感染方面,国家已先后制定和发布了数十项有关医院感染管理的规定、标准和措施(表2-2)。

表2-2 我国医院感染管理的部分制度规定

颁布年度	法律效力	制度名称
1989	法律	中华人民共和国传染病防治法(2013年第2次修订)
2001	法律	中华人民共和国职业病防治法(2011年修正)
1991	法规	中华人民共和国传染病防治法实施办法
2003	法规	突发公共卫生事件应急条例(2011年修正)
2003	法规	医疗废物管理条例
2006	法规	艾滋病防治条例

颁布年度	法律效力	制度名称
1991	规章	性病防治管理办法(2012年修订,2013年实施)
1991	规章	结核病防治管理办法(2013年修订)
1987	规章	消毒管理办法(2002年修订)
2000	规章	医院感染管理规范(试行)
2003	规章	传染性非典型肺炎防治管理办法
2003	规章	突发公共卫生事件与传染病疫情监测信息报告管理办法
2003	规章	医疗卫生机构医疗废物管理办法
2004	规章	医疗废物管理行政处罚办法
2005	规章	医疗机构传染病预检分诊管理办法
2005	规章	传染病病人或疑似传染病病人尸体解剖查验规定
2006	规章	医院感染管理办法
2012	规章	抗菌药物临床应用管理办法
1988	规范性文件	消毒技术规范(1999年第一次修订,2002年第二次修订)
1988	规范性文件	关于建立健全医院感染管理组织的暂行办法
1989	规范性文件	医院消毒供应室的验收标准(试行)
1992	规范性文件	关于加强一次性输液(血)器、一次性使用无菌注射器临床使用管理的通知
1993	规范性文件	关于使用一次性医疗器具毁形装置通知
1994	规范性文件	关于进一步加强医院感染管理紧急通知
2001	规范性文件	医院感染诊断标准(试行)
2003	规范性文件	医疗废物分类目录
2003	规范性文件	医疗废物专用包装物、容器标准和警示标识规定
2004	规范性文件	二级以上综合医院感染性疾病科工作制度和工作人员职责
2004	规范性文件	抗菌药物临床应用指导原则(2015年修订)
2004	规范性文件	内镜清洗消毒技术操作规范
2004	规范性文件	医务人员艾滋病病毒职业暴露防护工作指导原则(试行)
2005	规范性文件	医疗机构口腔诊疗器械消毒技术操作规范
2007	规范性文件	群体性不明原因疾病应急处置方案(试行)
2008	规范性文件	卫生部办公厅关于加强多重耐药菌医院感染控制工作的通知
2009	规范性文件	医院感染暴发报告及处置管理规范
2010	规范性文件	血液透析器复用操作规范
2013	规范性文件	基层医疗机构医院感染管理基本要求
2014	规范性文件	卫计委办公厅关于进一步加强医院感染暴发信息报告工作的通知

颁布年度	法律效力	制度名称
2009	行业标准	医务人员手卫生规范
2009	行业标准	医院消毒供应中心第1部分:管理规范
2009	行业标准	医院消毒供应中心第2部分:清洗消毒及灭菌技术操作规范
2009	行业标准	医院消毒供应中心第3部分:清洗消毒及灭菌效果监测标准
2012	行业标准	医院隔离技术规范

二、医院感染管理的部门职责

2006年起施行至今的《医院感染管理办法》(中华人民共和国卫生部令第48号)中,将医院感染管理的范畴划为"各级卫生行政部门、医疗机构及医务人员针对诊疗活动中存在的医院感染、医源性感染及相关的危险因素进行的预防、诊断和控制活动"。

(一)行业监督对医院感染的管理

在国家和地区,各级卫生行政部门履行对本行政区域内医院感染管理的监督管理职能。在各地区,疾病预防控制部门应收集、汇总、分析医疗机构上报的监测数据,并向医疗机构给予反馈性的专业指导。卫生监督部门对医疗机构是否遵照相关法律法规开展医院感染管理进行监管。卫生行政部门应发挥行业管理职能,将医院感染管理的效果纳入到对医疗机构的绩效指标体系,并据此进行绩效考核。

国家管理部门主要负责医院感染的学科发展规划,制定或主导制定相关法律法规,确定医院感染管理专业标准,完善医院感染监测体系建设,加强基于监测结果分析的宏观管理与制度制定。

(二)医疗机构的医院感染管理

医疗机构是医院感染发生的场所,也是发现、控制医院感染的第一线。开展有效的医院感染管理,必须健全完整的组织结构,配备相关管理人员,严格执行各项法律法规和规章制度。在操作时,注重前瞻性的预防管理,不断强化临床实践过程中的管控,全程监测并能够及时、综合地分析监测结果,具备基于预案管理的对于不良结果的应对、处置能力。

1. **医疗机构在医院感染管理中的职责**　按照《医院感染管理办法》的要求,各级各类医疗机构应当建立医院感染管理责任制,制定并落实医院感染管理的规章制度和工作规范,严格执行有关技术操作规范和工作标准,有效预防和控制医院感染,防止传染病病原体、耐药菌、条件致病菌及其他病原微生物的传播。

在职责方面,医疗机构按照医院感染诊断标准及时诊断医院感染病例,建立有效的医院感染监测制度,分析医院感染的危险因素,并针对导致医院感染的危险因素,实施预防与控制措施。医疗机构应当及时发现医院感染病例和医院感染的暴发,分析感染源、感染途径,采取有效的处理和控制措施,积极救治病人。

2. **组织结构**　一般而言,医院感染管理分为3层组织结构,包括医院感染委员会、医院感染管理部门(或分管部门)及其专兼职人员、临床科室中的医院感染管理小组。其中,《医院感染管理办法》规定:"住院床位总数在100张以上的医院应当设立医院感染管理委员会和独立的医院感染管理部门;住院床位总数在100张以下的医院应当指定分管医院感染管理工作的部门;其他医疗机构应当有医院感染管理专(兼)职人员"(图2-1)。

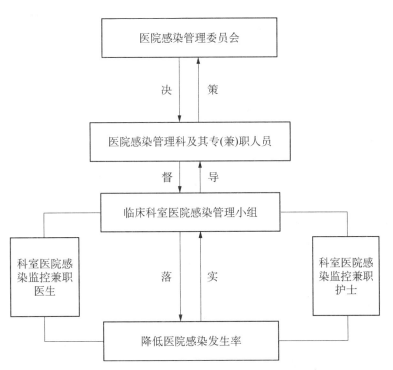

图 2－1　医疗机构医院感染管理组织结构

3. 医院感染委员会及其职责　医院感染管理委员会由医院感染管理部门、医务部门、护理部门、临床科室、消毒供应室、手术室、临床检验部门、药事管理部门、设备管理部门、后勤管理部门及其他有关部门的主要负责人组成,主任委员由医院院长或者主管医疗工作的副院长担任。

医院感染委员会是医院层级的管理机构,在医院的战略发展中强调医院感染管理规划,在医院日常运营中制定本院的相关规章制度和工作计划等文件并督促执行。具体表现为:①认真贯彻医院感染管理方面的法律法规及技术规范、标准,制定本医院预防和控制医院感染的规章制度、医院感染诊断标准并监督实施;②根据预防医院感染和卫生学要求,对本医院的建筑设计、重点科室建设的基本标准、基本设施和工作流程进行审查并提出意见;③研究并确定本医院的医院感染管理工作计划,并对计划的实施进行考核和评价;④研究并确定本医院的医院感染重点部门、重点环节、重点流程、危险因素以及应采取的干预措施,明确有关部门、人员在预防和控制医院感染工作中的责任;⑤研究并制定本医院发生医院感染暴发及出现不明原因传染性疾病或者特殊病原体感染病例等事件时的控制预案;⑥建立会议制度,定期研究、协调和解决有关医院感染管理方面的问题;⑦根据本医院病原体特点和耐药现状,配合药事管理委员会提出合理使用抗菌药物的指导意见;⑧其他有关医院感染管理的重要事宜。

4. 医院感染管理部门、分管部门、专兼职人员及其职责　医院感染科是具有一定管理职能的业务科室,直接接受业务副院长领导。医院感染科应配备院感监控专(兼)职人员,要求其具备医院感染预防与控制工作的专业学科知识,并能够承担医院感染管理和业务技术工作。

《医院感染管理办法》要求医院感染管理部门、分管部门、医院感染管理专兼职人员应承担以下督导、监测、分析、控制等管理职责:①检查和指导有关预防和控制医院感染管理规章制度的落实情况;②对医院感染及其相关危险因素进行监测、分析和反馈,针对问题提出控制措施并指导实施;③对医院感染发生状况进行调查、统计分析,并向医院感染管理委员会或者医疗机构负责人报告;④对医院的清洁、消毒灭菌与隔离、无菌操作技术、医疗废物管理等工作提供指导;⑤对医务人员预防医院感染的职业卫生安全防护工作提供指导;⑥对医院感染暴发事件进行报告和调查分析,提出控制措施并协调、组织有关部门进行处理;⑦组织培训,使医务人员掌握预防和控制医院感染的知识;⑧参与抗菌药物临床应用的管理工作;⑩审核消毒器械和一次性使用医疗器械、器具的相关证明;⑪组织开展医院感染预防与控制方面的科研工作。

医院感染专职人员的工作要求从业者拥有基础医学、预防医学、临床医学、管理学和社会科学等学习经历,因此,除系统的学校教育以外,医院感染管理专职人员须参加继续教育,充实、更新相关学科知识,尤其是重点监测临床部门的治疗进展,参与抗菌药物管理的教育培训。

5. 临床科室与医务人员的职责 临床科室设立医院感染管理小组,根据各级制度规定,形成适应本科室的规章制度,组织或协助组织对临床医生、护士等医务人员进行医院感染的培训,执行对本科室医院感染管理情况如抗生素使用的监督、监测职责,上报可疑病例并留取标本,督促医务人员严格执行无菌操作和手卫生等规范操作,对科室范围的保洁人员、陪护人员和访视者等非医务人员开展医院感染宣教等。

医务人员必须严格执行各项规章制度,识别医院感染并能够予以诊断,发现医院感染病例应按规定记录、上报和治疗,第一时间报告法定传染病病例,参加医院感染培训,按照技术操作规程进行操作,并做好个人职业防护。

三、医院感染管理的重点

(一)医院感染管理的对象

一切在医院活动过的人群均有发生医院感染的风险,广义地说,他们都是医院感染管理的对象。其中,住院病人在医院停留时间较长,可能因患病存在病原菌,或本身患有基础疾病,免疫力下降,是二重感染、交叉感染的易发人群,属于医院感染管理的主要对象。医院职工在身体健康的状况下,出现的感染以院外感染为主,但是可能因为防护措施不到位,在院内接触传染性物质后,存在发生交叉感染的职业风险。门诊病人、探视者、陪护家属及其他流动人员在医院内停留时间短暂,很难确定其感染是否来自医院。

根据不同的分布特点,医院感染的易感人群包括:①年龄分布:婴幼儿,老年人;②性别分布:女性泌尿道感染多于男性;③职业分布:医务工作者;④疾病种类:肿瘤、血液系统疾病;⑤接受特定治疗:介入治疗、有创性检验和治疗等。

(二)医院感染管理的重点

医院感染管理的重点对象,从科室划分,包括并不限于重症监护室(ICU)、手术室、肿瘤病房、内镜室和口腔科。从人群划分,新生儿、血液透析病人、移植病人是重点关注群体。侵入性医疗操作如中心静脉导管、呼吸机、外科手术是管理的重点环节。

另一方面,医院感染管理需要采取有针对的、重点的监测与控制。发现并控制可能严重影响治疗效果的特殊病原体,如耐甲氧西林金黄色葡萄球菌(MRSA)、耐万古霉素金黄色葡萄球菌(VRSA)。通过隔离、个人防护、医疗废物管理、消毒等途径有效截断传播途径。在管理方面,明确医疗机构相关部门和人员的管理职责,包括直接参与的组织机构、专家小组、一线专职人员、后勤保障等。在制度层面,完善制度、预案、流程等医院感染控制措施。

思考题

1. 简述医院以及医院的功能。
2. 探讨医院的功能、医院的卫生服务特点与医院感染发生的关联性。
3. 试述医疗机构医院感染管理的重点组织框架。

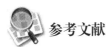 参考文献

1. 陈洁. 医院管理学. 北京：人民卫生出版社，2005
2. 薛迪. 医院管理理论与方法. 上海：复旦大学出版社，2010
3. 吴阶平. 现代医院管理学. 北京：中国医药科技出版社，2004
4. 曹荣桂. 医院管理学（上）. 北京：人民卫生出版社，2003
5. 辞海. 上海：上海辞书出版社，1999
6. 董进恒. 医院管理学. 第 2 版. 上海：复旦大学出版社，2004
7. 国家统计局，http://data.stats.gov.cn/search.htm?s=医院
8. 张鹭鹭，王羽. 医院管理学. 第 2 版. 北京：人民卫生出版社，2014
9. 陈安民. 现代医院核心管理. 北京：人民卫生出版社，2014
10. 彭晓双，鲁如陵. 对医院性质的思考. 中国卫生经济，1991，10(102)：10～21
11. 武广华，苏宝利，刘典恩. 医院管理学. 济南：山东人民出版社，2010
12. 杨国胜，黄建风，牛雨，等. 专科医院适应专科医师培养制度的探索. 中国医院管理，2010，30(6)：32～33
13. 曹建文. 现代医院管理. 上海：复旦大学出版社，2003
14. 李璐，吴少玮，张莉等. 企业医院的历史作用及当前生存发展面临的问题. 中国社会医学杂志，2009，2(4)：203～205
15. 薛宝真. 医院管理理论与实务. 北京：电子工业出版社，2009
16. 翁开源，王浩. 医院管理学. 北京：人民军医出版社，2015
17. 申正义，田德英. 医院感染病学（下）. 北京：中国医药出版社，2007

医院环境与健康

医院是为病人提供卫生保健的服务机构。病人来到医院这个陌生的环境,身体状况不佳,适应能力下降,此时,卫生、舒适的医院环境可使病人处于一个身心较佳的状态,有助于病人的治疗。良好的医院环境在病人的治疗和康复过程中起到积极的支持作用。因此,医院环境的要求是:保持病室环境安静、整洁,为患者提供一个安全、舒适的治疗环境,以满足病人治疗、护理、休养的需要,促进其康复。

医院也是人群(主要是病人)密集的场所,医院环境容易被病原微生物污染,从而为疾病的传播提供外部条件,促进医院感染的发生。因此,医院环境必须符合卫生要求,减少交叉感染,以保证病人安全;其次需考虑适应综合性多学科的发展、病人的心理要求以及医院工作连续性的需要等。严格地讲,医院建筑的环境选择和用地面积的安排,都应充分考虑到防止交叉感染的需要。例如,综合医院允许设在居民区内,但应远离托儿所、幼儿园、中小学等儿童密集的地区;传染病院应设在居民区的边缘地带;综合医院如设有传染病区,则应加强卫生隔离和增设污水、粪便、污物等处理设施,在用地安排上也要尽可能保证满足卫生学隔离要求。

本章节主要介绍与医院感染相关的医院自然环境,包括室外环境(如空间布局、绿化、医疗废弃物等)和室内环境(如温度、湿度、通风、噪声、采光等),简述医院环境中常见的物理性、化学性和生物性有害因素,并探讨医院环境对医院感染及病人健康的影响。

第一节 医院自然环境

医院自然环境是影响病人生理与心理舒适的重要因素,包括室外环境和室内环境。病人处于医院这个环境中,各种因素综合作用于人体,可能会对健康产生不同的影响。医院是个特殊的场所,具有特殊的环境,病人又是一个有着特殊生理与心理需求的人群,他们对环境比普通人更加敏感。适宜的医院环境必须紧扣病人的双重需要,努力创造一种具有广泛兼容性和高度亲和性的、有利于生理和心理健康的环境。

一、室外环境

医院建筑室外环境是一个以人为中心的、综合的、具有特殊医疗意义的人工环境,对病人的诊治、护理和康复有特殊的生理和心理影响,也是治疗的重要手段之一。在医院室外空间环境规划和设计中,应在平面布局、建筑出入口、交通流线、绿化、医疗废弃物处理等方面,搞好总体生态环境设计,充分考虑病人的心理和生理健康需求,正确协调好病人在医院看病过程中的时间与空间的关系。

(一)医院空间布局

医院不仅要满足病人的就医和医护人员的工作需求,更重要的是提供一个安静、舒适、优美、清洁的环境,这样有利于帮助病人缓解心理压力。另外,通过结合医院现有的池塘、水榭、亭桥等园林景观,构建医院的文化长廊,以集中展示医院浓郁的文化气息,为病人提供宜人和谐的治疗和休闲环境,充分体现医院人性化服务的理念和新型现代化医院的风采。

现代医院建筑的空间布局设计理念是包含医疗、管理、环境、建筑、设备等多方面内容的全方位设计工作,因此,医院建筑布局是一项综合性的工程,不仅要符合卫生学、医学专业的要求,同时也要符合环境工程学、建筑美学、人体生理学、心理学等各方面要求。一般来讲,医院空间布局主要包括以下5个方面。

(1)医疗区:门诊部、住院部及其附属建筑和医技部门。医疗区又可分为传染区与非传染区,传染区的位置、出入口都应有选择地独立安排。要合理布局医疗长廊,处理好门诊、急诊之间关系,优化医疗流程;通过医疗长廊连接贯穿各个医疗功能科室,建立清晰、便捷的就诊路线及优美的医疗环境。例如,把分散的综合楼、内科楼、外科楼、感染科大楼等以连廊的形式组合,形成功能整体化的趋势,既方便了病人的就医治疗,又方便了药品、器械和物资的供应,减轻了水平和垂直的交通压力,使病人的就医流程合理,服务路径方便快捷。

(2)总务后勤区:厨房、洗衣房、锅炉房、车库、太平间等。厨房应与洗衣房、太平间等保持一定距离,最好有隔离带。

(3)职工生活区:工作人员单身宿舍可安排在医院区域内,但必须与住院部有一定距离。家属宿舍不允许安排在医院范围内,它与医院不但要有一定的空间相隔,而且要有单独的出入口。通常,职工生活区应位于医院的上风向。

(4)出入口设计:少于100张病床的医院一般至少应有两个出入口,一个供病人使用,另一个供工作人员出入或通往总务后勤区。病床在100张以上的医院需根据具体情况增设出入口。如果住院部内设有产科、传染科和儿科等病房,则必须有单独使用的出入口。门诊部内如有结核科、产科、儿科、急诊科等,亦应备有专用出入口。同时,在设计出入口时应综合考虑外部道路等状况。

(5)交通流线:医院内各建筑物之间、医院内外部之间都存在着复杂而密切的联系,因此医院内部需要形成符合卫生学要求的各种交通运输流线。交通流线的安排组织合理与否,由总平面设计和单体建筑的功能分区、室内外通道和出入口的设置等多方面的因素共同决定。医院内部的各类动线设计涉及主要动线(病患人流、医护人流、探视者流)和次要动线(办公人流、后勤服务人流、物品设备流线)的布局和组织。在交通组织中,要考虑医院的发展变化,为新的运行机制留有余地。合理规划人流、车流、物流路径,完善院内交通路线组织,减少病人及家属的时间消耗,减轻病人等待的焦虑。

(二) 绿化

医院的绿化环境直接影响到病人的身心状态。良好的就医环境不仅使人精神愉悦,心情舒畅,而且还有利于病人病情的康复,能真正体现环境创造美、创造健康的效应。绿化不仅能起防尘、降噪、过滤细菌、净化空气、改善微气候的作用,还可以调整和改善人体的机能,对身心健康起到药物无法替代的功效。医院理想的绿化系统是由入口广场的绿化区、中心花园、草地、沿基地周边布置的绿化带、屋顶绿化带、内部庭院绿化等组成,以水池、喷泉、假山、小桥、亭阁、边廊等作为点缀,通过巧妙的布局使其成为医院不同的功能区域的自然隔离带。作为医院外部环境空间设计的主旋律,就是要让外部场所空间能最大限度地接纳病人,使其融入大自然中,以帮助其病情的康复。

很多医院一改以往"只管见缝插针,遍地绿化"的传统绿化观念,大胆提出"建造花园式医院、宾馆式病房"这一符合时代特征的新理念,不仅提倡绿化,而且强调美化。各种花草层次分明,供病人散步的园间小道环绕有序,乘凉休息的长凳随处可见,而且小路围成一定的图案,既实用又美观,院庭外围用透景的艺术围栏代替传统的砖围墙。同时,为了进一步达到美化的效果,草地上还安装了地灯,在夜间展现绿化的魅力。现代医院已有绿荫小道、鲜花绿地,鸟语花香的花园式院庭,整体格调高雅、温馨,处处体现了人性化的建园风格,为病人及家属创造了舒适、优美的治疗和康复环境,也为医护人员提供了良好的办公和生活空间。

现代医院可以很方便地利用空调等设施改善微小气候环境,但是一般的机械空调很容易造成细菌感染,因此除特殊病房外,一般用房应尽可能地结合当地的气候条件,充分发挥气候调节能力,创造宜人的室内、外微气候医疗环境。在室外,建筑南面种植高大落叶植物,夏季可以减少阳光照射,冬季树叶凋落,阳光可以直接照射入室内。

(三) 医疗废弃物

医院每天都会有大量的医疗废弃物产生。这些废弃物携带有致病菌和有害物质,如果不能有效的管理,将会通过皮肤、呼吸道等多种途径进入人体,引起院内感染的发生。因此,必须严格按照规定进行分类处理和清运,从事医院保洁工作的人员必须执行严格的消毒、隔离和防护制度,防止出现交叉感染。同时,保洁人员要具备一定的健康常识,能够在工作中做好自身的防护。

2003 年 6 月,国务院颁布了《医疗废弃物管理条例》正式实施以来,对医疗废物的产出、分类、收集、转运、焚烧及处理的全过程都进行了严格的规定,这个条例的出台标志着我国医疗废物处理进入法制化管理的轨道。按照国务院颁布的《医疗废弃物管理条例》标准执行,医院应健全各项规章制度及管理标准,如医疗废物安全处置管理制度、明确工作人员处置医用废弃物的职责和工作制度、医疗废物交接登记制度、回收人员体检制度等,将医疗废弃物的管理纳入医疗后勤管理质量范畴。对医疗废弃物必须分类收集、分类装置、分类标示(如:生活垃圾用黑色塑料袋,医用废物用黄色塑料袋,以及锐器放置耐刺、防水、防渗盒等)。对生活垃圾,在公共场所设置带盖垃圾箱,减少医务人员及病人的直接接触污染。每日科室有保洁人员对医用废物收集和分类,运送至医院指定的放置点,并进行交接记录,每月统计上报。

医疗废弃物的收集与处理是指对在诊断、治疗和卫生处理等过程中产生的废弃物和病人生活过程中产生的排泄物及垃圾进行分类,如放射科、检验科等科室产生的化学废物、放射性废物和细菌性废物,带有病人血液及其他体液的注射器、纱布、脱脂棉等治疗废物,病人(主要是传染病病人)的血、痰、分泌物、呕吐物等生活垃圾及废药物、药品,通过专用车辆收运,再以焚烧、填埋、综合回收再利用等方式进行无害化处理。

医院的卫生保洁工作主要包括对医院各病区、各科室、手术室等部位的卫生清洁,对各类垃圾进行收集和清运。在垃圾处理时要区分有毒害类和无毒害类,定期消毒杀菌。医用垃圾的销毁工作要统一管理,不能流失,以免造成大面积危害,如感染。为保障医院环境的干净,应建立污水处理设施,减少排放的污水对环境的污染;建立医用废弃物与生活垃圾定点、定车、定位、定装置、定专人的运输流程;防止医疗废弃物在收集、分类、运输过程中丢失、遗弃或混入生活垃圾,给社会、医院造成污染;开展对医疗废弃物无害化、减量化、资源化的技术研究,变废为用,变害为宝。

二、室内环境

每个人都需要一个适合其成长、发展及活动的空间,如儿童需要游戏活动和学习的空间,成年人需要休息或会客等各种场所,以满足其从事社会交往活动和独处的需要。因此,为病人安排空间时必须考虑以上因素,在医院条件许可的情况下,尽可能满足病人的需要。医院病室的物理环境包括室内空间、温度、湿度、通风、采光、噪声等,这些因素与病人身心舒适,甚至治疗效果都有着密切的关系。例如,为了保证病人有适当的活动空间,以及方便治疗和护理,病床之间的距离不得少于 1 m。床与床之间应有围帘,必要时进行遮挡,以保护病人的隐私;有条件的医院可提供一个供病人活动的空间,如病童的游戏室、成年人的会客室、活动室等。

(一)温度和湿度

适宜的温度可使病人感到舒适、安宁,可以减少消耗,有利于病人的休息、治疗和护理工作的进行。一般病室内适宜的温度是 18～22℃。新生儿室、老年病室等室温可适当升高,保持在 22～24℃较为适宜。当室温过高时,会使病人的神经系统受到抑制,呼吸和消化功能受到干扰,不利于体热的散发,影响病人体力的恢复;而室温过低则因寒冷刺激,可使病人肌肉和血管收缩、心脏负担加重,护理和治疗时又易导致其受凉。因此,应根据不同的季节采取不同的护理措施。夏季酷热,一般采用开窗通风、使用电风扇或空调等降低室内温度的措施,达到舒适的目的。冬季严寒,病室多用暖气设备保持温度,增加病室内环境的舒适性。此外,还应注意根据季节变化增减病人的被褥和衣服。在执行护理活动时,应注意尽量避免不必要的暴露,防止病人受凉,按需要调节室温。

湿度为空气中含水分的程度。病室湿度一般指相对湿度,即在一定温度条件下,单位体积的空气中水蒸气的含量与其达到饱和时含量的百分比。湿度的高低会影响皮肤蒸发散热的速度,从而造成人对环境舒适感的差异。人体对湿度的需要随温度的高低而不同,温度越高,对湿度的需要越小。病室湿度以 50%～60% 为宜。湿度过高,蒸发作用减弱,抑制出汗,感觉潮湿、气闷,同时也促使细菌繁殖,导致医院内感染的可能性增加;湿度过低,空气干燥,人体蒸发大量水分,可引起口干、舌燥、咽痛、烦渴等,对呼吸道疾患或气管切开病人尤为不利。病室应配备湿度计,护士根据病室湿度的情况,及时进行调节。当室内湿度大于室外时,使用空调或抽湿器进行调节,也可打开门窗使空气流通。当室内湿度过低时,可在地面洒水或使用加湿器,以达到提高室内湿度的目的。同时,还应注意病人皮肤的护理。当皮肤潮湿出汗较多时,应及时给予清洁;当皮肤干燥时,可涂抹乳液增加湿度,以保障病人的舒适。

(二)通风

通风是降低室内空气污染、减少呼吸道疾病传播的有效措施。通风换气可使室内空气与外界空气交换,以保持室内的空气清新;调节室内的温度和湿度,刺激皮肤血液循环,促进汗液的蒸发和热量的散失,增加病人的舒适感。通风能在短时间内置换室内空气、降低室内空气中微生物的密度。当室内空气污浊、氧气不足时,病人可能出现头晕、烦躁、疲乏、食欲不振等症状;当室内空气中微生物的密度增加时,可导致呼吸道感染,加重病情,影响病人的康复。

病室内每天定时通风换气。通风效果受通风面积(门窗大小)、室内外温差、通风时间及室外气流速度的影响。通风面积、室内外温差越大,通风时间越长,室外气流速度越快,通风效果就越好。一般情况下,开窗通风 30 分钟即可达到置换室内空气的目的。通风时注意保护遮挡病人,避免直接吹风,导致感冒的发生。

(三) 光照

病室采光分为自然光源和人工光源两种。日光是维持人类健康的要素之一,适量的日光照射可使局部皮肤温度升高,血管扩张,改善皮肤的血液循环和组织的营养状况,使病人食欲增加,精神愉快。此外,日光中的紫外线具有较强的杀菌作用,可促进人体内生成维生素 D,达到促进健康的目的。

人工光源常用于夜间照明和特殊检查及治疗护理的需要。医院在用光的时候要注意克服单一色的单调用光,要合理搭配冷暖色的光源,更好地使用光源带来的帮助,采用多线路控制方式,在光源的基础上运用柔和光的反射以及特有光源。楼梯间、治疗室、抢救室、监护室内的光线要明亮,普通病室除有吊灯外,还应有床头灯、地灯装置,既能保证病人自用和夜间医护人员的巡视工作,又不影响其睡眠。

光线不足会影响病人的活动,甚至导致意外情况的发生。长期在光线不足的环境中,会出现眼睛疲劳、头痛、视力受损等症状;当光线过强或 24 小时光源不断时,会影响病人的休息与睡眠,扰乱其生物节律。应该经常开启病室门窗,或协助病人到户外活动接受阳光照射,但应避免光线直接照射病人的眼睛,以免引起目眩。病人休息时,可用窗帘遮挡光线或使用眼罩。

(四) 噪声

噪声是一类引起人烦躁、或音量过强而危害人体健康的声音。凡是妨碍到人们正常休息、学习和工作的声音,以及对人们要听的声音产生干扰的声音,都属于噪声。噪声使人不愉快,且对健康有影响。噪声的危害程度与音量的大小、频率的高低、持续暴露时间和个人的耐受性有关。一般噪声强度在 50~60 dB 时,即能产生相当的干扰,病人感觉疲倦不安,休息、睡眠受到影响;当噪声高达 120 dB 以上时,即可造成高频率的听力丧失,甚至永久性耳聋;长时间处于 90 dB 以上环境中,能导致耳鸣、血压升高、肌肉紧张,以及烦躁、易怒、头痛、失眠等症状。但是,完全没有声音也会使人产生意识模糊或完全"寂寞"的感觉。

根据 WHO 关于噪声的规定,白天医院较为理想的声音强度应维持在 35~45 dB。医院周围环境的噪声虽非护士所能完全控制,但应尽量为病人创造一个安静的环境。护理人员在说话、工作时应做到"四轻",即说话轻、走路轻、操作轻、开关门窗轻。另外,病室的门窗和桌椅脚应钉上橡皮垫,推车的轮轴应定期检查并润滑,以减少噪声的产生。同时,要向病人及家属宣传保持病室安静的重要性,共同保持病室的安静,为病人创造一个良好的休养环境。有条件的医院可以在床头增设耳机装置,通过医院广播播放轻松愉悦的节目,既丰富了病人的休养生活,又减少了寂寞感的产生。

(五) 饮用水

医院人流量大,病人多,饮用水的设置应尽可能设在病人取用方便的地点,水温可自行调节,且要考虑到医务人员取用时的方便性。作为一个特殊部门,医院饮用水供应的特点为:供水高峰时间集中,24 小时连续供水,供水水质要求稳定可靠,达到国家饮用水标准。目前,饮用水供应有如下 3 种方式:第一种是采用桶装水,第二种是采用小型水处理器,第三种是采用管道直饮水。对综合性医院而言,现有医院多数设开水间,将自来水烧开后供病人和医务人员饮用,部分医院采用桶装水。随着经济发展和人们观念的转变,从保证病人饮水健康、安全的角度出发,新建医院逐步采用管道直饮水系统,通过对市政自来水水质进行多重净化,最大限度地保证了水质安全,为就诊和住院病人提供了极大的便利,也为医院减少人工烧水的工作量。然而,直饮水系统需要定期进行维修和保养,滤芯和反渗透膜需要定期更换,而且更换滤芯后最好由有资质的供水水质监测站进行水质检测,以保证水质新鲜、健康和安全。

第二节　医院环境中常见的有害因素

医院环境中常见的有害因素很多,主要可分为物理性有害因素、化学性有害因素、生物性有害因素 3 类。物理性有害因素通常包括噪声污染、电离和非电离辐射、医疗意外伤等;化学性有害因素有室内空气污染、消毒剂、化疗药物、医疗废气及器材等;生物性有害因素主要是指细菌、真菌、病毒和寄生虫等感染。

一、物理性有害因素

物理因素主要包括微小气候、噪声、振动、非电离辐射、电离辐射等。微小气候是指生活环境中空气的温度、湿度、风速和热辐射等因素。机体在代谢过程中通过辐射、传导、对流、蒸发等方式维持热平衡,而微小气候可明显影响机体的热平衡。环境噪声包括生产性噪声、建筑噪声、交通噪声和生活噪声等,它们不仅可妨碍正常的工作、学习及休息等,对听觉系统及听觉外系统均可产生明显的不良影响。非电离辐射按其波长可分为紫外线、可视线、红外线以及激光、微波、广播电视等设备产生的射频电磁辐射等。高频电磁场、微波辐射等对人体产生多方面的明显损害,过量紫外线对眼睛、皮肤具有损害作用。除了土壤、岩石、水体等自然环境中的电离辐射本底值较高外,人类在生产活动中也会排放出放射性废弃物,核爆炸、核泄漏也是放射性污染的来源之一。此外,房屋的建筑材料,如砖、石、水泥等若含有一定的放射性物质,如铀、镭等,可导致室内具有放射性的氡及其子体浓度增高。

(一) 噪声污染

凡与环境不协调的,使人感到厌烦或不需要的声音统称为噪声,如各种机器、飞机、汽车产生的声音,人群的说话声,家庭电器发出的声音等。医院内噪声的来源为机器声、病人的呻吟、工作人员对话、电话铃声、物品及仪器移动声等。噪声对听觉器官的损伤一般经历由生理变化到病理改变的过程,即先出现暂时性的听阈位移,再逐渐发展为永久性听阈位移。噪声的存在还可以影响非听觉器官,使人感到烦躁、头痛、头晕,影响日常生活、工作、学习、休息。长期接触可出现神经系统、心血管系统、消化系统及内分泌系统的病理改变,出现失眠、血压升高、食欲下降等症状。

医院属于相对开放和嘈杂的环境,特别是门诊、急诊、手术室和 ICU,因人员流动大、医疗器械多而引起噪声污染。国际噪声标准中规定的医院病房的容许声压级为 38 dB,美国环境保护局推荐医院噪声压级为<40 dB,我国的噪声标准为 55~60 dB。长时间暴露于 90 dB 以上的噪声环境中,能引起头痛、头晕、耳鸣、失眠等。噪声可以引起医护人员心理紧张,出现心

跳加快、血压升高等生理改变,还可以引起医护人员注意力不集中,出现烦躁情绪等,导致工作容易出差错。医院环境中供应室的真空压力蒸汽灭菌器、门诊及急诊科的大量人流以及吸引器、洗胃机、监护仪、手术室的各种麻醉和手术器械等都会使医院的噪声超出标准。

(二)电离和非电离辐射

在医院中常见的非电离辐射来源有微波、激光、磁场、超声、紫外线和红外线。如常用于空气消毒的紫外线灯所产生的紫外线,可致皮肤红斑效应,造成起泡、脱皮、致癌,还可引起急性角膜结膜炎。红外线热疗产生的红外线可使皮肤毛细血管扩张,形成永久性色素沉着或眼部损伤,如角膜损伤、白内障、视网膜脉络膜损伤等。激光手术有可能导致视网膜色素上皮细胞层损伤,造成视网膜充血、水肿,严重者可致角膜灼伤、晶体白内障等眼睛损害。微波可致神经衰弱症候群、自主神经功能紊乱、内分泌失调,促进心血管疾病的发生、发展,降低体液及细胞免疫功能。

随着高新医疗技术发展,放射性的检查诊断和放射介入治疗产生的电离辐射会给医护人员、病人造成机体损伤。放射性检查如X线、CT、荧光透视、血管造影、骨密度测量仪和放射介入治疗等过程中产生的电离辐射可引起白细胞减少、放射病、致癌、致畸等不良后果。研究表明,低剂量电离辐射可影响重要的细胞应答过程,导致基因表达的改变。临床护士由于在放疗或介入手术中长期接触低剂量电离辐射,由此产生的蓄积作用可对健康造成危害。

(三)医疗意外伤

医院环境中发生的意外伤包括跌倒、刺伤、烫伤、触电、冻伤等。跌倒可能是医院环境中对身体安全有威胁的最常见问题之一。陌生的环境,或因疾病导致身体或心理方面的功能改变,均会增加跌倒的可能性。浴室和洗手间是较容易发生跌倒的区域,在这些场所应该进行适当调整:增加可将马桶坐垫调高的装置,在浴缸、淋浴处及马桶附近装上扶手,浴室内置防滑垫,淋浴开关设在病人坐在椅中即可触及处,室内安装呼唤协助装置等,以满足病人需要,预防跌倒。另外,在医疗过程中极易发生针刺伤。针刺伤是一种皮肤深部的、足以使受害者出血的意外伤害。针刺伤除引起疼痛不适和皮肤感染外,还存在感染血源性疾病的危险。

为防止烫伤,应正确使用各种热疗用具如烤灯、热水袋、热垫等,可以避免因治疗性用热所致的烫伤。病人在做热疗时,一定要让其附近有可触及的呼叫装置,以便随时求援之用,鼓励病人及时反映不适。对于小儿或容易受伤的病人(如意识不清或使用镇静剂者等),在做热疗期间应有专人陪伴。

二、化学性有害因素

医院是一个特殊的环境,各种对人体有潜在危害的化学因素随处可见,如各种消毒剂、药物、废气等,可以通过呼吸道和皮肤接触等途径进入机体内,对人体造成伤害。

(一)室内空气污染

病人大部分时间是在室内逗留,与室内空气污染物接触的时间多于室外,室内空气质量的好坏直接影响病人的健康。近年来,室内污染源日趋增多,如各种建筑材料、装饰材料。室内使用的各种医疗试剂、清洁剂等,再加上空调的使用限制了室内空气的交换,使得污染物不能及时排出室外,导致室内污染比室外污染更为严重,更直接、更严重地影响了病人的健康。许多医院候诊室、注射室、治疗室及病房的空气污染严重,以气溶胶形式分散在空气中的病原微生物是医源性呼吸道感染、烧伤病人皮肤感染及手术切口感染的重要因素。

美国外科协会对医院环境空气污染情况制定了有关标准,该标准将洁净度划分为Ⅰ、Ⅱ、

Ⅲ级。Ⅰ级标准对空气中浮游细菌限定为≤35 CFU/m³,可做高级无菌手术;Ⅱ级标准空气中浮游细菌≤177 CFU/m³,宜做一般手术;Ⅲ级标准≤760 CFU/m³,只适宜做小手术。这与我国制定的空气中细菌含量标准大致相同。英国推荐的标准是用通风系统送入手术室内洁净无菌空气,要求每立方米空气中带有细菌的颗粒数应少于 35 个,外科手术室细菌总数不应超过 180 CFU/m³。

(二) 消毒剂

消毒灭菌是预防和控制医院感染的主要措施之一,加强和改进消毒灭菌工作对降低我国医院感染,尤其是控制外源性感染的发生,起到了非常重要的作用。但是,通过对不同地区、不同类型和级别的医院开展的调查发现,消毒灭菌工作仍是医院感染管理工作中的一个薄弱环节。

医院环境中可接触各种消毒剂,轻者刺激皮肤引起接触性皮炎、鼻炎、哮喘,重者中毒或致癌。常用的消毒剂有甲醛、环氧乙烷、臭氧、戊二醛、过氧乙酸、含氯消毒液、碘、乳酸等,对人体的皮肤、黏膜、呼吸道、神经系统均有一定程度的损伤。在高达 20 mg/m³ 的甲醛环境中,接触者可有食欲不振、体重减轻、持续性头痛、心悸、失眠等不适。接触 2% 的碱性戊二醛溶液会引起皮炎、过敏、结膜炎及鼻窦炎,长期吸入混有较高浓度的戊二醛或直接接触戊二醛,容易引起眼烧灼、胸闷、气喘、皮肤过敏等症状。另外,含氯消毒剂现在广泛应用于各医院,如用于污染器械的初步处理以及桌面、地面等消毒,具有腐蚀性、挥发性和刺激性,溅到皮肤上会损伤皮肤;高浓度含氯消毒液挥发出来的刺激性气味会使人的眼及呼吸道感到不适。

近年来,环氧乙烷(ethylene oxide,EO)灭菌以其低温、渗透性强、无腐蚀性、灭菌彻底、有效期长等优点,被临床广泛应用,但其毒性作用也不可忽视。环氧乙烷气体可以刺激人的眼睛、呼吸道,引起头昏、头痛、恶心呕吐,皮肤接触可引起皮炎和水泡,还可能致癌、致突变等。一般医院的 EO 灭菌器就安装在供应室内,虽然排气道安装在室外,但灭菌后卸载时灭菌器内残留的气体就排放在室内。灭菌后的物品还有一个缓慢的排毒过程,大量经 EO 消毒的一次性物品也存放在供应室,如果空气中的 EO 含量超过标准,将对供应室人员身体造成很大伤害。EO 气体具有可燃性,在 3% 浓度时即可燃烧,如果气罐破裂或渗出,会引起更为严重的后果。

(三) 化疗药物

常见的对护理人员身体产生损害的药物包括抗肿瘤药(环磷酰胺、顺铂)、抗病毒气雾剂、治疗艾滋病病人卡氏肺囊虫性肺炎的戊双脒气雾剂、抗生素等,可以通过多种途径进入护理人员体内。临床护士长期接触低剂量的化疗药物,可引起月经异常、自然流产率增高、白细胞减少等症状。国内对于化疗药物配置的防护措施,如空气层流柜、防护衣等,尚不能满足防护要求。有研究显示,在护士配置化疗药物时,周围的空气中能够检出抗癌药物原型,护士的尿液中也能检测出致突变物质甚至药物原型。

(四) 医疗废气及器材

手术室环境里存在着残余的麻醉废气,长期接触这些废气可导致其在机体内逐渐蓄积而达到危害健康的浓度,有可能产生不良的健康影响,如白细胞减少症、自发性流产、胎儿畸变和生育能力降低等。

臭氧常由紫外线灯和三氧消毒杀菌机产生,有强氧化作用,虽有很强的杀菌效果,但对眼睛黏膜和肺组织都具有很强的刺激性,能破坏肺表面的活性物质,引起肺水肿和哮喘。

汞是医院常见且易被忽视的毒性垃圾,体温计、血压计、荧光灯管、电池等外漏的汞在室温下蒸发形成汞蒸气,通过呼吸道和皮肤吸收进入人体,可致慢性汞中毒、过敏性皮炎、牙龈炎、口炎、脱发、恶心、呕吐、腹痛、腹泻和精神神经症状等。25％的医疗耗材是聚氯乙烯产品,如输液器、输血袋等,含有增塑剂邻苯二甲酸酯,与子宫内膜异位、内分泌失调有关。

三、生物性有害因素

生物因素主要指环境中的细菌、真菌、病毒和寄生虫等。在医院环境中,人们主要是通过直接接触或间接接触传染病病人的分泌物、组织、体液等而导致感染。含病毒浓度较高的血液和体液依次为:血液成分、伤口分泌物、精液、阴道分泌物、羊水等。其他的体液如滑膜液、胸膜液也可能传播疾病。病人在医院环境中,发生感染的机会大大增加,可能影响传播的环节包括污染物品的回收、清洗环节,被污染的穿刺针,手术器械及沾有血液、体液的器具,通过空气或食物污染而感染一些呼吸或消化系统疾病,抑或通过血液途径而感染乙型肝炎病毒、丙型肝炎病毒及人类免疫缺陷病毒等经血液传播性疾病。近年来,由于乙型肝炎和丙型肝炎的患病率明显升高,临床护士在接触病人血液、体液和各种分泌物时发生感染的危险性增大。例如,产科护士由于接触产妇的恶露、羊水和血液而存在感染机会;手术室护士接触血液机会多,经常接触手术刀片、缝合针和各种利器,加上手术前刷手造成皮肤保护层的破坏,形成皲裂,为生物性有害因素的侵入提供门户;另外,供应室接触污染物品的机会最多,也最容易发生损伤和感染。

美国疾病预防控制中心估计,5％的住院病人在住院期间会发生感染,可导致每年 99 000 人死亡和 100 亿美元的医疗费用负担。根据 WHO 的分类,院内感染致病菌可分为:①传统致病菌:在机体的特异性免疫缺失的情况致病。如金黄色葡萄球菌、化脓链球菌、沙门菌、白喉杆菌、结核杆菌、甲型和乙型肝炎病毒、轮状病毒、人类免疫缺陷病毒等;②条件致病菌:当机体免疫功能低下或正常菌群进入组织或血液扩散,如无乳链球菌、大肠埃希菌、沙雷菌、假丝酵母菌(念珠菌)等;③机会致病菌:引起全身性疾病,但只发生在免疫能力严重下降的病人身上,如非典型分枝杆菌、星状诺卡菌、卡氏肺孢子虫等。

我国《医院消毒卫生标准》GB15982－2012 对医院内各类环境空气、物体表面的菌落总数制定了相关的标准,见表 3－1。

表 3－1　医院各类环境空气、物体表面菌落总数卫生标准

环境类别		空气平均菌落数[a]		物体表面平均菌落数(CFU/cm²)
		CFU/皿	CFU/m³	
Ⅰ类环境	洁净手术部 其他洁净场所	符合 GB50333 要求 ≤4.0(30 min)[b]	≤150	≤5.0
Ⅱ类环境		≤4.0(15 min)	—	≤5.0
Ⅲ类环境		≤4.0(5 min)	—	≤10.0
Ⅳ类环境		≤4.0(5 min)	—	≤10.0

a. CFU/皿为平板暴露法,CFU/m³ 为空气采样器法。b. 平板暴露法检测时的平板暴露时间。

该标准将医院环境分为 4 类:Ⅰ类环境为采用空气洁净技术的诊疗场所,分洁净手术部和其他洁净场所;Ⅱ类环境为非洁净手术部,包括产房、导管室、血液病区、烧伤病区等保护性隔离病区,以及重症监护病区、新生儿室等;Ⅲ类环境为母婴同室,包括消毒供应中心的检查包装灭菌区和无菌物品存放区,血液透析中心,其他普通住院病区等;Ⅳ类环境为普通门(急)诊及其检查、治疗(注射、换药等)室,感染性疾病科门诊和病区。以上 4 类环境中都不得检出致病

性微生物。此外,对于还规定卫生手消毒后医务人员手表面的菌落总数应≤10 CFU/cm²,外科手消毒后医务人员手表面的菌落总数应≤5 CFU/cm²。

第三节　医院环境对医院感染的影响

医院是一个病人相对比较密集的场所,因此医院环境很容易受到病原微生物的污染,进而给疾病的传播带来诸多有利的外部条件,促进医院感染的发生。导致医院感染发生的主要因素包括内源性感染和外源性感染两个部分,与医院环境相关的外源性感染主要包括主客观2个方面:①主观因素:医务人员对医院感染及其危害了解不够全面深入,在无菌操作或消毒隔离时未严格按照规定执行,此外,医院相关规章制度不够健全完善,缺乏对消毒灭菌效果的监测。②客观因素:目前临床上一些激素或免疫抑制剂的应用可导致病人的自身免疫能力出现降低,抗生素的大量应用可引起病人体内的菌群出现失调,这使得病人在医院发生感染的概率增加。

另外,医疗活动是一个非常复杂的过程,涉及医疗环境和医疗用品的生产、储存、医疗服务、病人的管理等一系列环节,每一个环节都有可能受到生物性因素的污染。比较常见的问题有医院建筑布局不合理导致感染机会增加、血液及生物制品的病毒污染、医疗器械(如内镜、牙科器械、注射与输液器械和手术器械等)的微生物污染、病人交叉感染和医疗环境(如空气、室内物品表面等)的微生物污染等。

对医院进行常规卫生监测是对医院感染进行控制的一项重要措施。医院常规卫生监测的主要内容包括空气、物体表面、医护人员的手。目前主要监测方法为通过对细菌进行培养,对细菌总数以及种类进行观察。美国疾病预防控制中心针对不同的院内感染类型,如尿管伴随性尿路感染、手术部位感染、抗药性金黄色葡萄球菌感染等,均提供了相对应的预防感染的措施,指出减少院内感染的关键在于规范化操作、识别并有效地应对新出现的感染、通过科学研究提高预防感染的技术等。WHO提出预防院内感染的传播需要注意两个基本原则:隔离感染源和切断传播途径。近年来,为健全医院感染防控体系,完善相关技术标准,提升医院感染防控水平,最大限度地降低医院感染发生率,我国卫生部制定了《预防与控制医院感染行动计划(2012~2015年)》,旨在提高医疗质量和保障医疗安全。

治理医院感染是一个大课题,而加强医院环境卫生监测是降低医院感染的有效途径。只有开展有效的医院环境卫生监测、控制和管理工作,才能控制和降低医院感染的发生,提高医护质量。医院建筑设计如平面布局、通道出入口、交通流线等要与预防医院内感染举措相适应,必须符合卫生要求,减少交叉感染,以保证病人安全;此外,在室内空间、温度、湿度、通风、采光等方面,要努力为病人提供一个良好、卫生的室内环境;在病人进行医疗活动中,要注意医疗操作、医院卫生管理等,减少病人院内感染的机会。

(张蕴晖,陈　姣)

 思考题

1. 简述现代医院建筑的空间布局设计理念及主要内容。
2. 医疗废弃物的收集与处理的要点是什么?

3. 简述医院饮用水供应主要方式和要求。

4. 医院环境中消毒剂对人体健康的影响包括哪些?

5. 医院环境分为几类,主要包括哪些场所及消毒要求分别是什么?

 参考文献

1. 钟秀玲.医院供应室管理与技术.北京:中国协和医科大学出版社,2000

2. 何廷尉,李宁秀.预防医学.北京:高等教育出版社,2001

3. 王瑞萍.口腔专科医院门诊医疗废弃物管理中存在的问题及管理对策.中华现代医院管理杂志,2005,3(11):971~973

4. 曾志勇,陈亮明.医院环境绿化设计探讨.山西建筑,2007,33:349~350

5. 李六亿.医院消毒灭菌工作中存在的问题及管理对策.中华医院感染学杂志,2001,11(1):1~3

第四章

医院感染流行病学

基本要求

1. 掌握：健康相关事件的测量指标概念及计算；常用流行病学研究方法的特点、应用及优缺点；各种偏倚产生的原因及其控制方法。

2. 熟悉：选择偏倚、信息偏倚和混杂偏倚的概念；医院感染暴发的概念及调查方法。

3. 了解：医院感染的主要传播途径及危险因素。

重点与难点

1. 重点：健康相关指标的计算和意义；常用流行病学研究方法的特点；选择偏倚、信息偏倚和混杂偏倚特点。

2. 难点：偏倚产生的原因及控制方法。

流行病学（epidemiology）是研究人群中疾病、健康状态的分布及其影响因素，并制定防治疾病及促进健康的策略和措施的科学。医院感染流行病学（nosocomial infection epidemiology）主要研究医院人群中医院感染的发生频率、分布特点、传播过程、危险因素及其控制措施等。

第一节 | 健康相关事件测量指标

一、疾病频率的测量

（一）率

率（rate）指在一定时间内某种现象（如疾病、死亡等）发生的频率或强度，是一种频率指标。

$$率 = \frac{观察期间发生某现象的观察单位数}{同期可能发生某现象的观察单位总数} \times K$$

$K = 100\%，1\,000‰，或 10\,000/万……$

率为流行病学最常用的指标。分子来源于分母，分母中的每个个体都必须有可能发生该疾病。率通常都有单位,分子和分母通常单位不同。率的数值可能大于1。

(二) 构成比

构成比(proportion)指某事物内部各组成部分所占比重或分布,常用分数或百分数(%)表示。

$$构成比 = \frac{某一组成部分的观察单位数}{同一事物内部各组成部分的观察单位总数} \times 100\%$$

构成比的分子来源于分母,取值范围在0~1之间。无单位,因为分子和分母的单位相同。

(三) 相对比

相对比(ratio)指两个有关事物指标之比,常用百分数(%)或倍数表示,说明两者的相对水平。通常两个指标性质不同,如床位数/千人。

二、发生频率的指标

(一) 发病率

发病率(incidence)指在一定时间内,具有发病风险的人群中某病新发病例出现的频率。

$$发病率 = \frac{观察期间某人群发生某病新病例数}{同期危险人口数} \times K$$

$K = 100\%, 1\,000\%, 或 10\,000/万……$

危险人口指有可能患所要观察的疾病,对于不可能再发生该病的人(如已感染了该疾病或因预防接种而获得免疫力)应不计入分母中。发病率又分为累积发病率和发病密度。

1. 累积发病率

累积发病率(cumulative incidence, CI)指一组具有发病风险的人群,在一定观察期间内新发生某病的人数所占的比例。

$$累积发病率 = \frac{观察期间新发病例数}{观察开始时危险人口数} \times K$$

$K = 100\%, 1\,000\%, 或 10\,000/万……$

观察开始时的危险人口数,必须具有患所要观察的疾病的风险,分子为该人群在观察期间新发生的病例数。观察开始时已患有该病的人不包括在分母和分子中。累积发病率适用于相对稳定的人群。取值范围在0~1之间。

2. 发病密度

发病密度(incidence rate or density, ID)指一定时期内的平均发病率。其分子仍是一个人群在观察期内新发生的病例数,分母则是该人群每一成员所贡献的人时(person time)的总和。

$$发病密度 = \frac{观察期间新发病例数}{同期观察总人时数} \times K$$

$K = 100\%, 1\,000\%, 或 10\,000/万……$

发病密度适用于变动较大的人群,如观察时间较长的队列研究,可能存在观察对象进入队列的时间不同、失访以及研究结局出现时间不同等,因此每个观察对象随访的时间(暴露时间)不同,用总人数为分母计算发病率不合理,此时应以总人时数为分母。发病密度的取值范围为

0～无穷大。

（二）医院感染发病率

医院感染发病率（hospital-acquired infection incidence）指在一定的时间内处于一定危险人群（通常为住院病人）中新发医院感染病例的频率。与发病率一样，其计算也可分为累积发病率和发病密度。前者包括医院感染人次发病率和医院感染例次发病率。

$$医院感染人次发病率 = \frac{观察期间新发医院感染人数}{同期危险人口数} \times K$$

$$医院感染例次发病率 = \frac{观察期间新发医院感染例次数}{同期危险人口数} \times K$$

$K = 100\%, 1\,000\permil, 或 10\,000/万 \cdots\cdots$

危险人口数指有可能发生医院感染的人数。在医院感染调查中，为方便计算，危险人口数一般以出院人数代替，也有以同期住院人数（或出院）人数。观察期一般以月为单位。

感染例次发病率一定大于等于感染人次发病率，见表 4-1。

表 4-1 某医院某年不同科室医院感染率及构成比情况

科　室	调查人数	感染人数	感染例次	感染人次发病率（%）	感染例次发病率（%）
内科	200	8	10	4.0	5.0
外科	80	9	11	11.3	13.8
妇产科	120	10	12	8.3	10.0
皮肤科	100	7	7	7.0	7.0
口腔科	100	8	9	8.0	8.0
儿科	50	13	15	26.0	30.0
合计	650	55	62	8.5	9.5

当每个病人住院时间不同，医院感染发病率也可以发病密度形式计算，分母可以病人累计住院日而非以病人数表示。计算公式如下：

$$医院感染发病密度 = \frac{观察期间新发医院感染人（例次）数}{同期病人住院日总数}$$

例如，某医院的医院感染调查中，4 891 个病人共观察了 134 679 人日，其中有 348 人发生了医院感染，医院感染的发病密度＝348 人/134 679 人日＝0.002 5/日或 2.5/1 000 日，即平均每 1 000 天有 2.5 人的病人在医院内获得感染。

（三）罹患率

罹患率（attack rate）也是人群新发病例指标，通常用于较小范围或短期间内的流行，主要用于医院感染的暴发流行。

$$罹患率 = \frac{观察期间新发医院感染人（例次）数}{同期危险人口数} \times 100\%$$

分子为短时间内发生的症状相似的医院感染病例，为新发病例。分母为可能发生该疾病的人数。

（四）续发率

续发率（secondary attack rate）指在一个医院、病房中第一个病例发生后，在该病最短与最长潜伏期间之间受其传染而发生的病例称续发病例（有时称二代病例），其占所有易感接触者总数的比例。

$$续发率 = \frac{一个潜伏期间易感接触者中发病人数}{易感接触中总人数} \times 100\%$$

须注意的是，续发率计算时应将原发病例从分子和分母中去除。

（五）患病率

患病率（prevalence）指某特定时间内某人群中某病新旧病例所占的比值，患病人数即包括观察期间新发的病例数，也包括观察期前发病但在观察期间处于患病状态的病人数。其实质是一个构成比，而不是率。按观察时间不同可分为时点患病率和期间患病率。

1. 时点、期间患病率

（1）时点患病率（point prevalence）：如特定时间为一点，用得较多：

$$时点患病率 = \frac{某一时点某人群中现患某病的新旧病例数}{该时点人口数} \times K$$

$K = 100\%，1\,000\permil，或 10\,000/万 \cdots\cdots$

（2）期间患病率（period prevalence）：如特定时间为一段时间（超过 1 个月）：

$$期间患病率 = \frac{观察期间现患某病的新旧病例数}{同期平均人口数} \times K$$

$K = 100\%，1\,000\permil，或 10\,000/万 \cdots\cdots$

一般情况下，患病率大于等于相应的发病率，因为其计算时还包括尚无痊愈的旧病例。患病率不仅受到发病率的影响，还受到病程的影响。在发病率相同的情况下，病程长，患病率则会增加。

2. 医院感染现患率（hospital-acquired infection prevalence） 在一定时期内，某一特定人群（通常指住院病人）中实际感染的病例（包括以往发病至调查时尚未愈的旧病例）的比例。

$$医院感染现患率 = \frac{观察期间某人群存在医院感染的新旧病例数}{同期该人群人数} \times 100\%$$

特定人群指同期在院人数，通常指住院病人。一般包括调查日当天的出院病人，但不包括入院不足 48 小时的病人，如住院病人医院感染现患率（%）。

（六）漏报率

漏报率（missing report rate），医院感染漏报率，首先确定调查时间，一般以月为计算单位，对该段时间内监测人群的全部出院病例进行调查，对发生感染病例进行登记，再与该月上报表格进行核对，凡在单位时间内原上报资料中没有的病例均为漏报病例。漏报率计算公式如下。

$$漏报率 = \frac{漏报病例数}{已报病例数 + 漏报病例数} \times 100\%$$

分母可以计算漏报例次率和漏报人次率。漏报率是评价医院感染监测的重要标准，一般要求漏报率不应超过 20%。

三、死亡频率的指标

(一) 死亡率

死亡率(mortality rate)指在一定时期内(一般为 1 年),在一定人群中死于某病或死于所有原因的频率。可以计算死亡粗率和死亡专率。

1. 死亡粗率(crude mortality rate) 死于所有原因的死亡率,是一种未经过调整的率。

$$死亡率 = \frac{观察期间某人群中死亡人数}{同期平均人口数} \times K$$

$K = 100\%,1\,000‰,或\,10\,000/万……$

2. 死亡专率(specific mortality rate) 死亡率可按不同特征,如年龄、性别、种族、病因等可以分别计算。如年龄别死亡率(age-specific mortality)、死因别死亡率(disease-specific mortality)等。

$$某年龄组死亡专率 = \frac{观察期间某特定年龄组死亡人数}{该特定年龄组同期平均人口数} \times K$$

$$某病死亡专率 = \frac{观察期间某人群中因某病死亡人数}{某人群同期平均人口数} \times K$$

$K = 100\%,1\,000‰,或\,10\,000/万……$

死亡率是测量死亡危险最常用的指标。

(二) 病死率

病死率(case-fatality rate):表示一定时期内,患某病的人群中因该病而死亡者的比例。

$$病死率 = \frac{观察期间因某病死亡人数}{同期患病某病的病人数} \times 100\%$$

分子来源于分母。病死率表明疾病的严重程度,也反映了医疗水平和诊断能力。通常多用于急性传染病,而较少用于慢性病。医院感染病死率是一个重要的衡量医院感染严重性的指标。

第二节 流行病学研究方法

流行病学研究方法是医院感染研究的基础方法之一,主要分为两大类:观察性研究和实验性研究。观察性研究,是在自然状态下对社区或临床环境中某个事件的出现进行观察、记录,但不对环境或暴露因素实施人为控制。实验性研究,研究人员人为的控制干预因素。观察性研究又可进一步分为描述性研究和分析性研究。

一、描述性研究

描述性研究(descriptive study)又称描述性流行病学(descriptive epidemiology),利用常规监测记录或通过专门开展的调查获得的数据资料,按照不同地区、不同人群及不同时间特征进行分组,主要用于描述疾病和健康状况的分布信息("三间分布"),提出病因假设和线索,是分析性研究的基础,主要包括横断面研究、监测等。

横断面研究(cross-sectional study)又称现患调查(prevalence survey),指在某一特定时间对某一定范围的人群中,以个体为单位收集资料并描述人群的特征、疾病或健康状况的调查研究,主要采取普查或抽样调查的方法。

1. 普查(census) 在特定时间内对特定范围内(某一医院或某种特征)人群中每一成员如全院病人所开展的调查或检查。可避免抽样误差和选择偏倚,能比较全面地描述疾病分布的特征;但耗费时间、人力和物力;工作量大,难以保证调查质量。

2. 抽样调查(sampling survey) 在特定时点、特定范围内的某人群总体中,从总体中抽取一定数量个体组成样本进行调查分析,以反映该人群总体某种疾病的患病率及某些特征。一般须遵循随机化原则,但设计、实施与资料分析相对复杂,不适用于变异过大的变量调查。抽样调查须遵循随机化原则和适宜的样本量大小。抽样方法包括随机抽样和非随机抽样。

医院感染的横断面调查即采用普查或抽样调查的方式收集某一特定时期内全院或选择某个病区或病房的住院病人,调查处于医院感染状态下的病例数,获得的数据即为现患率。同时收集医院感染特征(如感染部位、病原体)及其影响因素,为制定医院感染的防控措施提供可靠依据。

横断面调查是相对简单易操作,但是难以确定暴露与疾病的时间顺序,通常不能获得发病率资料。其次是,进行重复多次横断面调查,通过多次比较医院或病房的感染率,有助于监测感染趋势,也可获得发病率资料。

对横断面调查获得的资料进行分析:①首先,描述医院感染的"三间分布",指医院感染在时间、空间和医院不同人群的分布规律,是将通过医院临床记录、疾病监测记录等获得的资料按医院人群(如年龄、性别、婚姻状态、生活习惯、社会经济状态、治疗和手术情况、基础疾病)、空间(如地区、科室、医疗机构、感染部位)、时间(如短期波动、季节性变化、周期性、长期变动、住院时间)等不同特征进行分组描述。②进一步了解医院感染的分布特征差异,运用统计学方法检验这些差异是否有统计学意义,以及分布特征与其他因素的关联强度,探索医院感染的危险因素。因此,横断面调查有时也称为分析性研究。

【案例】 某医院对 2015 年 3 月 15 日 0 点至 24 点期间该医院所有住院病人进行横断面调查,由经过培训的调查员,采用床旁调查与查阅住院病历相结合的方法(已出院病人仅查住院病历),了解医院感染的现患率、感染部位、抗菌药物使用情况等。应查 1 207 例,实查 1 207 例,实查率 100%。其中,发生医院感染 37 例共 40 例次,医院感染率和医院感染例次率分别为 3.1% 和 3.3%。医院感染例次率最高为术后监护病房,其次为重症监护病房、呼吸内科、神经外科、新生儿科等。感染部位由高到低依次是下呼吸道感染、泌尿道感染、上呼吸道感染、胃肠道感染等。感染病原体以革兰阴性菌为主,其次为真菌和革兰阳性球菌。抗菌药物使用率为 58.5%。

二、分析性研究

分析性研究(analytical study)主要是进一步验证病因假设,或对描述性研究提出的病因假设进行检验的方法,用于确定医院感染发生的病因,主要包括病例对照研究和队列研究。

(一) 病例-对照研究

病例-对照研究(case-control study),以现患有某特定疾病的人群作为病例组,以未患有该病的但具有可比性的人群作为对照组,调查两组人群过去或最近暴露于某种危险因素的比例,判断暴露因素是否与疾病有关联及其关联程度大小的一种观察性研究方法。

医院感染研究中,病例主要为发生某种医院感染的病例,可以为某医院在一定时期内确诊的全部医院感染病例或随机样本。对照的选择,可以为同期该医院未发生医院感染的病人。另一个选择对照的方法是匹配(matching),指在选择病例与对照时,使两者的某些特征或变量相一致。主要方法有两种:①个体匹配(individual matching),就是以每一病例为单位,选择少数几个特征或变量(如相同年年龄、性别)与病例一致的一个或几个对照者作为匹配。②成组匹配或频数匹配(frequency matching),即在选择好一组病例之后,在选择对照组时要求其某些特征或变量(如年龄、性别等)的构成比例与病例组的一致。在理论上,一个病例可以匹配多个对照以增加统计效率,但研究证明,当病例与对照之比超过 1:4 时,统计效率不会明显增加,但工作量却增大。

病例对照研究的优点是:①可用于探索一种感染或疾病与多种因素的关系;②适用于潜伏期较长的疾病,可以较快地估计可能的危险因素;③适用于罕见病的病因研究,可以较小的样本获得有价值的结果;④省时、省钱、省人力。缺点是:①不适于研究在人群中暴露比例很低的因素,需要很大的样本量;②选择研究对象时,难以避免发生选择偏倚;还易发生各种信息偏倚,尤其是回忆偏倚;③通常不能直接计算发病率,只能通过比值比估计相对危险度。

病例-对照研究的基本分析方法是比较病例组与对照组研究因素的暴露比值,计算比值比,估计危险度(odds ratio, OR)。比值(odds)是指某事物发生的概率与不发生的概率之比,也称比数比。具体计算方式,见表 4-2。

$OR>1$ 说明疾病的危险性因暴露而增加,暴露因素与疾病存在正相关,是疾病的危险因素;$OR<1$ 说明疾病的危险性因暴露而减少,暴露因素与疾病存在负相关,是疾病的保护性因素。$OR=1$ 说明暴露因素与疾病无关联。OR 值是关联强度的一个点估计值,考虑到抽样误差,可计算 OR 的 95% 可信区间。当对照组能代表产生病例的源人群时,OR 是 RR 的无偏估计。此外,在累积病例-对照研究(cumulative case-control studies)中,当患病率较小(如 <5%)时,OR 是 RR 的近似估计值。

表 4-2 病例-对照研究资料整理表

A:分组资料

暴露	病例组	对照组	合计
有	a	b	n_1
无	c	d	n_0
合计	m_1	m_0	N

$$病例组的暴露比值 = \frac{a/a+c}{c/a+c} = \frac{a}{c}$$

$$对照组的暴露比值 = \frac{b/b+d}{d/b+d} = \frac{b}{d}$$

$$OR = \frac{a/c}{b/b} = \frac{ad}{bc}$$

Woolf's 估计 OR 95% 可信区间(confidence interval, CI):

$$SE(\ln OR) = \sqrt{\frac{1}{a} + \frac{1}{b} + \frac{1}{c} + \frac{1}{d}}$$

$$95\% \ CI \ OR = e^{\ln OR \pm 1.96 \ SE(\ln OR)}$$

B:1:1匹配资料

病例组	对照组		合计
	暴露	非暴露	
暴露	a	b	n_1
非暴露	c	d	n_0
合计	m_1	m_0	N

$$OR = b/c \ (c \neq 0)$$

$$SE(\ln OR) = \sqrt{\frac{1}{b} + \frac{1}{c}}$$

【案例】 某医院重症监护室(intensive care unit，ICU)呼吸机相关性肺炎(ventilator associated pneumonia，VAP)危险因素研究,采用回顾性病例-对照研究方法。病例组选择 2012 年 8 月～2014 年 8 月医院行机械通气 48 小时后至撤机拔管后 48 小时内发生、临床诊断为呼吸机相关肺炎的病人,共收集 150 例 VAP 病人。对照组为同时期、同病区插管大于 48 小时,未发生 VAP 病人,按照 1:2 选择对照,共收集 300 例非 VAP 病人。调查发现 150 例 VAP 病例组中有 78 例使用胃肠引流管,300 例对照组中有 83 例使用了胃肠引流管,

$$OR = \frac{78/72}{83/217} = 2.83$$

这说明使用胃肠引流管患 VAP 是未使用胃肠引流管的 2.83 倍。OR 的 95% 可信区间为 1.89～4.26,说明胃肠引流管与 VAP 的关联存在统计学意义。

(二) 队列研究

队列研究(cohort study),研究对象是参加研究时未患所研究疾病的一群人,根据是否暴露于所研究的因素或暴露程度而划分为不同组别,然后在一定期间内随访观察不同组别的该病(或多种疾病)的发病率或死亡率,比较各组之间结局发生率的差异,从而判断这些因素与该结局之间有无因果关联及关联程度的一种观察性研究方法。

根据作为观察终点的事件在研究开始时是否已经发生,可把队列研究分为前瞻性、历史性及双向性 3 类:①前瞻性队列研究:前瞻性队列研究是队列研究的基本形式。研究对象的分组是根据研究对象现时的暴露状况而定的,此时研究的结局还没有出现,须前瞻观察一段时间才能得到。②历史性队列研究:研究对象的分组是根据研究开始时或之前已掌握的有关研究对象在过去某个时点的暴露状况的历史资料做出的。③双向性队列研究:也称混合性队列研究,即在历史性队列研究的基础上,继续前瞻性观察一段时间,它是将前瞻性队列研究与历史性队列研究结合起来的一种模式,兼有前瞻性队列研究和历史性队列研究的优点,且相对地在一定程度上弥补了各自的不足。

队列研究的结果,可以用来计算所研究疾病在随访期间的发病率或死亡率及各种专率。通过对暴露组与非暴露组的率或不同剂量的暴露组的率的比较,计算相对危险度、率差等,用来反映暴露与疾病的联系强度大小。

相对危险度(relative risk，RR)也称危险比(risk ratio)或率比(rate ratio),是暴露组的发病率(或死亡率)与非暴露组的发病率(或死亡率)之比,是用来表示暴露与疾病联系强度的指

标。RR 是前瞻性研究中常用的指标。具体计算方式，见表4-3。若 $RR>1$ 或 <1，表示暴露因素对疾病有影响：当 $RR>1$ 时，表示暴露因素是疾病的危险因素；当 $RR<1$ 时，表示暴露因素是疾病的保护性因素，且 RR 越小，暴露因素对疾病的保护作用就越大。当 $RR=1$ 时，表示暴露因素与疾病无关。当队列是一个动态人群时，观察人数变动较大（因失访、迁移、死于他病、中途加入等），应该用发病密度来测量发病情况。

危险差（risk difference，RD）或率差（rate difference），是暴露组的发病率或死亡率与未暴露组发病率或死亡率之差，说明由于暴露增加或降低的发病率或死亡率。也有教材书将率差称为归因危险度（attributable risk，AR），表示暴露组中完全归因于暴露所导致的疾病发病率。

队列研究的优点：①可获得暴露组和对照组人群的发病率或死亡率，可直接计算 RR、AR 等反映疾病危险强度的指标；②资料完整可靠，一般不存在回忆偏倚；③暴露在前，结局在后，检验病因假设的能力较强，一般可证实病因联系；④有助于了解疾病的自然史，有时还可能获得多种预期以外的疾病结局资料，可分析一因多种疾病的关系，也可以分析多因多种疾病的关系。队列研究的缺点：①不适于发病率低的疾病病因研究；②随访时间长，容易产生失访；③样本量大，一般需随访，需要较多的人力、物力和财力。

【**案例1**】　前瞻性队列研究。手术部位感染（surgical site infections，SSI）指围手术期发生在切口或手术深部器官或腔隙的感染。X 医院某年的医院感染监测数据显示，200 例病人接受了某项手术。其中，120 例手术切口为 I 类清洁切口和 II 类清洁-污染切口（非暴露组），80 例为 III 类污染切口和 IV 类污染-感染切口（暴露组）。进前瞻性观察发现，非暴露组有 9 例发生 SSI，暴露组有 20 例发生 SSI。计算 $RR=(20/80)/(9/120)=3.03$，表示 III 和 IV 类手术切口发生 SSI 的风险是 I 和 II 类手术切口的 3.3 倍。注意，此处 RR 值为点估计值，还须计算 RR 的 95％可信区间判断关联是否具有统计学意义。

【**案例2**】　历史性队列研究。X 医院某年的医院感染监测数据显示，SSI 的发病率为 17％，高于历年发病水平（12％左右）。初步怀疑外科医生 A 可能是 SSI 发病率升高的主要原因。回顾性收集外科医生 A 参与的所有外科手术医疗记录，发现他共参与 20 例手术（暴露组），选择同时期外科医生 A 未参与的手术 80 例（非暴露组）。暴露组有 3 例发生 SSI，非暴露组有 10 例发生了 SSI。计算 $RR=(3/20)/(10/80)=1.2$，即外科医生 A 参与的手术病人发生 SSI 的风险是其未参与的手术病人的 1.2 倍。同上，RR 值为点估计值，还需计算 RR 的 95％可信区间判断关联是否具有统计学意义。

表4-3　队列研究资料整理表

A：2×2 表（累积发病率）

暴露	病例		合计
	是	否	
是	a	b	n_1
否	c	d	n_0
合计	m_1	m_0	N

暴露组的累积发病率 $R_e=a/n_1$
非暴露组的累积发病率 $R_0=c/n_0$

$$Risk\ ratio = \frac{R_e}{R_0} = \frac{a/n_1}{c/n_0}$$

$$SE(\ln RR) = \sqrt{\frac{b}{a(a+b)} + \frac{d}{c(c+d)}}$$

$$95\%\ CI\ RR = e^{\ln RR \pm 1.96\ SE(\ln RR)}$$

B:2×2 表（发病密度）

暴露	病例	
	是	否(人时数)
是	a	T_1
否	c	T_0
合计	m	T

暴露组的发病密度 $I_e = a/T_1$

非暴露组的发病密度 $I_0 = c/T_0$

$$Rate\ ratio = \frac{I_e}{I_0} = \frac{a/T_1}{c/T_0}$$

$$SE(\ln IR) = \sqrt{\frac{1}{a} + \frac{1}{c}}$$

$$95\%\ CI\ IR = e^{\ln IR \pm 1.96\ SE(\ln IR)}$$

三、实验性研究

实验性研究(experimental study)，主要将来自同一总体的研究对象随机分为实验组和对照组，实验组人为地给予或控制某种因素、干预措施、治疗方案，对照组不给予该因素或给予安慰剂，然后前瞻性地随访各组的结局(如感染或疾病的发生、有效预防和控制了某种疾病的发生、治愈)比较其差别，从而判断实验因素的效果。

实验性研究的优点：①人为施加干预措施，对研究对象按随机原则进行分组，使实验组和对照组在除了研究因素之外其他因素上分布相同，能够较好地控制研究中的混杂偏倚；②前瞻性研究，研究中能观察到干预前，干预过程和结局发生的全过程，先因后果，因果论证强。实验性研究的缺点：①要求研究对象有很好的依从性，但实际工作中有时很难做到；②受干预措施适用范围的约束，所选择的研究对象代表性不够，以致会影响实验结果外推；③观察时间长，容易失访；④研究者人为施加研究因素于研究对象，容易存在伦理道德问题。

在医院感染研究中，实验性研究可用于评价限制某种抗菌药物的使用、或者使用替代的抗菌药物是否可以有效控制抗生素耐药。但是，出于伦理学考虑，通常不可能让病人暴露于特定的病原体或者不对病人实施某项有利的预防措施。此外，当研究者因为伦理问题等无法采用随机化的方式分配研究对象时，也可采用准实验研究(quasi-experimental study)。因为未采取随机化，可能存在混杂偏倚。

四、暴发调查

医院感染暴发(hospital acquired infection outbreak)，是指在医疗机构或其科室的病人中,短时间内发生3例以上同种同源感染病例的现象。疑似医院感染暴发(suspicious hospital acquired infection outbreak),指在医疗机构或其科室的病人中,短时间内出现3例以上临床症候群相似、怀疑有共同感染源的感染病例;或者3例以上怀疑有共同感染源或感染途径的感染病例现象。医院感染一般多为散发性,有时可出现暴发流行。医院感染的暴发占医院感染病人的2%~4%。医院感染暴发主要人群为新生儿、免疫抑制病人、接受手术以及重症监护室病人。

例如,2003年暴发流行的严重急性呼吸综合征(SARS)。截至2003年6月底,我国共报告SARS临床病例5 327例,死亡348例,其中医务人员感染率高达20%。2009年3月,天津市蓟县妇幼保健院内6名新生儿因院内感染发生败血症,造成5名患儿死亡。据调查,新生儿暖箱污染严重,清洁消毒不彻底,消毒液浓度不合格,该院新生儿病区布局及工作流程完全不符合环境卫生学和感染控制的要求。2015年5月,中东呼吸综合征在韩国暴发,造成186人感染(包括输入中国的1例),其中36人死亡。除首发病例来自中东外,其余续发病例均为医院感染,82例为和确诊病例同住一家医院的其他病人,71例为确诊病例的家庭护员、护理人员或探视人员,31例为医务人员。

暴发调查(outbreak survey),是对某特定人群短时间内突然发生多例临床症状和体征相似的同种疾病进行的调查。医院感染暴发涉及多种流行病方法和多学科方法的综合应用。

暴发调查的首要步骤是证实暴发存在。证实暴发存在的前提是必须了解医院感染的病原学。

1. 识别暴发　及早发现暴发有助于限制病原体通过医务人员或污染物品在病人中传播。暴发可能首先由护士、医生、微生物学家、实验室人员、其他医务人员或通过医院感染监测发现。暴发调查的目的是发现暴发的来源以便尽早采取控制措施。控制措施因不同的病原体和传播方式而异,但应包括隔离措施、护理改进和环境清洁。

2. 调查暴发

(1) 计划准备:通知医疗机构中与暴发相关人员和部门,成立相应的调查小组并明确其权力。通过分析初步信息中可能的感染病例、微生物学资料,问题的严重性和人口学资料、地点、时间,判断暴发的存在。

(2) 定义病例、证实暴发存在:暴发调查的首要步骤是证实暴发存在。证实暴发存在的前提是必须了解医院感染的病原学。结合流行病资料、生物学和(或)临床标准进行综合判断,确定病例统一标准。

病例定义的内容包括流行病学信息(时间、地点、人群、流行病学接触史等)、临床症状和体征、异常的实验室检测结果(如升高的白细胞计数)、病原体分离(如血培养细菌阳性)和(或)血清学检测结果如IgM阳性显示为新近或急性感染期。对于不明原因感染或疾病,病例的定义取决于现有的相关信息,一般分为疑似病例、可能病例、临床病例(典型的临床症状)、确诊病例(实验室查证)。病例定义随时间、获得的新信息或诊断信息而改变。在调查初期主要为发现所有可能病例时,尤其是病因不明,病例定义应强调敏感性,病例的定义可以不断修正。根据病例定义,确定病例后计算病例数和罹患率,如果罹患率显著高于该科室或病房历年医院感染一般发病率水平,则证实有流行或暴发发生。

同时,制定查找病例的资料收集表格,通过医疗病例、微生物学报告、药房报告和感染病房记录资料完成表格,内容包括人口学统计学特征(如年龄、性别、入院原因/主要诊断、入院日期、各种手术日期、抗生素药物使用)、临床资料(如症状和体征、与暴发相关临床特征的频率和持续时间、治疗、器械的使用)、其他相关资料。

(3)描述暴发:通过掌握的现场调查资料,描述三间分布:①时间分布:以流行曲线(epidemic curve)图来描述。流行曲线是以横坐标为时间尺度,纵坐标为病例数,把各单位时间内(小时、日、周、月或年)发生的病例数标记在相应的位置上,可构成直方图或线图,称流行曲线。根据流行曲线可以直观地反映暴发事件的程度和时间趋势,分析暴发类型(单个来源、持续传播或间断来源),平均潜伏期和暴露日期推算。②地区分布:绘制病例分布图,计算不同病房、病区的罹患率,并分析其分布与哪一种因素的分布存在联系,提供流行因素的线索。③人群分布:按照年龄、性别、饮用水与食物、治疗药物、特殊暴露(呼吸机、插管、手术室)和其他可能与感染发生有关的因素等来分组计算罹患率。

描述性分析应获得以下结论:假设感染类型(外源性、内源性);推测感染来源和感染途径;确定高危人群;提出控制措施初步建议。

(4)开展专题调查分析并验证假设:验证假设最常用的方法是病例-对照研究,比较病例组(如医院感染病例)与对照组(非医院感染病例)危险因素分布。应仔细选择对照以减少偏倚。每例病例选择2个或更多对照能提供充分的统计学效能。在病例-对照研究中,通过 OR 和95%的可信区间估计暴露和疾病的关系;也可采取队列研究,通过比较暴露组与非暴露组的医院感染的发生率,即罹患率。在队列研究中,通过 RR 和95%可信区间估计暴露和疾病的关系;也可以开展实验性研究,用于评价某项干预措施控制医院感染的效果。

(5)控制措施和随访:以减少发病、伤残和死亡为目的,边调查边采取预防控制措施,控制措施贯穿始终,控制效果又为验证病因假设提供依据。随着调查的深入,控制措施应不断修正、补充、完善,主要措施包括对病人进行治疗、进行消毒处理、必要时隔离病人甚至暂停接受新病人等。其目的为:通过阻断传播,控制目前暴发;预防未来发生类似暴发。

(6)完成书面调查报告:书写总结报告,描述暴发、干预措施和干预效果;提出建议预防类似暴发等。

第三节　流行病学研究的误差

误差(error),指研究或实验得出的结果不符合真实情况或者是错误的,即测定值与真实值之差,包括随机误差和系统误差。随机误差(random error),指样本指标(统计量)与总体指标(参数)之间的差异,这是由于观察单位间存在个体差异,而样本又未包含总体的全部信息。可用统计学方法估计随机误差的大小(标准误)。抽样误差是可以控制、测量的,但无法避免,如可通过分层抽样、减少调查单位变异、增加样本量等方法减少随机误差。

系统误差(systematic error)又称为偏倚(bias),指观察者与真实值之间的偏离,它是由某些较为恒定的不能准确测量的因素所造成。偏倚可以发生在流行病学研究的设计、实施、数据分析以及结果发表等各个阶段。偏倚有一定方向性,它使观察值向一定方向偏离,或是增高,或是降低。多次重复测量及增加样本含量可以减少的随机误差,但却不能减少系统误差。流行病学研究中的偏倚主要有三大类,即选择偏倚、信息偏倚和混杂偏倚。

一、选择偏倚

选择偏倚(selection bias)是由于选择研究对象的方法有问题,使得选入的研究对象与未选入的研究对象在某些特征上存在差异,从而导致研究结果偏离真实情况。在各类流行病学研究方法中均可发生选择偏倚,以病例-对照研究和横断面研究中较为常见,如入院率偏倚、现患病例-新病例偏倚等。在队列研究和实验性研究,选择偏倚常出现在研究的实施阶段,由失访引起,即失访偏倚。由于无法调查未入选研究对象中暴露和疾病之间的关联,因此是否存在选择偏倚通常只能通过对研究设计和实施过程进行判断,而不能通过比较参加者和未参加者暴露与疾病关联强度之间差别来确定。

(一) 主要类型

1. **入院率偏倚(admission rate bias)**　又称伯克森偏倚(Berkson's bias),是指利用医院就诊或住院病人作为研究对象时,由于入院率的不同而导致的偏倚。不同疾病在某一类医院的就诊或住院率各异,其原因是多方面的,如不同医院的技术专长、所患疾病的严重程度、病人经济状况以及就诊方便与否等,主要发生在以医院为基础的病例对照研究中。例如,使用病例-对照研究探讨吸烟与肺癌的关系,病例组为某医院肺癌病人,对照组为该医院其他病人,因为吸烟也是很多其他疾病的危险因素,以医院病人为来源的对照组可能存在吸烟比例过高,结果发现吸烟与肺癌无关。

2. **现患病例-新发病例偏倚(prevalence-incidence bias)**　又称奈曼偏倚(Neyman bias)。如果研究对象选自存活病例、或比较典型的现患病例,而不包括某病的死亡病例、轻型、亚临床病例以及痊愈者,可能获得的研究信息只与存活有关,而与该病的发病无关,从而高估某些暴露因素的病因作用。其次,某些患病对象可能由于疾病的原因,改变了原先的生活习惯,从而降低了某危险因素的水平,从而掩盖了该因素的病因作用。主要发生在病例-对照研究和横断面研究中,往往是某病的存活病例、或比较典型的现患病例,而在队列研究中,往往调查的新发病例,发生可能性小。例如,使用横断面调查研究吸烟与肺癌的关系,病例组为肺癌病人,对照组为非肺癌病人,结果发现吸烟与肺癌无关;因为大部分吸烟的肺癌病人在出现呼吸道相关症状或确诊后戒烟,导致病例组吸烟比例降低。

3. **失访偏倚(loss to follow-up bias)**　由于调查对象失访导致的偏倚。主要发生在队列研究和实验性研究中,调查对象在预定观察期限结束前因迁移、外出、死于非终点疾病或继续参加观察而退出研究,研究对象未能按计划被随访。是此类研究中发生选择偏倚的主要原因。

4. **无应答偏倚(non-response bias)**　由于对象不合作或不参加调查,降低了应答率。无应答者可能在某些重要特征或暴露上与应答者存在区差异,当无应答率较高时,可能会产生选择偏倚。常见于横断面研究。

5. **志愿者偏倚(volunteer bias)**　志愿者与非志愿者在健康意识、生活方式以及行为等方面存在差异,如果志愿者更容易被入选为接受某项干预或治疗措施(干预组),而非志愿者常被选为对照组,可能存在选择偏倚。例如开展一项干预研究在男男性行为人群评价暴露前预防用药控制 HIV 新发感染的效果,结果发现暴露前预防用药组(干预组)与对照组 HIV 新发感染率无明显差别。可能原因是很多愿意参加干预组病接受暴露前预防用药的研究对象往往是因为自己存在较多的高危性行为。

(二) 控制方法

如果选择偏倚已经发生,再消除或校正其影响就比较困难,因此应慎重地做好研究设计,尽可能避免和减少选择偏倚的发生。病例-对照研究尽量选择新病例,用医院病人做研究对象时,尽量才用多种对照;严格掌握研究对象纳入排除标准;在研究中采取相应措施,取得研究对象合作,减少无应答、失访和实验研究中的中途退出等。

二、信息偏倚

信息偏倚(information bias)又称为错分偏倚(misclassification bias),在流行病学调查的信息收集整理过程中出现的系统误差。可分为:①差异错分(differential misclassification):暴露或疾病的错误分类同研究分组有关,各比较组间存在差异;由于错误分类组间存在差异的偏向可能不同,所以造成高估或低估研究效应值。这可来自被调查者也可来自调查者本身,来自被调查者的有回忆偏倚、报告偏倚,来自调查者的有调查者偏倚等。②无差异错分(nondifferential misclassification):暴露或疾病的错误分类同研究分组无关,各比较组间不存在差异。在大多数情况下无差异错分模糊了研究组间的差异,一般使研究效应的估计值趋向无效值。

(一)主要类型

1. 回忆偏倚(recall bias) 研究对象在回忆过去某些因素的暴露史时,由于多种原因使回答不准确而导致的系统误差。此外,当询问病例组某种因素的暴露史,病例组可能因自己患病而对暴露史记忆清楚,而对照组则由于不在意而遗忘。

2. 诊断怀疑偏倚(diagnostic suspicion bias) 研究者事先知道研究对象过去的暴露因素,而且该暴露与疾病有关,在疾病诊断时,从而影响诊断的客观性,如把暴露组未患病对象错误地诊断为患病。此类偏倚主要见于队列研究和横断面研究。

3. 暴露怀疑偏倚(exposure suspicion bias) 调查员事先知道调查对象的患病情况,在搜集暴露资料时对病例组和对照组采用不同深度和广度的调查方法,导致两组间产生的系统误差。此类偏倚主要见于病例-对照研究和横断面研究。

4. 报告偏倚(reporting bias) 有研究对象因某种原因有意地夸大或缩小某些信息而导致的偏倚,也称为说谎偏倚。常见于敏感问题,如高危性行为、吸毒行为等。

(二)控制方法

信息偏倚的控制方法:研究者应制定明细资料收集方法和严格质量控制方法;尽量采用盲法收集资料;利用客观指标或客观方法收集资料;调查前开展预调查。根据调查所得资料获得诊断的灵敏度(sensitivity)与特异度(specificity),可将存在信息偏倚的数据予以校正。

三、混杂偏倚

混杂偏倚(confounding)是当研究暴露于某一因素与疾病之间的关系时,由于某个既与所研究的疾病有联系又与所研究的因素有联系的因素影响,掩盖或夸大了所研究的暴露与疾病之间的联系,从而使两者之间的真正联系被错误地估计。引起混杂偏倚的因素称为混杂因素(confounding factor)。

混杂因素的3个基本特征:①必须是所研究疾病的独立危险因素;②必须与所研究的暴露因素存在统计学联系;③不应是暴露因素与疾病因果链中的一个环节或中间变量。

(一)主要类型

1. 治疗决定 例如研究某项阿司匹林降低中风发病风险的效果,如果该药物有可能被用

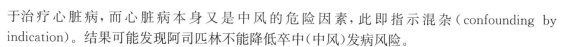

于治疗心脏病,而心脏病本身又是中风的危险因素,此即指示混杂(confounding by indication)。结果可能发现阿司匹林不能降低卒中(中风)发病风险。

2. 职业因素 例如调查消防员职业与死亡率的关系时,身体健康可能是其混杂因素。通常只有身体非常健康的人才能成为消防员,患有一些疾病的人不能从事消防员职业,此即健康工人效应(healthy work effect)。那么,结果可能低估消防员职业与死亡率的关系。

3. 生活方式 例如研究母亲孕期吸烟与低出生体重的关系,孕期吸烟的母亲可能同时存在其他不良生活方式如饮酒,而饮酒与出生缺陷有关联,在这里饮酒即为混杂因素。结果可能高估母亲孕期吸烟与低出生体重的关系。

4. 环境暴露 例如研究大气颗粒物 PM10 与冠心病病人死亡率的关系,其他空气颗粒如 PM2.5 通常与 PM10 共同存在且存正相关,而已有研究证实 PM2.5 可增加冠心病病人的死亡率风险,PM2.5 即为混杂因素。研究结果可能高估 PM10 与冠心病病人死亡率的关系。

在医院感染危险因素研究中,医院感染的发生通常是由多个危险因素引起,而这些因素之间往往存在关联,在进行分析时,如只单纯分析其中一个因素与医院感染发生关联而对其他因素不加以控制,研究效应估计值可能会被夸大或缩小。例如调查抗生素使用与医院感染发生关系,损伤免疫系统的药物使用、侵入性操作、患有致免疫损伤的基础性疾病均是医院感染可能的危险因素,而这些危险因素又可能与抗生素使用存在关联,那么这些危险因素就是抗生素使用与医院感染相关关系中的混杂因素。

(二) 控制方法

混杂偏倚可在研究设计和资料分析阶段加以控制。

1. 研究设计阶段

(1) 限制(restriction):在研究设计时针对某些潜在的混杂因素,通过研究对象的入选标准予以限制。如在对口服避孕药与心肌梗死的关系进行研究时,考虑到年龄为潜在的混杂变量,可只选取某一年龄组的人为对象进行研究。限制的缺点在于,对混杂因素进行限制,不能对暴露于混杂因素的交互作用加以分析。此外,因为对研究对象进行了限制降低了研究对象的代表性,以致影响研究结果的外推(generalization)。

(2) 匹配(matching):在为研究对象选择对照时,针对一个或多个潜在的混杂因素,使其与研究对象相似,从而消除混杂因素对研究结果影响。匹配主要用于病例对照研究中,在队列研究及实验流行病学研究中常有应用。队列研究中的匹配是暴露者与非暴露者在某因素上的匹配,阻止了暴露因素与匹配因素之间的可能关联,原则上可完全控制混杂,一般不需在资料分析阶段进一步控制。病例-对照研究中的匹配是病例与对照在某因素上的匹配,由于暴露因素与匹配因素之间的关联,这种选择过程与暴露与疾病状态都存在关联,导致在匹配中引入了选择偏倚,这种偏倚类似于"混杂"作用,因为分层分析可以消除这种偏倚。因此,在病例-对照研究中,匹配并非直接控制混杂,而是提高了控制混杂的效率。要防止匹配过头(over matching),它反而降低了研究效率:某些仅与暴露有关,而与疾病无关的因素不得匹配;暴露和疾病因果链上的中间变量也不得匹配。此外,匹配因素与暴露因素的交互作用无法分析。

(3) 随机化(randomization):一般用于实验性研究,指以随机化原则使研究对象以同等概率被分配在各组中,使潜在混杂变量在各组间分布均衡,从而排除其混杂作用。但是当样本量较小时,由于机会的原因,可能并不能完全平衡两组之间的混杂因素,还会存在混杂偏倚。样本量越大,混杂偏倚的可能性越小。

2. 资料分析阶段

（1）分层分析（stratification）：可以对混杂因素进行判别，也是控制混杂因素的有效方法。分析时按对某可疑混杂因素分层后，用 Mantel-Haenszel 法计算调整后的 OR 值，即 $OR_{调整}$，然后与未分层的 OR 值（$OR_{粗}$）进行比较，即可判断是否为混杂因素。如果 $OR_{粗}＝OR_{调整}$，则该因素不是混杂因素；反之，则是混杂因素。如果不存在效应修饰作用，$OR_{调整}$ 即为调整该混杂后 OR 值。

（2）标准化法（standardization）：分层分析的补充。采用某影响因素的统一标准构成以消除构成不同对合计率的影响。主要用于两组率的分析和比较，当比较组间存在混杂因素，而混杂因素的不同水平在比较组的构成分布不均衡时。

（3）多因素分析（multivariate analyses）：当样本例数不大或混杂因素较多，不宜采用分层分析。在这种情况下，可采用多因素分析方法控制混杂因素分析暴露因素与疾病的关系，常用的多因素分析方法有多元线性回归、多元方差分析、多元 Logistic 回归分析、Cox 回归模型等。

第四节　医院感染的流行病学特点

一、医院感染的流行现状

全世界都存在医院感染的问题，它既影响了发达国家也影响了资源贫乏的国家。在医疗保健机构中获得的感染是住院病人死亡和病死率增高的主要原因。这给病人和公共卫生带来了沉重的负担。WHO 报告显示，在资源有限的卫生保健机构，各医院的医院感染发生率在 5.7%～19.1% 之间，平均为 10.1%，高于发达国家。此外，对医院感染的研究中，高质量的研究比低质量的研究中医院感染的发生率明显要高（分别为 15.5% 和 8.5%）。我国医院感染发生率约为 10%，全国住院病人每年约为 5 000 万人，其中发生医院感染约为 500 万例。医院死亡病人中，有 1/3～1/4 直接死于医院感染。

二、医院感染的传播途径

医院感染的传播途径主要有以下 5 种。

（一）接触传播

接触传播（contact transmission），为医院感染最常见传播方式之一，可分为以下 2 种。

1. 直接接触传播（direct-contact transmission）　直接与传染源接触而获得感染，如手术时、更换衣服时伤口感染金黄色葡萄球菌、肠球菌。自身内源性感染也可认为是自身直接接触传播，如病原体从已感染的切口传递至身体其他部位，粪便中的革兰阴性杆菌传递到鼻咽部等。

2. 间接接触传播（indirect-contact transmission）　因接触了病原体污染的医疗设施、食物、工作台、生物液体而获得感染。也可通过医务人员的手、衣服等传播，手、衣服由于工作关系可能接触病人的传染性物质及其污染的物品，很容易再将病原体传给其他病人或医护人员。

（二）空气传播

空气传播（airborne transmission）是呼吸系统传染病的主要传播方式，主要包括以下 3 种。

1. 飞沫传播(droplet transmission) 通过病人所呼出的带有病原体的飞沫,近距离的传播给其他病人和医务人员。对环境抵抗力较弱的如流感病毒、百日咳杆菌等常经此方式传播。

2. 飞沫核传播(droplet nucleus transmission) 飞沫核是飞沫在空气中失去水分后由剩下的蛋白质和病原体所组成,可在空气中存留时间较长,并可以气溶胶形式漂流到别处,一些耐干燥的病原体如结核分枝杆菌、麻疹可以此方式传播。空调、加湿器中的军团菌,随冷风吹出也可以飞沫核形式存留在空气中,引起医院感染。

3. 尘埃传播(dust transmission) 含有病原体的飞沫或分泌物落在地面,干燥后形成尘埃,易感者吸入后即可感染。凡对外界抵抗力较强的病原体如结核分枝杆菌和炭疽杆菌芽胞均可以此方式传播。

(三) 垂直传播

垂直传播(vertical transmission),即母婴垂直传播,主要包括以下2种。

1. 经胎盘传播(transplacental transmission) 受感染孕妇体内的病原体可通过胎盘屏障使胎儿遭受感染,如乙型肝炎病毒、HIV、巨细胞病毒等。

2. 分娩引起传播(during birth) 产程中新生儿通过吸入阴道分泌物或产伤致母婴血液传播,如乙型肝炎病毒、HIV、疱疹病毒等。

(四) 共同媒介物传播

共同媒介物传播(common-vehicle transmission),水、食物、血液制品、药物及各种制剂、医疗设备等均为病人共用或常用,因其受到病原体污染引起医院感染,称为共同媒介物传播。

1. 经水传播(water-borne transmission) 医院供水系统的水源,有可能受粪便及污水的污染,未经严格消毒即供饮用,或用来洗涤食具等,常可引起医院感染的暴发。主要为医院内经水传播而致伤寒、细菌性痢疾、病毒性腹泻等暴发在国内已有多次报告。

2. 经食物传播(food-borne transmission) 当食物本身含有病原体或受病原体污染时,可引起传染病的传播。常见有医院内细菌性食物中毒、菌痢、沙门菌病和病毒性肝炎等的暴发。

3. 药品及各种制剂 ①血液及血液制品:输血可传播乙型肝炎病毒、丙型肝炎病毒、巨细胞病毒、艾滋病病毒等。②输液制品:可在生产过程和使用中受到病原体污染,多数细菌可在溶液中生长繁殖,使用后可致医院感染的暴发或流行。

4. 各种诊疗仪器和设备 许多侵袭性诊疗设备和仪器,如纤维内镜、血液透析装置、麻醉机、雾化吸入器以及各种导管、插管等。因结构复杂或管道细长、不耐热力、管道内的污染物不易清除,常规化学方法达不到灭菌要求。如医疗器械和设备被肝炎、艾滋病等病毒感染者的血液或细菌污染也可引起医院感染。超声雾化治疗、氧化湿化瓶的污染、实验室操作等均可污染气溶胶,使用者吸入被污染的气溶胶而获得感染。

(五) 生物媒介传播

生物媒介传播(vector-borne transmission),如许多疾病都可以通过动物或昆虫(如蚊类、蚤类、鼠类)传播。媒介生物将病原体从人或者其他动物传播给人。传播方式有机械性传播和生物性传播两种。前者如苍蝇传播肠道传染病,后者如蚊虫传播疟疾等。在我国医院感染中并非常见,但在一些虫媒传染病流行地区,医院若无灭虫、灭鼠等措施时,一些疾病也可在病房中传播,如流行性乙型脑炎、流行性出血热、疟疾、流行性斑疹伤寒等。蝇及蟑螂可传播肠道传染病。

三、医院感染的危险因素

病人在医院就诊和住院可能会暴露于不同的病原体,但不是所有的暴露一定会导致医院感染的发生。医院感染是否发生取决于病原体特征、宿主易感性以及环境因素等多方面影响。

(一) 病原体因素

医院感染中常见的病原体通常可分为细菌、真菌、病毒、肺孢子虫、弓形虫、衣原体和疟原虫等,其中以细菌、真菌和某些病毒最为常见。医院感染按病原体来源可分为:①内源性感染(endogenous nosocomial infection)又称自身感染(autogenous infection),病人遭受其自身携带的细菌侵袭而发生的感染。其病原体是由机体正常菌群引起,来源于身体某些部位,如皮肤、鼻部、口腔、消化道、或阴道,这些部位通常有局部的菌落寄居。在一定的有利条件下这些病原体就会入侵人体或者当病原体污染无菌部位时就引发感染。②外源性感染(exogenous nosocomial infection)又称交叉感染(cross infection),指来自于病人体外的病原体,例如,医护人员、访客、医疗设备、或卫生环境,通过直接或间接感染途径,传播给病人而引起的感染。

医院感染病原体的主要特征有以下 3 种。

1. **具有较强的环境适应性** 能够抵抗医院环境下的热、干燥、紫外线消毒灯、化学药剂灯,具备在环境中繁殖或者在其他宿主或媒介中繁殖的能力。

2. **多为条件致病菌** 目前医院感染的病原体由一般人群中常见的微生物引起,而在正常人群中通常可能不会引起或比较轻微的疾病,但是在医院病人由于病人抵抗力降低,引起比较严重的感染,如金黄色葡萄球菌、肠球菌、凝固酶阴性葡萄球菌、肠杆菌科。

3. **耐药菌** 肺炎链球菌、葡萄球菌、肠球菌和结核分枝杆菌的不少菌株现在对曾经有效的大多数抗生素耐药。多重耐药菌如克雷伯菌和铜绿假单胞菌等在不少医院流行。

(二) 宿主因素

医院感染是否发生还取决于宿主是否暴露于病原体和宿主的易感性。不同病人,其易感性也不同,主要受到下面一些因素影响。

1. **年龄** 新生儿、早产儿、婴幼儿免疫系统发育不完善,老年人免疫力降低,对病原体比较易感。

2. **免疫功能受损的基础性疾病** 患有慢性疾病如恶性肿瘤、血液和造血系统疾病、糖尿病、肾衰竭、HIV 感染者和病人等,使得病人免疫功能受损,增加病人对病原微生物的易感性。

3. **接受侵入性诊疗** 许多现代的诊断和治疗手段,如穿刺、内镜检查、气管插管、气管切开、外科手术等可直接损伤机体皮肤与黏膜的屏障作用,给病原体侵入人体提供了有利的途径。如果这些器材因为无菌操作不严格受到病原体污染,则可直接将病原体带入病人机体内而导致感染。

4. **使用致免疫功能受损的药物或治疗** 免疫抑制剂药物、放射治疗等可造成细胞免疫和体液免疫受损,而导致医院感染。

5. **营养不良** 营养不良也是医院感染的危险因素之一,可导致机体免疫力下降,直接引起或诱发医院感染的发生。

6. **手术时间长或住院时间长** 手术时间延长,手术创口及医疗器械均较长时间暴露于空气,遭受污染的概率增加,容易导致医院感染的发生。住院时间长也会增加医院感染的机会。

(三) 环境因素

1. **人群密集** 医院本身就是传染源与易感人群聚集的地方。密集的人群、病人频繁地从

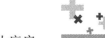

一个病房或病区转诊到另一个病房或病区转诊、易感人群集中的病房或病区(如新生儿病房、烧伤病人、ICU)等都是医院感染发生率高的重要原因。

2. 医院管理不当　消毒隔离制度不严、操作不规范等都是医院感染的重要因素,如医疗器械消毒灭菌不合格都可以造成医院感染的发生;医护人员接触污染物后不洗手消毒又接触到其他病人,造成间接传染。采血输液等操作时,由于不规范,可造成操作者被感染。此外,食品、食具被污染未处理等容易发生医院感染。对探视者不加管理,随意出入病房,可由探视者带入污染食物、物品等而引起医院感染。

3. 季节性因素　医院感染与季节存在一定的相关性。如夏季,天气温暖,病原体繁殖快,很容易发生肠道传染病。冬春季由于室内空气不流通,很容易发生呼吸道疾病。

(四) 抗生素耐药

大量抗生素的使用也是造成医院感染的主要原因。大多数住院病人都接受抗生素治疗。长期的抗生素使用不但可产生耐药性,而且破坏了正常菌群内部各种微生物之间的制约关系,造成了菌群失调,引起一些原来不敏感的条件致病菌和非致病菌现在有机会迅速繁殖,引起条件致病菌和真菌的双重感染。

第五节　医院感染流行病学的展望

1. 建立完善、有效的监测系统　监测医院感染率是发现问题,评价医院感染控制效果必不可少的首要步骤。在全面综合性监测性基础上,有计划地开展目标性监测。医院感染监测项目需具备以下方面:①准确性:提高监测数据质量,明确医院感染病例的诊断标准及定义,医院感染患病率和发病率指标计算时分母人数的统计需准确;②及时性:监测可以是前瞻性的或回顾性的,前瞻性监测可以及时发现感染病例,早期识别医院感染聚集性发生、暴发流行,以便立即采取干预措施加以控制;③实用性:监测的内容必须具有一定的现实意义,优先选择重要的医院感染问题;④一致性:资料收集方法(如感染定义、监测方法、资料收集、数据纳入等)在监测过程中应保持一致;⑤可操作性:医院感染的监测计划制定必须考虑现有资源,务必切实可行。

2. 医院感染流行病学方法　结合医院感染监测数据,开展病例-对照研究和队列研究,探索医院感染的主要危险因素。在研究设计和分析阶段,尽量采取措施减少三大偏倚的发生。对于无法避免的,在数据分析阶段加以控制;无法控制的,需要加以说明并讨论可能对结果造成影响。

3. 医院感染监测的信息化　建立电子病例记录,运用专门的软件或数据库整合这些信息大大地简化了监测。

4. 分子流行病学应用　针对引起医院感染流行的病原体,采用分子流行病学技术对其进行菌株分型检测,可以对医院感染的发生、发展规律及机制有了更为深刻、准确的理解,进而更有效判断感染来源和流行趋势。

5. 开展医院感染措施的实验性研究　探索能够有效控制医院感染的措施和方法,进行科学评价。

(丁盈盈)

思考题

1. 假如在某医院开展前瞻性研究,追踪调查 2014 年 1 月～2015 年 12 月外科重症监护病房收治的 1 531 例病人,共观察了 13 560 日,发生医院感染 310 例次。请问使用什么指标描述医院感染的发病频率比较合适? 请做出相应计算。

2. 某人群病人与暴露因素的分布如下表:

	暴露组	非暴露组	合计
病人	1 500	900	2 400
非病人	18 500	79 100	97 600
合计	20 000	80 000	100 000

(1) 假设数据来自一个横断面调查,使用什么指标来描述暴露与非暴露人群中的疾病频率? 请做出相应计算并加以解释。

(2) 假设数据来自一个病例对照研究,使用什么指标来探索暴露与疾病相关联的强度? 请做出相应计算并加以解释。

(3) 假设数据来自一个队列研究。基线时在健康人群中调查记录暴露状态,并随访了一年,获得了新发疾病的人数。请问使用什么指标来描述暴露与疾病相关联系强度? 请得出相应计算并加以解释。

3. 相同的流行病学设计(如同为病例-对照研究),是否大样本研究比小样本研究存在更少的系统偏倚? 为什么?

4. 拟在某医院开展一项回顾性病例对照研究,了解 ICU 病人中呼吸机相关性肺炎(VAP)与多重耐药菌感染(MDRO)的关联,病例组为 2015 年 1 月～12 月 150 例行机械通气 48 小时后至撤机拔管后 48 小时内发生、临床诊断为 VAP 的病人。对照组为 300 同时期、同病区插管大于 48 小时未发生 VAP 病人。该项研究可能存在哪些偏倚?

 参考文献

1. 艾源,张弢,任晓辉. 我国医院感染现状与控制的进展. 中华医院感染学杂志,2015,25(5):1198～1200

2. Benedetta A,Sepideh BN,Christophe C,et al. Burden of endemic health-care-associated infection in developing countries:systematic review and meta-analysis. Lancet,2011,377:228～241

3. Mayhall CG. Hospital Epidemiology and Infection Control. Lippincott Williams & Wilkins,Fourth Edition. 2012

4. Rothman KJ,Greenland S,Lash TL. Modern Epidemiology. Lippincott Williams & Wilkins;Third Edition. 2008

5. WHO. Report on the burden of endemic health care-associated infection worldwide.

A systematic review of the literature. 2011

6. WHO. Prevention of hospital-acquired infections. A practical guide. 2nd edition. 2002

7. 王力红,朱士俊. 医院感染学. 北京:人民卫生出版社,2014

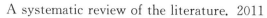

第四章 医院感染流行病学

第五章

医院感染的病原学

基本要求

1. 掌握：医院感染常见病原体的类型、所占比例，以及病原体耐药性在医院感染中的危害。
2. 熟悉：医院感染的微生态学以及微生态平衡的重要意义。
3. 了解：特殊病原体，如新发传染病病原体及基因治疗载体的潜在风险。

重点与难点

细菌性病原体在医院感染中的危害。

病原学检查在感染性疾病的诊断与治疗中具有重要意义，传统的显微检查技术与分离培养技术可以对一些病原体做出初步分类，可作为初诊结果供临床医师参考，并作为临床抗感染药物应用的重要依据。目前越来越多地使用自动化或半自动化仪器进行临床标本的检测，选择和使用快速细菌鉴定仪、细菌鉴定编码系统，以及药敏分析系统，能够快速准确地作出病原学诊断。微生态学观念的引入，使人们对病原体与其微小生境之间相互作用的关系有了深刻的认识，特定的生境可以引起特定微生物类群的定植，检验医师可以根据标本来源初步推测可能存在的病原体，并确定选用相应的分离培养基、孵育环境及分析仪器，以便准确迅速地进行病原学诊断。

第一节　微生态学与医院感染

一、微生态学

（一）概念

微生态学（microecology）是细胞水平或分子水平的生态学，即研究微生物在细胞或分子水平上与其宿主及环境之间相互作用的关系的科学。从医院感染的角度来说，宿主通常指人，特别是那些被指定活动范围的人类个体或群体，即病人；环境则是指除人类以外所有的生物与非生物因子。在宿主层面，个人或群体当前的生理或病理状态、接受治疗的情况都与微生态学密切相关；在环境层面，传统生态学所限定的人类、动、植物与微生物等生物因子仍然属于所关注的对象,但更倾向于探讨微生物,包括引起疾病的病原微生物、环境及自身定居的非致病微生物或条件致病微生物。一些非生物因子,如消毒剂的使用、消毒灭菌方法的选择、抗生素的使用等,也对医院感染相关的微生态学影响至深。

医院感染学还常涉及另外一个常用的生态学次级概念,即医学微生态学,它是研究寄居在人体表面及与外界相通的腔道中的微生物-微生物、微生物-人体,以及微生物-人体-外界环境相互依存、相互制约的科学,是一门既与临床医学关系密切,又与细胞生物学、分子生物学及生物工程学紧密联系的医学基础课程,微生态平衡、失调以及调整为其近年来新兴的研究方向。

(二) 微生态学发展史

微生态学是人类与疾病,特别是那些感染性疾病长期斗争的产物。1977 年,德国人Volker Rush 首先提出微生态学的概念,并在赫尔本建立了微生态学研究所,从事将双歧杆菌、乳杆菌、大肠埃希菌等活菌作为生态疗法的应用研究。Gilliland 对肠道乳杆菌降低胆固醇的作用进行了研究,提出了乳酸菌在生长过程中通过降解胆盐促进胆固醇的分解代谢,从而降低胆固醇含量的观点。半个多世纪以来,随着抗生素、免疫抑制剂、放化疗、器官移植、介入治疗等医疗手段的广泛应用,使得各种危重病人的生命得以延长,但也极大地促进了耐药菌株的快速形成,或使对健康人不致病的正常菌群成员在此类人群中引起严重的影响,甚至引起致命的感染。WHO 的统计资料表明,感染性疾病死亡在世界人口死因中占 1/3;在美国,尽管有大量的广谱抗菌药物应用,却未能有效控制感染,每年仍约有 30 万病人死于脓毒血症。据不完全统计,我国每年由于滥用抗菌药物引起的耐药菌感染所造成的经济损失达百亿元以上。感染性疾病的防治已成为 21 世纪的严重问题,急需新的理论指导研究。悉生生物学、细胞分子生物学、厌氧培养技术、电镜技术等现代科学技术的迅猛发展,使人们逐渐认识到人体体表、体腔内存在大量并不致病的微生物,这些微生物对宿主非但无害,反而有益,有着众多的生理效应,在这种背景之下,人们再次对微生态学的概念进行了诠释,特别强调了它在微生态平衡以及微生物感染的治疗与控制方面的应用。

我国的微生态学研究发轫于 1979 年,中国微生物学会人畜共患病病原学专业委员会正常菌群学组的成立为其标志事件。1988 年 2 月 15 日中华预防医学会微生态学分会成立,则标志着微生态学的研究在我国已有相应的学术组织,同年《中国微生态学杂志》创刊。2001 年,国内感染性疾病及微生态学家正式提出感染微生态学的概念,并于 2002 年出版了国内外第一部《感染微生态学》专著,为感染的预防和控制提供了新的理论和方法。

二、医院感染相关微生物群

种群(population)是指在一定时间内占据一定空间的同种生物的所有个体。种群是进化的基本单位,同一种群的所有生物共用一个基因库,并通过繁殖将基因传给后代。宏观生态学涉及的种群不外乎同种生物的个体数量变化及其种内关系,种间关系则属于生物群落(community)的研究范畴;微生态学涉及的是一群个体极其微小,变异特别迅速的生物群体,除非是在人工选择模拟的环境中进行纯培养,否则在其他任何一个极小的时空单元里都有可能共存着若干微生物种群,因此微生态学中常用的菌群或微生物群兼具宏观生态学中种群与群落的双重含义。

自然界中微生物的种类与数量极其丰富,人类体表以及与外界相连的腔道,如口腔、呼吸道、肠道、泌尿生殖道等都存在着不同种类和数量的微生物。这些微生物根据其在人体居留的状态可以分为常居菌群与暂居菌群,按照对人类健康的影响又可以分为病原微生物、条件性致病微生物、正常菌群，以及益生菌。

（一）根据驻留时间划分的微生物群

1. 常居菌群（resident microorganism） 由相当固定的微生物种类组成，有规律地定居于宿主的特定部位或只见于特定年龄的宿主，菌群具有一定的稳定性，能够在短时间内从不超出其承受能力的改变中自行复原。

2. 暂居菌群（transient microorganism） 由非致病性或潜在致病性微生物种类组成，居留在皮肤或黏膜上几小时或更久，它们来自周围环境，一般不引起疾病，但也不能长期定居。只要常居菌群保持正常，暂居菌群一般并不重要；但若常居菌群失常，则暂居菌群的潜在致病性很可能被放大，其中具有潜在致病性的微生物种类迅速增殖可引起疾病。

（二）按致病性与否划分的微生物群

1. 病原微生物（pathogenic microorganism） 可以侵犯人体并引起感染性疾病的微生物，或称病原体。其中以细菌和病毒的危害性最大，真菌、衣原体、支原体、立克次体及其他类型的微生物也常能引起人类感染。环境或食品中常见的致病性微生物有沙门菌、葡萄球菌、链球菌、副溶血性弧菌、变形杆菌、志贺菌、黄曲霉、禽流感病毒、口蹄疫病毒等。这些病原微生物的共同特点是可以侵犯人体并引起感染，感染后的病人即为病原微生物的宿主。

病原体在宿主体内生长繁殖，释放毒性物质，引起机体不同程度的病理变化的过程称为感染。但是，人体或动物体并不像人工培养细菌的培养基，可以任由细菌不受限制地肆意生长直至营养成分耗尽，病原体入侵人体后，在发生感染的同时，能激发人体免疫系统产生一系列免疫应答与之对抗，称为免疫。感染和免疫是一对矛盾，其结局如何则根据病原体和宿主双方力量的强弱而定：如果宿主足够强壮，可以不被感染，或即使形成了感染，病原体也会因宿主免疫而逐渐消亡，于是病人康复；反之，如果宿主虚弱而病原体致病性强烈，则感染会扩散直至病人死亡。除了宿主自身免疫系统的功能，有效的抗菌药物的应用也是宿主战胜病原微生物的重要措施。

2. 条件性致病微生物（conditional pathogenic microorganism） 条件性致病微生物是指这样的一类微生物，在正常情况下，寄生于机体的这类微生物并不引起宿主感染发病，只有在机体免疫功能低下的特定条件下，因定居部位的改变或失调而引起机体的感染和发病。特定的致病条件有两层含义：①条件性致病微生物是寄生在机体特定部位的正常微生物，如大肠埃希菌是寄生在肠道中的正常菌群，通常情况下并不引起机体感染发病，但当它定植于呼吸道或生殖道时，则往往引起感染；②条件性致病微生物对健康宿主来说是正常微生物，只有当宿主机体的抵抗力下降时，这些微生物才有可能引起感染。抵抗力的下降除了年龄、体质等个体因素外，创伤、疾病生理、医院治疗活动如手术、器官移植、免疫抑制剂的使用也是重要的因素，故而条件性致病微生物常可引起医院感染。

条件性致病微生物主要是细菌，如大肠埃希菌、猪副嗜血杆菌等。大肠埃希菌是寄生于大肠中的正常菌群，当抵抗力下降时，大肠埃希菌可以在肠道中大量增殖，引起肠道细菌失调，从而导致肠道疾病的发生；同时，在机体抵抗力下降时，大肠埃希菌还可转移到呼吸道、心包、肝脏、腹膜等处，导致感染。其他动物宿主也存在条件性致病微生物，如猪副嗜血杆菌为全球广布性环境微生物，在健康的猪群中也有较高检出率，甚至一度被认为是由应激所引起的不当反应。当猪群感染繁殖呼吸综合征、流感或地方性肺炎时，该病易发；环境不良，断水也是该病重要诱因。初次感染能引起猪群严重的多发性浆膜炎与关节炎，也称格拉泽病（Glasser's disease）。

3. 正常菌群(normal flora)　在正常人体皮肤、黏膜及与外界相通的各种腔道(如口腔、鼻咽腔、肠道和泌尿道)等部位,存在着很多对人体无害的微生物群,包括细菌、真菌、螺旋体、支原体等,在长期的进化过程中,这些微生物类群与其宿主互相依存、互相制约,形成了一个能进行物质、能量及信息交流的动态平衡的生态系统,这类微生物习惯称之为正常菌群。正常菌群大部分是长期居留于人体的常居菌,也有少数暂居菌群。

(1) 正常菌群的生理意义:正常菌群生活在健康宿主的各特定部位,数量大、种类较稳定,除了一些只作暂时停留的暂居菌,那些常居菌由于与宿主长期的相互适应,已形成相伴终身的共生关系,正常菌群在其微生态环境中对宿主起着营养、拮抗和免疫等生理作用,具体来说包括下述 4 个方面。

1) 生物拮抗作用:正常菌群通过增殖与黏附能形成一层自然菌膜,是一种非特异性的保护膜,可促进机体抵抗致病微生物的侵袭和定植,从而对宿主起到一定程度的保护作用。正常菌群除与病原菌争夺营养物质和空间位置以外,还可通过其代谢产物如抗生素、细菌素等起作用,是人体防止外来微生物侵入的生物屏障。

2) 刺激免疫应答:正常菌群释放的内毒素等物质可刺激机体免疫系统保持活跃状态,是机体实现非特异免疫功能不可或缺的组成部分。

3) 合成维生素:有些微生物能合成维生素,如核黄素、生物素、叶酸、吡哆醇及维生素 K 等,供人体吸收利用。

4) 降解食物残渣:肠道中正常菌群可互相配合,降解未被人体消化的食物残渣,便于机体进一步吸收。

(2) 人体正常菌群的分布:人自出生后,外界的微生物就逐渐进入人体,并随着年龄的增长而遍布人体表面及各种腔道的内表面,在与人体保持长期的共生关系过程中,菌群的种类往往形成了与其微生态相适应的特征。

体表微生物群往往因个人卫生及环境状况而异,最常见的是革兰阳性球菌,其中以表皮葡萄球菌为多见,有时亦有金黄色葡萄球菌,当皮肤受损时,可引起化脓性感染,如疖、痈。外阴与肛门部位可找到非致病性抗酸性耻垢杆菌。

口腔温度适宜,含有食物残渣,是微生物生长的良好场所。口腔中的微生物有各种球菌、乳酸杆菌、梭形菌、螺旋体和真菌等。

胃肠道微生物因部位不同而表现出较大差异,由于胃酸的杀菌作用,健康人的空肠常无菌,若胃功能障碍,如胃酸分泌降低,尤其是胃癌时,往往出现八叠球菌、乳酸杆菌、芽胞杆菌等。成年人空肠和回肠上部细菌很少,甚至无菌,肠道下段细菌逐渐增多。大肠积存有食物残渣,又有合适酸碱度,适于细菌繁殖,菌量可占粪便干重的 1/3,大肠中微生物种类繁多,主要有大肠埃希菌、脆弱类杆菌、双歧杆菌、厌氧性球菌等,其他还有乳酸杆菌、葡萄球菌、铜绿假单胞菌、变形杆菌、真菌等。

鼻腔和咽部经常存在葡萄球菌、类白喉杆菌等。甲型链球菌和卡他球菌在咽喉及扁桃体黏膜上占优势,此外还常存在具有潜在致病性的微生物如肺炎链球菌、流感杆菌、乙型链球菌等。正常人支气管和肺泡无菌。

正常情况下,微生物仅在泌尿生殖道外部存在,如男性生殖器有耻垢杆菌,尿道口有葡萄球菌和革兰阴性球菌和杆菌;女性尿道外部与外阴部菌群相仿,除耻垢杆菌外,还有葡萄球菌、类白喉杆菌和大肠埃希菌等。阴道内的细菌随着内分泌的变化而异,从月经初潮至绝经前一般多为阴道杆菌(乳酸杆菌类),而月经初潮前及绝经后阴道内主要细菌有葡萄球菌、类白喉杆菌、大肠埃希菌等(表5-1)。

在正常情况下,多数体内组织器官为无菌状态,若有侵入的细菌未被消灭,则可引起感染。在医疗实践中,当手术、注射、穿刺、导尿时,应严格执行无菌操作,以防细菌感染。

表5-1　人体各部位常见的正常菌群

部　位	常见菌种
皮肤	表皮葡萄球菌、类白喉杆菌、铜绿假单胞菌、白假丝酵母菌,非致病分枝杆菌、丙酸杆菌等
口腔	链球菌(甲型或丙型)、乳酸杆菌、螺旋体、梭菌、白假丝酵母菌、表皮葡萄球菌、肺炎链球菌、奈瑟菌、类白喉杆菌等
鼻咽腔	甲型和丙型链球菌、奈瑟菌、卡他球菌、肺炎链球菌、流感杆菌、葡萄球菌、类杆菌、铜绿假单胞菌、变形杆菌等
眼结膜	皮表葡萄球菌、结膜干燥杆菌、奈瑟菌等
胃	正常一般无菌
肠道	类杆菌、双歧杆菌、大肠埃希菌、厌氧性链球菌、粪链球菌、葡萄球菌、白假丝酵母菌、乳酸杆菌、变形杆菌、破伤风杆菌、产气荚膜杆菌等
阴道	葡萄球菌、类白喉杆菌、非致病分枝杆菌等
尿道	乳杆菌、大肠埃希菌、类白喉杆菌、白假丝酵母菌等

4. 益生菌(probiotic)　益生菌是一类对宿主有益的活性微生物,是定植于人体肠道、生殖系统内,能产生确切健康功效从而改善宿主微生态平衡、发挥有益作用的活性有益微生物的总称。人和动物体内有益的细菌或真菌主要有酪酸梭菌、乳酸菌、双歧杆菌、嗜酸乳杆菌、放线菌、酵母菌等。其应用现已广泛涉及生物工程、工农业、食品安全与生命健康等领域。严格来说,益生菌是一个营养学的概念,更多场合下指的是一类具体的营养保健产品,尽管在功效、食品安全,甚至相应法规上均存在诸多争议,但据悉这类产品对人体肠道菌群的重建有积极意义。其生理意义在于以下4个方面。

(1) 生物屏障作用:益生菌的生物屏障作用主要体现在如下5个方面:①通过磷壁酸与肠黏膜上皮细胞紧密结合,与乳杆菌及多种肠道微生物共同构成肠黏膜表面的生物屏障;②维持正常肠蠕动,阻止致病菌在肠道定植;③产生醋酸与乳酸,降低肠道pH值,抑制致病菌生长;④产生细胞外糖苷酶,阻止致病菌及毒素黏附于肠黏膜上皮;⑤竞争性抑制肠道有害微生物。

(2) 营养作用:促进营养物质消化、吸收及利用,合成多种维生素。

(3) 增强免疫功能:益生菌的存在,可激活吞噬细胞活性,刺激特异性免疫系统T、B淋巴细胞系的成熟,提高机体的抗病能力。

(4) 抗肿瘤作用:降解N-亚硝胺,消除致癌因子,抑制肿瘤的发生与发展。

三、微生态平衡

微生态平衡(eubiosis)是在长期进化过程中形成的正常微生物群与宿主在不同发育阶段的动态生理组合,这种组合是在共同的宏观环境条件下,由正常微生物群在各级生态层次上与其宿主(人或动物)体内、体表的相应生态位组成的相互作用的生理性统一体。该统一体的内部结构与存在状态即称之为微生态平衡(康白,1988),它是生物在进化过程中,通过适应与选择,在微生物与宿主,微生物与微生物,微生物、宿主与环境之间处于动态平衡时所形成的相互依赖、相互制约的动力学关系。

(一) 微生态平衡的演替规律与菌群失调

近年来的研究发现,健康出生婴儿初生时肠道内基本无菌,1~2小时后开始引入细菌,以后逐渐增多,最先定植的多为需氧菌与兼性厌氧菌,至第4~5天,随着肠腔内氧的消耗,专性厌氧菌数量迅速上升,并通过产酸作用抑制兼性厌氧菌,至第6~8天,母乳喂养新生儿的肠道中专性厌氧菌可超过细菌总数的98%,此时肠内菌群逐渐稳定,与环境达到平衡进而发挥其最佳生理效应。进入老年期后,厌氧菌比例下降,韦荣小球菌、大肠埃希菌等腐败菌的比例显著增加,此过程对癌症发生及机体的衰老过程可能起促进作用。

微生态平衡涉及细胞和分子水平上的生态平衡,人体正常存在的微生物参与维持这种动态的平衡,当正常微生物群受到破坏,对宿主或环境的影响失去平衡能力时,即可由微生态平衡转化为微生态失调(dysbiosis),从正常的生理状态转化为病理状态,从而致病。宿主解剖结构的破坏,如外科手术及医疗器械可损伤微生态环境的结构,破坏微生态环境,从而引起微生态失调。微生态失调的另一诱因是菌群失调(dysbacteriosis),菌群失调是指机体某部位正常菌群中各菌种间的比例发生较大幅度的变化从而超出正常范围的状态,由此产生的病症称为菌群失调症或菌群交替症(microbial selection or substitution)。菌群失调多引起二重感染或重叠感染(super infection),即在原发感染的治疗过程中,发生了另一种新致病菌的感染。菌群失调的发生多见于使用抗生素或慢性消耗性疾病病人,临床上长期应用广谱抗生素后,大多数敏感菌和正常菌被抑制或杀灭,但耐药菌却获得生存优势而大量增殖,如耐药金黄色葡萄球菌引起腹泻、败血症,对抗生素不敏感的白假丝酵母菌引起鹅口疮、阴道炎、肠道和肛门感染。饮食结构、年龄因素及胃肠道功能也会影响菌群构成并引发菌群失调。

根据失调的程度,常将菌群失调分为3度,一度失调只能从细菌定量检查上发现其变化,临床上无明显表现,诱因停止后,不经治疗可自行恢复;二度失调在去除诱因后仍不可逆,在临床上表现为慢性肠炎、慢性肾盂肾炎、慢性口腔炎或咽峡炎等;发生三度失调时,原来的正常菌群大部分被抑制,少数菌种成为优势菌,出现急性临床表现甚至凶险病情,如难辨梭状芽胞杆菌引起的抗菌药物相关性腹泻(抗菌药物相关性肠炎、假膜性肠炎)及某些真菌性肠炎等。三度菌群失调如果是发生在住院期间,且与住院期间使用抗菌药物有关,则属于院内感染;但若是病人在院外应用了大量抗菌药物,入院后出现的三度菌群失调则不属于院内感染。

(二) 医院感染微生态失调的诊断与治疗原则

首先应明确目前病人的感染状态,如感染微生物的类型、感染部位、药敏情况等。其次要明确菌群失调的证据是否充分,有无抗生素相关性腹泻,大便的细菌学检查有无证据表明各种肠道常驻菌在种类与比例关系上的显著变化,是否检出具有指标意义的微生物种类,如确实存在抗生素相关性腹泻,难辨梭状芽胞杆菌感染,应口服万古霉素、甲硝唑,同时应倡导补充益生菌,千方百计建立肠内微生态平衡;如存在细菌合并真菌感染,且有充分依据证明是侵袭性真菌感染,可加用抗真菌药物,切勿盲目停用抗生素。

益生菌在调理医院感染所引起的微生态失调方面得到了广泛应用,调整菌群平衡最直接的方法就是补充有益菌,在日常饮食中多食用一些含乳酸菌的酸奶、奶酪等。如果口腔溃疡、腹泻、便秘等症状严重,单靠食用酸奶和奶酪不能改善,可以在医生的指导下,服用可以补充双歧杆菌、乳杆菌和乳酸菌的药物,目前已有多种用于调理菌群失调的功能性饮品或药品可有效治疗各种腹泻与便秘,对治疗因使用抗生素而引起的肠道菌群紊乱或因抗生素滥用而引起的二重感染有较好疗效,也能减轻因使用抗生素而引起的其他多种不良反应。

第二节 医院感染的病原体

医院感染的病原体有细菌、真菌、病毒、支原体、衣原体、立克次体、螺旋体、放线菌、原虫等多种微生物类型,其中以细菌和真菌所占比例较高。

一、医院感染病原体主要特点

(一)多数为人体正常菌群或条件致病菌

引起医院感染的病原体多为条件致病菌,其中以革兰阴性杆菌为主,约占60%,许多人体正常微生物或条件致病微生物因不易致病所以在医学微生物学中讨论甚少,近年来,这类微生物如不动杆菌、阴沟肠杆菌、聚团肠杆菌、枸橼酸杆菌、嗜麦芽窄食单胞菌、洋葱假单胞杆菌、黏质沙雷质沙雷菌、凝固酶阴性葡萄球菌等,越来越多地被发现成为引起医院感染的流行菌株。

人体和医院环境是医院感染的重要储菌场所,其中存在着为数众多的正常菌群或条件致病菌。人体的体表与各腔道内表面均易被细菌定植,人体最大的储菌场所为肠道,其次为鼻咽部。医院环境中适合细菌生长的场所也很多,如水槽、氧气湿化瓶、拖布、潮湿的器材或容器等,其中不乏具有抗生素耐药性或消毒剂耐受能力的微生物。

(二)种类越来越多,构成不断变化

细菌是引起医院感染的主要病原体,Gastmeier等综述了1966~2002年发表的1 022份医院感染暴发资料,证明其中73.58%的病原体为细菌,病毒、真菌以及医学原虫所占比例分别为19.67%、5.87%和0.88%;在我国,医院感染暴发的主要病原体也是细菌,根据16所医院1996~2002年的监测报告,从感染部位分离出的2 745株病原体中,革兰阴性菌占56.2%,革兰阳性菌为31.3%,真菌为7.0%,且以白假丝酵母菌(白色念珠菌)为主。医院感染的病原体,除了细菌与真菌外,还有病毒,如肝炎病毒、流感病毒、疱疹病毒、风疹病毒、水痘病毒、轮状病毒、巨细胞病毒、麻疹病毒、柯萨奇病毒等。弓形体和肺孢子虫引起的医院感染在特殊病人中比例甚高。新发现病原体,如嗜肺军团菌和一些导致医院感染的病毒种类也越来越多,嗜肺军团菌多发于现代医院装备空调机之后。

(三)优势菌群不断变迁

医院感染的病原微生物种类繁多,并在一定程度上表现出优势菌群不断变迁的趋势,大致来说,以往以革兰阳性球菌为主,但近年来革兰阴性杆菌比例持续增加。19世纪最常见的是革兰阳性球菌中的链球菌,20世纪初至中期表现为链球菌和金黄色葡萄球菌两种革兰阳性球菌并存的局面,20世纪中后期虽以金黄色葡萄球菌为主,但革兰阴性杆菌比例明显上升,并从70年代开始以铜绿假单胞菌和大肠埃希菌等革兰阴性杆菌为主,20世纪末,具有抗生素耐药性的革兰阳性球菌如耐甲氧西林金黄色葡萄球菌、耐万古霉素肠球菌、凝固酶阴性葡萄球菌,在一些地区所占的比例又开始回升。近年来,随着抗菌药物的大量应用及侵入性操作的增多,真菌在各类病原体中所占比例上升,在一些国家和地区,真菌引起的医院感染可占15%,病毒、衣原体也日益成为医院感染的重要病原体。

在我国,当前引起医院感染的细菌以革兰阴性杆菌为主,约占50%,主要是大肠埃希菌、

铜绿假单胞菌、克雷伯菌和其他肠杆菌属细菌,铜绿假单胞菌以外的非发酵菌比例逐年增多;革兰阳性球菌约占 25%。与全球优势菌的变迁趋势较为一致的是真菌造成的医院感染比例在不断上升,全国医院感染监控网调查发现,2000 年后真菌引起的医院感染较 1999 年增长近50%,其中以白假丝酵母菌为主,约占医院感染的 15%~25%。也有报道表明在局部地区革兰阳性球菌的比例仍有上升趋势,如深圳市人民医院 1996 年报道的血液检验,发现革兰阳性球菌占 65.8%。当前我国各医院病原学检验项目仍以细菌检验为主,不少学者认为对病原菌的检验可能没有检出真正的病原体,而只检出了占有优势地位的细菌,须加强对病原体检验的质控和方法研究。

优势菌的变迁还体现在不同人群、不同感染部位之间的优势菌种类的差别,如免疫力低下病人发生的感染以革兰阴性杆菌居多,占 1/2~3/4;尿液检验也以革兰阴性杆菌居多。

(四) 具有不同程度的耐药性

抗生素的广泛使用,使得具有抗生素耐药性的菌株在医院感染的病原体中所占比例日益增加,同时也增加了医院感染的防治难度。当前,病原菌的平均耐药率超过 50%,且耐药程度还在不断增加。在美国,耐甲氧西林的金黄色葡萄球菌和耐万古霉素的肠球菌已经成为重要的医院感染菌;在我国,耐甲氧西林金黄色葡萄球菌、耐万古霉素的肠球菌、耐青霉素的肺炎链球菌、产超广谱 β-内酰胺酶的肠杆菌科细菌、产 AmpC 酶的革兰阴性杆菌、产金属酶的铜绿假单胞菌以及鲍曼不动杆菌、嗜麦芽窄食单胞菌、耐氟康唑的假丝酵母菌等检出率逐年上升。多重耐药形势也很严峻,如目前国内外已有不少报道检出全耐药的鲍曼不动杆菌和嗜麦芽窄食单胞菌等。

病原菌的种类和耐药性有明显的地区差异,如在 2001 年,美国和加拿大 ICU 最常见的耐药菌是金黄色葡萄球菌,而同期我国则以革兰阴性杆菌排第 1 位;又如 WHO 耐药性监测系统2001 年数据显示肠球菌对万古霉素的耐药率在欧洲、南美和北美分别为 21.4%、37.3% 和6.1%,同样是耐万古霉素肠球菌,在美国 ICU 检出率高达 25%,而我国绝大多数报告低于 5%。

二、常见医院感染病原微生物

(一) 细菌

美国国家院内感染监测(National Nosocomial Infections Surveillance,NNIS)数据系统显示,血液系统感染的主要病原体是凝固酶阴性葡萄球菌,其次是肠球菌属和金黄色葡萄球菌;肺部感染标本中主要病原体以金黄色葡萄球菌和铜绿假单胞菌为主;泌尿道感染的病原体主要是大肠埃希菌;外科手术部位的病原体分布则以金黄色葡萄球菌、凝固酶阴性葡萄球菌和肠球菌属为主。在我国,医院感染的病原体以革兰阴性杆菌为主,主要是大肠埃希菌、铜绿假单胞菌、克雷伯菌和肠杆菌属细菌;革兰阳性菌如金黄色葡萄球菌、凝固酶阴性葡萄球菌和肠球菌属也很常见,有报道革兰阳性菌的比例近年呈逐步上升趋势;非发酵菌中的不动杆菌与嗜麦芽窄食单胞菌在医院感染的细菌类病原体中所占比例也较高,以往医学微生物研究中很少涉及的阴沟杆菌、聚团肠杆菌、洋葱假单胞杆菌、黏质沙雷菌等条件致病菌引起的医院感染不容忽视。

全国医院感染监控网在 1999 年 6 月至 2000 年 12 月对 79 家医院的医院感染病原菌进行了统计分析,在 40 688 例病人中共分离出细菌 12 296 株,分离阳性率 26.68%,仍以革兰阴性需氧杆菌为主,占 47.98%,革兰阳性细菌占 26.56%。2002~2007 年,多个研究显示革兰阴性菌所占比例为 46.87%～77.5%,革兰阳性细菌为 13.3%～28.91%。革兰阴性菌主要是大肠埃希菌、铜绿假单胞菌、阴沟肠杆菌、肺炎克雷伯菌等;革兰阳性菌中除金黄色葡萄球菌,尤其是耐甲氧西林金黄色葡萄球菌外,还有表皮葡萄球菌、肠球菌及厌氧链球菌等。

随着采样与检测技术的日益完善,厌氧菌的检出比例大大提高,目前医院感染中常见的厌氧菌主要是脆弱类杆菌,其次为产气荚膜梭菌,其他如李斯特菌、结核分枝菌及龟分枝杆菌等非典型分枝杆菌所占比较也不低。近年来,由军团菌、溶血/鲍曼不动杆菌、嗜麦芽窄食单胞菌等引起的院感报道增多。

国家或地区经济发展程度、医疗技术水平,以及使用抗生素情况的不同,使得院内感染细菌的种类构成并不相同,但排在前几位的细菌基本相似,如意大利北部 88 家医院感染的监控资料显示,其医院感染细菌以大肠埃希菌、铜绿假单胞菌、金黄色葡萄球菌所占比例居前 3 位,分别为 16.8%、15.0%、13.2%;希腊 14 家医院以铜绿假单胞菌、大肠埃希菌、肺炎克雷伯菌、表皮葡萄球菌居前,所占比例分别为 16.6%、10.8%、10.3%、8.1%;而韩国医院则以金黄色葡萄球菌、铜绿假单胞菌、大肠埃希菌为常见,分别占 17.2%、13.8%、12.3%。

1. 革兰阳性球菌

(1) 葡萄球菌属(*Staphylococcus*):一群革兰阳性球菌,因常堆聚成葡萄串状,故名。多数为非致病菌,少数可导致疾病。葡萄球菌是最常见的化脓性球菌,是医院交叉感染的重要病原体。该属目前有 33 种细菌,其中 17 种曾从临床标本中分离到,还有的存在于人体的特定部位,如耳葡萄球菌主要存在于人外耳道。根据所产色素的不同,可将其常见类型分为金黄色葡萄球菌(*Staph. aureus*)、表皮葡萄球菌(*Staph. epidermidis*)和腐生葡萄球菌(*Staph. saparophytics*)3 种,其中金黄色葡萄球菌多致病,表皮葡萄球菌偶尔致病,腐生葡萄球菌一般不致病;根据生化反应,如是否产生凝固酶又可将它们分为凝固酶阳性的葡萄球菌(coagulase-positive staphylococci)和凝固酶阴性的葡萄球菌(coagulase-negative staphylococci, CoNS),其中金黄色葡萄球菌为凝固酶阳性葡萄球菌,表皮、腐生葡萄球菌为凝固酶阴性葡萄球菌。美国每年 CoNS 引起的医院感染见表 5-2。

表 5-2　美国每年 CoNS 引起的医院感染估计病例数

感染部位	构成比	年感染数	CoNS 阳性百分率
泌尿系统	33.1%	695 100	4%
外科手术部位	14.8%	310 800	14%
血管系统	13.1%	275 100	31%
呼吸系统	15.5%	325 500	2%
其他感染	23.5%	493 500	14%

葡萄球菌产生的致病物质或酶能够侵害宿主,其中尤以金黄色葡萄球菌可产生多种毒素和酶而致病性最强,这些毒素和酶主要有以下几种。

血浆凝固酶(coagulase):一种能使含有枸橼酸钠或肝素抗凝剂的人或兔血浆发生凝固的酶类物质,凝固酶和葡萄球菌的毒力关系密切,致病菌株多能产生此酶,常作为鉴别葡萄球菌有无致病性的重要标志。凝固酶阳性菌株感染可使血液或血浆中的纤维蛋白沉积于菌体表面,阻碍体内吞噬细胞的吞噬;同时,凝固酶还能保护病菌免受血清中杀菌物质的作用。葡萄球菌引起的感染易于局限化和形成血栓与此酶有关。凝固酶具有免疫原性，刺激机体产生的抗体对凝固酶阳性菌感染有一定的保护作用，慢性感染病人血清中常有凝固酶抗体存在。

葡萄球菌溶血素（staphyolysin）：多数致病性葡萄球菌感染可导致溶血，按抗原性不同，溶血素至少有 5 种：α、β、γ、δ 和 ε，对人类致病的主要是 α 溶血素，它是一种分子量为 30 kD 的蛋白质，为外毒素，能引起感染对象的皮肤坏死，静脉注射可导致动物迅速死亡，α 溶血素还能使小血管收缩，导致局部组织缺血坏死，并能引起平滑肌痉挛。α 溶血素具有良好的抗原性，经甲醛处理可制成类毒素疫苗，产生的抗体能阻止葡萄球菌感染的复发。

肠毒素（enterotoxin）：临床分离的金黄色葡萄球菌约 1/3 可产生肠毒素，按抗原性和等电点等不同，葡萄球菌肠毒素分 A、B、C1、C2、C3、D、E 和 F 8 个血清型，每种细菌一般产生一型或多型肠毒素，肠毒素是单一的多肽链，含有较多的赖氨酸、酪氨酸、天门冬氨酸和谷氨酸，肠毒素可引起急性胃肠炎即食物中毒，在社区和医院感染中均具重要意义。

表皮溶解毒素（epidermolytic toxin）：也称表皮剥脱毒素（exfoliatin），引起人或新生小鼠的表皮剥脱性病变，可引起新生儿和婴幼儿烫伤样皮肤综合征。该毒素是一种由噬菌体 II 型金黄色葡萄球菌所产生的蛋白质，分子量 24 kD，具抗原性，可被甲醛处理成类毒素疫苗。

毒性休克综合征毒素 I（toxic shock syndrome toxin 1，TSST1）系由噬菌体 I 型金黄色葡萄球菌产生，可引起发热，增加对内毒素的敏感性，增强毛细血管通透性，严重时可引起心血管紊乱而导致休克。

此外，葡萄球菌尚可产生葡激酶（staphylokinase），亦称葡萄球菌溶纤维蛋白酶（staphylococcal fibrinolysin），还有耐热核酸酶（heat-stable nuclease）、透明质酸酶（hyaluronidase）、脂酶（lipase）等，均对感染宿主产生病理性作用。

葡萄球菌历来是引起医院感染的主要病原菌，在我国，革兰阳性菌的医院感染以葡萄球菌为主，其中又以金黄色葡萄球菌最多。不仅如此，葡萄球菌还是最早报道获得抗生素耐药性的医院感染菌株，20 世纪 60 年代以来，耐甲氧西林金黄色葡萄球菌（methicillin resistant staphylococcus aureus，MRSA）和耐甲氧西林凝固酶阴性葡萄球菌（methicillin-resistant coagulase-negative staphylococci，MRCoNS）引起的医院感染比例不断升高。2003 年，NNIS 报道的金黄色葡萄球菌和 CNoS 对苯唑西林的耐药率分别为 59.5％和 89.1％。全球 SENTRY 抗微生物监测项目中报道金黄色葡萄球菌和表皮葡萄球菌对苯唑西林的耐药率分别是 44.8％和 78.1％。我国医院和社区获得性感染细菌耐药监测研究报道金黄色葡萄球菌和表皮葡萄球菌对苯唑西林的耐药率分别为 41.6％和 82.1％。

对甲氧西林、苯唑西林、头孢拉定耐药或 mecA 基因阳性的金黄色葡萄球菌被定义为 MRSA，它是一种能导致极高发病率和病死率的医院感染病原体。甲氧西林耐药性的产生是由于葡萄球菌获得了一个外源性的耐药基因 mecA。mecA 基因位于葡萄球菌染色体的 mec 基因盒（SCCmec）上，SCCmec 盒式染色体主要由 mecA 基因复合体、盒式染色体重组酶（ccr）基因和无功能区（J 区）3 个部分构成，为耐药基因插入、堆积的部位，几乎所有耐药基因均位于此处，可作为 mecA 基因在葡萄球菌菌株之间水平传播的载体，使 MRSA 得以形成和传播。1961 年英国首次报道了 MRSA 后，欧洲一些地区 MRSA 的发生率为 6.0％～40.0％。近年来凝固酶阴性葡萄球菌被认为是院内感染新的重要病原体，不仅导致侵袭性感染，而且也使得 MRCoNS 成为耐苯唑西林或多重耐药的主要病原体，在欧洲，75％以上的 MRCoNS 可检出 mecA 基因。

我国细菌耐药监测显示，在 2003 年和 2005 年，MRSA 分别占金黄色葡萄球菌的 41.4％

和 69.2％，MRCoNS 占凝固酶阴性葡萄球菌的 74.5％和 82.2％，均呈明显上升趋势，MRSA除对万古霉素和替考拉宁敏感外，较敏感的抗菌药物有利奈唑胺、米诺环素、复方磺胺甲唑，但对大多数抗生素的耐药率＞60％，MRCoNS 情况与之接近且检出率更高。

（2）肠球菌属（*Enterococcus*）：肠球菌属归类在链球菌科，为不生芽胞的革兰阳性球菌，无明显荚膜，部分肠球菌有稀疏鞭毛，需氧或兼性厌氧，可发酵多种碳水化合物产 L（＋）-乳酸，但不产气，接触酶阴性。目前，已发现 19 种肠球菌，分属 5 个群，临床分离的肠球菌多属 2 群，即粪肠球菌群，包括粪肠球菌（*E. faecalis*）和屎肠球菌（*E. faecium*），占肠球菌分离总数的85％～95％和 5％～10％，其余少数为坚韧肠球菌（*E. durans*）和其他肠球菌等。

肠球菌是人类和动物肠道的正常栖居菌，也广泛出现在环境，特别是脊椎动物的粪便中，通常在引起腹腔和盆腔感染所分离的混合菌丝中发现，可引起化脓性感染。以往认为肠球菌是对人类无害的共栖菌，但近年已证实其致病力，特别是发现该菌对许多抗菌药物表现为固有耐药，如复方增效磺胺、头孢菌素、克林霉素和低浓度的氨基糖苷类等。

20 世纪 80 年代以来，肠球菌所致严重感染的发生率和病死率明显升高，是目前革兰阳性菌中仅次于葡萄球菌属的重要医院感染病原菌，在美国，其院内感染检出率更是仅次于大肠埃希菌，超过铜绿假单胞菌和金黄色葡萄球菌。所引起的感染最常见为尿路感染，其次为腹部和盆腔等部位的创伤或术后感染，在皮肤软组织感染与危及生命的败血症、心内膜炎和脑膜炎感染中也占一定比例。肠球菌还可引起社区感染。

尿路感染在粪肠球菌所致感染中最为常见，且绝大部分为院内感染。据报道，16％的院内尿路感染由肠球菌引起，仅次于大肠埃希菌居第 2 位，目前肠球菌引起的院内感染发生率仍在不断升高，例如，在美国，1975～1984 年的 10 年间，肠球菌尿路感染增高了 3 倍，其发生多与留置导尿管以及尿路结构异常有关。一般表现为膀胱炎、肾盂肾炎，少数表现为肾周围脓肿等。

腹腔、盆腔感染居肠球菌感染部位的第 2 位。在腹腔、盆腔感染中，肠球菌检出率为7.6％，低于大肠埃希菌（19.7％）和脆弱类杆菌（10.7％）而居第 3 位，常与后两者或之一发生混合感染。由于这些部位的肠球菌为正常栖居菌，其致病作用较难评价，但抗感染治疗若不覆盖肠球菌并将其清除，则往往无效。

败血症是肠球菌所致感染的第 3 位，院内感染败血症中由肠球菌所致者占 8％，低于凝固酶阴性葡萄球菌（26％）和金黄色葡萄球菌（16％）居第 3 位，其中 87％为粪肠球菌、9％为屎肠球菌、4％为坚韧肠球菌；一项研究显示，在 1970～1983 年，肠球菌败血症增高了 3 倍。入侵途径多为中心静脉导管、腹腔、盆腔化脓性感染、泌尿生殖道感染、烧伤创面感染等；相关危险因素为肿瘤、中性粒细胞减少、肾功能不全、糖尿病、应用肾上腺皮质激素以及对肠球菌无抗菌活性的广谱抗生素、外科手术、烧伤、多发性创伤，以及入驻重症监护室及新生儿监护室等，病死率为 12.6％～57％。新生儿败血症中，肠球菌感染也是第 3 位病因，近年来，新生儿和儿童肠球菌败血症的发病率增加了 6 倍。

心内膜炎中有 5％～20％由肠球菌引起，为引起心内膜炎的第 3 位病原菌，其中 93％为粪肠球菌、5％为屎肠球菌、2％为坚韧肠球菌。肠球菌脑膜炎罕见，病死率约 13％，多为新生儿。另外，肠球菌还可引起外科伤口、烧伤创面、皮肤软组织及骨关节感染。虽然痰或支气管分泌物中经常分离到肠球菌，但该菌很少引起呼吸道感染，有文献报道，肠球菌可引起老年人或重症监护室病人肺炎。

一般而言，肠球菌毒力不高，与金黄色葡萄球菌和化脓性链球菌相比，肠球菌对大多数动物的半数致死量（LD_{50}）值较高，只有在宿主组织内寄殖，耐受机体非特异性免疫防御机制并引起病理改变时,才能导致感染。院内抗微生物感染治疗或特殊人群免疫力低下时,宿主与肠球菌之间的共生状态失衡,肠球菌离开正常寄居部位进入其他组织器官,在局部聚集达到阈值密度,在黏附素的作用下黏附于宿主细胞的胞外基质蛋白,分泌细胞溶解素、明胶酶等毒力因子侵袭组织细胞,并通过质粒使致病性在肠球菌种间扩散,引起感染性疾病。肠球菌可产生许多与宿主病理改变有关的因子,如多形核白细胞趋化因子可介导与肠球菌感染有关的炎症反应,而一种由质粒编码的溶血素可增加感染的严重程度。肠球菌诱发的血小板聚集及细胞因子依赖的纤维蛋白可能与肠球菌心内膜炎的发病机制有关。

肠球菌易形成耐药性,耐万古霉素肠球菌(vancomycin-resistant enterococci,VRE)的出现使肠球菌属固有的耐药性较强的问题更为突出,对大环内酯类药物的耐药率可高达100%,对万古霉素的耐药率近35%。1986年,由质粒介导的VRE在欧洲首次被检测到,其后在美国多见。2001~2002年,哥伦比亚15家医院侵入性肠球菌和葡萄球菌的监控资料显示,20.8%的院内感染为肠球菌属所致,其中9.7%菌株对糖肽类抗生素耐药。肠球菌属共鉴定出9个亚型,只有VanA为固有的高度耐药,其他型表现为诱导性耐药。*vanA*基因在体外可以转移到金黄色葡萄球菌上,从而形成耐万古霉素金黄色葡萄球菌,一旦耐万古霉素金黄色葡萄球菌在医院内流行,临床将可能面临无药可用的被动局面,但中度耐万古霉素金黄色葡萄球菌或中度耐糖肽类抗生素金黄色葡萄球菌的抗药性与VRE无关。

2. 革兰阴性杆菌　以肠杆菌科(Enterobacteriaceae)最具代表性,肠杆菌科由一群生物学性状相似的革兰阴性杆菌构成,寄居于人和动物的肠道,至少有30个菌属,120个以上的菌种,多数是肠道的正常菌群,少数为致病菌,可引起人类肠道传染病。肠杆菌科中与医学有关的常见菌见表5-3。

表5-3　肠杆菌科中与医学有关的常见菌

菌族	菌属	代表种
埃希菌族	埃希菌属	大肠埃希菌
	志贺菌属	痢疾志贺菌
爱德华菌族	爱德华菌属	迟钝爱德华菌
沙门菌族	沙门菌属	伤寒沙门菌
	枸橼酸菌属	佛劳第枸橼酸菌
克雷伯菌族	克雷伯菌属	肺炎克氏菌
	肠杆菌属	产气肠杆菌
	哈夫尼亚菌属	蜂窝哈夫尼亚菌
	沙雷菌属	黏质沙雷菌
变形杆菌族	变形杆菌属	普通变形杆菌
	摩根菌属	摩氏摩根菌
	普罗威登斯菌属	雷氏普罗威登斯菌
耶尔森菌族	耶尔森菌属	鼠疫耶尔森菌
欧文菌族	欧文菌属	草原居民欧文菌

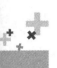
（1）变形杆菌属（*Proteus*）：变形杆菌为肠杆菌科中的1属，是革兰阴性无芽胞、无荚膜的运动细菌，周鞭毛，广泛分布在自然界中，如土壤、水、垃圾、腐败有机物及人和动物的肠道内。有迁徙生长现象（swarming growth phenomenon），为兼性厌氧菌，但在缺氧环境下发育不良。具有尿素酶，能迅速分解尿素，是本菌重要的生化反应特征；可发酵葡萄糖产酸产气，个别菌株也可发酵乳糖，多数能产生吲哚和 H_2S。

该菌现有5个种，普通变形杆菌（*P. vulgaris*）、奇异变形杆菌（*P. mirabilis*）、产黏液变形杆菌（*P. myxofaciens*）、潘氏变形杆菌（*P. pennea*）和豪氏变形杆菌（*P. hauseri*）。其中，普通变形杆菌和奇异变形杆菌与临床关系较为密切。

变形杆菌的致病因素有鞭毛、菌毛、内毒素、溶血毒素等，其中以奇异变形杆菌引起的院内感染较常见，其次是普通变形杆菌，为条件致病菌，在泌尿系统感染中这两种菌仅次于大肠埃希菌，危险因素有留置导尿管、尿路堵塞、肠道细菌迁移等。变形杆菌属具有脲酶，可分解尿素产氨，使尿液 pH 增高，碱性环境反过来又利于该菌生长；肾结石、膀胱结石的形成也可能与此效应有关，因尿液碱性化可促进磷酸铵镁结石的形成。该菌还偶尔引起创口、呼吸道、咽、耳、眼部的感染及败血症。一些菌株还可产生耐热肠毒素，污染食物导致食物中毒和婴儿肠炎。

变形杆菌在自然界中分布广泛，也是人体肠道的正常菌群，属条件致病菌，当它离开正常寄居的肠道而进入人体其他部位时往往引起感染。医院内长期接受广谱抗生素、激素、免疫抑制剂、抗肿瘤药治疗导致机体抵抗力下降的病人易感，侵入式检查或治疗技术也为变形杆菌感染提供了便利，使变形杆菌在医院内感染中占有重要地位。变形杆菌对人体的侵袭力有限，与肺炎链球菌及化脓性链球菌相比毒力较小。除变形杆菌肠毒素引起人食物中毒外，其他感染一般发生在人体的防御机能改变之后或细菌直接进入泌尿道、血管系统或呼吸道，特别是在行泌尿生殖器械检查、导尿、静脉插管，以及使用呼吸道通气设备时，因此，除泌尿系感染外，其他感染往往因病情而异。

1）烧伤后感染：变形杆菌是烧伤感染的常见致病菌，在创面脓汁中检出率略低于铜绿假单胞菌。

2）肺部感染：病人防御功能低下时，可经呼吸通气设备或雾化吸入而感染，病变大多数在肺下叶，发展迅速，肺叶及支气管可出现融合性实变，常累及胸膜。临床出现高热、气急、咳嗽、脓痰等，但其表现常被原发性疾病所掩盖。

3）胃肠道病变：表现为共食者集体发病，粪培养检出变形杆菌可以确诊，有时亦可引起婴儿夏季腹泻。

4）泌尿系感染：机体抵抗力下降或下尿路梗阻时，细菌沿尿道上行引起感染。泌尿生殖道器械检查或导尿操作也可引起感染。表现同与一般泌尿系感染，如尿频、尿急、尿痛、发热等，尿培养可发现致病菌。

5）败血症：细菌可经胆道、泌尿道或感染的皮肤创面侵入血流，常与其他革兰阴性杆菌共同致病。临床表现同与一般革兰阴性杆菌所引起的败血症，如发热、白细胞数增高、肝脾肿大、肝肾功能损害等，严重者四肢发冷、皮肤发花、尿量减少、血压下降，或出现弥漫性血管内凝血直至感染性休克。

（2）克雷伯菌属（*Klebsiella*）：为肠杆菌科中一类有荚膜的革兰阴性杆菌，不能运动，兼性厌氧，行呼吸和发酵两种类型的代谢，大多数菌株能利用柠檬酸盐或葡萄糖作为唯一碳源，发酵葡萄糖产酸产气，但也有不产气的菌株。在肠道杆菌选择性培养基上能发酵乳糖，呈现有色菌落。本属中肺炎克雷伯菌(*K. peneumoniae*)、臭鼻克雷伯菌(*K. ozaenae*)和鼻硬结克雷伯菌(*K. rhinoscleromatis*)与人类关系密切。肺炎克雷伯菌对人致病性较强,是重要的条件致病菌和医源性感染病原体,所致疾病占克雷伯菌属感染的95%以上。另有一些非致病性种类为人和动物肠道正常菌群。

克雷伯菌属具有O抗原和K抗原,后者可用于分型。通过荚膜肿胀试验,K抗原可分为82个型,肺炎克雷伯菌大多为3型和12型;臭鼻克菌主要为4型,少数为5或6型;鼻硬结克菌一般为3型。

1) 肺炎克雷伯菌:1882年Friedlander首先从大叶性肺炎病人痰液中分离出,故也称为Friedlander杆菌。该菌产生胞外毒性复合物(extracellular toxic complex,ETC),主要成分为荚膜多糖(63%)、脂多糖(30%)和少量蛋白质(7%)。有些菌株还可产生不耐热肠毒素(heat labile enterotoxin,LT)和耐热肠毒素(heat stable enterotoxin,ST)。荚膜也与致病力有关。该菌存在于人体肠道、呼吸道,为呼吸道感染的重要病原体,可引起支气管炎、重症肺炎,还可引起泌尿系、胆道感染、化脓性脑膜炎、腹膜炎、创伤感染甚至败血症等。感染多发生于住院的衰弱病人,病原体通常从上呼吸道吸入,或通过污染的人工呼吸器、雾化器等侵入人体,医务人员手在交叉感染中亦起重要作用。肺炎克雷伯菌是目前院内感染的重要致病菌之一,在某些地区甚至占院内感染首位。头孢菌素与庆大霉素等氨基糖苷类抗生素合用能控制克雷伯菌感染。因细菌常对多种抗生素耐药,故本菌感染的预后较差,病死率高,严重病例可达50%。

2) 臭鼻克雷伯菌:简称臭鼻杆菌,有恶臭,引起慢性萎缩性鼻炎、败血症及泌尿系感染等。

3) 鼻硬结克雷伯菌:简称鼻硬结杆菌,侵犯鼻咽部,引起慢性肉芽肿性病变,使组织发生坏死。

以上3类克雷伯菌均为医院感染的常见菌种,医疗行为或特定人群可增加对克雷伯菌的易感性,包括:①各种降低免疫功能的慢性病,如慢性支气管炎、肝硬化、糖尿病和恶性肿瘤等;②肾上腺皮质激素和其他免疫抑制剂应用;③广谱抗生素应用所致的正常菌群变化;④各种器械操作和创伤性诊疗技术,如导管应用或气管切开等。

克雷伯菌肺外感染并非少见,在尿路感染中仅次于大肠埃希菌而居第2位,临床表现和发病机理与大肠埃希菌感染相似,有尿频、尿急、尿痛等尿路刺激征,尿培养阳性。更常见于原有夹杂病或排尿不畅(前列腺肥大、尿道狭窄、膀胱输尿管反流等)的病人,留置导尿和尿路器械检查常为诱因。克雷伯菌败血症好发于原有他病的住院病人,病情凶险,多有高热、寒战、大汗等内毒素血症中毒症状,可出现感染性休克表现,如四肢厥冷、脉搏细速、皮肤发花及血压下降等,休克发生率可高达63%,还可伴神志改变、皮肤及消化道出血、静脉穿刺部位渗血不止等,约13%病例并发心、肺、肾、脑迁徙性病灶,病死率为37%～50%,死因多为感染未控制或严重毒血症。克雷伯菌脑膜炎具有一般化脓性脑膜炎的症状与体征:高热、头痛、意识不清和颈项强直,脑脊液呈化脓性改变,白细胞数和蛋白质明显增高、糖低。

克雷伯菌易形成耐药,荷兰鹿特丹的马斯城医院2011年7月26日宣布,自2011年6月1日开始的一种不明疫情在荷兰造成78人感染,27人死亡,另有1 967人被诊为疑似病例,所有死亡病例均感染一种超级细菌,已确认这种超级细菌属克雷伯菌。此前,该菌在法国等地曾引发疫情,但此次更具抗药性。

(3) 沙雷菌属(*Serratia*):沙雷菌广泛分布于水、土壤及食物中,也寄生于正常人肠道、皮肤及低位尿道,为革兰阴性短杆菌,多具荚膜、鞭毛,能运动,需氧或兼性厌氧,许多菌株产生粉红或红色色素,但产色素与否不是致病性的必要条件。沙雷菌属的细菌曾被认为是无害的腐生菌,直到 1913 年 Woodward 和 Clarke 首次报道沙雷菌呼吸道感染(支气管扩张),人们逐渐认识到该菌为条件致病菌,当机体抵抗力降低时引起感染。1951 年 Wheat 报道了 11 例黏质沙雷菌引起的医院内感染,1957 年 Robison 和 Wolley 等报道了"假咯血综合征"、1958 年 Waisman 和 Stane 报道了 Wisconsin 大学医院婴儿"红色尿布综合征",后均证实为沙雷菌引起的呼吸道或泌尿系感染。1965 年,美国几个医学中心相继报道了沙雷菌引起的菌血症。近年来,沙雷菌属细菌引起的医院感染不断增加,包括肺部感染、尿路感染、骨髓炎、术后伤口感染和败血症等,且对大多数抗菌药物耐药,在医院感染中占有重要地位。

目前,已发现沙雷菌属 10 个种,以黏质沙雷菌(*Serratia marcescens*)、液化沙雷菌(*Serratia liquefaciens*)、红色沙雷菌(*Serratia rubidaea*)临床意义较重要,其中黏质沙雷菌是引起医院感染的主要病原体之一,占临床沙雷菌感染样本的 90%。姜岩等人报道了 2004～2005 年青岛市沙雷菌属细菌感染的构成,在 242 株沙雷菌中,黏质沙雷菌 194 株,占 80.2%,液化沙雷菌 28 株,占 11.6%,居泉沙雷菌 13 株,占 5.4%,其他沙雷菌 7 株,占 2.9%;其中,呼吸道感染居第 1 位(78.5%),手术部位感染居第 2 位(10.3%),泌尿系感染居第 3 位(7.9%)。沙雷菌引起的感染常与侵袭性操作及病人免疫力低下有关,临床使用呼吸机、纤维镜、留置导尿管及静脉或腹腔导管均可增加感染机会。胡晓彦等报道南昌大学第二附属医院的情况基本与之吻合,沙雷菌属所引起的感染部位中呼吸道居第 1 位(61.7%)、手术部位处于第 2 位(15.0%)、泌尿系感染处于第 3 位(10.8%),从病区分布来看,主要是 ICU 病房,呼吸内科及外科,此种情况与这些病区中病人的特殊性有关,因此类病区中病人多为免疫力较低的老年人或病情严重的术后病人。

黏质沙雷菌形态上一般比其他肠道菌小,具周鞭毛,但无荚膜和芽胞,能产生鲜红色的色素。因本菌小且具色,常用于检定滤菌器质量。厌氧条件下本菌也可生长但不产色素,有 46 个血清型,血清型与色素产生无关。黏质沙雷菌是引起肠道外感染的重要条件致病菌,常引起肺部感染、脑膜炎、心内膜炎、尿路感染、烧伤后败血症等,易引起院内流行性感染。在使用类固醇类激素、免疫抑制药物时易发,特别是接受化疗的网状内皮组织恶性病变病人更易感染。沙雷菌属对头孢呋肟、呋喃坦叮及四环素天然耐药,在使用第三代头孢菌素治疗时可诱导多重耐药,敏感菌株在治疗 3～4 天内就可变成耐药菌株,因此需反复测试重复分离的菌株的药敏特性。

沙雷菌肺炎(serratia pneumonia)是沙雷菌所致的常见感染,多为医院内感染,近几年发病率明显增多,且耐药株增加,治疗困难。与一般急性细菌性肺炎相似,主要表现为发热、寒战、咳嗽、咯血或假性血痰、黄痰、呼吸困难、胸痛,但对于医院获得性或原有肺部感染的继发性沙雷菌肺炎病人,则症状不典型,可能是因原发病症状掩盖了沙雷菌肺炎症状。但这时病人往往有病情加剧表现,可出现呼吸衰竭,心衰或突发性高热、黄脓痰增多。原有基础性疾病是诱发沙雷菌肺炎的主要因素,Allen 等在 Temple 大学医院观察了 135 例黏质沙雷菌感染,89% 的病例与宿主抵抗力降低有关,凡能导致机体免疫功能损害的情况都可能成为感染诱因,如各种严重疾病、恶性肿瘤、白血病、糖尿病、肝硬化、心衰、慢性支气管炎、肺心病、尿毒症及烧伤等;长期滥用类固醇激素、免疫抑制剂损害全身免疫功能;部分有创检查和治疗,如大手术,留置导尿管、静脉插管、血液及腹膜透析等;呼吸科治疗措施,如气管插管、气管切开、机械通气、雾化吸入等也是沙雷菌院内感染的危险因素。此外,长期使用广谱抗生素及麻醉品成瘾者,易使沙雷菌在呼吸道定植导致感染,特别是新生儿、老年人及孕妇。

沙雷菌属耐药机制复杂,一是沙雷菌属固有的对多种抗菌药物的耐药性,二是沙雷菌属可

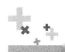

产生 β-内酰胺酶,其中 ESBLs 和 AmpC 酶最具有临床意义。如在上述青岛市的研究中,沙雷菌属对各种抗菌药物均存在一定耐药性,但头孢哌酮/舒巴坦、头孢吡肟、亚胺培南、复方新诺明等有较好的杀菌活性,耐药率分别是 3.3%、4.2%、5.0% 和 14.2%,对其他 8 种抗菌药物的耐药率则在 30.0～73.3% 之间,显示沙雷菌属的耐药性比较严重,且具多重耐药。及时掌握该菌的流行和耐药特征,积极采取措施,以药敏结果为指导,针对不同情况合理选用抗菌药物,可有效控制该菌院内感染。

(4) 埃希菌属(*Escherichia*):埃希菌属有 5 个种,其中大肠埃希菌(*Escherichia. coli*)是最常见的临床分离菌,也是肠道革兰阴性杆菌群的最主要成员。大肠埃希菌俗称大肠埃希菌,是革兰阴性,具鞭毛,能运动的杆菌,可分解乳糖、葡萄糖等多种糖类,产酸产气。吲哚、甲基红、V－P、枸橼酸盐(IMViC)试验分别为＋、＋、－、－,在普通培养基上可生长。

大肠埃希菌的抗原有菌体抗原(O)、表面抗原(K)和鞭毛抗原(H)三种。现已知有 171 种 O 抗原,100 种 K 抗原和 56 种 H 抗原。每个菌株的抗原类型由特殊的 O、K 和 H 抗原代码表示,按 O:K:H 排列,例如 O111:K58(B4):H2。

大肠埃希菌是人和动物肠道中的正常栖居菌,婴儿出生后即随哺乳进入肠道,与人终身相伴,几乎占粪便干重的 1/3。在相当长的一段时间内,一直被当作正常肠道菌群的组成部分,认为是非致病菌,且能对致病菌产生竞争性抑制,同时还能帮助合成维生素 K_2,与人体是互利共生的关系。直到 20 世纪中期,才认识到一些特殊血清型的大肠埃希菌对人和动物有致病性,可引起腹泻和肠道外感染,常见的有婴儿和幼畜(禽)严重腹泻、败血症以及成人腹膜炎和肠道外其他感染。机体免疫力降低、肠道长期缺乏刺激、侵袭性操作均可导致大肠埃希菌移居到肠道以外,如胆囊、尿道、膀胱、阑尾等处,可造成相应部位甚至是全身性的感染,因此,大部分大肠埃希菌通常被视作机会致病菌。该菌对热的抵抗力较其他肠道杆菌强,经 55℃ 60 分钟或 60℃ 15 分钟加热仍有部分存活;在自然界水体中可存活数周至数月,在温度较低的粪便中存活更久;胆盐、煌绿对其有抑制作用。大肠埃希菌对磺胺类、链霉素、氯霉素等敏感,但易形成耐药,主要是通过带有 R 因子的质粒转移而获得。

致病性大肠埃希菌有 5 个病原群,分别是肠产毒型大肠埃希菌(enterotoxigenic *E. coli*,ETEC)、肠致病型大肠埃希菌(enteropathogenic *E. coli*,EPEC)、肠侵袭型大肠埃希菌(enteroinvasive *E. coli*,EIEC)、肠出血型大肠埃希菌(enterohemorrhagic *E. coli*,EHEC)和肠凝聚型大肠埃希菌(enteroaggregative *E. coli*,EaggEC)。

1) 肠产毒型大肠埃希菌 ETEC:为毒素型致病菌,是散发性或暴发性腹泻、婴幼儿和旅行者腹泻的常见病原菌,能从水或食物中分离到。人类 ETEC 的主要血清群为 O6、O8、B15、O25、O27 等,致病物质主要是肠毒素和毒力因子。ETEC 的肠毒素有不耐热和耐热两种,毒力因子包括菌毛和毒素。ETEC 进入肠道后,首先依靠菌毛在肠上皮细胞定居,然后分泌毒素,造成液体蓄积,引起病变,潜伏期为 6～48 小时,临床症状可从轻度腹泻至严重的霍乱样腹泻,腹部痛性痉挛,恶心,较少呕吐及发热。

2) 肠致病型大肠埃希菌 EPEC:为感染型致病菌,是引起流行性婴幼儿腹泻的主要病原菌,严重者可致死,成人少见,不产生肠毒素。病菌在十二指肠、空肠和回肠上段黏膜表面大量繁殖,黏附于微绒毛,导致刷状缘被破坏、微绒毛萎缩、上皮细胞排列紊乱和功能受损,造成严重腹泻。主要临床表现为腹泻,发热和腹部痛性痉挛。

3) 肠侵袭型大肠埃希菌 EIEC:为感染型致病菌,有侵袭力,较少见,主要侵袭较大儿童和成人小肠黏膜上皮细胞而导致发病。临床症状与志贺菌引起的细菌性痢疾相似,腹痛,发热,腹泻呈脓血便,有里急后重,故曾称志贺样大肠埃希菌(Shigelloid *E. coli*)。EIEC 不产生肠毒素,能侵袭结肠黏膜上皮细胞并在其中生长繁殖,菌死亡崩解后释放出内毒素,破坏细胞形成炎症和溃疡,导致腹泻。

4) 肠出血型大肠埃希菌 EHEC:亦称为 Vero 毒素大肠埃希菌(verotoxigenic *E. coli*, VTEC),属毒素型致病菌。主要血清型是 O157:H7;O26;O11 等,EHEC 的致病因子是菌毛和毒素,致病性极强,病菌进入消化道后,由紧密黏附素介导与宿主末端回肠、盲肠和结肠上皮细胞结合,然后释放毒素,引起血性腹泻。该毒素能使 Vero 细胞产生病变,故称 Vero 毒素,因与志贺菌的毒素相似,亦称志贺样毒素(Shiga-like toxin, SLT);肠出血型大肠埃希菌感染的临床表现主要为无症状感染、轻度腹泻、出血性肠炎、溶血性尿毒综合征、血栓性血小板减少性紫癜等。出血性大肠埃希菌感染后的潜伏期为 1～10 天,通常 3～4 天,病人大多数为急性起病,常突然发生剧烈腹部痛性痉挛和非血性腹泻,数天后出现血性腹泻,部分病人伴有低热。主要感染 5 岁以下儿童。

5) 肠集聚型大肠埃希菌 EaggEC:主要感染 6 个月以下的婴幼儿和 AIDS 病人,引起病人持续性腹泻,脱水,偶有血便,不侵袭细胞,可产生毒素、黏附素和损害肠细胞的外毒素,引起小儿顽固性腹泻。

大肠埃希菌具有很多毒力因子,包括内毒素,荚膜,Ⅲ 型分泌系统,黏附素和外毒素等。①定居因子(colonization factor, CF),也称黏附素(adhesin),是大肠埃希菌的菌毛,能使细菌紧密黏着在肠道或泌尿道的上皮细胞上,避免因肠道的蠕动或排尿时的冲刷作用而被清除。大肠埃希菌黏附素具有高度特异性,包括定植因子抗原 Ⅰ、Ⅱ、Ⅲ、集聚黏附菌毛 Ⅰ 和 Ⅲ、束形成菌毛、紧密黏附素、P 菌毛、侵袭质粒抗原蛋白和 Dr 菌毛等,对人类致泻的定居因子有 CFA Ⅰ、CFA Ⅱ(colonization factor antigen Ⅰ、Ⅱ)。定居因子具有较强的免疫原性,能刺激机体产生特异性抗体。②外毒素,大肠埃希菌能产多种外毒素,包括志贺样毒素 Ⅰ 和 Ⅱ、耐热肠毒素 Ⅰ 和 Ⅱ、不耐热肠毒素 Ⅰ 和 Ⅱ。不耐热肠毒素 LT 对热不稳定,65℃经 30 分钟即失活,为蛋白质,分子量大,有免疫原性。由 A、B 两个亚单位组成,A 又分成 A1 和 A2,其中 A1 是毒素的活性部分。B 亚单位与小肠黏膜上皮细胞膜表面的 GM1 神经节苷脂受体结合后,A 亚单位穿过细胞膜与腺苷酸环化酶作用,使胞内 ATP 转化 cAMP。cAMP 增加可导致小肠液体过度分泌,超过肠道的吸收能力而出现腹泻。LT 的免疫原性与霍乱弧菌肠毒素相似,两者的抗血清具交叉中和作用。耐热肠毒素 ST 对热稳定,经 100℃ 20 分钟处理仍不被破坏,分子量小,免疫原性弱。ST 可激活小肠上皮细胞的鸟苷酸环化酶,使胞内 cGMP 增加,在空肠部分改变液体的流转,使肠腔积液而引起腹泻。ST 与霍乱毒素无共同抗原。有些肠产毒型大肠埃希菌只产生一种肠毒素,即 LT 或 ST;有些则两种均可产生。此外,有些致病型大肠埃希菌还可产生 Vero 毒素,溶血素 A 在尿路致病性大肠埃希菌所引起的疾病中起重要作用。③Ⅲ型分泌系统,是指能向真核靶细胞内输送毒性基因产物的细菌效应系统,约由 20 余种蛋白质组成。其他如脂胞壁多糖中的类脂 A、O 特异多糖,以及 K 抗原均可作为致病因子。

埃希菌属细菌引起的肠道外感染多为内源性感染,以泌尿系感染为主,如尿道炎、膀胱炎、肾盂肾炎,引起泌尿系感染的某些血清型菌株统称尿路致病大肠埃希菌(uropathogenic *E. coli*),肠道外感染还可见于腹膜炎、胆囊炎、阑尾炎等。婴儿、年老体弱、慢性消耗性疾病、大面积烧伤病,大肠埃希菌可侵入血流,引起败血症;早产儿,尤其是出生 30 天内的新生儿,易患大肠埃希菌性脑膜炎。

3. 非发酵菌(nonfermenters) 非发酵菌是一大群需氧或兼性厌氧、不能利用葡萄糖或仅能以氧化形式利用葡萄糖的革兰阴性杆菌,主要包括假单胞菌属、不动杆菌属、黄杆菌属、产碱菌属,大多为机会致病菌。近年来此类细菌在住院病人的痰、尿、血液、体液标本中分离比例增加,成为院内感染的重要致病菌,其中假单胞菌属的铜绿假单胞菌在肺部感染中意义十分重要,其他如不动杆菌属、产碱杆菌、伯克霍尔德菌、黄杆菌、嗜麦芽窄食单胞菌等非发酵菌在革兰阴性杆菌中所占比例也不低。在上海,非发酵菌所引起的医院感染已达 1/3,且耐药与多重耐药现象突出,如嗜麦芽窄食单胞菌和黄杆菌分别有 97% 和 69% 对亚胺培南等碳青霉烯类耐药,91% 的产碱杆菌和 48% 的嗜麦芽窄食单胞菌对四代头孢耐药,成为临床抗菌治疗的难点。

(1) 铜绿假单胞菌(*Pseudomonas aeruginosa*):为假单胞菌属代表菌种,在琼脂平板上能产生蓝绿色绿脓素,感染伤口时形成绿色脓液,故名。本菌为无荚膜、无芽胞、具单鞭毛能运动的革兰阴性菌,专性需氧,氧化酶阳性,能氧化分解葡萄糖和木糖,产酸不产气,但不分解乳糖和蔗糖,可液化明胶、分解尿素、还原硝酸盐为亚硝酸盐并产氮气,吲哚阴性,不产 H_2S。生长温度 25~42℃,最适温度为 25~30℃,特别是该菌在 4℃ 不生长而在 42℃ 可生长的特性能用作与荧光假单胞菌的区别鉴定。铜绿假单胞菌有 O 抗原(菌体抗原)及 H 抗原(鞭毛抗原),O 抗原含两种成分:一是内毒素蛋白,为其外膜蛋白,可作保护性抗原;另一种是脂多糖,具有特异性,根据其结构可将铜绿假单胞菌分为 12 个血清型。

铜绿假单胞菌在自然界分布广泛,为土壤中最常见的细菌之一,各种水体、空气、正常皮肤、呼吸道和肠道都有本菌存在,较高的水分活度是其存在的必要条件,医院内潮湿处如洗涤槽等处常可发现这种细菌。铜绿假单胞菌对外界环境抵抗力较强,对紫外线不敏感,湿热 55℃ 1 小时才被杀灭。铜绿假单胞菌是常见的条件致病菌,长期应用激素、免疫抑制剂、肿瘤放化疗所致的免疫功能低下,某些手术操作,如气管切开、留置导尿管的病人也易受本菌感染,因此铜绿假单胞菌感染常在医院内发生,是医院内感染的重要病原菌。另外,铜绿假单胞菌也可引起与医院环境无关的感染。

铜绿假单胞菌的多种产物有致病性,但其内毒素在发病上无重要意义,其分泌的外毒素 A(PEA)是最重要的致病、致死性物质,进入敏感细胞后被活化而发挥毒性作用,使哺乳动物的蛋白合成受阻并引起组织坏死,造成局部或全身疾病,注射外毒素 A 抗体对铜绿假单胞菌感染有保护作用。铜绿假单胞菌还能产生蛋白酶,当外毒素 A 与弹性蛋白酶同时存在时毒力最大;胞外酶 S 是铜绿假单胞菌所产生的一种 ADP-核糖转移酶,可促进铜绿假单胞菌侵袭的扩散,感染产此酶的铜绿假单胞菌,病人可有肝功能损伤而出现黄疸。完整皮肤是抵抗铜绿假单胞菌的天然屏障,即使是活力较高的毒素亦不致病,加之健康人血清中调理素及补体可协助中性粒细胞和单核-巨噬细胞吞噬铜绿假单胞菌,故不易致病,但如有皮肤黏膜破损、留置导尿、气管切开等损伤,或有如粒细胞缺乏、低蛋白血症、各种肿瘤及应用激素或抗生素治疗等免疫抑制状态,在医院环境中常可从带菌发展为感染。烧伤焦痂下、婴儿和儿童的皮肤、脐带和肠道、老年人的泌尿道,常常是铜绿假单胞菌败血症的原发灶或入侵门户。

铜绿假单胞菌引起的感染病灶可经血行散播而导致菌血症或败血症,烧伤后感染铜绿假单胞菌可造成严重后果并导致死亡,在烧伤和新生儿重症监护室是重要的病原菌,为重症监护室感染的第二常见菌,也是呼吸机相关性肺炎的常见菌。

铜绿假单胞菌感染可发生于很多部位,包括皮肤、皮下组织、骨、耳、眼、尿路和心脏瓣膜,感染部位与细菌的入口及病人易感性有关。烧伤时,焦痂下区域可成为细菌侵犯的场所,进而成为引起菌血症的病灶,而菌血症常是烧伤的致死性并发症。住院病人若口咽部有铜绿假单胞菌和其他革兰阴性杆菌共栖,则气管插管、气管切开或间歇性正压呼吸均可引起肺部感染。

囊性纤维病后期铜绿假单胞菌引起的支气管炎常见,分离得到的菌株有粘液状菌落的形态学特征。烧伤伴有恶性肿瘤的病人常在血液中分离出该菌株,临床表现为革兰阴性败血症,有时出现坏疽性深部脓疱;该菌还是尿路感染的常见病原菌,在有过泌尿道操作、尿路梗阻或接受广谱抗生素的病人中特别常见;热带气候条件下常见的外耳炎流脓是耳部铜绿假单胞菌感染最常见的临床类型;糖尿病病人可发生更为严重的恶性外耳炎,表现为严重耳痛常伴有单侧颅神经麻痹,需要肠外给药治疗;手术引流的窦道,特别是足部外伤或深部穿刺后,可发现该细菌,引流物常有汗味和果味,这种穿刺伤很可能引起铜绿假单胞菌性蜂窝织炎和骨髓炎,因此除应用抗生素外,还需早期外科扩创。罕见情况下该菌可引起心内膜炎,通常发生于心脏直视手术所装的人工瓣膜或静脉吸毒者的自然瓣膜。右侧心内膜炎通过内科治疗时,为根治累及二尖瓣、主动脉瓣或人工瓣膜的感染,通常须将受本菌感染的瓣膜切除。本菌所引起的常见感染如下。

1) 败血症:铜绿假单胞菌败血症多继发于大面积烧伤、白血病、淋巴瘤、恶性肿瘤、气管切开、静脉导管、心瓣膜置换术及各种严重慢性疾病的病人。本菌引起的败血症约占革兰阴性杆菌败血症的第3~4位,病死率则居首位。其临床过程与其他革兰阴性杆菌败血症相似,除早产儿及幼儿可不发热外,病人一般会有弛张热或稽留热,常伴休克、成人呼吸窘迫综合征(ARDS)或弥散性血管内凝血(DIC)等。皮肤出现坏疽性深脓疱为其特征性表现,周围环以红斑,皮疹出现后48~72小时,中心呈灰黑色坏疽或有溃疡,小血管内有菌栓,将渗液涂片革兰染色或培养易找到细菌。皮疹可发生于躯体任何部位,但多发于会阴、臀部或腋下,偶见于口腔黏膜,疾病晚期可出现肢端迁徙脓肿。

2) 呼吸道感染:原发性铜绿假单胞菌肺炎少见,常继发于宿主免疫功能受损后,尤其是在原有肺部慢性病基础上,如慢性支气管炎、支气管扩张、气管切开、应用人工呼吸机后,X射线表现为两侧散在支气管肺炎伴结节状渗出阴影,极少发生脓胸。

3) 心内膜炎:常发生于原有心脏病基础上,心脏手术、瓣膜置换术后,细菌常接种于伤口缝线或补缀物上,也可发生在烧伤或有药瘾病人的正常心脏瓣膜上,炎症可发生在各瓣膜,但以三尖瓣为多见。如果延迟应用抗生素,往往有赘生物及左心瓣膜病变,则预后较严重且药物治愈率低,需及早行手术切除赘生物。

4) 尿路感染:铜绿假单胞菌是院内泌尿道交叉感染的常见菌,占院内尿路感染分离菌的第二位,留置导尿是截瘫病人获此感染的主因。其他如神经源膀胱、尿路梗阻、慢性尿路感染长期应用抗菌治疗均易致铜绿假单胞菌感染。40%的铜绿假单胞菌败血症其原发病为尿路感染。

5) 中枢神经系统感染:铜绿假单胞菌脑膜炎或脑脓肿常继发于颅脑外伤、头、颈部肿瘤手术后,腰穿刺术或脑室引流后,或由耳、乳突、鼻窦感染扩散蔓延引起。粒细胞缺乏、严重烧伤为铜绿假单胞菌败血症迁徙至脑部的危险因素。其临床表现与其他细菌性中枢感染相同,但预后差,病死率在60%以上。

6) 骨关节感染:主要由败血症的血行迁徙或来源于邻近组织感染灶,老年人复杂性尿路感染及泌尿生殖系手术或器械操作可致多发性椎体骨髓炎。据近年来报道,注射海洛因者常致颈椎骨髓炎。临床过程无甚特殊,较少疼痛感,但预后不良。

7) 皮肤软组织感染:败血症病人可继发红斑坏疽性皮疹、皮下结节、深部脓肿、蜂窝组织炎等皮损。烧伤创面、压疮、外伤创口及静脉曲张溃疡面常可培养出铜绿假单胞菌。

8) 消化道感染:铜绿假单胞菌可在消化道任何部位产生感染,常见于婴幼儿及肿瘤放化

医院感染学

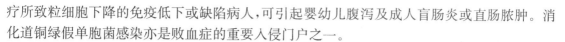

疗所致粒细胞下降的免疫低下或缺陷病人,可引起婴幼儿腹泻及成人盲肠炎或直肠脓肿。消化道铜绿假单胞菌感染亦是败血症的重要入侵门户之一。

（2）不动杆菌(*Acinetobacter*)：不动杆菌属均为条件致病菌,广泛分布于环境中,主要是水体和土壤,易在浴盆、肥皂盒等潮湿环境中生存。该菌黏附力极强,易在各类医用材料上黏附而使之成为贮菌源。本菌还存在于健康人皮肤(25%)、咽部(7%),以及结膜、唾液、胃肠道及阴道分泌物中。当机体抵抗力降低时易感染,是引起医院内感染的重要机会致病菌。可引起呼吸道感染、败血症、脑膜炎、心内膜炎、伤口及皮肤感染、泌尿生殖道感染等,多见于老年人和婴幼儿,重症者可导致死亡。目前本属有7种,其中以鲍曼不动杆菌(*A. baumanii*)、溶血不动杆菌(*A. haemolytius*)最具临床意义。

不动杆菌感染源可经病人自身(内源性感染),也可经不动杆菌感染或带菌者,尤其是带菌医务人员,通过接触或空气进行传播,污染的医疗器械及医务人员手是重要的传播媒介。易感者为老年患者、早产儿和新生儿,以及手术创伤、严重烧伤、气管切开或插管、使用人工呼吸机、静脉导管和腹膜透析者,或是广谱抗菌药物或免疫抑制剂使用者等。在使用呼吸机的病人中,本菌肺炎发生率为3%～5%。

1）肺部感染：就感染源而言,既有外源性感染,又有内源性感染。口咽部吸入可能是内源性感染的主要发病机制。常有发热、咳嗽、胸痛、气急及血痰表现,肺部可有细湿啰音,常呈支气管肺炎的影像学特点,亦可为大叶性或片状浸润阴影,偶有肺脓肿及渗出性胸膜炎。

2）伤口及皮肤感染：手术切口、烧伤及创口易发不动杆菌皮肤感染,或与其他细菌一起造成混合感染。临床特点与其他细菌所致感染并无明显不同,多无发热,偶见蜂窝织炎。

3）泌尿生殖系感染：不动杆菌可引起肾盂肾炎、膀胱炎、尿道炎、阴道炎等,亦可呈无症状菌尿症,但临床上无法与其他细菌所致感染区别,其诱因多为留置导尿、膀胱造瘘等。

4）菌血症：菌血症为不动杆菌感染中最严重的临床类型,病死率达30%以上,多继发于其他部位感染或静脉导管术后,少数原发于输液,包括输注抗生素、皮质类固醇、抗肿瘤药物等之后。有发热、全身中毒症状、皮肤瘀点或瘀斑以及肝脾肿大等,重者有感染性休克。少数可与其他细菌形成复合菌菌血症。

5）脑膜炎：脑膜炎多发于颅脑手术后。有发热、头痛、呕吐、颈强直、凯尔尼格征阳性等化脓性脑膜炎表现。

不动杆菌耐药率呈上升趋势,对有些药物上升较快(如环丙沙星),耐药率一直保持在较高水平的有氨苄西林、头孢唑啉及氯霉素等。耐药率尚低的有亚胺培南-西司他丁、头孢他啶、头孢哌酮-舒巴坦、氨苄西林-舒巴坦,哌拉西林-他唑巴坦及阿米卡星等。经验用药阶段往往首选头孢哌酮-舒巴坦、亚胺培南-西司他丁,也可选用氨苄西林-舒巴坦、替卡西林-克拉维酸、阿米卡星、新一代氟喹诺酮等,对病情较重者主张β-内酰胺类与氨基糖苷类(或氟喹诺酮类,或利福平)联合应用,然后根据药敏结果调整方案。基础病的严重程度、引起感染的诱因能否消除、治疗的早晚以及抗菌方案是否合理是影响本病预后的主因。肺部感染与菌血症预后较差。

（3）嗜麦芽窄食单胞菌(*Stenotrophomonas maltophilia*)：属于黄单胞菌目的黄单胞菌科,为专性需氧的非发酵型革兰阴性多鞭毛杆菌,在血平板上有氨味,无溶血;在营养琼脂上显示灰黄色素或无色素,可还原硝酸盐为亚硝酸盐,氧化酶阴性,氧化发酵产酸缓慢或不产酸,但分解麦芽糖。广泛存在于水、土壤、动物体内。在1961年根据其鞭毛特征被命名为嗜麦芽假单胞菌,1983年根据核酸同源性和细胞脂肪酸组成划归黄单胞菌属,命名为嗜麦芽黄单胞菌。由于其无黄单胞菌素、无植物病原性、能在37℃生长等特征与其他黄单胞菌不同,1993年被命名为嗜麦芽窄食单胞菌,临床上嗜麦芽假单胞菌、嗜麦芽黄单胞菌、嗜麦芽窄食单胞菌、嗜麦芽寡养单胞菌为同种异名,该菌是常见的条件致病菌,是医院感染,尤其是呼吸道感染的重要致病菌,常发生于住院周期长、免疫功能低下、有慢性基础疾病、接受激素及长期广谱抗菌药物治疗的老年病人,其分离率在非发酵菌中仅次于铜绿假单胞菌和鲍曼不动杆菌。

嗜麦芽窄食单胞菌医院感染逐年上升,从菌株的来源及分布来看,该菌主要引起呼吸道感染,其他部位感染亦常能分离到该菌。易感因素包括体弱、免疫功能低下、外伤、插管、手术、移植、使用呼吸机等。对 29 例嗜麦芽窄食单胞菌感染病人的回顾性分析表明,其中 28 例为医院内感染,多数为呼吸道感染,93.1%(27/29)的病人有基础性疾病,其中以慢性阻塞性肺疾病(COPD)合并呼吸衰竭最为常见;96.5%(28/29)的病人曾使用过广谱抗生素,41.4%(12/29)曾接受侵入性检查和治疗。对高危因素病人,尤其是在气管切开,插管,呼吸机支持等危险因素存在时,要警惕其呼吸道感染,应按抗菌药物临床应用的指导原则合理使用抗生素,一旦检出该菌,须根据药敏试验及时足量使用抗生素;治疗原发病,改善和保护机体免疫状态等治疗措施也十分重要。

本菌因具复杂的耐药机制而表现为高度耐药,这些机制包括外膜通透性低,对多种抗生素不易渗透;可产生多种 β-内酰胺酶,如青霉素酶、头孢菌素 L2 酶及金属锌酶,因此对 β-内酰胺类、氨基糖苷类、喹诺酮类抗生素耐药,同时对碳青酶烯类抗生素也耐药。临床上抗生素和免疫抑制剂的大剂量广泛应用,使该菌对多种抗生素耐药,给临床治疗带来困难,临床经验用药可首选克拉维酸酶抑制剂与复方磺胺甲唑联用,或根据药敏报告合理用药。

4. 厌氧菌(anaerobicbacteria) 厌氧菌是一类在无氧环境中比在有氧环境中生长好的细菌,不能在空气(约 21%氧气)或 10%二氧化碳浓度下的固体培养基表面生长。这类细菌缺乏完整的代谢酶体系,其能量代谢以无氧发酵的方式进行。按厌氧菌对氧的耐受能力不同,可将其分为 3 大类:①对氧极端敏感的厌氧菌,代表菌种为月形单胞菌,这类细菌对厌氧条件要求很高,在空气中暴露 10 分钟即死亡,临床上很难分离出;②中度厌氧菌,代表菌种为脆弱拟杆菌、产气荚膜梭菌等临床常见的厌氧菌,它们在空气中暴露 60~90 分钟或在脓汁抽出 72 小时后仍然能分离出来;③耐氧厌氧菌,代表菌种为溶组织梭菌,这类细菌不能利用氧,在无氧条件下生长好,而在有氧条件下生长不佳。形成芽胞的厌氧菌可以芽胞形式存在于体外。

致病性厌氧菌能引起人体不同部位的感染,包括阑尾炎、胆囊炎、中耳炎、口腔感染、心内膜炎、子宫内膜炎、脑脓肿、心肌坏死、骨髓炎、腹膜炎、脓胸、输卵管炎、脓毒性关节炎、肝脓肿、鼻窦炎、肠道手术或创口感染、盆腔炎以及菌血症等。引起临床感染的常见致病性厌氧菌有革兰阴性杆菌、革兰阳性球菌、革兰阴性球菌、革兰阳性产芽胞杆菌、革兰阳性非产芽胞杆菌。临床上以革兰阴性无芽胞的类杆菌属(*Bacteroides*)与艰难梭菌(*Clostridium difficile*)感染比例较高。

厌氧菌是人体正常菌群的组成部分,广泛存在于人体皮肤和腔道深部的黏膜表面,在组织缺血、坏死,或者需氧菌感染的情况下,局部组织氧分压降低,易发生厌氧菌感染。近年来厌氧菌在医院感染中分离比例升高,这种情况可能并不意味着实际比例的上升,而反映了当前采样与分离培养技术的进步。厌氧感染多为混合感染,即厌氧菌和需氧菌掺杂,并互相促进。厌氧菌培养阳性中仅 15%为单一性,85%为多种菌混合感染;而新生儿外科只有11.76%为单一性,88.24%为多种菌混合感染,并存菌有非溶血性链球菌、大肠埃希菌、表皮葡萄球菌和金黄色葡萄球菌,胆管感染多为大肠埃希菌和厌氧菌混合感染。大肠埃希菌为厌氧菌(如脆弱类杆菌)提供生长所需的过氧化物酶,需氧菌的存在同时还能降低氧化还原电位,为厌氧菌繁殖创造条件。某些厌氧菌可以和需氧菌协同作用,引起下列特殊的临床综合征:①进行性细菌协同感染性坏疽;②协同性坏死性蜂窝织炎;③慢性窦穴状溃疡;④坏死性筋膜炎;⑤厌氧链球菌性肌炎;⑥梭菌性肌坏死(气性坏疽);⑦口腔、面颊部感染。因此,在治疗厌氧菌感染时须采用分别对需氧菌和厌氧菌敏感的药物,一般与头孢类药物合用可提高疗效。

厌氧菌可引起多部位的感染,成年人牙周炎革兰阴性厌氧菌所占的比例约为75%;胃肠道组织处在几乎半封闭的状态,氧气供应差,所以厌氧菌容易生长,如在末端回肠及结肠部位厌氧菌含量可高达99.9%;盆腔组织临近直肠、肛门,容易感染厌氧菌;且盆腔解剖位置较深,环境相对封闭、无氧,厌氧菌容易繁殖,在这种特殊的条件下,大多数女性生殖道感染均不排除厌氧菌,所以抗厌氧菌药物在妇科抗感染治疗中应用广泛,包括盆腔感染和阴道炎;中枢神经系统局灶性化脓感染,如脑脓肿和硬膜下积脓常和厌氧菌感染有关,相反,由厌氧菌引起的硬膜外积脓和脑膜炎却很少见;呼吸系统常见的有上呼吸道感染和胸腔感染,并可引发肺炎、肺脓肿、坏死性肺炎等疾病;正常肠道内含有大量厌氧菌,腹腔内感染常与肠道菌丛污染有关,因此具有厌氧菌分离率高,常为多种细菌的混合感染等特征,并可引发肝脓肿、胆道感染、阑尾炎、肠道感染等;几乎所有非性传播造成的女性生殖道和盆腔感染均包含厌氧菌,常见菌有消化链球菌、普氏菌、波费杆菌、产气荚膜梭菌;厌氧菌引起的尿路感染包括尿道炎、尿道周围炎、尿道周围蜂窝织炎和脓肿、尿道球腺炎、前列腺炎、迁徙性肾脏感染、肾周脓肿、肾盂积脓、肾切除伤口感染、肾移植感染、化脓性血栓性肾静脉炎、膀胱坏疽、会阴脓肿或坏疽、尿路各部位气性坏疽、睾丸脓肿等;厌氧菌亦可感染骨和关节,但厌氧菌性骨髓炎较为少见,厌氧菌性骨髓炎分为放线菌性与非放线菌性两种,放线菌性骨髓炎主要见于颌骨和脊椎骨,其次尚有肋骨、头颅骨、长骨、短骨等,可同时伴有其他厌氧菌和需氧菌的混合感染,大多由附近感染(如牙周感染、鼻窦炎、创伤或恶性肿瘤引起的感染)直接播散所致,感染过程常呈亚急性或慢性,在颊部或颈部有典型硬块或经常流脓并排出"硫黄颗粒"的窦道,多累及较大关节,依次为膝、髋、肘、胸锁、肩、骶髂等;循环系统也能感染厌氧菌,可出现败血症和心内膜炎;感染了厌氧菌的皮肤和软组织常有腐臭分泌物、产气、广泛组织坏死,并有延伸至皮下组织和筋膜面形成窦道的倾向。

如前所述,近年来厌氧菌感染比例的升高极有可能是检验技术进展的反映,厌氧菌的检出很久以来都是临床诊断的难点,当前对厌氧菌的检验,主要依赖以下手段:①厌氧菌的分离与鉴定,厌氧菌的常规鉴定包括菌落形态、溶血性、色素产生、经紫外线照射有无荧光现象、菌落涂片、染色和镜检、生化反应、动力、毒力试验等;其中,糖发酵试验为基本生化反应,常规采用试管法,培养基用量大、需时长,目前已有微量、快速、商品化的鉴定系统。②气相色谱分析,主要针对细菌代谢产物和细胞成分进行分析,可以通过对代谢产物及细菌构成成分进行鉴定。例如,厌氧菌的特点之一为代谢过程中产生各种挥发性和非挥发性短链脂肪酸及醇类产物,不同菌属与菌种所产生的脂肪酸、醇的种类和比例不同,可用气相色谱对特定的代谢产物进行分析。对菌体成分分析时,可将细菌细胞皂化使之释放出脂肪酸,加入甲醇甲基化后再进行气相色谱分析,鉴定结果客观,重复性好。③免疫学检查及其他方法,如荧光抗体技术(包括直接和间接)能识别各种厌氧菌(如拟杆菌、短杆菌、梭菌、梭杆菌等)。临床厌氧菌感染的致病菌以脆弱类杆菌最为常见。

外科感染与发病取决于机体的防御能力、细菌毒力及环境3个因素,感染的发生一般与其中若干因素的异常有关,而厌氧菌感染最突出的条件是环境因素,如果没有适合的环境,厌氧菌无法生存,更谈不上感染。根据发病原因,预防厌氧菌感染可采取以下措施:①临床医生要牢固树立整体观念,了解微生物平衡对机体的保护意义和免疫机能低下对宿主的危害,设法调动机体防御能力;②充分重视消毒隔离,有效控制感染、切断传播途径,特别是外科医生要有最严格的无菌观念;③加强围产期的护理,尽量避免早产、宫内窘迫或窒息、胎膜早破和产伤,一旦出现以上情况,应早期诊断,及时处理;④严格控制手术指征,加强围产期手术管理,改善营养状况,提高免疫功能;⑤尽量减少手术创伤和出血,缩短手术及麻醉时间。

一旦发生厌氧菌感染,则可根据如下原则进行治疗:①防止厌氧密闭伤口的形成,清除失活组织,切除肿瘤,充分引流脓液,疏通梗阻管道,改善局部组织血液供应,提高组织内氧分压;②中和毒素,用抗毒素血清中和相应外毒素的毒性;③抗菌药物应用,临床厌氧菌种类繁多,不同种类的厌氧菌对各种抗生素敏感性不同。应从以下几方面来考虑:抗菌谱要宽,对脆弱拟杆菌杀灭作用要强;防止细菌耐药的产生,脆弱拟杆菌可产生 β-内酰胺酶破坏 β-内酰胺环,对青霉素和多种头孢菌素类药物耐药;药物不良反应,青霉素可出现严重过敏反应,氯霉素可致再生障碍性贫血,克林霉素可致假膜性肠炎;药物动力学特点,尤其药物在组织中的扩散能力;药物成本。绝大多数厌氧菌感染为混合感染,所以在抗生素的选择上要做到需氧菌和厌氧菌两相兼顾;④当感染部位出现脓液或渗出液有腐败性臭味或甜味,或出现在治疗某些感染性疾病时,覆盖多种抗菌谱的抗生素难以奏效,反而导致菌群失调,加重病情的情况,均提示厌氧菌感染的可能,需进行抗厌氧菌治疗。

(二) 真菌

NNIS 系统监测显示,医院感染的病原体主要为细菌,真菌(fungus)位居其次,如在泌尿道医院获得性感染中,病原体主要以大肠埃希菌和白假丝酵母菌为主。我国全国医院感染监控网于 1999 年 1 月~2002 年 6 月对 80 家医院的住院病人进行统计,在 3 220 706 例次病人中,发生真菌感染 7 376 次,真菌感染率为 0.23%;该监控网在 1999~2000 年对 79 所医院发生的医院感染监控显示,医院感染病原菌以革兰阴性菌为主,占 47.98%,革兰阳性菌占 26.56%,真菌占 24.41%。这一结果与 1993~1996 年全国医院感染监控中心资料(14 500 株病原菌,革兰阴性菌占 55.53%,革兰阳性菌占 26.74%,真菌占 13.87%)相比,表现为革兰阴性菌所占比例下降,真菌比例上升,差异有显著性($P<0.01$)。我国医院感染的真菌以白假丝酵母菌为主,与西班牙近 20 年来医院感染最常见真菌种类相同。一些地区由真菌引起的医院感染比例可能会更高,如在黑龙江省讷河市,在 99 株医院感染病原体中,白假丝酵母菌占 34.34%。

真菌感染多为内源性感染,与免疫功能低下及不合理应用抗菌药物发生的菌群失调或二重感染有关。超广谱抗菌药物和免疫抑制剂的应用,各种内置装置、介入操作和手术开展增多,是院内真菌感染发病率明显上升的根本原因。2003 年,Rodriguez-Tudela 等综述了西班牙近 20 年的真菌感染情况,发现假丝酵母菌和曲霉菌的发病率分别上升了 40 倍和 6.5 倍,占医院感染菌血症的 5%~10%。近年我国的一些研究发现,医院感染病原菌中真菌占 18.0%~26.26%,多数医院真菌感染上升趋势明显,是近几年比例增幅最大的病原体。在致病真菌中,最常见的是假丝酵母菌属,其中白假丝酵母菌最多。冯文莉等对 3 年间真菌培养阳性的住院病人从年龄、疾病类型、病原体种类、科室分布等方面进行分析,发现医院内侵袭性真菌感染的发病率为 4.32%,检出的真菌种类以假丝酵母菌属为主,约占 93.38%;以白假丝酵母菌居多,占 66.19%,丝状真菌占 6.62%。表明白假丝酵母菌是我国医院内侵袭性真菌感染的主要病原体;侵袭性真菌感染的流行病学特征正在发生改变,非白假丝酵母菌和曲霉菌属引起的感染正在逐年增加。特别是近年来，热带假丝酵母菌、近平滑假丝酵母菌、克柔假丝酵母菌等其他假丝酵母菌有增多趋势。曲霉属常引起二重感染，免疫缺陷者可感染隐球菌（*Crytococcus neofonmans*，又名溶组织酵母菌）、组织胞质菌及孢子丝菌等。

真菌性医院感染可见于各部位，一项针对203株白假丝酵母菌感染病人进行的部位分析显示，病原体主要分离自下呼吸道（50.18%）、泌尿道（14.83%）、手术部位（9.46%），其中54株（26.6%）来自菌血症病人。伴随着真菌感染例次的增加，真菌耐药问题也日趋严重。杨玉林等对110例假丝酵母菌属感染进行药敏分析，结果表明白假丝酵母菌对氟康唑、益康唑、酮康唑的耐药率较高，分别达75.9%、58.1%和50.7%；热带假丝酵母菌对益康唑的耐药率达78.2%；在其他假丝酵母菌中，对益康唑、氟康唑的耐药率分别高达82.2%和83.0%。真菌对氟胞嘧啶容易产生耐药，克柔假丝酵母菌对唑类原发耐药，长期使用伊曲康唑治疗真菌病也会产生多重耐药。

（三）病毒

除细菌和真菌外，病毒（virus）也是医院感染的重要病原体。常见的病毒性医院感染有呼吸道合胞病毒和副流感病毒所致的呼吸道感染；流感、风疹、病毒性肝炎也很常见。血制品的应用以及由输血造成的感染中，病毒所占比例更高，问题也更严重，如医院内病毒性肝炎主要与输血或其他血制品、血液透析等密切相关，且主要为乙型和丙型病毒性肝炎，同样的原因也可引起人类免疫缺陷病毒感染或其他病毒感染。如在器官和骨髓移植病人中，多见巨细胞病毒感染；柯萨奇病毒常在新生儿中暴发流行，病死率极高，后果十分严重，应予高度重视。单纯疱疹病毒、巨细胞病毒和水痘-带状疱疹病毒均可在医院内造成流行性感染。轮状病毒和诺瓦克病毒引起的腹泻多发生在老年人和婴幼儿病人。2003年发现变异冠状病毒引起的传染性非典型肺炎在医院内有明显的聚集现象。

1. 人类免疫缺陷病毒（human immunodeficiency virus，HIV） 是引起人类获得性免疫缺乏综合征（AIDS）的一种病毒。1983年，HIV在美国首次发现，它是一种感染人类免疫系统细胞的慢病毒（lentivirus），属反转录病毒。该病毒破坏人体免疫功能，导致免疫系统失去抵抗力，从而导致各种疾病或使癌症迅速发生和发展，对该病毒引起的致命性传染病至今无有效疗法。2015年3月4日，多国科学家研究发现，已知的4种HIV毒株均来自喀麦隆的黑猩猩和大猩猩，首次完全确定了艾滋病毒毒株的所有源头。

已知HIV毒株共有4种，分别是M、N、O、P，每种各有不同源头，其中传播最广的M和N早已证实来自黑猩猩，较罕见的O和P则是到后来才被证实来自喀麦隆西南部的大猩猩，全球至今只有两宗P型病例，O型亦只有10万人，主要集中在中西非。

（1）病毒特点：HIV主要攻击人体的辅助T淋巴细胞系，一旦侵入，病毒会和细胞整合在一起终生难以消除。病毒广泛存在于感染者的血液、精液、阴道分泌物、乳汁、脑脊液、有神经症状的脑组织液中，其中以血液、精液、阴道分泌物中浓度最高；对外界环境的抵抗力较弱，对乙肝病毒有效的消毒方法对艾滋病病毒消毒有效；感染者潜伏期长、死亡率高。

（2）传播途径：HIV感染者是传染源，曾从血液、精液、阴道分泌液、乳汁中分离到HIV，性接触是其主要的传播途径，性行为很容易造成细微的皮肤粘膜破损，病毒即可通过破损处进入血液而感染。无论是同性还是异性之间的性接触都会导致艾滋病传播，艾滋病感染者的精液或阴道分泌物中有大量病毒，在性行为（包括阴道性交、肛交和口交）时，由于性交部位的摩擦，很容易造成生殖器黏膜的细微破损，这时，病毒就会乘虚而入，进入未感染者的血液中。值得一提的是，由于直肠的肠壁较阴道壁更容易破损，所以肛交的危险性比阴道性交的危险性更大。

输入含有 HIV 的血液或血液制品、静脉吸毒、移植感染者或病人的组织器官都有感染艾滋病的风险。由于血及血液制品的使用、器官移植等活动均在医院内发生，因此本传播途径具有特别重要的院内感染意义。20 世纪末，因为成分输血及血浆回输技术的应用，本病曾造成多例医源性感染。

感染了 HIV 的妇女在妊娠及分娩过程中，可将病毒传给胎儿，感染的产妇还可通过母乳喂养将病毒传给吃奶的孩子。母婴感染途径在院内新生儿病房具有重要的意义。

2. 各类肝炎病毒　我国是病毒性肝炎的高发地区，病毒性肝炎对人类的健康危害很大。病毒性肝炎种类很多，病原体有甲型肝炎病毒（HAV）、乙型肝炎病毒（HBV）、丙型肝炎病毒（HCV）、丁型肝炎病毒（HDV）、戊型肝炎病毒（HEV）、庚型肝炎病毒（HGV）、输血传播病毒（TTV）等，其中 HAV 和 HEV 主要通过消化道传播，院内操作虽不是其主要传播途径，但仍可通过饮食途径造成医院内传播流行，其他病毒均以血液为主要传播途径。且目前我国只对献血者进行 HBV、HCV 筛检，其他肝炎病毒并未列入常规检验。

我国约有 1.3 亿乙肝感染者，基数很大，输血传播的乙型肝炎约占所有输血传播肝炎的 10%，传播危险性为 1/30 000～1/25 000。我国筛检 HBV 的主要指标是乙肝表面抗原 HBsAg，有些国家还加上 HBcAg 检验。我国也是丙型肝炎高发区，人群感染率 0.9%～5.1%，有偿献血人群高于无偿献血人群，多次受血或血液透析病人感染风险高于单次病人，可达 15%～37%，且随输血量增加、透析时间延长而升高。丙型肝炎是最主要的输血感染肝炎，占总数的 80%～90%。丙型肝炎感染隐匿性强，症状不明显，较乙型肝炎更易慢性化和肝硬化，病人有 10%～23.4%发生癌变。我国从 1995 年开始对献血者进行丙型肝炎筛查，指标是抗 HCV 抗体，现在应用第三代试剂，已使通过输血传播丙型肝炎的危险性下降为 1/6 000～1/100 000。

尚有一些新型肝炎病毒，如 HGV、TTV、SEN 病毒等。HGV 发现于 1995 年，属黄病毒，与 HBV，HCV 的传播途径相似，主要通过输血传播。TTV 发现于 1997 年，通过血液和血制品传播，在人群中携带率较高，正常献血人群可有 12%阳性，在非 HAV－HGV 慢性肝炎中检出率为 46%，可与 HCV 重叠感染。最近发现 SEN 病毒可通过输血传播引起肝炎。

还有许多病毒可引起社区或医院感染，一些病原体在人群中的感染并不少见，如 CMV、EBV 等，均为比较常见的血源性医院感染病毒。

（四）其他病原体

沙眼衣原体所致的结膜炎和肺炎常见于新生儿，解脲支原体和阴道加德纳菌可寄生于肾移植病人，一旦条件合适则出现感染。艾滋病病人、器官移植及长期、大量使用免疫抑制剂病人，易出现弓形虫感染，且常合并肺孢子菌肺炎。输血则还可传播疟疾。阿米巴原虫、犬弓首蛔虫和粪类圆线虫感染常见于精神病病人或智能低下儿童。类圆线虫有时会借器官移植传播。

随着现代医学的发展，侵入性诊断或治疗手段的增多和广泛应用，放疗、化疗日益增加，以及抗菌药物使用缺乏合理性方案甚至滥用，导致医院感染源、易感人群和传播途径都较以往增加，对抗菌药物也普遍表现出耐药趋势。加强对医院感染病原体的监测，掌握其分布特点及其对抗菌药物的耐药性，对临床医师合理、正确地使用抗菌药物，预防和减少医院感染具有重要意义。

第三节　特殊病原体与医院获得性感染

近年来,国际传染病疫情形势日趋复杂,一些老传染病如结核死灰复燃,同时新型致病微生物所引起的传染病也不断涌现,有些甚至在短期内席卷全球,造成世界范围内的流行,在过去的 20 余年,大约平均每年就有一种新的传染病出现。WHO 在其《1996 年世界卫生报告》中指出:"我们正处于一场传染性疾病全球危机的边缘,没有哪一个国家可以幸免,也没有哪一个国家可以对此高枕无忧"。面对日益严峻的传染病形势,各国政府均给予高度关注。1992 年,美国国家科学院首次提出新发现传染病(emerging infectious disease, EID)的概念:新的、刚出现的或呈现抗药性的传染病,过去 20 年中其在人群中的发生不断增加或有迹象表明在将来其发病有增加的可能性。按照此定义,新发传染病实际包含了"死灰复燃"的古老传染病和新出现的传染病两类,统称为 ERI(emerging and reemerging infectious diseases)。20 世纪 70 年代以来,全球新发现的病原体及其相关传染病有 30 余种,根据新传染病在人间存在的历史和发现过程,这些 EID 可分为 3 种情况:第 1 种是疾病本身早已为人所知,但未被认为是传染病,近 20 年来因发现其病原体才被确认为传染病的,如 T 细胞淋巴瘤白血病、消化性溃疡病、突发性玫瑰疹等;第 2 种是疾病在人间早已或可能早已存在,近 20 年才被发现和认知,如莱姆病、戊型肝炎、丙型肝炎等;第 3 种是以往在人间可能不存在,确实是人类新出现的传染病,如人类获得性免疫缺陷综合征(AIDS)、严重急性呼吸综合征(SARS)、中东呼吸综合征(MERS)、马尔堡病毒(marburg virus)出血热、埃博拉病毒(ebola virus)出血热,以及流感或高致病性禽流感 H5N1、H7N9 与 H1N1 等。

一、新发现传染病

(一) 新发现传染病的共同特点

1. **人兽共患性**　动物是新发传染病发生过程中重要的一环,新发传染病中 60.3% 为人兽共患传染病,其中 71.8% 由野生动物传播引起,多数新发传染病的病原体原先仅存在于动物体内,在与人接触后,因可能发生的基因变异而导致人间感染。如艾滋病原是非洲灵长类动物疾病;甲型流感 H1N1 最早在南美洲是由猪转移到人并引起人与人之间的传播;莱姆病、肾综合征出血热等病原体的宿主是鼠类;疯牛病、禽流感等疾病均与畜禽有关。

2. **预防和诊疗困难**　新发传染病发生初期,人们对新发传染病认知不够,对新发传染病进一步流行的趋势也难预测。新发传染病的病原涉及细菌、病毒、立克次体、衣原体、螺旋体及寄生虫等多种病原微生物,但大部分是病毒,而病毒又具有较强的隐蔽性和传染性。

3. **不确定性**　由于对新发传染病的传播规律认识不足,且缺乏基线资料评估,因此在对其流行趋势进行判断及采取控制措施方面存在不确定性。例如,在我国报告的传染病疫情中约 60% 因没有病原学证据而被定义为不明原因疾病。

4. **传播速度快**　AIDS 自 1981 年发现首例病例以来,至今已覆盖全球 200 多个国家,感染人数达 8 000 万人,累计死亡 2 500 万人,其中以非洲最为严重;SARS、人禽流感及甲型 H1N1 流感均在较短时间内形成全球大流行。

5. **传播方式复杂**　一些新发传染病具有传染性强,传播方式复杂的特点。埃博拉出血热、传染性非典型肺炎等疾病主要通过飞沫传播;西尼罗病毒脑炎可经蚊子叮咬而传播。近年来新发传染病的传播方式呈现复杂化趋势,如 2003 年 12 月 17 日,英国政府宣布了 1 名因输血感染疯牛病的病例,打破了人类的认知常规。

6. 病原体具有变异性　细菌及病毒基因突变的可能性增加、速度加快使得新发传染病病原体不断增加,也使新发传染病的流行成为可能,如现在流感病毒变异的速度之快,甚至使流感疫苗无法跟上形势;细菌类新发传染病的病原体逐渐呈现对已有药物的耐药性。

7. 潜伏期长短不一　大部分传染病的潜伏期比较短,如 SARS、人禽流感、甲型 H1N1 流感的潜伏期都在 7 天之内;但少数传染病的潜伏期很长,如疯牛病由朊病毒引起,它对所有杀灭病毒的物理、化学因素均有较强的抵抗力,其在 136℃ 高温 2 小时才能灭活,从感染到发病平均 28 年,一旦出现症状,半年到一年内死亡。

8. 流行范围广,影响因素多　新发传染病往往具有流行范围广,影响因素多的特点,如莱姆病、军团病、消化性溃疡等疾病呈全球性分布,传染性非典型肺炎在 32 个国家和地区出现,疯牛病在欧洲 2 个国家流行。生物、自然和社会等因素可对新发传染病的传播范围、传播途径产生影响,如局限在非洲等地的西尼罗病毒脑炎和猴痘曾在美国出现暴发流行。

(二)新发现传染病的流行因素

EID 流行因素复杂,其演变过程可能分为两步:一是新的病原体被引入至人类,二是新病原体在人类宿主中确立并进一步传播。21 世纪以来,严重威胁人类健康及生命安全的 EID 中 70% 以上为人畜共患病,表明动物是人类新传染病的潜在源泉;同时也表明诸如人口特征及行为改变、生态及环境变化等外在因素促进了 EID。

1. 内在因素　病原微生物为了适应新的生态环境而发生变异,病原体在短时间内可发生大片段基因获得或缺失的"飞跃"式突变,这种机制可在短时间内产生许多新的突变株,获得抗生素耐药性、产生毒素的能力,还可通过基因突变由弱毒株变为强毒株,或演化为新的病原微生物,从而导致 EID 发生,如:SARS 病毒是冠状病毒的变种,人类免疫缺陷病毒与猿的免疫缺陷病毒具有很高的同源性。

2. 外在因素

(1) 社会环境的变化:人口增加需要更大的空间供其生存,而乱砍滥伐、捕杀野生动物、开垦荒地使原有生态屏障被破坏,一些野生动物被迫离开栖息地而迁移到其他地区,与人类空间距离缩短使致病微生物从动物身上传到人群;并且还可以造成居住环境的改变,引起传染病的发生和传播。

(2) 自然界平衡的破坏:全球排放 CO_2 过多引起"温室效应",亚热带流行的传染病北移,使原本没有亚热带传染病的温带甚至寒冷地区出现疫情。温室效应、极端异常气候频现均有利于一些病原微生物的生长繁殖,也可为传播媒介提供理想的孳生环境,促使某些传染病的发生。

(3) 人口学特征及行为因素的变化:这类因素包括人口快速增加、移民、战争、危险性行为、静脉吸毒、经济贫困、饮食习惯与食物加工方法的改变,以及个人卫生习惯差、公共卫生基础及其监测体系和预防措施不力等,还有通过输血或血液制品、注射器等途径传播的传染病如艾滋病、丙型肝炎及庚型肝炎等。

(三)新发传染病医院感染的预防与控制

新发传染病得以在医院内暴发流行的根本原因与其在诸多方面的不确定性有关,如,是否为感染性疾病、传播途径如何、感染能力强弱等均为未知,使得医院和医务人员首当其冲,面对可能的感染,医护人员成为高危人群主要有 3 个原因:其一,医务人员和病人接触最早;其二,他们和病人接触距离最近;其三,医务人员和病人接触的频率最高。

不同的病原体类型、传播途径与传播方式需要不同的感染预防方案,一般来说包括以下3~4个内容:根据《医院隔离技术规范》的要求,划出专门的门诊(如发热门诊)及住院病房分区,在分区内执行严格的隔离、消毒措施以及暴露风险评估;加强医务人员自身的安全防护;对病人进行规范、严格的管理,包括对未解除隔离的病人的死亡后处理方案。

(四) 重要的新发现传染病病原

1. 人类免疫缺陷病毒(human Immunodeficiency Virus,HIV) 本病毒为当前引起医院感染,特别是输血相关院内感染的重要病原体,前已述及。

2. 甲型 H1N1 流感病毒(influenza virus A) 甲型 H1N1 病毒属于正粘病毒科(Orthomyxoviridae),甲型流感病毒属(*Influenza virus A*),其遗传物质为单股负链 RNA,基因组约 13.6 kb,由大小不等的 8 个独立片段组成。尽管不同亚型之间可以组成很多种流感病毒血清型,但可造成人感染猪流感病毒的血清型主要有 H1N1、H1N2 和 H3N2。发生在1918~1919年的西班牙流感是人类公共卫生史上的标志性事件,引发这一疫情的流感病毒不断进化至今,目前所有能感染人类的甲流病毒都直接或间接由其变异而来。2009 年 3 月 18日始,墨西哥发现甲型 H1N1 病毒感染与死亡病例,该病毒原称人感染猪流感病毒,包含有人、禽、猪三种流感病毒的基因片断,同时拥有亚洲猪流感和非洲猪流感病毒特征。该病毒所引起的具有高度传染性的急性呼吸道疾病在短时间内席卷全球,成为 21 世纪第 1 次流感大流行,全球共有 214 个国家报告了本次甲型 H1N1 流感病例,报告死亡人数 15.17 万~57.55万,我国内地累计报告确诊病例 128 033 例,死亡病人 805 例。

甲型 H1N1 流感的传播力强,可由人传染给猪,猪传染给人,也可在人群间传播。人群间传播主要是以感染者的咳嗽和喷嚏为媒介,因此无论是在社区还是医院,均有极高的发病率,但病死率很低(1%~4%),其早期症状与普通人流感相似,包括发热、咳嗽、喉痛、身体疼痛、头痛等,有些还会出现腹泻或呕吐、肌肉痛或疲倦、眼睛发红等,如属非重症病例,往往易混同于普通季节性流感。部分病人病情可迅速进展,来势凶猛,突发高热,体温超过 39℃,甚至继发严重肺炎、急性呼吸窘迫综合征、肺出血、胸腔积液、全血细胞减少、肾衰竭、败血症、休克及Reye 综合征、呼吸衰竭及多器官损伤,导致死亡。死亡病例多为 20~45 岁的青壮年。

3. 禽流感病毒(avian influenza virus,AIV,或 bird influenza virus) 人禽流感是由禽甲型流感病毒某些亚型中的一些毒株感染人而引起的急性呼吸道传染病,禽流感病毒与上述的H1N1 同属正黏病毒科甲型流感病毒属,目前已证实感染人的禽流感病毒亚型为 H5N1、H5N2、H7N7、H7N2、H7N3、H7N9 等,其中感染高致病性禽流感病毒(HPAIV)H5N1 的病患甚重,病死率高。

早在 1981 年,美国即有禽流感病毒 H7N7 感染人类引起结膜炎的报道。1997 年,香港特别行政区发生 H5N1 高致病性禽流感,导致 6 人死亡,在世界范围内引起广泛关注。自 2003年在大陆发生第一例 H5N1 高致病性禽流感以来,至 2012 年 2 月,HPAIV 已在 68 个国家和地区流行,共确诊病例 643 例,其中死亡 373 例,病死率达 58%。尽管目前人禽流感只在局部地区出现,但考虑到人类对禽流感病毒普遍缺乏免疫力,人类感染后的高病死率以及可能出现的病毒变异,WHO 认为该疾病可能是对人类存在潜在威胁的最危险疾病之一。

2013 年 3 月,始于中国华东地区的 H7N9 禽流感感染人类,截至 2014 年 6 月 27 日,已造成中国内地 12 个省市的 450 人感染,其中 165 例死亡;进入 2015 年,H7N9 禽流感出现第二波流行,感染病例不断在福建、上海和广东等省市报告,并有多起明确的医院感染记录,如在本波流行之初的2014年1月,上海浦东新区人民医院一名外科医生因院内感染殉职。

4. 马尔堡(marburg virus)与埃博拉(ebola virus)出血热病毒 埃博拉病毒是非节段的单股负链RNA病毒,与马尔堡病毒同属丝状病毒科(Filvoiridae),均被列入人类已知毒力最强的病毒种类。

马尔堡病毒出血热最早见于1967年的非洲绿猴感染,人感染后病死率高达23%～90%。最严重的一次疫情发生在2004～2005年的安哥拉,累计报告病例374例,其中死亡329例。其临床特点为:潜伏期一般3～9天,突然发热并表现全身症状如咽痛、咳嗽、胸痛;恶心、呕吐、腹泻、腹痛、全身皮疹;最后各部位出血,严重者可发生休克,约1/4病人死亡。马尔堡出血热传染性极强,人对马尔堡病毒普遍易感,最容易感染儿童(约占75%)。至今尚缺乏疫苗和特效治疗方法,仅建议早期注射恢复期病人血清及动物免疫球蛋白。

埃博拉病毒出血热最早于1976年在非洲扎伊尔暴发,由于其发病迅速,传染力极强,在没有严密的个人防护措施下极易造成医院内感染,往往疫情一暴发,病人数量便因医院内感染而急剧上升。2000年以后,在乌干达和刚果共和国出现了多起埃博拉出血热病例,病死率达80%～90%。埃博拉病毒储存宿主仍不确定,最近至少有3种西非地区蝙蝠显示可能与该病毒有关;也有观点认为西非地区非人灵长类为该病毒静息期的储存宿主,当地土著居民有吃大猩猩肉的习惯,但在疾病流行期间经常可在疫区林地发现黑猩猩、大猩猩、狒狒、猴等非人灵长类动物的尸体,提示非人灵长类可能不是病毒的储存宿主,而和人一样是易感者。人感染潜伏期2～21天,平均约7天。

上述两种病毒有非常类似的传播途径,病人和受感染的动物是主要传染源,主要经密切接触(与病毒携带者的血液、分泌物、器官、体液及其污染物直接接触)、使用被污染的注射器、性传播、空气气溶胶等传播。

埃博拉出血热最近的一次流行始于2014年3月,在西非几内亚、利比里亚以及塞拉利昂三国边境,至2015年8月21日,共造成8个国家28 000例感染,其中死亡病例为11 286例,本次流行中,WHO和美国FDA推出了两种试验性治疗药物ZMapp与TKM-Ebola,具有可观的治疗效果。2015年6月,西非地区还出现短暂的马尔堡出血热流行。

5. SARS与MERS冠状病毒(SARS-CoV and MERS-CoV) 冠状病毒在系统分类上属冠状病毒科(Coronaviridae)冠状病毒属(*Coronavirus*),为具包膜的单股正链RNA病毒,其基因组在所有RNA病毒中最大,因病毒包膜上存在棘突而使得病毒似日冕状,故名。

冠状病毒具有胃肠道、呼吸道和神经系统嗜性,可引起人类呼吸系统感染[包括严重急性呼吸综合征(severe acute respiratory syndrome,SARS)],是成人普通感冒的主要病原之一,儿童感染率较高,主要是上呼吸道感染,一般很少波及下呼吸道,2/3早产儿的普通感冒与呼吸道感染可能由冠状病毒所引起,5～9岁儿童有50%可检出中和抗体,成人中70%中和抗体阳性。病毒对温度敏感,在33℃时生长良好,但35℃可使之受抑,因此冬季和早春是该病毒疾病的流行季节。此外,冠状病毒也可引起婴儿和新生儿急性肠胃炎,极少数情况下引起神经系统综合征。病毒通过呼吸道分泌物排出体外,经口液、喷嚏、接触传染,并通过空气飞沫传播。

在2002年冬到2003年春肆虐全球的严重急性呼吸综合征(又称传染性非典型肺炎)和2012年9月在中东沙特阿拉伯发现的中东冠状病毒呼吸综合征(首例是一名由英国报道的卡塔尔男子,但有沙特旅游史)均由B组冠状病毒(beta-coronaviruses)感染引起,但两种病毒系统发育关系较远,各自为一新型冠状病毒。

病毒可高效地造成呼吸系统感染,因此具强烈的传播流行特征。中东冠状病毒呼吸综合征(MERS-CoV)在 2012 年 9 月被首次报道,随即在沙特阿拉伯的一所医院出现院内暴发,统计期间共出现 23 个病例,其中 21 个为院内获得,除住院病人外还有医务人员感染。2013 年 4月 1 日到 5 月 23 日间,在沙特东部省份报道了 23 例 MERS-CoV 感染病例,其中 21 例病人是在血透室或住院部经人传播。在 217 例家庭接触者和 200 多位接触病人的医务工作者中,MERS-CoV 感染了 5 位家庭成员和 2 位医务人员。根据 WHO 2015 年 6 月 30 日通报的中东呼吸综合征疫情,部分国家出现聚集性疫情和医务人员感染;对 402 例 MERS 感染病例的统计资料显示,医务人员感染占 27%,医务人员感染者中 57.8% 无症状或症状轻微。同期,韩国出现 MERS 疫情,截至 2015 年 6 月 10 日韩国卫生福利部通报该国确诊病例达 108 例,其中死亡 9 例,绝大多数为院内获得。

2003 年,中国内地暴发 SARS 冠状病毒引起的严重急性呼吸综合征,5 月 6 日,中国人民解放军第 302 医院在对该院收治的首例病例(来自山西省的家族病例,共 3 人)的治疗过程中,出现严重的医院感染事件,一周内,包括退休专家、传染病科一科和二科科主任在内共有 15 名医护人员被感染,随后 1 个月之内,该院传染病 SARS 一、二病区的 40 余名医护人员中有 30多位感染或疑似感染。同期,301 医院肝外科收治了一位入院后表现 SARS 症状的肝胆病人,造成该院肝胆病房两位医生、三位护士被传染,肝胆病房一度被迫关闭。3 月 15 日,北京大学附属人民医院急诊科收治了一疑似 SARS 病人,由于最初并不清楚 SARS 病情,医院没有采取严格的管控措施,结果造成该院大量医护人员感染,至 4 月 23 日医护人员感染达 80 人。4月 24 日,整个医院被隔离,并出现医务人员殉职事件。3 月 17 日,香港 SARS 病人李某被转至北京中医药大学附属东直门医院,寻求中西医结合治疗,结果在该院造成大面积污染,一周之内,东直门医院包括急诊科主任在内的 11 位参与救治的医护人员全部感染,其中急诊科一名医生与一名护士不幸殉职。4 月上旬,中央财经大学金融系退休教授曹某在北大附属人民医院看病,随后感染并不治身亡。旋即包括曹某本人亲属、曹某儿媳的同事、曹家邻居等在内的传染链迅速扩展,从 4 月 9 日到 5 月 6 日,中央财经大学一共出现 19 例确诊和疑似病人。在北大附属人民医院看完病后,曹某又到北大附属第三医院求治,同样由于缺乏对 SARS 病症的了解(当时卫生部临床诊断标准尚未出台),被误诊为普通高热,又造成该院部分医务人员感染。3 月下旬,东直门医院和北大附属人民医院部分受感染的医护人员被转到北京地坛医院治疗,造成地坛医院医护人员感染。截至当年 5 月 12 日,北京地坛医院有 5 位医护人员感染。北京第一例输入性 SARS 病在北京佑安医院进行治疗时,至少造成 12 名医护人员感染。此外在北京德外医院、北京朝阳医院、武警北京总队医院均有医务人员感染或殉职。

自 2002 年底至 2003 年上半年,在半年多的时间内,SARS 波及了 28 个国家和地区,发病 8 422 例,病死率约 11%。

二、基因治疗及其感染性载体

基因治疗(gene therapy)是指通过基因转移技术将外源基因导入靶细胞,以纠正或补偿因基因缺陷和异常引起的疾病以达到治疗目的。也包括在 DNA 水平上采取的治疗某些疾病的技术或方法。主要用于治疗对人类健康产生严重威胁的遗传病(如血友病、囊性纤维病、家庭性高胆固醇血症等)、恶性肿瘤、心血管疾病、感染性疾病(如艾滋病、类风湿等),其中用于恶性肿瘤治疗的比例约占 70%。

1990 年 5 月,美国批准了人类第一个对遗传病进行体细胞基因治疗的方案,将腺苷脱氨酶(ADA)导入一个患有严重复合免疫缺陷综合征(SCID)的 4 岁女孩。采用了反转录病毒介导的间接法,即用含有正常人腺苷脱氨酶基因的反转录病毒载体培养患儿的白细胞,并用白细胞介素Ⅱ(IL-2)刺激其增殖,经连续8个月的治疗,患儿体内 ADA 水平达到正常值的25%,未见明显不良反应,此后第2例治疗也获得类似效果。遗憾的是此项研究未能实现导入基因的长效作用,尽管 T 细胞数量及功能处于正常范围,但 ADA 生成不足。1991年,复旦大学薛京伦研究组率先在中国开展用基因疗法治疗血友病的研究并获成功。

1999年,美国宾夕法尼亚大学启动了一项1期临床试验,一位18岁的患鸟氨酸转甲酰酶缺乏症的病人志愿者在接受高剂量载体导入后4天死亡,由于他是作为基因治疗死因宣布的,对发展中的基因治疗无疑是一次重大打击,2000年,法国对数名小儿 X-连锁严重联合免疫缺陷(SCID-X1)病人成功实施了基因治疗,恢复了患儿正常的免疫功能,取得了基因治疗开展十年来最大的成功。不幸的是,其中2名儿童出现白血病症状,这可能暗示基因治疗可能具有潜在的、延迟性的不良反应。

选择恰当的转移方法或载体使目的基因靶向导入,可控并有效地表达是基因治疗成功的关键。目前外源基因的转移方法主要有病毒法和非病毒法,常用的病毒载体系统有以下几种。

(一)常用的病毒类基因治疗载体

1. 反转录病毒载体(retrovirus vectors,RV) 反转录病毒载体是世界上首个用于基因治疗的病毒转移系统,1990年,在美国开展的全球首例临床基因治疗采用的就是反转录病毒载体。到目前为止,RV 载体是基因治疗临床试验使用最多的载体,较常用的是基于 moloney 鼠白血病病毒(MMLV)改造而来的各种反转录病毒载体。RV 载体具有基因表达持久而稳定、转染效率较高等优点,载体容量<8 kb。

2. 腺病毒载体(adenovirus,AV) 腺病毒载体自1993年首次被应用于临床试验以来,迄今为止约有40%的临床基因治疗方案采用腺病毒作载体,仅次于反转录病毒载体。至今本病毒载体已经发展到第4代,该转移系统的优点是宿主范围广、基因转移效率高、对非分裂细胞也有感染性、比较容易制备和操作、理化性质稳定、遗传毒性较低,具有低的免疫原性和高的载体容量,其容量可达37 kb,被称为高容量载体。

3. 腺相关病毒载体(adeno-associated virus,AAV) 腺病毒相关病毒载体是一种缺陷型的单链 DNA 病毒,需要在辅助病毒如腺病毒、单纯疱疹病毒、痘苗病毒等存在的条件下,才能进行最佳复制,产生新的病毒颗粒,否则只能进行潜伏感染。AAV 载体既可转染分裂细胞又可转染非分裂细胞,在宿主体内以定向整合的方式存在,对人体无致病性,故 AAV 重组体在细胞内能长期稳定地表达,还可避免因随机整合而引起的抑癌基因失活或原癌基因激活等风险,是一种很有前途的基因治疗载体,现已实现了对多种人体组织的成功转染。

4. 慢病毒载体(lentivirus) 慢病毒属反转录病毒科,为二倍体 RNA 病毒,分为灵长类病毒如 HIV-1(人类免疫缺陷病毒-1)、SIV(猴免疫缺陷病毒)和非灵长类病毒如 EIAV(马传染性贫血病毒),与前述的反转录病毒不同,它能感染前者所无法感染的非分裂细胞。目前应用较多的是源于 HIV-1 的慢病毒载体,该转移系统具有容纳外源性目的基因片段大、基因持续表达时间长、免疫反应小等特点。

5. 单纯疱疹病毒载体(herpes simplex virus,HSV) 单纯疱疹病毒是一种双链 DNA 病毒,作为基因治疗载体,具有容纳外源基因片段大的优点,可达40~50 kb,是目前容量最大的病毒载体;具有神经嗜性,可在神经元中建立终生潜伏性感染,非常适用于神经系统疾病如帕金森氏病等;表达活跃,产物滴度高;可感染分裂期和非分裂期细胞等一系列优点。目前研究较多的是 HSV-1 载体,主要用于慢性神经系统疾病、恶性神经胶质瘤、骨骼肌细胞及干细胞的基因转移。

（二）病毒载体引起医院感染的风险

病毒载体是目前临床基因治疗中应用最多的载体,在各种导入方式中占 80％以上,除靶向性、转染效率、表达持久性等影响疗效的因素需要考虑外,作为潜在的致病病原体,其安全性受到越来越多的关注。病毒载体产生医源性感染的最主要途径是有可能在复制的过程中增加活性病毒拷贝,如 HSV 载体持续的潜伏性感染有可能在接受治疗的病人中引起病毒性脑炎;或当外源基因与宿主 DNA 整合时,新基因被随机整合进宿主基因组而产生致病性病毒,如反转录病毒载体可与宿主细胞发生随机的基因整合,引起基因突变,产生可复制的病毒粒子甚至野生型病毒;或随机嵌合到肿瘤超表达基因中,增加宿主细胞癌变的倾向;或随机插入抗癌基因中使之失活;或转入的基因过度表达产生不可预知的新危害,如转入的新基因引发炎症或免疫反应等。

从某种意义上讲,以病毒为载体进行临床基因治疗,是人类对科学急功近利的一种表现,从 1999 年 *Nature* 杂志刊登首例临床基因治疗罹难病例到 2002 年,仅 3 年时间,就有 91 例以腺病毒为载体进行基因治疗的临床实验发生了严重副反应。诸多病毒载体基因治疗诱发的肿瘤案例,使人们不得不对病毒载体重新评估。自我灭活或自我破坏病毒载体的构建可提高病毒载体的安全性,外源基因定位整合可避免随机整合突变事故的发生。随着基础医学和分子病毒学的发展,人们对病毒载体的改造日趋完善,使其在基因治疗中继续发挥重要作用,而随着诸多非病毒载体的研制成功,病毒载体则有可能最终退出基因治疗的舞台。

（熊成龙）

 思考题

1. 简述微生态平衡的意义与作用,并举例说明按照致病性可将医院感染相关微生物区分为哪些类群?
2. 医院感染常见的革兰阳性细菌有哪些? 请列举致病性大肠埃希菌的几种类型及其致病物质。
3. 何谓非发酵菌,请简述铜绿假单胞菌在医院感染中的危害。
4. 试述厌氧菌的危害及其预防措施。
5. 什么叫新发传染病? 基因治疗中病毒载体有何潜在风险?

 主要参考文献

1. 黄灿,程晟,沈素. 微生态制剂及其临床应用研究进展. 中国医院用药评价与分析,2015(4):440～442

2. 乔建华,梁勇. 医院感染的病原体及耐药研究进展. 医学综述,2010,16(11):1658～1661

3. 姜岩,苏维奇,孔繁荣,等.沙雷菌属细菌医院感染的分布特点及耐药性分析中国实验诊断学,2008,12(10):1301～1303

4. 吴多文,张显忠,刘慧,等.医院感染病原体的构成及耐药谱研究.中华医院感染学杂

志,2002,12(1):68~69

　　5. 黄子通,何志捷.内科危重病人发生医院感染的危险因素及防治对策.新医学,2006,
37(7):433~435

　　6. 朱以军,徐瑞龙,单小云,等.医院感染葡萄球菌属的分布特点与耐药性.中华医院感
染学杂志,2007,17(5):599~601

　　7. 孙晓冬,王海银.新发传染病流行现状及防治策略.上海预防医学,2009,21(9):
461~465

　　8. 陈琪.新发传染病及其检测方法研究进展.国际检验医学杂志,2013,34(7):846~848

　　9. 司福德,张磊.我国新发传染病的流行现状及预防控制策略.职业与健康,2013,29
(9):1134~1136

　　10. 王振发,王烈,卫立辛.基因治疗病毒载体的研究进展.福州总医院学报,2007,13(7):
326~328

　　11. 胡海燕,马秀君,张洹.基因治疗病毒载体何去何从.医学与哲学,2005,26(4):70~71

　　12. 王力红,朱士俊.医院感染学.北京:人民卫生出版社,2014

抗微生物药物与耐药

第一节　微生物与耐药

一、基本概念

　　抗微生物药（antimicrobial drug）：指用于预防和治疗病原微生物引起的感染性疾病的药物，主要分为抗细菌药物（antibacterial drugs）、抗真菌药物（antifungal drugs）、抗病毒药（antiviral drugs）。

　　抗菌药物：是指对病原菌有抑制和杀灭作用，用于细菌或真菌感染性疾病预防和治疗的药物，包括抗生素（细菌、真菌和放线菌属等微生物的代谢产物）和人工合成药物（喹诺酮类等）。抗菌药物根据其对细菌的不同作用分为抑菌药物和杀菌药物。

　　抑菌药物（bacteriostatic drugs）：能抑制细菌生长繁殖，但不能杀灭细菌的抗菌药。

　　杀菌药物（bactericidal drugs）：同时具有抑制细菌生长繁殖和杀灭细菌作用的抗菌药物，代表药物有青霉素类、头孢菌素类、氨基糖苷类抗生素。

　　抗生素（antibiotics）：是由微生物（包括细菌、真菌、放线菌属）产生的在低浓度时能杀灭或抑制病原体的代谢产物，包括天然抗生素、人工半合成抗生素两类。

　　抗菌谱（antibacterial spectrum）：抗菌药物抑制或杀灭病原菌的作用范围，分为广谱抗生素（broad-spectrum antibiotics）和窄谱抗生素（narrow-spectrum antibiotics）。广谱抗生素对多种不同病原菌具有抗菌作用，抗菌范围广；窄谱抗生素仅对单一菌种或某一菌属具有抗菌作用,抗菌范围窄。

抗菌活性(antibacterial activity):抗菌药物抑制和杀灭病原菌的能力,可用体内和体外方法测定。不同的抗菌药物具有不同的抗菌活性,常用体外测定方法用最低抑菌浓度和最低杀菌浓度表示。最低抑菌浓度(minimal inhibitory concentration,MIC)是指体外能够抑制病原菌生长的最低药物浓度;最低杀菌浓度(minimal bactericidal concentration,MBC)是指体外能够杀灭或使细菌数减少99.9%的最低药物浓度。

化学治疗(chemotherapy):用化学药物抑制或杀灭体内病原体及恶性肿瘤细胞的治疗手段。

化疗指数(chemotherapeutic index,CI):衡量化疗药物临床应用价值和安全性的重要参数。一般用$CI = LD_{50}/ED_{50}$(动物半数致死量与治疗感染动物的半数有效量的比值)或LD_5/ED_{95}(5%致死量与95%有效量的比值)。化疗指数愈大,表明药物毒性越低,相对较安全,但并非绝对安全,如化疗指数最高的抗菌药物青霉素可致过敏性休克。

抗菌后效应(Post Antibiotic Effect,PAE):又称抗生素后效应,细菌短时(如1小时)暴露于高于MIC浓度的某种药物一段时间,在去除培养环境中的抗菌药后的一段时间内(常以小时计),细菌繁殖不能恢复正常的现象。

浓度依赖性抗菌药:具有抗菌后效应,药物浓度越高抗菌活性越强,代表药物有氨基糖苷类、喹诺酮类。

时间依赖性抗菌药:无明显抗菌后效应,抗菌效果主要与一定浓度药物的作用时间有关,当药物浓度达到MIC的4~5倍后,即使药物浓度继续增加,其抗菌效力无明显变化,代表药物为β-内酰胺类。

首次接触效应(first expose effect):抗菌药物在初次与细菌接触时有强大的抗菌效应,与细菌再度接触或连续接触并不再次出现这种明显的抗菌效应,需要间隔一定时间(如数小时后)才会再起作用。代表药物为氨基糖苷类抗生素。

药品不良反应(adverse Drug Reaction,ADR):合格药品在正常用法用量下出现的与用药目的无关的有害反应。常见药品不良反应包括:①对人体有害的副作用,如引起口干;②毒性反应,如引起贫血、肝功能损害;③过敏反应;④三致作用;⑤后遗效应;⑥继发性反应等。

耐药性(drug resistance):又称抗药性,系指微生物、寄生虫等对药物产生的不敏感现象,可分为获得性耐药和天然耐药。

天然耐药(intrinsic resistance):又称内源性/遗传性/固有性耐药,指由基因所决定的耐药性,决定抗菌谱,代代相传,不会改变。

获得性耐药(acquired resistance):接触药物后,通过遗传基因变化、生存代谢途径改变等机制所产生的不被药物杀伤的抵抗力。

多重耐药菌(multidrug resistant organism,MDRO):对3种及3种以上抗菌药物产生耐药。

广泛耐药菌(extensively drug-resistant organism,XDRO):对除1种或2种(黏菌素或替加环素)外的所有抗菌药物耐药。

泛耐药菌(pandrug-resistant organism,PDRO):对所有抗菌药物耐药。

二、抗微生物药物发展与耐药的关系

微生物感染在很长一段时间内曾是引起人类死亡的主要原因,但一直到了19世纪末期,人们才将微生物病原菌与各种疾病的发展联系起来。基于这种认识,人们开始在手术中引入消毒措施,使手术后感染的死亡率逐渐降低,但仍然无法有效预防和控制感染。为了能够降低感染的发病率和死亡率,在过去的几十年间,许多抗菌药物被陆续开发利用(图6-1)。胂凡纳明(arsphenamine)也叫百浪多息,作为第一个磺胺类药物,在1910年被发现,并在1911年引入临床,广泛应用于治疗梅毒和锥虫病。该药具有强大的抑菌作用,曾一度被认为是治疗梅毒的"神奇子弹"。它的研制成功挽救了无数人的生命,作为人类历史上发现的第一个可以对抗病原菌的药物,该药的出现具有划时代的意义。

与此同时,英国科学家弗莱明(Alexander Fleming)在研究溶菌酶的抗微生物活性时发现金黄色葡萄球菌的培养皿中出现一个不同寻常的现象:在有青色霉菌存在时,这些细菌的生长受到抑制。1928年,弗莱明报道了他的发现,他详细描述了这种霉菌的特性和生长条件,还测试了其他霉菌的抗微生物活性,他将这种具有抗菌活性的物质命名为青霉素(penicillin)。他发明了一种检测肉汤培养基中青霉素含量的方法,叙述了发挥抑制作用的青霉素用量以及将这种黄色的抑制剂加倍后的作用效果,相当于我们现在的MIC和平板扩散实验,这些方法仍旧应用于我们今天的临床。很可惜的是,由于这种新物质的不稳定性和提取难度,以及对这种毒性化合物的潜在恐惧,弗莱明没能做进一步的研究,没有真正发现青霉素的治疗价值。进一步推动青霉素发展的是牛津大学的病理学教授弗洛里(Florey),他与化学家钱恩(Chain)等合作,提取和纯化青霉菌培养物中的活性物质——青霉素。在1941年进行的首次临床试验就取得了惊人的疗效,使人们不再怀疑青霉素的抗菌作用。随后弗洛里与美国的研究者合作,于1943年底实现了青霉素在美国、英国和澳大利亚等国家的大量生产,使青霉素成为普通民众也能使用的抗生素。当时正值第二次世界大战期间,青霉素的应用成功挽救了大量伤员的生命。青霉素的出现成为许多细菌感染性疾病的克星,扭转了人类和细菌大战的局势,被认为是现代医学史上最有价值的贡献,是人类医学史上的一个重大的里程碑。

在青霉素问世的同时,另一个开创抗生素新纪元的药物——链霉素也被发现。为了寻找治疗结核分枝杆菌的抗生素,土壤微生物学家瓦克斯曼(Waksman)和他的研究小组在1943年从培养的灰色链霉菌中分离并报道了具有抗微生物活性的链霉素。链霉素是第一个用于治疗结核的抗生素,也是英国医学研究委员会用于治疗肺结核的随机对照临床试验的第一个药物。由于链霉素作用于革兰阴性菌以及青霉素无效的分枝杆菌,在当时被认为是青霉素的一种理想的补充药物,其迅速成为风靡一时的另一类重要的抗生素,同时也极大地鼓舞了人们寻找新的抗生素的信心。作为抗生素时代的先锋,青霉素和链霉素的出现引发人们在世界范围内寻找微生物所产生的其他抗生素。在短短的十多年间,科学家们相继发现了四环素(1945年)、金霉素(1947年)、氯霉素(1948年)、土霉素(1950年)、制霉菌素(1950年)、红霉素(1952年)、万古霉素(1953年)和卡那霉素(1958年)等。

为了扩大抗菌药物的抗菌谱、提高药物的生物利用率和口服吸收率,进入60年代后,人们从微生物中寻找新的抗生素的速度明显放慢,取而代之的是半合成抗生素的出现。1959年6-氨基青霉烷酸的分离开创了半合成青霉素的时代,进而开发了甲氧西林(1960年)和氨苄西林(1961年)。同时,另一些科学家通过对头孢菌素C的侧链和其他基团的修饰使头孢菌素C的活性进一步增强,1964年第一个经过修饰用于临床的头孢菌素——先锋霉素诞生,在此之后,研究者们又先后开发了第二代、第三代、第四代头孢菌素,使越来越多具有更高抗菌活性、更广抗菌谱的半合成衍生物出现,临床应用中可以根据抗菌谱、药代动力学、不良反应和价格等因素选择恰当的药物。

在开发半合成抗菌药物的同时,科学家也在致力于寻找人工合成药物。20 世纪 60 年代人工合成药物喹诺酮类问世,并在 80 年代初期引入氟喹诺酮类药物。氟喹诺酮类药物是人工合成的广谱抗生素,也是唯一能与 β-内酰胺类抗生素具有同等临床应用价值的人工合成药物。

当人们还沉浸在抗生素时代带来的胜利和喜悦,并一路高歌猛进的同时,耐药菌的出现为药物发展带来了严峻的挑战。图 6-1 简要概述了耐药菌的发展演化史。在青霉素大量使用几年后就出现了产青霉素酶的金黄色葡萄球菌,为了对抗这种细菌,人们在 1960 年开发了甲氧西林,甲氧西林能够耐受青霉素酶而不被水解,但是就在甲氧西林投入使用的第二年就分离出了耐甲氧西林的金黄色葡萄球菌(methicillin-resistant *S. aureus*,MRSA)。为了控制 MRSA 的扩散,50 年代发现的万古霉素在 80 年代重新被用来对抗 MRSA,然而万古霉素低水平耐药的金黄色葡萄球菌,包括异质性万古霉素中介金黄色葡萄球菌(hVISA)和万古霉素中介金黄色葡萄球菌(vancomycin-intermediate *S. aureus*,VISA)却在多个国家和地区广泛流行。虽然现阶段万古霉素耐药金黄色葡萄球菌(vancomycin-resistant *S. aureus*,VRSA)在全球的检出率不高,但是研究发现在美国检出的 VRSA 的耐药基因可能通过万古霉素耐药肠球菌(vancomycin-resistant *enterococci*,VRE)经质粒间的水平传递而获得。青霉素在早期应用时对肺炎链球菌有效,但是在 60 年代中期就分离出了青霉素中介肺炎链球菌(PISP)并在 70 年代后期分离出耐青霉素肺炎链球菌(penicillin-resistant *S. pneumoniae*,PRSP)。在口服头孢菌素广泛使用的同时,PRSP 检出率也随之升高,除此之外,大环内酯类的滥用也使得此类药物的耐药菌株不断增加。作为广谱抗菌药物的氨苄西林,早期对流感嗜血杆菌(*Haemophilus influenzae*)感染有效,但在 80 年代发现该菌能产生 β-内酰胺酶,产生氨苄西林耐药菌株。但是,在 90 年代发现由于青霉素结合蛋白突变而导致对 β-内酰胺类抗生素产生获得性耐药的菌株检出率不断升高。这类耐药菌株不产生 β-内酰胺酶,因此被称为 β-内酰胺酶阴性的氨苄西林耐药(β-lactamase-negative ampicillin-resistant,BLNAR)菌株,推测可能与口服头孢菌素的大量使用有关。铜绿假单胞菌因其本身携带内源性耐药基因对许多抗生素不敏感,但是随着抗菌药物的不断发展,铜绿假单胞菌感染也获得了很好的疗效。但是,在抗菌药物使用一段时间后,多重耐药的铜绿假单胞菌(multidrug resistant *P. aeruginosa*,MDRP)呈现暴发趋势。大肠埃希菌是引起无并发症尿路感染、肾盂肾炎等社区获得性和医院获得性感染的主要原因,也是引起医院获得性菌血症的主要原因。克雷伯杆菌、沙门菌、变形杆菌、肠杆菌和其他需氧革兰阴性菌已经成为医院内感染的主要原因。更为可怕的是在医院人群中分离的大肠埃希菌超过 40% 的菌株对许多抗菌药物呈现多重耐药性。

耐药菌的接踵而至使抗生素的发展史演化为微生物的耐药进化史,细菌的耐药性促使更多新的更有效的抗生素不断问世。自从抗生素被应用于临床后,各种各样的耐药菌被先后分离。耐药菌的不断出现使人们不得不寻找新的抗生素,这也是抗生素不断发展的、新药不断涌现的重要促进因素。20 世纪 60~80 年代间,医院感染和耐药菌的广泛传播导致新的感染不断出现,而革兰阴性菌也成为医院获得性感染的最主要的病原菌。由于多重耐药性的出现使得病人治疗变得更加复杂,在与耐药菌如 MRSA、VRE、肺炎克雷伯菌、铜绿假单胞菌和随后的不动杆菌的对决中,新的具有不同抗菌机制的抗生素相继出现,如碳氢霉烯类、恶唑烷酮类抗菌药物等。

碳氢霉烯类抗生素被认为是治疗对革兰阴性耐药菌,尤其是超广谱产 β-内酰胺酶耐药菌的最后一个可选择的抗生素。不幸的是,近年来发现了能够水解碳氢霉烯类抗生素的 β-内酰胺酶,为革兰阴性杆菌的治疗提出了严峻的考验。临床上最相关的两个碳氢霉烯酶一个是 90 年代报道的肺炎克雷伯菌碳氢霉烯酶(KPC),还有一个是 2009 年新发现的新德里金属 β-内酰胺酶(NDM-1)。

万古霉素因具有很强的抗菌活性,往往成为治疗感染的终极药物,并成为 β-内酰胺类药物过敏病人的保留药物。但是,VRE 和 VRSA 的分离,使得人们不得不寻求新的抗菌药物,并先后开发了恶唑烷酮类抗生素和达托霉素。

抗菌药物的发展史也可以看做是人类与微生物之间的博弈史,抗生素的应用使细菌经过选择形成适应性的耐药菌株,随后新的抗生素被开发用于治疗耐药菌,随后又出现新的耐药菌,如此循环往复,导致更高级更有效的抗生素不断问世,而同时细菌的演化也在不断进行(图 6-1)。也许细菌和抗生素之间的博弈就是一场没有终点的战争。

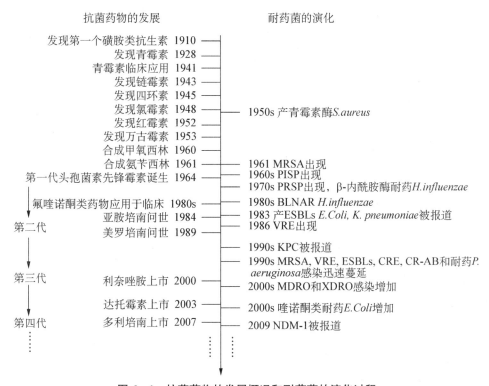

图 6-1 抗菌药物的发展概况和耐药菌的演化过程

MRSA:耐甲氧西林金黄色葡萄球菌;PISP:青霉素中介肺炎链球菌;PRSP:耐青霉素肺炎链球菌;BLNAR:β-内酰胺酶阴性的氨苄西林耐药;ESBLs:产超广谱 β-内酰胺酶菌;VRE:耐万古霉素肠球菌;KPC:肺炎克雷伯菌碳氢霉烯酶;CRE:耐碳氢霉烯类抗菌药物肠杆菌科细菌;CR-AB:耐碳青霉烯类抗菌药物鲍曼不动杆菌;MDRO:多重耐药菌;XDRO:广泛耐药菌;NDM-1:新德里金属 β-内酰胺酶。

三、抗微生物药物的作用机制

在经历了近一个世纪的努力后,科学家们逐步开发出不同种类、不同抗菌谱和抗菌效能的抗微生物药物,其作用机制及代表药物如下(表 6-1,图 6-2,图 6-3,图 6-4)。

表6-1 抗微生物药作用机制及代表药物

作用机制	代表药物
细菌	
抑制细胞壁合成	青霉素、头孢霉素、万古霉素
增加细胞膜通透性	多肽类(多黏菌素B、多黏菌素E),多烯类(两性霉素B、制霉菌素)
抑制蛋白质合成	
影响蛋白质合成多个环节	氨基糖苷类
抑制核糖体30s亚基功能	四环素类、大观霉素
干扰核糖体50s亚基功能	红霉素、氯霉素、克林霉素
干扰核酸复制与修复	
抑制细菌DNA合成	喹诺酮类
影响细菌RNA合成	利福平
影响叶酸代谢	磺胺类
真菌	
影响细胞膜	多烯类(两性霉素B、制霉菌素),唑类(酮康唑、克霉唑、咪康唑、氟康唑、伊曲康唑、伏立康唑),丙烯胺类(特比萘芬),吗啉类(阿莫罗芬)
影响细胞壁	棘白菌素类(卡泊芬净、米卡芬净)
干扰DNA和RNA多聚酶	氟胞嘧啶
干扰微管蛋白聚合	灰黄霉素
病毒	
广谱抗病毒药物	利巴韦林、干扰素
抑制穿入和脱壳	金刚乙胺、金刚烷胺、恩夫韦地、马拉韦罗
抑制DNA多聚酶	阿昔洛韦、更昔洛韦、伐昔洛韦、泛昔洛韦
抑制反转录酶	核苷类:齐多夫定、拉米夫定、阿德福韦酯; 非核苷类:依法韦仑
抑制蛋白酶	沙奎那韦、利托那韦、茚地那韦、奈非那韦
抑制神经氨酸酶	奥司他韦、扎那米韦

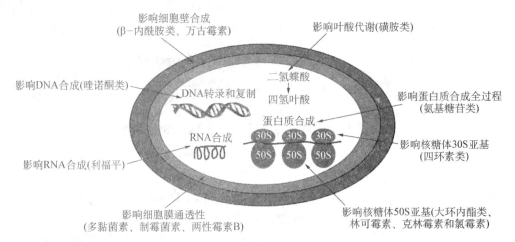

图6-2 常见抗菌药物的作用机制示意图

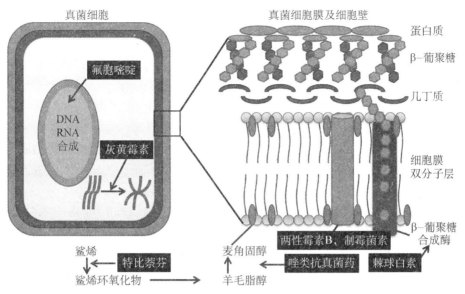

图 6-3 常见抗真菌药物的作用机制示意图

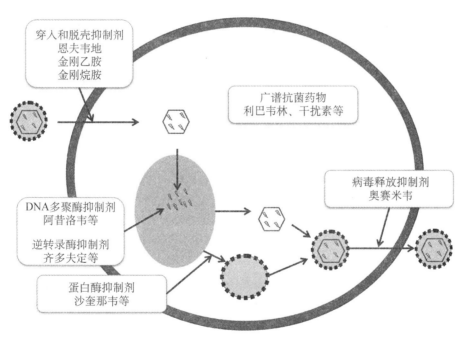

图 6-4 常见抗病毒药物的作用机制示意图

四、细菌耐药及产生机制

（一）微生物耐药与医院感染

由于抗菌药物的广泛应用，临床上耐药菌的出现使得抗生素疗效降低甚至完全无效，并引发严重的医院感染。中国细菌耐药监测网每年均会发布监测医院耐药菌检出情况，近期结果显示受监测医院分离的革兰阴性菌约占 70%，革兰阳性菌约占 30%，其中近九成来自住院患者。这些菌株主要来自呼吸道、尿液、血液和感染伤口等。引起医院感染的常见耐药菌如下。

1. 耐甲氧西林金黄色葡萄球菌　耐甲氧西林金黄色葡萄球菌(MRSA)在 1961 年被分离报道,80 年代后期,MRSA 逐渐成为引起院内感染的重要病原菌。研究发现 85% 的 MRSA 发生在医疗机构(医院感染)。除对甲氧西林耐药外,MRSA 对目前临床应用的绝大多数抗生素均耐药。MRSA 院内感染常发生于免疫缺陷、大面积烧伤、大手术后病人和老年病人,极易引起感染的暴发流行,已经成为临床棘手的难题。MRSA 感染常出现在 ICU、新生儿病房、产房等科室。MRSA 能够通过多种途径传播扩散,其中最重要的途径是通过污染的手,尤其是医务人员的手传播。一旦被确认为 MRSA,应报告对所有的 β-内酰胺类抗菌药物耐药,包括头孢菌素和亚胺培南(无论其体外试验的结果敏感与否)。目前治疗 MRSA 首选万古霉素、去甲万古霉素,替考拉宁、利奈唑胺(斯沃)对 MRSA 也有较好敏感性。

2. 耐万古霉素肠球菌　耐万古霉素肠球菌(VRE)发现于 1986 年,由于万古霉素近几十年被广泛用于治疗严重感染和多重耐药菌感染,如 MRSA 的扩散,导致 VRE 分离率逐年上升。VRE 也是引起院内感染的主要病原菌,暴发流行多发生于 ICU 和血液病房等患有危重疾病和免疫功能低下的病人,所致感染死亡率高。VRE 的治疗药物的选择范围很窄,困难很大,一旦发生感染,则抗生素治疗无效。因此,要做好 VRE 感染病人的隔离。

3. 产超广谱 β-内酰胺酶菌　目前,产超广谱 β-内酰胺酶菌(ESBLs)的细菌以肠道细菌多见,如大肠埃希菌、克雷伯菌。近年来临床也从铜绿假单胞菌、不动杆菌中分离到 ESBLs。ESBLs 不仅可以水解早期的 β-内酰胺类药物,而且可以水解第二代、第三代头孢菌素而产生耐药作用。ESBLs 的耐药基因编码经常和其他耐药基因联结,如氨基糖苷类、磺胺类耐药基因,导致细菌多重耐药。目前治疗可以使用 β-内酰胺酶抑制剂或碳氢霉烯类抗生素。

4. 耐碳氢霉烯类抗菌药物肠杆菌科细菌　在过去 20 年,碳氢霉烯类抗生素被认为是治疗革兰阴性耐药菌,尤其是超广谱产 β-内酰胺酶耐药菌的最后一个可选择的抗生素。不幸的是,近年来发现了能够水解碳氢霉烯类抗生素的 β-内酰胺酶,为革兰阴性杆菌的治疗提出了严峻的考验。临床上最相关的两个碳氢霉烯酶一个是 90 年代报道的肺炎克雷伯菌碳氢霉烯酶(KPC),还有一个是 2009 年新发现的新德里金属 β-内酰胺酶(NDM-1)。

5. 耐碳青霉烯类抗菌药物鲍曼不动杆菌　鲍曼不动杆菌(AB)在人体的皮肤表面、结膜、口腔、呼吸道、胃肠道及泌尿生殖道等部位也常常可以分离到,也普遍存在于医院环境中,病菌的检出与该病区环境卫生、消毒措施严格程度有关。AB 是院内感染常见机会致病菌之一,主要侵犯免疫抑制、身体虚弱以及有严重疾病的病人,尤其是 ICU 病人。碳青霉烯类抗生素被认为是临床治疗鲍曼不动杆菌感染最有效的抗菌药物之一,但近年来由于碳青霉烯类药物在医院中的大量使用,耐碳青霉烯类抗菌药物鲍曼不动杆菌(Carbapenem-resistance *Acinetobacter baumannii*, CR-AB)急剧增加。一旦细菌对碳青霉烯类抗生素耐药,则意味着对其他抗生素都基本耐药,往往让临床医生束手无策。

6. 多重耐药/泛耐药铜绿假单胞菌　多重耐药/泛耐药铜绿假单胞菌(MDR/PDR-PA)常常为造成医院内感染暴发的主要原因。对 5 类抗菌药中的 3 类及以上药物耐药为多重耐药株。这 5 类抗生素包括头孢菌素类、碳青霉烯类、β-内酰胺酶抑制剂、氟喹诺酮类和氨基糖苷类。若对以上 5 类抗菌药物均耐药,包括头孢他啶、亚胺培南、美罗培南、哌拉西林/三唑巴坦、环丙沙星、左氧氟沙星则称之为泛耐药铜绿假单胞菌(PDR-PA)。近年来 MDR/PDR-PA 分离率不断增加,给临床治疗带来了极大的困难,逐渐成为医院感染监测的重点。

7. 多重耐药结核分枝杆菌　多重耐药结核分枝杆菌(MDR‐TB)的蔓延使结核病再次死灰复燃,由于对异烟肼和利福平等传统抗结核药物均表现出耐药性,MDR‐TB 的治疗也变得异常艰难。中国是目前 MDR‐TB 疫情最严重的国家。

(二) 细菌耐药机制

细菌耐药产生机制可归为以下几类(表6‐2)。

表6‐2　常见细菌耐药机制

分类	机制
产生各种灭活酶	
水解酶	β‐内酰胺酶水解药物的 β‐内酰胺环,使药物失活,引起 β‐内酰胺类耐药
氨基糖苷修饰酶	该酶使氨基糖苷类抗生素不能与核糖体靶位发生作用。由于氨基糖苷类抗生素结构相似,故细菌对某药产生耐药性后,对其他未接触过的氨基糖苷类药物也会产生耐药性,即交叉耐药。
改变药物作用靶位	青霉素结合蛋白(PBPs)的变化导致与 β‐内酰胺类抗生素的亲和力降低 喹诺酮类药物主要通过抑制 DNA 拓扑异构酶从而抑制细菌 DNA 的合成。当编码拓扑异构酶亚基的基因发生突变时可引起喹诺酮类耐药
降低细胞膜的通透性	多黏菌素类难以通过革兰阳性球菌的细胞壁。此外,细菌可改变自身细胞膜的通透性或下调细胞膜孔蛋白的表达,使药物分子无法进入菌体内而导致耐药
药物的主动外排系统	将进入细菌体内的药物通过主动外排系统特异性地泵出膜外,从而逃避抗生素的作用。具有多重耐药的特点
细菌代谢途径发生改变	细菌通常以氨基苯甲酸(PABA)蝶啶为原料,合成核苷酸。磺胺类药物与 PABA 结构相似,二者产生竞争,影响细菌代谢。当细菌对 PABA 产生量增多,而对磺胺类耐药
产生生物膜	细菌黏附于物体表面后分泌细胞外多糖复合物将自身包裹其中形成膜状物,当细菌以生物膜形式存在时其耐药性明显增加,大量的胞外多糖可以形成分子屏障和电荷屏障,组织或延缓药物渗入,同时生物膜中的高浓度水解酶可以使进入生物膜的抗生素失活

第二节　抗微生物药

一、抗细菌药

本节将简要介绍临床常见的抗菌药物及其主要作用机制和临床应用。

(一) 抗生素

1. β‐内酰胺类抗生素　β‐内酰胺类抗生素指结构中含 β‐内酰胺环的一类抗生素,包括青霉素类、头孢菌素类、其他(非典型)β‐内酰胺类、β‐内酰胺酶抑制剂和 β‐内酰胺类抗生素复方制剂。

（1）分类

1）青霉素类：根据抗菌谱可分为4种青霉素亚型。①窄谱青霉素：如注射用青霉素G和口服用青霉素V。②耐青霉素酶的青霉素：如注射用甲氧西林和口服、注射用氯唑西林和氟氯西林。③广谱青霉素：如注射、口服用氨苄西林和口服用阿莫西林。④抗铜绿假单胞菌青霉素：如注射用羧苄西林和哌拉西林。⑤抗革兰阴性杆菌青霉素：如注射用有美西林和替莫西林。

2）头孢菌素类：根据抗菌谱、抗菌强度、肾毒性、对β-内酰胺酶稳定性的不同，可分为4代。①第一代头孢菌素：如注射用先锋霉素和头孢唑啉，口服用头孢氨苄。②第二代头孢菌素：如注射用头孢呋辛和口服用头孢克洛；③第三代头孢菌素：如注射用头孢噻肟和口服用头孢克肟；④第四代头孢菌素：如注射用头孢匹罗。

3）其他β-内酰胺类：①碳氢霉烯类；②头孢霉素类；③氧头孢烯类；④单环β-内酰胺类。

4）β-内酰胺酶抑制剂：克拉维酸、舒巴坦、他唑巴坦。

5）β-内酰胺类抗生素复方制剂。

（2）抗菌机制：β-内酰胺类抗生素的作用机制主要是与细菌的青霉素结合蛋白（penicillin binding proteins，PBPs）相结合，抑制细菌细胞壁肽聚糖交叉链接的形成，从而启动细胞壁的自溶，使菌体失去渗透屏障而膨胀、裂解，发挥抗菌作用。

PBPs是广泛存在于细菌表面的一种膜蛋白，是β-内酰胺类抗生素的主要作用靶位。各种细菌细胞膜上的PBPs数目、分子量、对β-内酰胺类抗生素的敏感性不同，但各种菌种的PBPs又有许多类似的结构与功能，在细菌生长、繁殖中发挥重要作用。例如，大肠杆菌有7种PBPs，PBP1a和PBP1b与细菌延长有关，抑制细菌的PBP1a和PBP1b可使细菌生长繁殖和延伸受到抑制，并溶解死亡。PBP2与细菌形状有关，抑制PBP2可以使细菌形成不稳定球形体，导致胞体溶解死亡。PBP3与细菌分裂有关，抑制细菌PBP3，可使细菌丝分裂终止，逐渐溶解死亡。PBP1-3是细菌存活、生长繁殖所必需，PBP4-6对细菌生存繁殖无重要性，抗生素与之结合后，对细菌无影响。

哺乳动物无细胞壁，不受β-内酰胺类药物的影响，因而本类药具有对细菌的选择性杀菌作用，对宿主毒性小。

（3）抗菌活性和临床应用：青霉素G抗菌作用很强，在低浓度时发挥抑菌作用，在高浓度时发挥杀菌作用，对大多数革兰阳性球菌、革兰阳性杆菌、革兰阴性球菌、少数革兰阴性杆菌和螺旋体、放线杆菌等均具有高度抗菌活性。虽然由于青霉素G的大量使用导致耐药菌株的产生，但是青霉素G仍然被推荐用于治疗溶血性链球菌、肺炎球菌、草绿色链球菌、金黄色葡萄球菌、化脓性链球菌、螺旋体等敏感菌引发的感染。

耐酶青霉素通过改变青霉素化学结构的侧链，使β-内酰胺环不易被青霉素酶水解。此类药物抗菌谱同青霉素G，但杀菌活性不及青霉素G，主要用于耐青霉素G的金黄色葡萄球菌感染。

广谱青霉素氨苄西林能对革兰阴性杆菌有更好的效果，对流感嗜血杆菌、大肠埃希菌、沙门菌和志贺菌有较强的抗菌活性，对铜绿假单胞菌无效，对球菌、革兰阳性杆菌、螺旋体的抗菌作用不及青霉素G。临床主要用于治疗伤寒、副伤寒、胃肠道感染、尿路感染等。阿莫西林口服时能达到更高的血清浓度，被认为是治疗化脓性链球菌引起的急性中耳炎和上呼吸道感染的药物，对简单尿路感染中的粪肠球菌具有活性。阿莫西林有一个非常重要的作用就是根治幽门螺杆菌的感染，可用于治疗活动性胃炎和消化性溃疡。阿莫西林也广泛用于治疗孕妇的尿道炎和宫颈炎。时至今日，阿莫西林仍被用于治疗婴儿和小孩的肺炎和李斯特菌病。

抗铜绿假单胞菌的羧苄西林抗菌谱与氨苄西林相似,但对革兰阴性杆菌作用强,尤其是对铜绿假单胞菌有特效。该药常用于治疗铜绿假单胞菌感染,也可用于治疗大肠埃希菌、变形杆菌引起的尿路感染。

头孢菌素类与青霉素类有理化性质和作用机制,具有抗菌谱广、杀菌效力强、对β-内酰胺酶较稳定和不良反应较少等优点。各代头孢菌素各有特点:第一代头孢菌素,如注射用先锋霉素和头孢唑啉,口服用头孢氨苄,是对革兰阳性细菌、甲氧西林敏感葡萄球菌作用最强的头孢菌素(较二、三代强),对革兰阴性细菌作用差。可被细菌产生的β-内酰胺酶所破坏,肾毒性较大,主要用于治疗敏感菌引起的呼吸道和尿路感染、皮肤及软组织感染。第二代头孢菌素对革兰阳性菌的活性不如第一代,对铜绿假单胞菌无效,但对革兰阴性菌的活性更强,对厌氧菌有一定作用。对多种β-内酰胺酶比较稳定,肾毒性较一代头孢有所下降,可用于治疗敏感菌引起的肺炎、胆道感染、菌血症、尿路感染和其他组织器官感染等。值得注意的是,第二代头孢菌素中唯一能穿过血脑屏障的药物是头孢呋辛,因此可以被用来治疗脑膜炎。第三代和第四代头孢菌通常被认为具有更广的抗菌谱,虽然对革兰阳性菌的抗菌活性不如第一代和第二代,但是对革兰阴性菌的抗菌活性得到进一步的提高。第三代头孢菌素对革兰阳性菌的活性不如第一、二代,能有效控制铜绿假单胞菌、肠杆菌类等革兰阴性菌和厌氧菌感染。对β-内酰胺酶有较高的稳定性,能够通过血脑屏障进入中枢神经系统,肾毒性极低,可用于治疗危及生命的败血症、脑膜炎、肺炎、骨髓炎及严重尿路感染,如头孢哌酮。虽然β-内酰胺酶的不断出现使第三代头孢菌素的临床应用不断减少,但是第三代头孢菌素可用于治疗医院获得性感染和社区感染。此外,第三代头孢菌素也经常被用于淋病的临床治疗。第四代头孢菌素具有更广的抗菌谱,对革兰阳性菌和革兰阴性菌均有很高的抗菌活性,对β-内酰胺酶高度稳定,无肾毒性,如头孢匹罗,可用于治疗对第三代头孢菌素耐药的细菌感染,与某些氨基糖苷类和氟喹诺酮类药物联合治疗严重的铜绿假单胞菌感染。四代头孢按照"特殊使用"类别管理使用。更高级的头孢菌素还在继续开发,虽然新开发的药物被认为是第五代头孢菌素还有些争议,但是更不易形成耐药菌株,因此可作为 MRSA 的治疗选择。

其他β-内酰胺类包括碳氢霉烯类、头孢霉素类、氧头孢烯类、单环β-内酰胺类。第一个应用于临床的半合成碳氢霉烯类药物是亚胺培南,该药对 PBPs 亲和力强,具有抗菌谱广、抗菌作用强、耐酶且稳定性好等特点。但是,在体内易被哺乳动物的肾脏肾脱氢肽酶-Ⅰ(DHP-Ⅰ)水解失活,临床应用需要与脱氢肽酶抑制剂西司他丁合用来提高抗菌效能,主要用于革兰阳性和革兰阴性需氧菌、厌氧菌所致的各种严重感染,以及其他常用药物疗效不佳的感染。随后问世的美罗培南,通过改进结构使其能够对抗 DHP-Ⅰ的水解作用。美罗培南主要用于治疗由耐药菌引起的严重的医院获得性感染,由于其抗菌谱广,杀菌作用强,一直是医院感染备选药物之一。2001 年研究者开发了厄他培南,厄他培南的主要优势为作用效果更持久,只需每天给药一次。厄他培南与美罗培南的抗菌谱非常相似,尽管厄他培南几乎能拮抗所有的β-内酰胺酶,但是厄他培南对非发酵革兰阴性菌的作用效果有限,因此常被用于治疗社区获得性感染。新近上市的多利培南可用于治疗复杂的腹腔内感染和复杂的尿道感染。多利培南与其他的碳氢霉烯类抗生素具有相似的抗菌谱。但是,多利培南对 MRSA 和 VRE 具有抗菌活性。此外,多利培南能够穿透进入一些体液和组织。

头孢霉素类(cephamycins)的化学结构与头孢菌素相似,但是在 C7 位增加一个甲氧基,使其对β-内酰胺酶的稳定性较头孢菌素强。头孢西丁(cefoxitin)为此类药物的代表,抗菌谱广,对革兰阳性菌和革兰阴性菌均有较强的杀菌作用,与第二代头孢菌素相同,对厌氧菌有高效。由于对β-内酰胺酶高度稳定,对耐青霉素金黄色葡萄球菌和对头孢菌素耐药的细菌有较强活性。该药在脑脊液中含量最高,用于治疗由需氧菌和厌氧菌引起的脑膜炎以及盆腔、腹腔和妇科的混合感染。

氧头孢烯类(oxacephems)与带三代头孢菌素具有相似的抗菌谱和抗菌作用特点,对β-内酰胺酶极其稳定,主要用于治疗尿路、呼吸道、妇科、胆道感染和脑膜炎、败血症。

单环β-内酰胺类(monobactams)第一个应用于临床的药物是氨曲南(aztrenam),此药具有耐酶、低毒的特点,对革兰阴性菌有强大的抗菌作用,对革兰阳性菌和厌氧菌作用较弱。常用于大肠埃希菌、沙门菌、克雷伯菌和铜绿假单胞菌所致的下呼吸道、尿路、软组织感染和脑膜炎、败血症的治疗。

(4) 注意事项

1) 不良反应:每种抗生素在注射和口服后均会伴有不同程度的不良反应。β-内酰胺类药物最常见也最严重的不良反应是变态反应,发生率在各种药物中居首位,包括Ⅰ型、Ⅱ型和Ⅲ型变态反应。其中最严重的是Ⅰ型变态反应,即过敏性休克,死亡率约为0.1/万。防止过敏性休克发生的措施:①应新鲜配制以防止药物降解并减少抗原性;②应详细询问病史,做青霉素过敏试验;③做好急救准备,发生过敏性休克时应立即给予急救措施(肾上腺素、糖皮质激素等)。其他不良反应还包括使用青霉素后的赫氏反应和局部红肿、疼痛、胃肠道不适、皮疹、神经系统症状等。对于广谱抗生素还可能引发机体的二重感染。头孢菌素还应关注药物的肾毒性和耳毒性,根据病人情况选择合适的抗生素。

2) 药物相互作用:阿司匹林等可竞争性抑制β-内酰胺类抗生素在肾脏的代谢,增强血药浓度,延长药物作用时间。β-内酰胺类与氨基糖苷类药物有协同抗菌作用,但是不能混合静脉滴注;与磺胺类、四环素类等合用有拮抗作用;与某些药物和重金属以及氨基酸营养液等属于配伍禁忌。因此,在临床使用β-内酰胺类抗生素时,应注意药物与药物之间的相互作用。

3) 细菌耐药:抗生素的不合理使用,如长期大剂量使用某种抗生素、对敏感菌使用更高级的抗生素、无用药指征的抗生素滥用、抗生素间的不合理配伍等,会使耐药菌和交叉耐药菌不断出现。虽然越来越多的抗生素被开发利用,但是随着耐药菌的不断演化发展,临床可供选择的抗生素却越来越少。因此,合理使用抗生素、防止耐药菌的产生是每一个医生和病人都需要参与和关注的问题。

2. 大环内酯类、林可霉素类及多肽类抗生素

(1) 大环内酯类:大环类脂类是一类含有14、15、16元大环内酯结构的抗生素。

1) 分类:大环内酯类(macrolides)抗生素按化学结构分为:①14元大环内酯类:如红霉素、罗红霉素、克拉霉素。②15元大环内酯类:如阿奇霉素。③16元大环内酯类:如螺旋霉素、乙酰螺旋霉素、交沙霉素、麦迪霉素、醋酸麦迪霉素。

2) 抗菌机制:大环内酯类抗生素的主要作用机制是抑制细菌蛋白质的合成。药物能不可逆地结合到细菌核糖体50S亚基上,抑制肽酰基转移酶,从而影响核糖核蛋白体的移位过程,妨碍肽链增长,抑制细菌蛋白质的合成。由于大环内酯类在细菌核糖体50S亚基上的结合点与克林霉素和氯霉素相同,当与这些药物合用时,可发生相互拮抗作用。

3) 抗菌活性和临床应用:大环内酯类对大多数革兰阳性菌和部分革兰阴性菌有抗菌活性,对嗜肺军团菌、支原体、衣原体和弓形虫等也具有良好的作用。临床上主要用于治疗军团菌病和敏感菌引起的呼吸道、泌尿生殖道感染以及支原体、衣原体感染等。

4) 常见大环内酯类抗生素

a. 红霉素:红霉素(erythromycin)在酸性溶液中不稳定,抗菌谱与青霉素相似,但是比青霉素更广,其抗菌效力不及青霉素。临床常用于治疗耐青霉素酶的金黄色葡萄球菌感染和对青霉素过敏的病人。可作为军团菌性肺炎、白喉带菌者、支原体或衣原体肺炎和弯曲杆菌感染的首选药物。红霉素最主要的不良反应是胃肠道反应,少数发生肝损害,待停药后可恢复。

除克拉霉素和阿奇霉素外,其他大环内酯类抗生素均与红霉素相似。

b. 克拉霉素:克拉霉素(clarithromycin)耐酸,口服易吸收,但首过消除明显,生物利用度不高。分布广泛且组织中浓度高于血液浓度。抗菌活性强于红霉素,对需氧革兰阳性球菌、嗜肺军团菌、肺炎衣原体抗菌活性是大环内酯类中最强的。不良反应发生率比红霉素低。

c. 阿奇霉素:阿奇霉素抗菌谱较红霉素广,对革兰阴性菌的抗菌作用增强。对肺炎支原体的作用是大环内酯类中最强的,临床用于较重的呼吸道、泌尿生殖道和皮肤软组织感染。

(2) 林可霉素类抗生素:林可霉素类抗生素包括林可霉素(lincomycin)和克林霉素(clindamycin)。前者由链丝菌产生,后者是前者的半合成品。两药具有相同的抗菌谱和抗菌机制,由于克林霉素的口服吸收好、抗菌活性强、毒性小,故临床应用多于林可霉素。

1) 抗菌机制:此类药物与大环内酯类作用机制相同,能与敏感菌核糖体的50S亚基不可逆性结合,阻止肽链的延长,从而抑制细菌的蛋白质合成。

2) 抗菌活性和临床应用:本品抗菌谱与红霉素类似,最主要的特点是对各类厌氧菌有强大抗菌作用。本品主要用于骨髓炎,是治疗金黄色葡萄球菌引起的骨髓炎的首选药。还用于厌氧菌引起的口腔、腹腔和妇科感染及需氧革兰阳性球菌引起的败血症、骨和关节感染、胆道感染等。

3) 不良反应:本品的不良反应主要包括胃肠道反应、过敏反应及心血管系统和造血系统毒性反应。

(3) 多肽类抗生素:多肽类抗生素主要包括万古霉素类、多粘菌素类、杆菌肽类,分别由链霉菌培养液、多粘杆菌培养液、枯草杆菌培养液中分离获得。

1) 万古霉素类:万古霉素类抗生素属于糖肽类抗生素,包括万古霉素(vancomycin)、去甲万古霉素(norvancomycin)和替考拉宁(teicoplanin)。

a. 抗菌机制:万古霉素能够破坏细菌肽聚糖的生物合成,影响革兰阳性菌细胞壁的结构达到抗菌作用。由于药物分子大,万古霉素不能进入革兰阴性菌的外膜,因此对革兰阴性菌没有活性。

b. 临床应用:万古霉素类药物早期应用较少,进入20世纪80年代后,由于两大医院感染病原菌的出现,第一个就是MRSA的广泛出现,第二个是引发假膜性肠炎的病原菌,使得人们对万古霉素的治疗作用产生新的兴趣。万古霉素口服后不会被吸收进入血液,能够在肠道内保持一个较高的浓度发挥治疗作用,FDA也在1986年批准口服万古霉素用于治疗艰难梭菌引发的假膜性结肠炎。进入90年代后,万古霉素与第三代头孢菌素联合使用是治疗已知或疑似肺炎球菌性脑膜炎的标准治疗方案。

万古霉素对革兰阳性厌氧菌和需氧菌均有抗菌活性,可被用于治疗革兰阳性菌引发的严重的威胁生命的感染。虽然万古霉素对肺炎球菌有效,但是药物的滥用加速了耐药菌的出现。万古霉素不能被用作治疗肺炎球菌的常规药物,应该仅限于治疗患严重社区获得性肺炎的小孩和疑似菌感染的脑膜炎病人。此抗生素的使用严格限于危重病人、对β-内酰胺类抗生素过敏的病人和对β-内酰胺类抗生素耐药但对其他抗生素不敏感的病人。万古霉素对MRSA的抗菌活性使其具有重要的临床价值。近年来,许多肠球菌对万古霉素耐药,在用于治疗此类细菌感染前需进行药敏试验。虽然万古霉素对一些革兰阳性菌具有抗菌活性,但是许多革兰阴性菌对万古霉素具有内在抗药性。

c. 耐药性:万古霉素耐药肠球菌(VRE)最早是由欧洲在1986年报道,第二年美国也报道了VRE的出现。第一个对万古霉素敏感性降低的葡萄球菌于1997年在日本和美国被报道出来。万古霉素中介耐药(VISA)和万古霉素耐药金黄色葡萄球菌(VRSA)使人们对该药物用于治疗葡萄球感染的效果表示担心。

d. 注意事项:①万古霉素类抗生素不良反应主要包括3个方面:耳毒性、肾毒性和过敏反应如红人综合征。由于氨基糖苷类抗生素也容易发生以上不良反应,应用时应注意配伍禁忌。②药物应用规范:万古霉素的不恰当使用是一个很大的问题,尤其是对甲氧西林敏感的金黄色葡萄球菌感染,因为其效果不如青霉素类药物,为了防止万古霉素耐药菌株的扩散,医院感染控制实践咨询委员会(Hospital Infection Control Practices Advisory Committee,HIC-PAC)提出万古霉素不能被用于治疗对头孢菌素、青霉素或其他抗菌剂敏感的细菌引发的感染。

2) 多黏菌素类:多黏菌素类(polymyxins)抗生素主要作用于细菌胞质膜,导致胞膜通透性增加,使细菌胞内重要物质外漏而造成细胞死亡。此类抗生素只对某些革兰阴性杆菌具有强大抗菌活性,主要用于治疗铜绿假单胞菌引起的败血症、泌尿道和烧伤创面感染。由于新的、低毒、高效抗生素陆续开发,此类药物已被其他药物代替,不过当上述细菌对其他抗生素耐药而对此药敏感时,仍可作为次选药物。与磺胺类药物等合用,可以提高治疗多重耐药的革兰阴性杆菌导致的医院内感染的疗效。本类药物口服不吸收,适合用于治疗肠道感染。此类效果不良反应发生率高,临床应用时避免长期大剂量使用。

3) 杆菌肽类:杆菌肽(bacitracin)不仅干扰细菌细胞壁的合成,还能损伤细菌胞质膜,导致胞质内容物外漏,细菌死亡。本品对革兰阳性细菌和阴性球菌、螺旋体等均有杀菌作用。由于本品肾脏毒性大,临床仅用于局部抗感染。

3. 氨基糖苷类抗生素　氨基糖苷类(aminoglycosides)抗生素因其结构中含有由配糖键链接的氨基醇环和氨基糖分子而得名。主要包括天然来源(链霉素、庆大霉素、卡那霉素、妥布霉素等)和半合成品(阿米卡星、奈替米星、卡那霉素B等)两类。

(1) 抗菌机制:氨基糖苷类的抗菌机制主要是抑制细菌蛋白质的合成,破坏细菌质膜的完整性,从而达到杀菌的目的。氨基糖苷类能影响细菌蛋白质合成的全过程。①起始阶段,抑制核糖体70S亚基形成始动复合物;②选择性与细菌核糖体30S亚基上的靶蛋白结合造成A位歪曲,使mRNA上的密码错误,合成无功能的异常蛋白质;③阻碍终止因子与核蛋白体A位结合,使已合成的肽链不能释放;④阻止核糖体70S亚基解离,使菌体内核糖体循环利用受阻。此外,氨基糖苷类还能通过吸附作用与菌体胞质膜结合,使菌体通透性增加,胞内大量物质外流,导致细菌死亡。

本类药物的杀菌特点为:①杀菌速度和杀菌持续时间呈浓度依赖性;②仅对需氧菌有效,且抗菌活性显著强于其他类药物,对厌氧菌无效;③抗生素后效应期长,且持续时间称浓度依赖性;④具有初次接触效应,即细菌首次接触氨基糖苷类时能迅速被杀死;⑤在碱性环境中抗菌活性增强。

(2) 抗菌活性和临床应用:氨基糖苷类药物抗菌谱较广,主要对敏感需氧革兰阴性菌有强大的抗菌活性,常用于治疗此类细菌感染引起的呼吸道、泌尿道、皮肤软组织、胃肠道、创伤和关节感染等。其对某些革兰阳性菌也有良好的杀菌作用,但对厌氧菌几乎没有抗菌作用。本类药物抗菌谱基本相同,链霉素和卡那霉素还对结核分枝杆菌有效。该类药物口服不吸收,可用于消化道感染、肠道术前准备,还可制成外用软膏或眼膏治疗局部感染。

（3）常用氨基糖苷类抗生素

1）链霉素:对结核杆菌具有强大的抗菌作用,易产生耐药性,用于鼠疫、兔热病治疗。抗结核。

2）庆大霉素:庆大霉素抗菌谱较广,且活性较强,对多数需氧革兰阴性杆菌如大肠埃希菌、肺炎杆菌、变形杆菌、沙门菌属、痢疾杆菌、肠杆菌属等均有很好的抗菌作用。抗铜绿假单胞菌感染。本类药肾毒性最大。

3）卡那霉素:在抗革兰阴性杆菌方面,因不良反应较大,疗效不突出,已被其他同类药物取代。目前仅与其他抗结核病药物合用,治疗对第一线药物产生耐药性的结核病人。

4）妥布霉素:通常与抗铜绿假单胞菌的青霉素类或头孢菌素类药物合用治疗铜绿假单胞菌所致的各种感染。

5）阿米卡星:氨基糖苷类抗菌谱广的抗菌药物。对铜绿假单胞菌所产生的多种氨基糖苷类灭活酶稳定,可作为一些氨基糖苷类耐药菌感染的首选药。

6）奈替米星:具有广谱抗菌作用,对肠杆菌科有强大活性,对铜绿假单胞菌也有较强的作用。本品具有一定的耐酶性能,对庆大霉素耐药的菌株及对青霉素耐药的金黄色葡萄球菌也有作用。

（4）注意事项

1）不良反应:主要的不良反应包括:①耳毒性,损伤第八对脑神经;②肾毒性,甚至诱发药源性肾衰竭;③神经肌肉麻痹;④过敏反应。

2）药物搭配:常与β-内酰胺类抗生素联合使用,获得更好的抗菌活性。

（5）共同特点:氨基糖苷类药物在化学性质、体内过程、抗菌机制、抗菌谱、不良反应和耐药性有共同特点,如表6-3。

表6-3 氨基糖苷类抗生素的共同特点

相似之处	共同特点简介
化学性质	均为极性和解离度大的有机碱,脂溶性小,难跨膜转运
体内过程	肌内注射(口服难吸收);主要分布在细胞外液,大部分以原形经肾排出;难以通过血-脑屏障,但可通过胎盘屏障
抗菌机制	作用于细菌蛋白质合成各阶段,抑制蛋白质合成,破坏细菌胞浆膜完整性,为速效静止期杀菌药
抗菌谱	对革兰阴性杆菌有较强杀灭作用,对革兰阳性菌作用弱;抗菌作用在碱性条件下增强,在酸性条件下减弱
不良反应	不同程度的耳毒性、肾毒性、神经肌肉麻痹和过敏反应等
耐药性	细菌对此类药物均有交叉耐药或单向交叉耐药。

4. 四环素类和氯霉素类抗生素

（1）四环素类:四环素类抗生素结构中具有菲烷的骨架,由于在酸性溶液中有较好的稳定性,临床上通常用其盐酸盐。主要包括天然来源(四环素、土霉素等)和半合成品(多西环素、米诺环素等)两类。抗菌活性依次为:米诺环素>多西环素>四环素>土霉素。

1）抗菌机制:四环素类(tetracyclines)抗生素能够与细菌核糖体30S亚基不可逆性结合,

抑制细菌蛋白质的合成,还能改变细菌细胞膜的通透性,导致菌体内重要成分外漏。

2)临床应用:四环素类抗生素对革兰阳性菌和阴性菌均具有快速抑菌作用,同时对立克次体、支原体和衣原体具有较强的抑制作用,对某些螺旋体和原虫也有抑制作用。四环素类抗菌谱广泛,属广谱抗生素。四环素类药物首选用于治疗立克次体感染、支原体感染、衣原体感染以及某些螺旋体感染。使用本类药物时首先多西环素。

3)注意事项:孕妇、哺乳期妇女和8岁以下儿童禁用四环素类药物。

4)常见四环素类药物

a. 四环素:四环素(tetracycline)对革兰阳性菌的抑制作用强于阴性菌,但是对革兰阳性菌的作用不如青霉素类和头孢菌素类,对革兰阴性菌的作用不如氨基糖苷类及氯霉素类。极高浓度时具有杀菌作用。对伤寒杆菌、副伤寒杆菌、铜绿假单胞菌、结核分枝杆菌、真菌和病毒无效。目前,由于其他高效抗菌药的不断出现,以及四环素耐药菌株的日益增加和药物的不良反应,四环素已不再作为治疗细菌性感染的首选药。

本品不良反应较大,因此服用此药物时要特别注意。本品的主要不良反应包括胃肠道反应、局部刺激性、二重感染、对骨骼和牙齿生长的影响以及其他肝肾损伤和过敏反应等。

b. 多西环素:多西环素(doxycycline)的抗菌谱与四环素相同,抗菌活性比四环素强2~10倍,抗菌作用强效持久,是四环素类药物的首选药。临床适应证与四环素类药物相似。

不良反应以胃肠道反应多见,其他与四环素类似,但少于四环素。

c. 米诺环素:米诺环素(minocycline)口服吸收率接近100%,抗菌谱与四环素相近,是四环素类中抗菌作用最强的药物。米诺环素对四环素或青霉素类耐药的A群链球菌、B群链球菌、金葡菌和大肠埃希菌对米诺环素仍敏感。主要用于治疗痤疮和其他皮肤感染。尽管具有广谱抗菌作用,但由于其不良反应,应用受到很大限制,一般不作为首选药。本品除具有四环素类共有的不良反应外,米诺环素产生独特的前庭反应(vestibular disturbances),表现为恶心、呕吐、眩晕、运动失调等症状。用药期间不宜从事高空作业、驾驶和机器操作。

(2)氯霉素类:氯霉素是由委内瑞拉链丝菌产生的抗生素。

1)抗菌机制:氯霉素(chloramphenicol)能够与细菌70S核糖体的50S亚基可逆性地结合,使蛋白质合成受阻。由于氯霉素还可与人体线粒体的70S亚基结合,因而也可抑制人体线粒体的蛋白合成,对人体产生毒性。因为氯霉素与细菌50S亚基的结合是可逆的,故被认为是抑菌性抗生素。

2)抗菌活性和临床应用:氯霉素对革兰阴性菌的抗菌作用强于阳性菌,对流感嗜血杆菌、脑膜炎奈瑟菌和肺炎链球菌具有杀灭作用,对革兰阳性菌的抗菌活性不如青霉素类和四环素类。由于氯霉素可引起严重的毒副作用,故临床仅用于敏感伤寒菌株引起的伤寒感染、流感杆菌感染、重症脆弱拟杆菌感染、脑脓肿、肺炎链球菌或脑膜炎球菌性脑膜炎同时对青霉素过敏的病人。

3)不良反应:氯霉素对造血系统可能产生致命的毒性,使用时须严格掌握适应证。其不良反应主要包括血液系统毒性、灰婴综合征、胃肠道不适和过敏反应等。

(二)人工合成抗菌药

1. 喹诺酮类抗菌药 喹诺酮类是人工合成的含有4-喹诺酮(吡酮酸)基本结构的抗菌药,从1962年至今,已开发出4代喹诺酮类抗生素。喹诺酮类药物临床上应用广泛的是氟喹诺酮类,常用的代表性药物包括诺氟沙星(norfloxacin)、环丙沙星(ciprofloxacin)、氧氟沙星(ofloxacin)、左氧氟沙星(levofloxacin)、莫西沙星(moxifloxacin)、加替沙星(gatifloxacin)等。

（1）抗菌机制：喹诺酮类作用机制有别于其他抗生素，它作用于 DNA 复制和转录的关键酶发挥杀菌作用。此类药物的作用靶点是革兰阴性菌的拓扑异构酶Ⅱ（DNA 回旋酶）和革兰阳性菌的拓扑异构酶Ⅳ，拓扑异构酶Ⅱ能够调控细菌 DNA 在转录、复制和修复过程中超螺旋结构的打开，拓扑异构酶Ⅳ能够使革兰阳性菌细胞分裂后子代染色体链分离。

（2）抗菌活性：氟喹诺酮类药物抗菌谱广，抗菌活性强，也是唯一能与 β-内酰胺类抗生素具有同等临床应用价值的人工合成药物。氟喹诺酮类药物对多种敏感菌具有快速的杀菌作用，可用于预防和治疗各种感染，其对菌细胞的渗透作用优于 β-内酰胺类。氟喹诺酮类药物中的左氧氟沙星、环丙沙星和莫西沙星直到现在为止仍是临床上应用最成功和最常见的药物，最新一代的氟喹诺酮类药物具有更广的抗菌谱，对革兰阳性菌、革兰阴性菌、结核分枝杆菌和厌氧菌均有活性。

（3）常见氟喹诺酮类及其临床应用：诺氟沙星对革兰阴性菌具有广谱抗菌活性，对某些革兰阳性菌也有抗菌活性。由于诺氟沙星的全身应用临床效果不明显，其使用主要局限于尿道感染、性传播性疾病和前列腺炎。在诺氟沙星出现后，很快就有新的第二代氟喹诺酮类药物相继出现，包括环丙沙星和氧氟沙星。与先前的药物相比，这些药物对革兰阴性菌具有更广的抗菌活性，对革兰阳性菌的抗菌活性也得到进一步提高，同时具有更好地吸收利用度。在这些药物中，环丙沙星的治疗作用特别重要，尤其是对 ICU 中常出现的问题细菌铜绿假单胞菌具有很重要的治疗价值。

为了进一步的扩大抗菌谱，提高药代动力学，增强口服生物利用率，人们又开发了第三代和第四代氟喹诺酮类药物，包括左氧氟沙星、加替沙星、莫西沙星和吉米沙星。与 β-内酰胺类药物相似，氟喹诺酮类药物对革兰阳性菌和革兰阴性菌的抗菌活性具有此消彼长的作用特点，当药物对革兰阳性菌的抗菌活性增强时，其对革兰阴性菌的抗菌活性减弱。第四代喹诺酮类药物对肺炎双球菌和厌氧菌的抗菌活性是所有喹诺酮类药物中最好的，同时还保持了对革兰阴性需氧菌的活性，因此第四代药物在临床上适合用于治疗厌氧菌和需氧菌共同引起的混合感染。

（4）不良反应：本类药物的主要不良反应是胃肠道反应、中枢神经系统毒性、光敏反应、软骨损害、心脏毒性和肝毒性等。

2. **磺胺类抗菌药** 磺胺类药物（sulfonamides）的基本结构为对氨基苯磺酰胺，根据口服吸收的难易程度及临床应用的差异分为三类：①口服易吸收-用于全身感染的磺胺（磺胺嘧啶、磺胺甲恶唑等）；②口服难吸收-用于肠道的磺胺（柳氮磺吡啶等）；③外用磺胺（磺胺嘧啶银等）。磺胺类药物是最早的人工合成抗菌药，属于广谱抗菌药，曾广泛用于临床。近年来，由于有效低毒抗生素的不断出现，磺胺类药物的不良反应使得其临床应用大量减少。

（1）抗菌机制：磺胺类药物的化学结构与对氨基苯甲酸结构相似，能与对氨基苯甲酸竞争二氢叶酸合成酶，影响二氢叶酸的合成，因而使细菌生长和繁殖受到抑制。

（2）抗菌活性：磺胺类药物对多种革兰阳性菌和一些革兰阴性菌、诺卡菌属、衣原体属和某些原虫（如疟原虫和阿米巴原虫）均有抑制作用。其中对该药物比较敏感的细菌包括链球菌、肺炎球菌、脑膜炎奈瑟菌、大肠埃希菌、变形杆菌、痢疾杆菌、肺炎杆菌、鼠疫杆菌，对病毒、螺旋体、锥虫无效。对立克次氏体不但无效，反能促进其繁殖。

（3）常见磺胺类及其临床应用：磺胺嘧啶（sulfadiazine，SD）易通过血-脑屏障，可首选用于预防流行性脑脊髓膜炎。首选用于治疗普通型流行性脑脊髓膜炎和诺卡菌属引起的肺部感染、脑膜炎和脑脓肿。还可用于敏感菌引起的泌尿道感染和上呼吸道感染。与乙胺嘧啶合用可用于治疗弓形虫病。

磺胺甲恶唑(sulfamethoxazole,SMZ,新诺明)虽然脑脊液中浓度低于SD,仍可用于流行性脑脊髓膜炎的预防,同时也用于大肠埃希菌等敏感菌诱发的泌尿系统感染。临床主要与甲氧苄啶配制成复方磺胺甲恶唑制剂,产生协同抗菌作用。

柳氮磺吡啶(sulfasalazine,SASP)口服吸收少,药物能停留在小肠远端和结肠发挥抗菌活性,因此是治疗溃疡性结肠炎的一线药物。最新的国内外治疗指南均将SASP列为治疗类风湿性关节炎的有效药物。

(4)不良反应:服用本类药物后容易出现一些不良反应,如泌尿系统损害、过敏反应、血液系统反应、神经系统反应以及其他胃肠道不适、新生儿黄疸等。

二、抗真菌药

抗真菌药(antifungal drugs)即可抑制或杀灭真菌的药物。根据作用机制又可分为3类:①影响真菌细胞膜药:多烯类(两性霉素B和制霉菌素:破坏真菌细胞膜麦角固醇结构,影响膜稳定性)、唑类(咪康唑、酮康唑、氟康唑、伊曲康唑等:通过抑制CY51酶,阻止真菌细胞膜麦角固醇合成)、丙烯胺类(替萘芬、特比萘芬:通过抑制角鲨烯环过氧化酶,阻止真菌细胞膜麦角固醇合成)等;②影响真菌细胞壁药:棘白菌素类[卡泊芬净、米卡芬净:抑制β-(1,3)葡聚糖合成酶导致真菌细胞壁结构异常];③其他抗真菌药:氟胞嘧啶(阻碍DNA合成和RNA多聚酶)、灰黄霉素(抑制真菌有丝分裂)。根据来源可分为两大类:①抗生素类抗真菌药:包括灰黄霉素、多烯类等;②合成类抗真菌药:包括唑类、丙烯胺类和氟胞嘧啶。

真菌感染根据感染部位划分为浅部感染和深部感染两类。浅部感染多为皮肤、毛发、指甲等部感染各种癣菌,发病率高、危险性小,常用治疗药物包括制霉菌素、灰黄霉素及用于局部的克霉唑、咪康唑。深部感染多为内脏器官或深部组织感染新型隐球菌或白假丝酵母菌(白色念珠菌),发病率低、危险性大,常用治疗药物包括两性霉素B、氟康唑和氟胞嘧啶。

(一)常用的抗生素类抗真菌药

1. 灰黄霉素 灰黄霉素提取自灰黄青霉菌培养液,是最早发现的表浅部抗真菌药,抗菌谱窄。可通过阻碍真菌微管蛋白聚合,破坏有丝分裂纺锤体的形成来抑制真菌有丝分裂。灰黄霉素脂溶性高,不溶于水,常进食脂肪餐促进口服吸收。在机体内易沉积于新生皮肤和甲板角质层,在皮肤存留时间长,对各种浅表癣菌(表皮癣菌属、小孢子菌癣属和毛癣菌属)具有较强抑制作用,但对深部真菌和细菌无效。主要用于治疗敏感真菌所致的头、体、股癣和甲癣等。高剂量灰黄霉素对动物有致畸、致癌作用,目前临床少用,常由尹曲康唑、特比萘芬替代。

2. 两性霉素B 两性霉素B属于多烯类的广谱抗真菌药,能与真菌细胞膜的麦角固醇结合形成多烯-固醇复合物,在细胞膜上产生微孔,破坏真菌细胞膜麦角固醇结构,来增加细胞膜通透性,发挥抗真菌作用,高浓度有杀菌作用。对新型隐球菌、白假丝酵母菌等多种深部真菌有较强大的抑制作用,是目前治疗深部真菌感染的首选药。主要用于各种真菌性肺炎、心内膜炎、脑膜炎及尿路感染等,也可用于局部(眼科、皮肤科和妇科等)真菌感染的治疗。不良反应较多,包括头痛、发热、寒战和肝、肾功能损害等。目前已研制出两性霉素B脂质体,药物在体内多分布于肺、肝、脾等网状内皮组织,在肾脏分布较少,肾毒性较两性霉素B更轻。

3. 制霉菌素 制霉菌素抗菌作用与两性霉素B基本相同,但毒性更大。仅用于治疗皮肤、口腔、膀胱、阴道假丝酵母菌感染及阴道滴虫病。口服也用于胃肠道真菌感染。较大剂量口服可引起恶心、呕吐、腹泻,局部用药刺激性不大。

（二）唑类抗真菌药

唑类抗真菌药属广谱抗真菌药,通过选择性抑制真菌 CYP51 酶,阻止麦角固醇生物合成,影响膜通透性和膜上酶活性,从而抑制真菌生长。可分为咪唑类和三唑类。

1. 咪唑类　包括酮康唑、克霉唑、咪康唑等,为局部外用药,其中酮康唑可作为治疗浅表真菌感染的首选药,口服有严重肝毒性。

2. 三唑类　包括氟康唑、伊曲康唑等,具有广谱、高效、低毒特点,其中氟康唑为多数深部真菌感染(如真菌性脑膜炎)首选药,伊曲康唑用于非脑膜炎组织胞浆菌病,局部假丝酵母菌感染及多种癣病。两者不良反应少,可见轻度胃肠道反应,偶见肝毒性。

（三）丙烯胺类抗真菌药

丙烯胺类抗真菌药为角鲨烯环氧化酶的非竞争性抑制药,可抑制真菌角鲨烯环过氧化酶活性,可导致角鲨烯堆积引起胞膜脆性增加和麦角固醇合成不足,双重作用致使真菌细胞膜破裂,表现出较强的杀真菌活性。为广谱抗真菌药,对皮肤真菌高度有效(可杀灭皮肤癣菌),对酵母菌作用较弱(可抑制假丝酵母菌)。代表药物包括布萘替芬(外用)、特比奈芬(口服或外用)治疗体癣,股癣,手足癣,甲癣等。不良反应轻微,常见消化道反应和皮疹。

（四）嘧啶类抗真菌药

氟胞嘧啶,又名 5-氟胞嘧啶,为合成抗深部真菌药,抗菌谱窄,对隐球菌、假丝酵母菌等有较强抗菌活性,对着色真菌及少数曲菌有一定抗菌活性,对其他真菌和细菌无效。该药通过真菌细胞的渗透系统进入胞内,经胞嘧啶脱氨酶催化脱氨形成 5-氟尿嘧啶,再经酶催化,形成 5-氟脱氧尿苷酸,抑制胸苷酸合成酶活性,阻碍真菌 DNA 合成。同时,5-氟尿嘧啶还能掺入真菌 RNA 中,替代尿嘧啶,影响蛋白质合成。5-氟胞嘧啶口服吸收良好,可透过血-脑屏障,但单用效果不如两性霉素 B,且易产生耐药性,与两性霉素 B 合用本品进入真菌细胞发挥协同作用。因此,临床上常与两性霉素 B 合用,治疗假丝酵母菌和隐球菌引起的脑膜炎。不良反应有胃肠道反应,骨髓抑制等。

三、抗病毒药

病毒有核酸(DNA 或 RNA)和蛋白质包膜组成。由于病毒缺乏代谢所需酶类,这意味着病毒需要寄生于细胞,在细胞内进行病毒复制。在某些情况下,病毒(如疱疹病毒)核酸可潜伏于宿主细胞,不进行病毒复制也不引起宿主细胞病变;在其他情况下,病毒复制可引起宿主细胞的死亡。治疗某些病毒性疾病的主要问题是潜伏期病毒会活化。

病毒的结构差异、抗原蛋白的周期性变化等因素导致了开发抗病毒药物的难度。此外,药物抑制病毒复制的同时还不能严重影响宿主细胞。

（一）广谱抗病毒药

1. 利巴韦林　利巴韦林(ribavirin)又名病毒唑、三氮唑核苷、尼斯可,属于人工合成的核苷类抗病毒药,化学结构与鸟苷相似。是一种前体药物,在体外活性小,进入体内后经转化释放活性,发挥药效。

利巴韦林在宿主细胞内磷酸化后,可通过抑制病毒 mRNA 合成、干扰病毒三磷酸鸟苷合成等多种途径发挥作用。

利巴韦林具有广谱强效的抗病毒活性,对多种 RNA 和 DNA 病毒有抑制作用,目前广泛应用于病毒性疾病的防治,包括呼吸道合胞病毒、甲型或乙型流感病毒、副流感病毒、流行性出血热、丙型肝炎病毒、单纯疱疹、HIV-1等。常用剂型有注射剂、片剂、口服液、气雾剂等。利巴韦林可拮抗齐多夫定,抑制后者在机体内转化为具有活性的磷酸齐多夫定,因此两者不能共用。

2. 干扰素　干扰素(interferon,IFN)是一类糖蛋白,具有较高的种属特异性,因此动物IFN对人无效。干扰素具有抗病毒、调节免疫、抑制细胞增殖及抗肿瘤等多种作用。在抗病毒方面,干扰素是一类广谱抗病毒药,已被证明具有抗病毒作用的干扰素有3型:α-(白细胞)型、β-(成纤维细胞)型、γ-(淋巴细胞)型。抑制蛋白质合成是其对多数病毒的主要作用,此外干扰素还可对病毒穿入、脱壳、颗粒组装及病毒释放产生抑制作用。临床上常用于治疗病毒感染性(如流感、病毒性心肌炎、慢性病毒型肝炎(乙、丙、丁型)、疱疹性角膜炎、带状疱疹、生殖器疱疹等)及恶性肿瘤。不良反应有流感样症状、皮疹,偶有一过性骨髓抑制、肝功能障碍等。口服无效,须注射给药。

3. 转移因子　转移因子(transferfactor,TF)是从健康人的淋巴细胞或淋巴组织、脾、扁桃体中提取的一种核苷肽,无抗原性。它可将供体细胞的免疫信息转移给未致敏的受体淋巴细胞,使之转化、增殖、分化为致敏淋巴细胞,从而获得供体样的特异性和非特异性细胞免疫力。由此获得的免疫力较持久,可持续半年。其作用机制可能是 TF 的 RNA 通过反转录酶(reverse transcriptase)的作用掺入到受者的淋巴细胞中,形成含 TF 密码的特异 DNA。临床用于先天性或获得性细胞免疫缺陷病、病毒感染、霉菌感染和肿瘤等的补充治疗。

(二) 抗 HIV 药

人类免疫缺陷病毒(human immunodeficiency virus,HIV)属于反转录病毒(retrovirus),是引起艾滋病的病原。与其他反转录病毒相似,HIV 含反转录酶(reverse transcriptase,RT),可将病毒 RNA 转换为 DNA,该 DNA 进而整合进入宿主细胞基因组 DNA 中,并在此复制。感染者经急性感染期、潜伏期、症状感染期、典型艾滋病期 4 个阶段后死亡,目前无药可根治 HIV,但抗 HIV 药可降低病人病毒量并减慢病程发展。目前抗 HIV 药分为核苷类反转录酶抑制剂、非核苷反转录酶抑制剂、蛋白酶抑制剂、整合酶抑制剂、进入抑制剂和融合抑制剂六类。其中前两类共属反转录酶抑制剂(RT inhibitors)。

1. 核苷类反转录酶抑制剂　核苷类反转录酶抑制剂(nucleoside reverse transcriptase inhibitors,NRTIs)需首先被宿主细胞胸苷酸激酶磷酸化激活,其活性三磷酸代谢产物可模仿内源性正常核苷三磷酸盐,共同竞争反转录酶(RT),抑制 RT 作用,并被掺入病毒 DNA,导致病毒 DNA 链合成终止,从而抑制 HIV 复制。此外,该药还可抑制宿主细胞 DNA 多聚酶,表现出细胞毒作用。代表药物包括齐多夫定(zidovudine,azidothymidine,AZT,叠氮胸苷)、去羟肌苷(didanosine)、扎西他滨(zalcitabine)、拉米夫定(lamivudine)、司他夫定(stavudine)等。

由于不同的核苷类反转录酶抑制剂模仿不同的嘌呤和嘧啶,两种核苷类反转录酶抑制剂联用要比一种的抑制效果更好。与非核苷类反转录酶抑制剂相比,核苷酸反转录酶抑制剂的特点是被预先激活(preactivated),即此类药物已被磷酸化,需要更少的细胞处理即可发挥功效。

目前,使用核苷类反转录酶抑制剂面临耐药的巨大挑战。由于 HIV 复制持续在一个很高的水平,因而其变异概率也较大。由此引发了 HIV 对核苷类反转录酶抑制剂的广泛耐药。为对抗耐药病毒的出现,科学家开发出了一类叫核苷酸反转录酶抑制剂(nucleotide RT inhibitors)的抗 HIV 药物,其代表药物为替诺福韦(tenofovir)。

2. 非核苷类反转录酶抑制剂 非核苷反转录酶抑制剂（non-nucleoside reverse transcriptase inhibitors，NNRTIs）是一类通过与病毒反转录酶结合位点附近的疏水结合口袋结合而发挥作用的小分子药物，与 NRTIs 的结合位点很近，但有所不同。与 NRTIs 相比，此类药物的特点有：①无需磷酸化，直接与病毒反转录酶活性中心结合，破坏其催化点而抑制反转录酶；②特异性的抑制 HIV-1 的复制，对 HIV-2 无效；③可抑制肝药酶，容易引起药物相互作用；④病毒易出现耐药和交叉耐药：第一、二代 NNRTIS（奈韦拉平、地拉韦啶、依法韦仑）使用超过 10 年并已产生稳定的耐药病毒株。代表药物包括奈韦拉平（nevirapine）、地拉韦啶（delaviridine）、依非韦伦（efanvirenz）、依曲韦林（etravirine）和利匹韦林（rilpivirine）。此类药物在与核苷类反转录酶抑制剂联合使用时，可协同抑制 HIV 复制。

3. 蛋白酶抑制剂 在 HIV 复制过程中，蛋白酶是产生成熟感染性病毒的必需酶。蛋白酶抑制剂（protease inhibitors）是抗病毒药物中最有效一类抑制剂，其通过抑制与病毒颗粒合成有关的酶活性，来阻止前体蛋白裂解，并使未成熟的非感染性病毒颗粒堆积，从而延缓 HIV 向未感染细胞的扩散。蛋白酶抑制剂可作用于 HIV 生命周期的不同阶段，并具有延长耐药病毒出现所需时间。蛋白酶抑制剂的代表性药物有利托那韦（ritonavir）、沙奎那韦（saquinavir）、茚地那韦（indinavir）、奈非那韦（nelfinavir）、安普那韦（amprenavir）。蛋白酶抑制剂的常见不良反应为恶心和腹泻，长期使用可引起脂肪代谢障碍（lipodystrophy）和脂肪分布变化，表现为向心性肥胖、高脂血症和胰岛素抵抗。该类药物单独使用效果不佳，将其剂与反转录酶抑制剂〔如扎西他宾和（或）齐多夫定〕联合使用可产生明显的协同效应。

4. 整合酶抑制剂 整合酶抑制剂（intergrase inhibitor）通过抑制 HIV 整合酶，可防止 HIV 感染早期病毒基因整合到宿主细胞基因组，干扰 HIV 病毒的复制。代表药物为特雷格韦（raltegravir）、度鲁特韦（dolutegravir）、埃替格韦（elvitegravir）。

5. 进入抑制剂 进入抑制剂（entry inhibitor）通过阻断宿主 CD4 细胞上的 CCR5 蛋白，将诸如 HIV-1 等 R5 嗜性病毒阻止在细胞膜外。代表药物为马拉韦罗（maraviroc）。

6. 融合抑制剂 融合抑制剂（fusion inhibitors）是治疗 HIV 的另一类药物。此类药物通过与病毒包膜糖蛋白（gp41）结合，阻止病毒与细胞膜融合所必需的构象变化，从而抑制病毒的复制。代表性药物有恩夫韦地（Enfuvirtide，T-20）。不良反应包括注射部位反应、肾毒性等。

（三）抗疱疹病毒药

疱疹病毒属于 DNA 病毒，可引起生殖器疱疹（genital herpes）、视网膜炎水痘传（chickenpox retinitis）染性单核细胞增多（infectious mononucleosis）。在病毒颗粒经黏附、脱壳后，病毒核酸进入细胞核并转录为病毒 mRNA，合成病毒蛋白。抗疱疹药物主要干扰病毒 DNA 复制。

阿昔洛韦（acyclovir）等核苷类似物（nucleoside analogs）是抗单纯疱疹病毒最有效的药物。该药由病毒酶活化，在增加一个磷酸基团后表现出活性，可模仿正常核苷，抑制病毒 DNA 聚合酶活性，并可掺入病毒 DNA 分子，干扰病毒 DNA 复制。阿昔洛韦是治疗单纯疱疹病毒的首选药，也可用于乙型肝炎的治疗。由于阿昔洛韦等部分核苷类似物需由病毒酶活化，因此这类核苷类似物对包含有病毒颗粒的细胞具有特异性。而诸如疱核净（idoxuridine）等核苷类似物由细胞酶活化，因此其特异性不如前者。膦甲酸钠（foscarnet）是针对疱疹病毒的非核苷抑制剂（non-nucleoside inhibitors），可直接抑制病毒 DNA 聚合酶，并因此阻断新病毒 DNA 的合成。

（四）抗流感病毒药

流感由甲型流感病毒（influenza A virus）和乙型流感病毒（influenza B virus）引起。当 RNA 被释放到细胞内，可直接复制并产生组装新病毒所需的蛋白。金刚烷胺（amantadine）和金刚烷乙胺（rimantadine）是常用的预防和治疗甲型流感的口服药，但此类药物对乙型流感无效。金刚烷胺可阻止病毒在细胞内脱壳，使病毒 RNA 难以进入宿主细胞进行复制。扎那米韦（zanamivir）和奥司他韦（oseltamivir）作为神经氨酸酶（neuraminidase）抑制剂，可抑制流感病毒从被感染的细胞中释放，延缓病毒在机体中的扩散。这两种药物对甲型、乙型流感病毒均有效。如果在流感发作的 30 小时内服药，两种药物均可缩短病程。扎那米韦仅能吸入给药，而奥司他韦可吸入也可口服给药。

（五）抗肝炎病毒药

病毒性肝炎是由甲、乙、丙、丁、戊 5 型肝炎病毒（HAV、HBV、HCV、HDV、HEV）引起的以肝脏病变为主的传染病。除乙型肝炎病毒为 DNA 病毒外，其余均为 RNA 病毒。目前已有的抗病毒药物尚无根治病毒性肝炎的作用，只能达到抑制病毒的目的。

常用与抗乙肝的药物包括干扰素、阿德福韦（adefovir）和恩替卡韦（entecavir）。阿德福韦属无环腺嘌呤核苷同系物。口服后被脂酶水解，释放阿德福韦，抑制 HBV DNA 聚合酶和反转录酶，掺入病毒 DNA，终止 DNA 复制来抑制 HBV 的复制。适用于 HBeAg 和 HBV DNA 阳性，ALT 增高的慢性乙肝病人。由于 HBV 对阿德福韦不易产生耐药性，且阿德福韦与拉米夫定无交叉耐药性，因此还特别适用于对拉米夫定耐药病人。常与拉米夫定联用。其他抗病药物：如恩替卡韦、泛昔洛韦、拉米夫定、膦甲酸钠等均有一定抑制 HBV 效果。抗丙肝病毒药目前主要处于临床试验阶段，包括非结构蛋白（non-structrual protein，NS）3/4A 蛋白抑制剂、NS5A 蛋白酶抑制剂和 NS5B 聚合酶抑制剂。

（六）抗呼吸道合胞病毒药

呼吸道合胞体病毒（Respiratory syncytial virus，RSV）可引起儿童致死性下呼吸道疾病。细胞试验表明，核苷类似物利巴韦林（nucleoside analogue ribavirin）对呼吸道合胞病毒具有选择性抑制作用。该药是目前仅有的治疗呼吸道合胞病毒的药物。可经口、经呼吸道或胃肠外给药。在 RSV 流行季节，每月接受肌内注射人源单克隆抗体（injectableh umanized monoclonal antibody）可为高危婴儿和小孩感染呼吸道合胞体病毒提供被动免疫。

第三节　微生物耐药的控制措施

一、抗菌药物合理应用原则

（一）抗菌药物治疗性应用的基本原则

治疗细菌性感染应根据正确的诊断（病原菌）、详尽的药理学知识和病人具体情况选用抗菌药。

1. 诊断为细菌性感染者方有指征应用抗菌药物　经病院检查确诊为细菌性感染者或经验型诊断为细菌性感染者方有指征应用抗菌药物。因结核分枝杆菌、非结核分枝杆菌、真菌、支原体、衣原体、螺旋体、立克次体、部分原虫等引起的感染也有指征应用抗菌药物。

2. 根据病原种类、药敏结果、药物特点及病人情况选抗菌药物　在病人出现症状时，应尽早从病人感染部位、血液、痰液等采集标本培养分离致病菌,确认病原种类,通过体外药敏试验掌握病原对各类抗菌药物的敏感情况,综合分析药物的抗菌谱和抗菌活性、药效学和药动学特点、不良反应、病人自身情况(脏器功能、生理状态),选择适合的抗菌药物和治疗方案。

(二)抗菌药物预防性应用的基本原则

为防止细菌可能引起的感染,目前约 1/3 的抗菌药物用于预防性应用。不当的预防用药可产生高度耐药的病原菌,发生继发感染而难于控制,因此抗菌药物的预防性应用仅限于经临床实践证明确实有效的少数情况。

1. 内科及儿科　内科及儿科一段时间内预防用药对 1～2 种特定病原菌引起的感染可能有效;但长期预防用药以防止任何细菌感染则基本无效。对病人原发病可治愈或缓解的情况,预防用药可能有效;但对病人原发病不能治愈或缓解的情况(如免疫缺陷者),预防用药应不用或尽量少用。此外,预防性用药不适于病毒性疾病(如普通感冒、水痘、麻疹)、中毒、昏迷、休克、心衰、肿瘤、使用肾上腺皮质激素等病人。

2. 外科手术预防用药　清洁手术通常无需预防用药(手术时间长、范围大、污染机会大,重要组织器官手术,免疫缺陷、高龄手术者除外)。清洁-污染手术,污染手术需预防用药。

外科预防用药为预防术后切口感染,应针对金黄色葡萄球菌选择药物。预防手术部位感染或全身性感染,则需根据手术部位污染或可能的污染菌种类选药。

(三)防止抗菌药物的不合理使用

应注意以下 6 个方面:①严格按照适应证选药;②单纯病毒感染不用抗菌药物,抗菌药物通常对病毒无治疗效果,除非伴有细菌感染或继发感染,一般不应使用抗菌药物;③原因未明的发热病人慎用抗菌药物:发热最重要的是发现病因,若非伴有细菌感染,一般不应使用抗菌药物,否则可能掩盖典型临床症状,增加病原体检测难度而延误正确的诊疗;④剂量应适宜,疗程应足够:药物剂量过小达不到治疗的目的且易产生耐药性,药物剂量过大,易引起严重不良反应,疗程过短可导致疾病复发或转为慢性感染;⑤注意皮肤黏膜局部感染者的抗菌用药,尽量避免抗菌药物的局部应用,否则可能导致细菌耐药和变态反应的出现;⑥注意抗菌药物预防性应用和联合应用的适应证。

(四)特殊人群抗菌药物使用

抗菌药物的选择需考虑病人肝、肾功能的情况,对肝、肾功能损害者应选择无肝、肾毒性的药物。

老年人肾功能呈生理性减退,应避免使用主要经肾排泄有肾损伤的抗菌药,考虑选择毒性低且具有杀菌作用的抗菌药物。选择主要从肾排出的抗菌药时,需减量给药,按轻度肾功能减退情况可用正常药量的 2/3～1/2。

新生儿、小儿的肝肾器官均未发育成熟,此类病人的感染治疗必须谨慎,一定要采用安全(或对组织器官毒性轻微)的抗菌药物。

(五)抗菌药物的联合应用

1. 抗菌药物联合应用的指征　单一药物可有效治疗的感染无需联合用药,否则可能增加药物毒性、治疗费用,甚至出现药物拮抗。联合用药的目的在于:①扩大抗菌范围;②发挥协同作用提高疗效;③降低药物毒副作用;④延缓或减少细菌耐药的发生。因此,仅在以下情况时进行有指征联合用药。

(1)不明病原的严重感染。如免疫缺陷者的严重感染,为扩大抗菌范围,可先联合用药,待细菌诊断明确后再调整用药。

（2）单一抗菌药物不能控制的重症（混合）感染。如需氧菌和厌氧菌的混合感染（如腹腔穿孔后腹膜炎、急性胆道感染等），2种及以上病原菌混合感染，多重耐药菌或泛耐药菌感染。

（3）单一抗菌药物不能控制的感染性心内膜炎或败血症等。如β-内酰胺类（青霉素类、头孢菌素类等）与氨基糖苷类联用治疗感染性心内膜炎。

（4）药物联用具有协同或相加作用，二联即可。如大剂量青霉素治疗细菌性脑膜炎时，可加入磺胺等。通常采用2种药物联合即可，三药联用或四药联用仅适于如结核病治疗等个别情况。同时，还需注意药物连用后不良反应可能增多。

（5）减少某药毒性反应。毒性较大的抗菌药物，联合用药时剂量可适当减少，但需有临床资料证明其同样有效。如两性霉素B与氟胞嘧啶联合治疗深部真菌（如隐球菌脑膜炎）时，前者的剂量可适当减少，以减少其毒性反应。

（6）长期用药细菌可能产生耐药者。结核、慢性骨髓炎、慢性尿路感染、某些深部真菌病等需长程治疗，但病原易产生耐药性的感染。

2. 抗菌药物联合应用可能产生的结果　抗菌药物依其作用性质可分为四大类：一类为繁殖期杀菌药（Ⅰ），如β-内酰胺类、万古霉素等；二类为静止期杀菌药（Ⅱ），如氨基糖苷类、多黏菌素等，它们对静止期、繁殖期细菌均有杀灭作用；三类为速效抑菌药（Ⅲ），如四环素类、氯霉素类和大环内酯类抗生素等；四类为慢效抑菌剂药（Ⅳ），如磺胺类等。已有体外或动物研究表明，各类药物联用产生的效果可分为4种：①协同；②相加；③无关；④拮抗。结果如下。

（1）Ⅰ＋Ⅱ：协同。一类与二类抗菌药物联用易获得协同（增加）作用，如β-内酰胺类（青霉素、氨苄西林）常与氨基糖苷类（链霉素、庆大霉素）合用治疗草绿色链球菌或肠球菌心内膜炎，前者破坏细胞壁以促进后者进入细胞发挥作用。

（2）Ⅰ＋Ⅲ：拮抗。一类与三类联用可出现拮抗作用，如青霉素类与四环素类和氯霉素类联用，该过程中Ⅲ类抗菌药抑制蛋白质合成，使细菌处于静止状态，降低了Ⅰ类抗菌药的抗菌活性。

（3）Ⅰ＋Ⅳ：无影响或相加。一类与四类联用可获得无关或相加，如万古霉素、去甲万古霉素与复方磺胺甲噁唑联用治疗MRSA引起的肺炎，该过程中Ⅳ类抗菌药对Ⅰ类抗菌药无重要影响，一般产生相加作用。

（4）Ⅱ＋Ⅲ：相加或协同。二类和三类联用可获得相加或增强作用。

（5）Ⅱ＋Ⅳ：协同。二类和四类联用可获得增强作用。

（6）Ⅲ＋Ⅳ：相加。三类和四类联用可获得相加作用。

二、抗菌药物临床应用的管理

为规范抗菌药物的临床应用，医疗机构需依据《抗菌药物临床应用指导原则》中的分级管理原则，建立健全抗菌药物"特殊使用（表6-4）"、"限制使用"、"非限制使用"的分级管理制度，严格各级医生对抗菌药物的使用处方权限。针对"特殊使用"抗菌药物的使用应明确掌握临床应用指征，经专家会诊同意，由具有高级专业技术职务任职资格的高级医师开具处方。

表6-4 "特殊使用"的药物

种类	药品
第四代头孢	头孢吡肟、头孢匹罗、头孢噻利等
碳青霉烯类	亚胺培南/西司他丁、美罗培南、帕尼培南/倍他米隆、比阿培南
糖肽类及其他抗菌药	万古霉素、去甲万古霉素、替考拉宁、利奈唑胺
抗真菌药	卡泊芬净、米卡芬净、伊曲康唑(口服剂、注射剂)、伏立康唑(口服剂、注射剂)、两性霉素B含脂制剂等

(左浩江,裴晓方)

思考题

1. 简述抗菌药物的主要机制及细菌耐药性发生的主要方式。
2. 比较各代头孢的特点,并列举代表药物。
3. 简述喹诺酮类药物的抗菌机制。
4. 根据作用机制简述抗真菌药物的分类及其代表药物的特点。
5. 根据作用机制简述抗 HIV 药物的分类,并列举代表药物。
6. 简述抗菌药物联合应用的目的、指征及可能产生的效果。

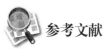

参考文献

1. 王力红,朱士俊. 医院感染学. 北京:人民卫生出版社,2014

2. 杨宝峰. 药理学. 第8版. 北京:人民卫生出版社,2014

3. 黄勋,邓子德,倪语星,等. 多重耐药菌医院感染预防与控制中国专家共识. 中国感染控制杂志,2015,14(1):1~9

4. 乔国芬. 药理学学习指导与习题集. 第3版. 北京:人民卫生出版社,2013

5. Katzung B, TrevorBasic A. Clinical Pharmacology. 13th Edition. New York:McGraw-Hill, 2015

6. Zaffiri L, Gardner J, Toledo-Pereyra LH. History of antibiotics: from fluoroquinolones to daptomycin (Part 2). J Invest Surg, 2013,26(4):167~179.

7. Zaffiri L, Gardner J, Toledo-Pereyra LH. History of antibiotics. From salvarsan to cephalosporins. J Invest Surg, 2012,25(2):67~77

第七章

医院消毒灭菌

基本要求

1. 掌握:消毒、灭菌的相关概念;影响消毒灭菌效果的因素;选择消毒灭菌方法的原则;常用物理和化学消毒方法种类。

2. 熟悉:常用物理消毒灭菌方法的原理和医院中的应用;主要化学消毒剂的性质和应用;不同医疗器械的特点及主要的消毒灭菌方法;医院手消毒的重要性和消毒方法;医院内空气、物体表面和污水污物等环境的处理和消毒灭菌方法。

3. 了解:生物消毒方法的特点和应用。

重点与难点

1. 重点:消毒灭菌相关的基本概念;消毒灭菌效果的影响因素;消毒灭菌方法选择原则;压力蒸汽灭菌法、紫外线的特点和应用;主要化学消毒剂的特性和应用;医院中医疗器械、手及皮肤、医院内环境的处理和消毒灭菌方法。

2. 难点:物理和化学消毒灭菌方法种类较多,特点和应用各不相同;医院中需消毒灭菌的各种物品和环境很多,要求不同,需选择合适的消毒灭菌方法。

　　引起医院感染的微生物广泛分布于医院的各种环境、物品和人体中,这些微生物可能通过多种途径直接或间接感染医院人群,甚至引起医院感染暴发或流行,应用消毒灭菌措施可以去除或杀灭相关微生物。消毒灭菌措施在医院内应用非常广泛,对保证医疗质量、预防和控制医院感染发生以及传播发挥了重要作用。

　　目前,消毒灭菌的方法和种类很多,但杀菌能力、机制和特性各不相同;同时,医院中消毒灭菌的物品和对象种类也很多,涉及空气、水体、人体皮肤黏膜以及各种各样的医疗器械和用品等,在进行医院消毒灭菌时应选择正确合理的消毒灭菌方法,以保证消毒灭菌效果。我国颁布了多部有关医院消毒灭菌的法规和规范,如《医院消毒卫生标准》(GB15982 - 2012)、《医疗机构消毒技术规范》(WS/T367 - 2012)、《医院消毒供应中心管理规范》(WS/T310.1 - 2009)、《医院消毒供应中心清洗消毒灭菌及技术操作规范》(WS/T310.2 - 2009)、《医院消毒供应中心清洗消毒及灭菌及效果监测标准》(WS/T310.3 - 2009)等,这些法规和规范对消毒灭菌概念、方法和应用等方面进行了统一规定,规范了医院及其他相关行业的消毒灭菌方法和操作技术,促进了医院消毒灭菌管理和消毒灭菌技术的发展,对预防医院感染发生起到了重要作用。

第一节　消毒灭菌相关概念

一、消毒灭菌基本概念

1. 清洗（washing）　去除诊疗器械、器具和物品上污物的全过程，流程包括冲洗、洗涤、漂洗和终末漂洗。

2. 消毒（disinfection）　清除或杀灭传播媒介上病原微生物.使其达到无害化的处理。

3. 灭菌（sterilization）　杀灭或清除传播媒介上一切微生物的处理。

4. 灭菌保证水平（sterility assurance level，SAL）　灭菌处理后单位产品上存在活微生物的概率。SAL 通示为 10^{-n}。医学灭菌一般设定 SAL 为 10^{-6}，即经灭菌处理后在一百万件物品中最多只允许一件物品存在活微生物。

5. 抗菌（antibacteria）　采用化学或物理方法杀灭细菌或妨碍细菌生长繁殖及其活性的过程。

6. 抑菌（bacteriostasis）　采用化学或物理方法抑制或妨碍细菌生长繁殖及其活性的过程。

7. 疫源地消毒（disinfection of epidemic focus）　对存在或曾经存在传染源的场所进行的消毒，包括随时消毒（concurrent disinfection），即有传染源存在时对其排出的病原体可能污染的环境和物品及时进行的消毒，以及终末消毒（terminal disinfection），即传染源离开疫源地后进行的彻底消毒。

8. 预防性消毒（preventive disinfection）　对可能受到病原微生物污染的物品和场所进行的消毒。

二、消毒灭菌效果相关概念

1. 生物指示物（biological indicator）　含有活微生物、对特定灭菌过程提供特定抗力的测试系统。

2. 存活时间（survival time，ST）　用于生物指示物抗力鉴定时，受试指示物样本经杀菌因子作用后全部样本有菌生长的最长作用时间（min）。

3. 杀灭时间（killing time，KT）　用于生物指示物抗力鉴定时，受试指示物样本经杀菌因子作用后全部样本无菌生长的最短作用时间（min）。

4. D 值（D value）　杀灭微生物数量达 90% 所需的时间（min）。

5. 杀灭对数值（killing log value）　当微生物数量以对数表示时，指消毒前后微生物减少的对数值。

6. 杀灭率（killing rate，KR）　在微生物杀灭试验中，用百分率表示微生物数量减少的值。

第二节　影响消毒灭菌效果的因素

消毒灭菌主要目的是去除、杀灭微生物，在实际应用过程中能否达到消毒灭菌效果，受到待处理微生物、消毒灭菌方法本身以及处理过程中环境条件三个方面因素影响,在消毒灭菌时应充分考虑这些因素。

一、微生物的种类和数量

微生物种类繁多,主要有真菌、细菌、病毒等8类:真菌主要有菌体和孢子两种结构;细菌大部分为繁殖体,少数可形成芽胞;病毒分为无包膜病毒和有包膜病毒。不同微生物对消毒灭菌作用的抵抗能力不同,一般而言,微生物对理化因子抵抗力强弱从高到低大致为:朊体、细菌芽胞、分枝杆菌、无包膜病毒、真菌、细菌繁殖体、有包膜病毒。若物品可能受到细菌芽胞或结核分枝杆菌污染,应加强消毒灭菌作用。

物品上污染微生物的数量越多,对消毒灭菌效果影响越大,所以针对污染严重物品如脓液污染的医疗用品、医院污物污水的消毒应加大消毒灭菌处理强度或延长作用时间。

二、消毒灭菌方法及作用剂量

消毒灭菌作用因子包括物理因子、化学因子和生物因子3类,根据这些因子在常规剂量(强度和时间)下对微生物的杀灭能力,可将消毒灭菌方法分为4个作用水平。

(一)灭菌方法

可杀灭一切微生物(包括细菌芽胞)达到灭菌保证水平的方法。属于此类的方法有压力蒸汽灭菌、电离辐射灭菌、微波灭菌等物理灭菌方法,以及甲醛、戊二醛、环氧乙烷、过氧乙酸、过氧化氢等消毒剂的化学灭菌方法。

(二)高水平消毒法

可以杀灭各种微生物,其中对细菌芽胞达到消毒效果的方法。这类消毒方法应能杀灭一切细菌繁殖体(包括结核分枝杆菌)、病毒、真菌及其孢子和绝大多数细菌芽胞。属于此类的方法有热力、电离辐射、微波和紫外线等以及用含氯、二氧化氯、过氧乙酸、过氧化氢、含溴消毒剂、臭氧、二溴海因等化合物和一些复配的消毒剂等消毒因子进行消毒的方法。

(三)中水平消毒法

可以杀灭和去除细菌芽胞以外的各种病原微生物的消毒方法,包括碘类消毒剂(碘伏、碘酊等)、醇类、醇类和氯己定的复方、醇类和季铵盐(包括双链季铵盐)类化合物的复方、酚类等消毒剂进行消毒的方法。

(四)低水平消毒法

只能杀灭细菌繁殖体(分枝杆菌除外)和亲脂病毒的化学消毒方法,以及通风换气、冲洗等机械除菌法,如单链季铵盐类消毒剂(苯扎溴铵等)、双胍类消毒剂如氯己定进行消毒的方法。

通常在消毒灭菌时提高作用强度(如热力温度、消毒剂浓度)或延长作用时间可提高消毒灭菌效果。在实际工作中,有些消毒灭菌方法在使用过程中出现强度下降时(如紫外线灯照度下降、化学消毒剂浓度降低),应及时更换,否则达不到消毒灭菌效果,可能造成微生物污染而引起医院感染。

消毒灭菌因子有不同的穿透力,穿透力强的因子有电离辐射、微波、湿热、环氧乙烷、戊二醛等,在消毒灭菌时作用因子可快速作用于物体各部位,效果较好;紫外线穿透力弱,只能用于空气消毒和物体表面消毒,干热穿透力也不佳,导热慢,灭菌时需较高温度和较长作用时间。

三、消毒灭菌环境因素

在消毒灭菌时,周围环境条件也会影响消毒灭菌效果,包括温度、湿度、酸碱度、消毒物品材质以及存在其他化学拮抗物质等。

温度对热力消毒灭菌而言是主要作用因子,温度越高,消毒灭菌作用越强。在一定的范围内,温度对其他消毒灭菌方法的影响通常是温度升高,消毒灭菌效果也提高,如含氯消毒剂消毒时温度从 10℃ 提高到 20℃,杀灭芽胞时间减少一半。应注意有些化学消毒剂在相对高温时不稳定、易挥发,会使有效浓度下降。

湿度主要影响空气消毒效果,环氧乙烷在空气相对湿度 80% 左右消毒效果较好;用甲醛空气消毒时,空气相对湿度以 80%～90% 为宜;用臭氧空气消毒时,相对湿度应大于 60%。

酸碱度可影响某些消毒剂有效成分的浓度或改变消毒剂的理化性质,对消毒灭菌作用影响较大。含氯消毒剂在 pH6～8 时杀菌效果好,碱性条件下稳定,pH 小于 4 时易分解。2% 戊二醛在碱性条件下杀菌能力较强,但易聚合失效;酸性条件下较稳定,但杀菌作用降低。

表面光滑物品消毒灭菌时微生物易清除杀灭,而表面粗糙多孔或结构复杂的物品影响消毒效果。微生物污染医疗器械和物品(如血管导管、导尿管、呼吸机管道等)并在表面形成生物膜后,不易彻底清除杀灭,影响消毒灭菌效果。

消毒灭菌时如果存在其他化学物质也会影响消毒灭菌效果。当有血液、脓液、分泌液、排泄物或其他生物组织存在时,这些有机物对微生物有保护作用,同时还可降低消毒剂浓度,对消毒灭菌效果影响显著。受有机物影响较大的消毒剂有含氯消毒剂、醇类消毒剂、季铵盐类消毒剂等。另外,无机盐、金属离子也可影响消毒灭菌的效果。

第三节　选择消毒灭菌方法的原则

消毒灭菌方法种类很多,消毒灭菌能力和使用特点各不相同,目前没有一种消毒灭菌方法适用于所有物品的消毒灭菌。在消毒灭菌时,选择合适的消毒灭菌方法和作用剂量不仅能保证消毒灭菌效果,还能减少物品的损耗和保证消毒灭菌过程安全。

医院消毒灭菌对消毒产品和消毒对象有一些基本要求。首先,医疗机构消毒工作中使用的消毒产品应经卫生行政部门批准或符合相应标准技术规范,并应遵循批准使用的范围、方法和注意事项;重复使用的诊疗器械、器具和物品,使用后应先清洁,再进行消毒灭菌;耐热、耐湿的手术器械,应首选压力蒸汽灭菌,不应采用化学消毒剂浸泡灭菌;环境与物体表面,一般情况下先清洁,再消毒;当受到病人的血液、体液等污染时,先去除污染物,再清洁与消毒。

具体选择消毒、灭菌方法时,应按照以下 3 个方面原则。

一、根据物品污染后导致感染的风险高低选择相应的消毒或灭菌的方法(参见本章第五节)

(1) 高度危险性物品,应采用灭菌方法处理。

(2) 中度危险性物品,应达到中水平消毒以上效果的消毒方法。

(3) 低度危险性物品,宜采用低水平消毒方法,或做清洁处理;遇有病原微生物污染时,针对所污染病原微生物的种类选择有效的消毒方法。

二、根据物品上污染微生物的种类、数量选择消毒或灭菌方法

（1）对受到致病菌芽胞、真菌孢子、分枝杆菌和经血传播病原体（乙型肝炎病毒、丙型肝炎病毒、艾滋病病毒等）污染的物品，应采用高水平消毒或灭菌。

（2）对受到真菌、亲水病毒、螺旋体、支原体、衣原体等病原微生物污染的物品，应采用中水平以上的消毒方法。

（3）对受到一般细菌和亲脂病毒等污染的物品，应采用达到中水平或低水平的消毒方法。

（4）杀灭被有机物保护的微生物时，应加大消毒药剂的使用剂量和（或）延长消毒时间。

（5）消毒物品上微生物污染特别严重时，应加大消毒药剂的使用剂量和（或）延长消毒时间。

三、根据消毒物品的性质选择消毒或灭菌方法

（1）耐热、耐湿的诊疗器械、器具和物品，应首选压力蒸汽灭菌；耐热的油剂类和干粉类等应采用干热灭菌。

（2）不耐热、不耐湿的物品，宜采用低温灭菌方法如环氧乙烷灭菌、过氧化氢低温等离子体灭菌或低温甲醛蒸汽灭菌等。

（3）物体表面消毒，应考虑表面性质，光滑表面宜选择合适的消毒剂擦拭或紫外线消毒器近距离照射；多孔材料表面宜采用浸泡或喷雾消毒法。

第四节 | 医院常用消毒灭菌方法

根据杀灭微生物因子的不同，消毒灭菌方法分为物理法、化学法和生物法 3 类。物理法通过物理因子去除或杀灭微生物，包括机械力、过滤、静电吸附、热力、红外线、紫外线、微波和电离辐射等因子；化学法通过化学因子即各种化学消毒剂杀灭微生物；生物法用生物制剂来消毒灭菌，目前主要有生物酶制剂、抗菌肽、噬菌体及某些植物提取物等。物理法和化学法在医院中应用广泛，生物法中生物酶制剂在医院内也有应用。

一、物理消毒灭菌方法

（一）清洗

通过清水、各种洗涤剂或其他介质，人工或机械刷洗方法清除物体上的各种污染物，适用于所有耐湿的诊疗器械、器具和物品。清洗时可适当添加清洗剂，包括表面活性剂类、复合生物酶制剂等。对于污染较轻的非感染性物品，可以直接先清洗、酶洗、漂洗，干燥后再消毒灭菌；对于污染较严重的医疗物品，如有血液、脓液、其他分泌液或排泄物污染的物品，可能带有病原体，视为感染性物品，应先行消毒灭菌处理，再进行清洗、酶洗、漂洗，干燥后再次消毒灭菌，以保证消毒灭菌的安全和可靠。

（二）滤过除菌

微生物有一定的大小，当微生物通过间隙或孔径较小的过滤材料时可被截留下来，达到去除微生物的目的，但并没有杀灭微生物。滤过除菌主要用于去除细菌等较大的微生物，去除的

效果与过滤材料性质、结构和孔径大小有关。常用的过滤材料有薄膜、硅藻土、陶瓷、烧结玻璃以及石棉等。滤器使用一定时间后,孔径被阻留的微生物等颗粒堵塞而使过滤效果下降,滤材应定期更换。

滤过除菌主要用于空气和一些不耐高温的液体如血清、抗生素、药液、生物酶制剂、细胞培养液等物品的除菌。医院中空气滤过除菌主要应用在洁净场所,如洁净手术室或病房、静脉输液配制中心等。洁净手术室使用高效空气过滤器(过滤效率≥99.9%),并使空气过滤后形成垂直或水平方向的单向流(层流),减少空气中微生物颗粒污染手术区域的机会,减少医院感染的发生。

(三) 热力

热力消毒灭菌主要利用高温来杀灭微生物,根据微生物在消毒灭菌环境的湿度水平不同,分为干热和湿热两种热力消毒灭菌方法。干热方法在处理时,加热环境的湿度为低于饱和状态,热传导主要通过空气,速度较慢,所需灭菌温度高,时间长;湿热方法在处理时环境湿度处于饱和状态,热传导主要通过水或水蒸气,速度较快,灭菌所需的温度和时间明显低于干热,效率高于干热法。

1. 干热法　干热法主要利用高温使微生物蛋白质氧化、变性,电解质浓缩及核酸破坏等作用杀灭微生物。

适用于高温下不损坏、不变质、不蒸发物品的灭菌;用于不耐湿热的器械的灭菌;用于蒸汽或气体不能穿透物品的灭菌,如玻璃、油脂、粉剂和金属等制品的消毒灭菌。

干热法有烧灼、焚烧、干烤3种。烧灼用于耐高温物品、小件金属器械的灭菌,在没有其他灭菌方法、应急状况时使用;焚烧用于医院废弃物、垃圾等的无害化处理。

干烤是医院干热灭菌的主要方法,有普通电热干烤箱、远红外线电热干烤箱和碘钨灯热源烤箱等。用干热灭菌箱进行灭菌,灭菌条件为:160℃作用2小时;或者170℃作用1小时;或者180℃作用30分钟。

注意事项:待灭菌的物品干热灭菌前应洗净,防止造成灭菌失败或污物炭化;玻璃器皿灭菌前应洗净并干燥;灭菌时勿与烤箱底部及四壁接触,灭菌后要待温度降到40℃以下再开箱,以防止炸裂。

物品包装不能过大,不超过 10 cm×10 cm×20 cm,物品不能超过烤箱高度的 2/3,物品间应留有充分的空间,油剂、粉剂的厚度不得超过 0.635 cm,凡士林纱布条厚度不得超过 1.3 cm。

温度高于170℃时,有机物会碳化,故有机物品灭菌时,温度不可过高。

2. 湿热法　湿热消毒灭菌有煮沸法、流通蒸汽法、巴氏消毒法及压力蒸汽灭菌法等,其中压力蒸汽灭菌法是医院内应用最广泛、最主要的湿热灭菌法。

湿热法因含水分较多,凝固蛋白质所需温度低,如含水 25% 时凝固蛋白质温度为 80℃;湿热导热及热穿透力比干热强;热蒸汽含有大量潜热,所以湿热消毒灭菌效果较好,适用于耐高温、耐高湿的医疗器械和用品的消毒灭菌。

(1) 煮沸:在一个标准大气压下,煮沸的水温达 100℃,作用 5 分钟可杀灭细菌繁殖体,作用 15 分钟可杀灭多数细菌芽胞,杀灭破伤风杆菌芽胞需 60 分钟以上。用于处理金属器械、玻璃器材、餐具、污染衣物、食品等物品的消毒,用于金属器械消毒时,水中添加 1%～2% $NaHCO_3$,可以防锈且提高沸点到 105℃。

(2) 压力蒸汽灭菌法:在密闭容器内通过增加压力,可以提高水蒸气的温度、潜热和穿透力,使杀菌速度更快、效果更可靠。压力蒸汽灭菌法是医院内耐高温、耐高湿的医疗器械和物

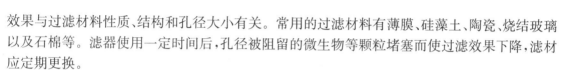

品灭菌的首选方法。根据排放冷空气的方式和程度不同,分为下排气式压力蒸汽灭菌器和预真空压力蒸汽灭菌器两大类。

下排气式压力蒸汽灭菌器利用重力置换原理,使热蒸汽在灭菌器中从上而下,将冷空气由下排气孔排出,排出的冷空气由饱和蒸汽取代,利用蒸汽释放的潜热使物品达到灭菌。根据灭菌器结构和大小不同,有手提式、立式和卧式等。

预真空压力蒸汽灭菌器利用机械抽真空的方法,使灭菌柜室内形成负压,蒸汽得以迅速穿透到物品内部进行灭菌。蒸汽压力达 205.8 kPa(2.1 kg/cm^2),温度达 132℃ 或以上,开始灭菌,到达灭菌时间后,抽真空使灭菌物品迅速干燥。根据一次性或多次抽真空的不同,分为预真空和脉动真空两种,后者因多次抽真空,空气排除更彻底,效果更可靠。

压力蒸汽灭菌法对灭菌前物品的准备和灭菌后物品的处理有很多要求,同时需对压力蒸汽灭菌效果进行监测。

1. 灭菌前物品的准备

(1) 清洗:灭菌前应将物品彻底清洗干净,物品洗涤后,应干燥并及时包装。

(2) 包装

1) 包装材料应允许物品内部空气的排出和蒸汽的透入。市售普通铝饭盒与搪瓷盒,不得用于装放待灭菌的物品,应用自动启闭式或带通气孔的器具装放。

2) 常用的包装材料:全棉布;一次性无纺布;一次性皱纹纸;一次性复合材料(如纸塑包装);灭菌容器;带孔的金属或玻璃容器等。对于一次性无纺布、灭菌容器和一次性复合材料必须经国家卫生行政部门批准后方可使用。新包装材料在使用前,应先用生物指示物验证灭菌效果后方可使用。包装材料使用前应放在温度 18~22℃,相对湿度 35%~70% 条件下放置 2 小时,仔细检查有无残缺破损。

3) 布包装层数不少于两层。用下排气式压力蒸汽灭菌器的敷料包,体积不得超过 30 cm×30 cm×25 cm;用于预真空和脉动真空压力蒸汽灭菌器的敷料包,体积不得超过 30 cm×30 cm×50 cm。敷料包不超过 5 kg,金属包的重量不超过 7 kg。

4) 新棉布应洗涤去浆后再使用;反复使用的包装材料和灭菌容器,应经清洗后才可再次使用。

5) 盘、盆、碗等器皿类物品,尽量单个包装;包装时应将盖打开;若必须多个包装在一起时,所用器皿的开口应朝向一个方向;摞放时,器皿间用吸湿毛巾或纱布隔开,以利蒸汽渗入。

6) 灭菌物品能拆卸的必须拆卸,如对注射器进行包装时,管芯应抽出。必须暴露物品的各个表面(如剪刀和血管钳必须充分撑开)以利灭菌因子接触所有物体表面。有筛孔的容器,应将盖打开,开口向下或侧放。管腔类物品如导管、针和管腔内部先用蒸馏水或去离子水润湿,然后立即灭菌。

7) 物品捆扎不宜过紧,外用化学指示胶带贴封,灭菌包每大包内和难消毒部位的包内放置化学指示物。

(3) 装载

1) 下排气灭菌器的装载量不得超过柜室内容量的 80%;预真空灭菌器的装载量不得超过柜室容积 90%,同时预真空和脉动真空压力蒸汽灭菌器的装载量又分别不得小于柜室容积的 10% 和 5%,以防止"小装量效应",残留空气影响灭菌效果。

2) 应尽量将同类物品放在一起灭菌,若必须将不同类物品装放在一起,则以最难达到灭菌物品所需的温度和时间为准。

3）物品装放时,上下左右相互间均应间隔一定距离以利蒸汽置换空气;大型灭菌器物品应放于柜室或推车上的铁丝网搁架上;无搁架的中小型灭菌器,可将物品放于铁丝篮中。

4）难于灭菌的大包放在上层,较易灭菌的小包放在下层;金属物品放下层,织物包放上层,物品装放不能贴靠门和四壁,以防吸入较多的冷凝水。

5）金属包应平放,盘、碟、碗等应处于竖立的位置;纤维织物应使折叠的方向与水平面成垂直状态;玻璃瓶等应开口向下或侧放以利蒸汽进入和空气排出。

6）启闭式筛孔容器,应将筛孔的盖打开。

2.灭菌处理

1）蒸汽的质量要求。必须安装汽水分离器,灭菌过程中蒸汽的饱和度合格。

2）灭菌操作程序应按压力蒸汽灭菌器生产厂家的操作使用说明书的规定进行。

3）灭菌循环参数见表7-1。

4）灭菌物品需冷却后再从搁架上取下。

表7-1 压力蒸汽灭菌所需时间

物品种类	灭菌时间（分钟）		
	121℃下排气	132℃预真空	132℃脉动真空
硬物（裸露）	15	4	4
硬物（包裹）	20	4	4
织物包	30	4	4

3.灭菌后物品处理

（1）检查包装的完整性,若有破损不可作为无菌包使用。

（2）湿包和有明显水渍的包不作为无菌包使用;启闭式容器,检查筛孔是否已关闭。

（3）检查化学指示胶带变色情况,未达到或有可疑者不可作为无菌包发放至科室使用;开包使用前应检查包内指示卡是否达到已灭菌的色泽或状态,未达到或有可疑者不可作为无菌包使用。

（4）灭菌包掉落在地,或误放不洁之处,或沾有水液,均应视为受到污染,不可作为无菌包使用。

（5）已灭菌的物品,不得与未灭菌物品混放。

（6）合格的灭菌物品,应标明灭菌日期,合格标志。

（7）每批灭菌处理完成后,应按流水号登册,记录灭菌物品包的种类、数量、灭菌温度、作用时间和灭菌日期与操作者等。有温度、时间记录装置的,应将记录纸归档备查。

（8）运送无菌物品的工具应每日清洗并保持清洁干燥;当怀疑或发现有污染可能时,应立即进行清洗消毒;物品顺序摆放,并加防尘罩,以防再污染。

（9）灭菌后的物品,应放入洁净区的柜橱（或架子上,推车内）;柜橱或架子应由不易吸潮、表面光洁的材料制成,表面再涂以不易剥蚀脱落的涂料,使之易于清洁和消毒;灭菌物品应放于离地高20～25 cm,离天花板50 cm,离墙远于5 cm处的搁物架上,顺序排放,分类放置,并加盖防尘罩;灭菌物品储存在密闭柜橱并有清洁与消毒措施,专室专用,专人负责,限制无关人员出入。

（10）储存的有效期受包装材料、封口的严密性、灭菌条件、储存环境等诸多因素影响;对于棉布包装材料和开启式容器,一般建议,温度25℃以下10~14天,潮湿多雨季节应缩短天数;对于其他包装材料如一次性无纺布、一次性纸塑包装材料,如证实该包装材料能阻挡微生物渗入,其有效期可相应延长,至少为半年以上。

压力蒸汽灭菌法效果的监测方法参见第十二章第三节。

(四) 紫外线消毒

紫外线属于电磁波的一种,根据其波长不同,可分为A、B、C 3个波段,用于消毒的紫外线主要位于C波段(200~280 nm),杀菌作用最强的波段是250~270 nm,目前紫外线灯所采用的波长是253.7 nm。紫外线灯有普通直管热阴极低压汞紫外线消毒灯、高强度紫外线消毒灯、低臭氧紫外线消毒灯、高臭氧紫外线消毒灯等不同种类,可单独悬挂用于消毒,也可做成紫外线消毒器或消毒箱使用。

1. 杀菌机制 紫外线可以破坏核酸,使核酸形成嘧啶二聚体,影响核酸复制;破坏菌体蛋白质和糖类成分;产生自由基,损伤菌体等。

2. 适用范围 用于室内空气、物体表面、水及其他液体的消毒。紫外线辐照能量低,穿透力弱,仅能杀灭直接照射到的微生物,因此消毒时必须使消毒部位充分暴露于紫外线,要求用于消毒的紫外线灯在电压为220 V、环境相对湿度为60%、温度为20℃时,辐射的253.7 nm紫外线强度(使用中的强度)不得低于70 $\mu W/cm^2$,

3. 使用方法 对物品表面的消毒,最好使用便携式紫外线消毒器近距离移动照射,也可采取紫外灯悬吊式照射,对小件物品可放紫外线消毒箱内照射,杀灭一般细菌繁殖体时,应使照射剂量达到10 000 $\mu W \cdot s/cm^2$,杀灭细菌芽胞时应达到100 000 $\mu W \cdot s/cm^2$,病毒对紫外线的抵抗力介于细菌繁殖体和芽胞之间,真菌孢子的抵抗力比细菌芽胞更强,有时需要照射到600 000 $\mu W \cdot s/cm^2$;对室内空气的消毒,室内有人活动时使用时用间接照射法,在室内无人条件下,可采取紫外线灯悬吊式或移动式直接照射,相对湿度低于80%为好,否则应适当延长照射时间;对水和其他液体的消毒,可采用水内照射或水外照射,水层厚度均应小于2 cm。

紫外线消毒的适宜温度范围是20~40℃,温度过高过低均会影响消毒效果,可适当延长消毒时间;用紫外线杀灭被有机物保护的微生物时,应加大照射剂量。空气和水中的悬浮粒子也可影响消毒效果。

4. 注意事项 在使用过程中,应保持紫外线灯表面的清洁,一般每两周用乙醇棉球擦拭一次,发现灯管表面有灰尘、油污时,应随时擦拭。

紫外线灯使用过程中其辐照强度逐渐降低,应定期测定消毒紫外线的强度,一旦降到要求的强度以下时,应及时更换。普通30 W直管紫外线灯在距灯管1 m处测定,特殊紫外线灯在使用距离处测定,使用的紫外线测强仪必须经过标定,且在有效期内,使用的紫外线强度监测指示卡,应取得卫生许可批件,并在有效期内使用。

(五) 微波

微波是波长在1 mm~1 m(频率在300~3 000 MHz)的电磁波,微波有广泛的用途,用于消毒的微波采用915 MHz和2 450 MHz两个专用频率。微波消毒设备从加热干燥技术基础上发展而来,目前有微波牙钻消毒器、微波快速灭菌器等。生物体、水及含水材料具有良好吸收微波并产生热能转换;微波作用速度快,穿透至物品内部,内外同时产热。

1. 杀菌机制 微波杀菌作用快速、广泛,目前认为主要与微波热效应有关,即物体分子受到微波作用后,产生激烈运动并形成偶极子,偶极子在电场中互相摩擦而产生热能,使物体温度升高,另外还有其他非热效应。

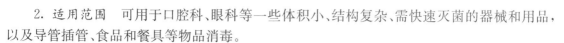

2. 适用范围　可用于口腔科、眼科等一些体积小、结构复杂、需快速灭菌的器械和用品，以及导管插管、食品和餐具等物品消毒。

3. 使用方法　消毒前先准备微波专用增效液，将待消毒物品浸入增效液内进行消毒。

4. 注意事项　微波消毒时需放入吸收载体如水或其他含湿物体，含湿率在30%～50%较合适；消毒时应保证一定的作用功率和作用时间。

（六）电离辐射

电离辐射属于高频率、具有高能量和穿透力的电磁波，包括高速电子、X射线、γ射线等，这些射线在常温下可直接破坏微生物的核酸、蛋白质等大分子，还能产生自由基损伤菌体；可包装后灭菌，用于各种常规医疗器械、精密医疗器械、生物制品及大量一次性医疗器械和用品的灭菌。一般医院本身不具备电离辐射装置，电离辐射灭菌由专门辐照中心进行。

二、化学消毒灭菌法

化学消毒法利用化学消毒剂来消毒灭菌，其杀菌机制包括使菌体蛋白质变性或凝固、干扰细菌的酶系统和代谢、改变细胞膜的通透性和破坏微生物核酸等。

化学消毒剂多数为液体或配制成液体使用，少数为气体消毒剂，使用方法有浸泡、擦拭、冲洗、喷洒、喷雾及熏蒸等。理想的化学消毒剂应具有广谱杀菌、效果强大、作用快速、无毒、无刺激和腐蚀性，性能稳定、影响因素少，易储存运输，使用安全方便等。

化学消毒剂种类较多，根据其杀菌能力的不同，分为高效消毒剂、中效消毒剂和低效消毒剂。

高效消毒剂：能杀灭细菌繁殖体（包括分枝杆菌）、病毒、真菌及其孢子等，对细菌芽胞也有一定杀灭作用，如二氧化氯、2%碱性戊二醛、过氧乙酸、臭氧、环氧乙烷等。

中效消毒剂：能杀灭分枝杆菌、真菌、病毒及细菌繁殖体等微生物，但不能杀灭细菌芽胞，如乙醇、碘伏等。

低效消毒剂：只能杀灭细菌繁殖体、亲脂病毒和某些真菌，不能杀灭细菌芽胞、结核杆菌和抵抗力强的真菌及病毒，如季铵盐类消毒剂、氯己定、生物酶制剂等。

化学消毒剂根据其作用成分不同，有含氯消毒剂、含碘消毒剂、含溴消毒剂、醛类消毒剂、酚类消毒剂、醇类消毒剂、过氧化物类消毒剂、烷基化合物消毒剂、胍类消毒剂、季铵盐类消毒剂及其他化学消毒剂。这些消毒剂杀菌能力、理化性质、使用方法和特点各不相同，在医院中有不同的应用范围。

（一）含氯消毒剂

1. 概况　含氯消毒剂是一大类消毒剂，在水中能产生具有杀菌活性的次氯酸，常以有效氯浓度表示其杀菌能力。含氯消毒剂属高效消毒剂，具有广谱、高效、低毒作用，有强烈的刺激性气味、对金属有腐蚀性、对织物有漂白作用，受有机物影响很大，消毒液不稳定等特点。

含氯消毒剂包括无机含氯消毒剂和有机含氯消毒剂，常用的含氯消毒剂有：①液氯，含氯量＞99.5%（W/W）；②漂白粉，含有效氯25%（W/W）；③漂白粉精，含有效氯80%（W/W）；④三合二，含有效氯56%（W/W）；⑤次氯酸钠，工业制备的含有效氯10%（W/W）；⑥二氯异氰尿酸钠，含有效氯60%（W/W）；⑦三氯异氰尿酸钠，含有效氯85%～90%（W/W）；⑧氯化磷酸三钠，含有效氯2.6%（W/W）。

2. 适用范围　适用于餐（饮）具、环境、水、疫源地等消毒。

3. 使用方法

(1) 消毒液配制:根据有效氯含量,用去离子水将含氯消毒剂配制成所需浓度溶液。

(2) 使用方法:常用的消毒方法有浸泡、擦拭、喷洒与干粉消毒等。

浸泡法:将洗净、干燥待消毒的物品放入装有含氯消毒剂溶液的容器中,加盖。对细菌繁殖体污染的物品,用含有效氯 250 mg/L 的消毒液浸泡 10 分钟以上;对经血传播病原体、分枝杆菌和细菌芽胞污染物品的消毒,用含有效氯 500～1 000 mg/L 消毒液浸泡 30 分钟以上。

擦拭法:对大件物品或其他不能用浸泡法消毒的物品用擦拭法消毒。消毒所有药物浓度和作用时间参见浸泡法。

喷洒法:对一般污染的物品表面,用 500 mg/L 的消毒液均匀喷洒,作用 30 分钟以上;对经血传播病原体、结核杆菌等污染表面的消毒,用含有效氯 1 000 mg/L 的消毒液均匀喷洒,作用 60 分钟以上。喷洒后有强烈的刺激性气味,人员应离开现场。

干粉消毒法:对排泄物的消毒,用含氯消毒剂干粉加入排泄物中,使含有效氯 10 000 mg/L,略加搅拌后,作用 2～6 小时,对医院污水的消毒,用干粉按有效氯 50 mg/L 用量加入污水中,并搅拌均匀,作用 2 小时后排放。

4. 注意事项

1) 粉剂应于阴凉处避光、防潮、密封保存;水剂应于阴凉处避光、密闭保存。所需溶液应现配现用。

2) 配制漂白粉等粉剂溶液时,应戴口罩、橡胶手套。

3) 未加防锈剂的含氯消毒剂对金属有腐蚀性,不应用于金属器械的消毒;加防锈剂的含氯消毒剂对金属器械消毒后,应用无菌蒸馏水冲洗干净,无菌方法擦干。

4) 含氯消毒剂对织物有腐蚀和漂白作用,不应用于有色织物的消毒。

5) 用于消毒餐具,应即时用清水冲洗。

6) 消毒时,若存在大量有机物时,应提高使用浓度或延长作用时间。

7) 用于污水消毒时,应根据污水中还原性物质含量适当增加浓度。

(二) 含碘消毒剂

含碘消毒剂是碘和以碘为主要杀菌成分制成的各种制剂,有碘酊、碘伏等。

1. 碘酊　碘酊是碘的乙醇溶液,有效碘浓度为 18～20 g/L,属于高效消毒剂,50 mg/L 浓度作用 10 分钟能杀灭各种细菌繁殖体,20 g/L 可杀灭细菌芽胞。

在医院中,碘酊主要用于皮肤消毒,以及器械应急消毒;黏膜消毒现多用碘伏。

游离碘对皮肤黏膜有刺激性,碘酊消毒后应用乙醇脱碘。

2. 碘伏　碘伏是碘与表面活性剂及碘化钾共同形成的不定型络合物,有非离子表面活性碘如聚乙烯吡咯烷酮碘(PVP-1)、阳离子表面活性碘和阴离子表面活性碘等,我国使用广泛的是 PVP-1 和聚醇醚碘(NP-1)。

碘伏属中效消毒剂,具有中效、速效、低毒,对皮肤黏膜无刺激、无黄染,稳定性好等特点,适用于皮肤、黏膜等的消毒。

常用消毒方法有浸泡、擦拭、冲洗等方法。

(1) 浸泡法:将清洗、干燥的待消毒物品浸没于装有碘伏溶液的容器中,加盖。对细菌繁殖体污染的物品,使用含有效碘 500 mg/L 的消毒液浸泡 30 分钟。

(2) 擦拭法:对皮肤、黏膜用擦拭法消毒。消毒时,用浸有碘伏消毒液的无菌棉球或其他替代物品擦拭被消毒部位。对外科手消毒用含有效碘 2 500～5 000 mg/L 的消毒液擦拭作用

3 分钟;对于手术部位及注射部位的皮肤消毒,用含有效碘 2 500～5 000 mg/L 的消毒液局部擦拭 2 遍,共作用 2 分钟;对口腔黏膜及创口黏膜创面消毒,用含有效碘 500～1 000 mg/L 的消毒液擦拭,作用 3～5 分钟。

（3）冲洗法:对阴道黏膜及伤口创面的消毒,用含有效碘 250 mg/L 的消毒液冲洗 3～5 分钟。

碘伏应于阴凉处避光、防潮、密封保存;碘伏对二价金属制品有腐蚀性,不应做相应金属制品的消毒;消毒时,若存在有机物,应提高药物浓度或延长消毒时间。

（三）含溴消毒剂

含溴消毒剂指溶于水后,能水解生成次溴酸,并发挥杀菌作用的一类消毒剂。使用较多的含溴消毒剂主要有二溴二甲基乙内酰脲(二溴海因)、溴氯海因等有机溴类消毒剂。

二溴海因是一种释放有效溴的消毒剂,在 pH 值 7～9 时,含溴消毒剂产生次溴酸,具有强氧化性,作用于微生物的细胞壁,使其通透性增加,细胞中的蛋白质与核心物质漏出,DNA 双链发生断裂,可杀灭各种微生物,包括细菌繁殖体、芽胞、真菌和病毒,属高效、广谱、安全消毒剂。二溴海因使用后的残留物对环境无毒害作用,不破坏水质环境。

二溴海因用于医疗卫生单位环境物体和诊疗用品消毒、医院污水的消毒处理;用于饮水、污水和游泳池水消毒,以及餐具、茶具、水果、蔬菜消毒等。使用时可用去离子水配成消毒液,采用浸泡、擦拭或喷洒法消毒。

浸泡法:将洗净的待消毒物品浸没于消毒液内,加盖,作用至预定时间后取出。对一般污染物品,用 250～500 mg/L 二溴海因,作用 30 分钟,对致病性细菌芽胞污染物品,用 1 000～2 000 mg/L 浓度,作用 30 分钟。

擦拭法:对大件不能用浸泡法消毒的物品,可用擦拭法。消毒液浓度和作用时间参见浸泡法。

喷洒法:对一般物品表面,用 500～1 000 mg/L 二溴海因,均匀喷洒,作用 30 分钟;对致病性芽胞和结核分枝杆菌污染的物品,用 1 000～2 000 mg/L 浓度消毒液喷洒,作用 60 分钟。

对水的消毒:消毒剂用去离子水溶解后,倒入水中,用量为 5～10 mg/L,视水质污染情况而定。用作游泳池水消毒和污水消毒时,应视水质决定用量和作用时间。

消毒液应现用现配,并在有效期内用完;用于金属制品消毒时,可适当加入防锈剂亚硝酸钠;对餐具果蔬消毒后,应用净水冲洗干净。

（四）醛类消毒剂

目前,应用较多的醛类消毒剂主要是甲醛和戊二醛,甲醛用于消毒灭菌时间较早,戊二醛应用虽然较晚,但具有更多的优越性。

1. 甲醛　甲醛属于第一代气体消毒剂,用于对热、对湿敏感、易腐蚀的医疗用品灭菌,使用方便,对消毒物品无损害。

使用甲醛消毒灭菌,必须在密闭的消毒箱中进行,甲醛气体可通过加热法、化学法或负压低温蒸汽产生;消毒时温度提高能增加甲醛的穿透力,湿度以 50%～70% 较适合,消毒过程中不得有甲醛气体漏出。甲醛有强烈刺激性和毒性,不能用于室内空气消毒。物品消毒后,一定要去除残留甲醛。

2. 戊二醛　我国 20 世纪 80 年代开始在医院推广戊二醛消毒剂的使用,目前大部分医院将戊二醛作为不耐高温、不耐腐蚀医疗器械和精密仪器的首选消毒剂,如内镜、呼吸机管道、麻醉装置等。

戊二醛属灭菌剂,具有广谱、高效杀菌作用,对金属腐蚀性小,受有机物影响小等特点。戊二醛使用的剂型有浓度为2%碱性戊二醛、2%强化酸性戊二醛和2%强化中性戊二醛。2%碱性戊二醛有很强的杀灭芽胞作用,在pH值7.5～8.5时杀菌效果最好,但稳定性不够,连续使用不应超过2周;2%强化酸性戊二醛稳定性较好,但杀灭芽胞作用减弱。

戊二醛用于灭菌处理常用浸泡法。将清洗、干燥待灭菌处理的医疗器械及物品浸没于装有戊二醛的容器中,加盖,浸泡10小时后,无菌操作取出,用无菌水冲洗干净,无菌方法擦干。戊二醛用于消毒时,将待消毒处理医疗器械及物品浸没于装有戊二醛的容器中,加盖,消毒20～45分钟,取出后用无菌水冲洗干净,无菌方法擦干。

戊二醛对手术刀片等碳钢制品有腐蚀性,使用前应先加入0.5%亚硝酸钠防锈;戊二醛对皮肤、黏膜有刺激性,接触戊二醛溶液时应戴橡胶手套,防止溅入眼内或吸入体内;盛装戊二醛消毒液的容器应加盖,放于通风良好处。

(五) 醇类消毒剂

醇类消毒剂主要有乙醇、正丙醇、异丙醇。

乙醇属中效消毒剂,具有中效、速效、无毒、对皮肤黏膜有刺激性、对金属无腐蚀性,受有机物影响较大,易挥发、不稳定等特点。适用于皮肤、环境表面及医疗器械的消毒等。

乙醇常用消毒方法有浸泡法和擦拭法。

浸泡法:将待消毒的物品放入装有乙醇溶液的容器中,加盖。对细菌繁殖体污染医疗器械等物品的消毒,用75%的乙醇溶液浸泡10分钟以上。

擦拭法:用于皮肤的消毒,用75%乙醇棉球擦拭。

乙醇易燃,忌明火;必须使用医用乙醇,乙醇最佳浓度在70%～85%,浓度太低杀菌效果下降,浓度高于90%会凝固表面蛋白质而影响乙醇渗透,内部微生物不易杀灭。

(六) 过氧化物类消毒剂

过氧化物类消毒剂的特点是具有强氧化性,化学性质活泼而不稳定,易分解,有刺激性和腐蚀性,杀菌效果好,是一类应用广泛和重要的化学消毒剂。

1. 过氧乙酸　过氧乙酸属灭菌剂,具有广谱、高效、低毒性,对金属及织物有腐蚀性,受有机物影响大,稳定性差等特点。常用剂型有传统一元液体制剂、稳定型一元液体制剂、二元液体制剂、固体制剂等,目前液体二元制剂应用较多,使用前按产品使用说明书要求将A、B两液混合静置至规定时间,一般过氧乙酸原液浓度为16%～20%(W/V)。根据原液有效成分含量,再用灭菌蒸馏水将过氧乙酸稀释成所需浓度。常用消毒方法有浸泡、擦拭、喷洒等。

浸泡法:将待消毒的物品放入装有过氧乙酸的容器中,加盖。对一般污染物品的消毒,用0.05%(500 mg/L)过氧乙酸溶液浸泡;对细菌芽胞污染物品的消毒用1%(10 000 mg/L)过氧乙酸浸泡5分钟,灭菌时,浸泡30分钟。取出,用灭菌蒸馏水冲洗干净、无菌方法擦干。

擦拭法:对大件物品或其他不能用浸泡法消毒的物品用擦拭法消毒。消毒所有药物浓度和作用时间参见浸泡法。

喷洒法:对一般污染表面的消毒用0.2%～0.4%(2 000～4 000 mg/L)过氧乙酸喷洒作用30～60分钟。

过氧乙酸消毒应用注意事项:①过氧乙酸不稳定,应临用前配制,贮存于通风阴凉处,用前应测定有效含量,原液浓度低于12%时禁止使用。②配制溶液时,忌与碱或有机物相混合。③过氧乙酸对金属有腐蚀性,对织物有漂白作用。金属制品与织物经浸泡消毒后,应即时用清水冲洗干净。④使用浓溶液时,谨防溅入眼内或皮肤黏膜上,一旦溅上,即时用清水冲洗。

⑤消毒被血液、脓液等污染的物品时,需适当延长作用时间。

2. 过氧化氢　过氧化氢是应用历史较长的消毒剂,有强氧化作用,属高效消毒剂,具有广谱、高效、速效、无毒、对金属及织物有腐蚀性,受有机物影响很大,纯品稳定性好,稀释液不稳定等特点。

适用于丙烯酸树脂制成的外科埋植物,隐形眼镜、不耐热的塑料制品、餐具、服装、饮水和空气等消毒以及口腔含漱、外科伤口清洗。

根据过氧化氢原液有效含量用灭菌水将过氧化氢原液稀释成所需浓度。消毒应用方法有浸泡、擦拭、喷雾和熏蒸等。

浸泡法:将清洗、干燥的待消毒物品浸没于装有 3％过氧化氢的容器中,加盖,浸泡 30 分钟达到消毒要求;6％～10％过氧化氢水溶液浸泡 6 小时可达灭菌要求。

擦拭法:对大件物品或其他不能用浸泡法消毒的物品用擦拭法消毒。所用药物浓度和作用时间参见浸泡法。

其他方法可用 1.5％过氧化氢水溶液进行喷雾,作用 30 分钟以上,用于室内空气消毒;在真空灭菌器中利用汽化过氧化氢对不耐热医疗用品进行灭菌;用 1.0％～1.5％过氧化氢漱口;用 3％过氧化氢冲洗伤口等。

应用过氧化氢消毒时应注意:①过氧化氢应贮存于通风阴凉处,用前应测定有效含量,稀释液不稳定,临用前配制;②配制溶液时,忌与还原剂、碱、碘化物、高锰酸钾等强氧化剂相混合;③过氧化氢对金属有腐蚀性,对织物有漂白作用;④使用浓溶液时,谨防溅入眼内或皮肤黏膜上,一旦溅上,即时用清水冲洗;⑤消毒被血液、脓液等污染的物品时,需适当延长作用时间。

3. 二氧化氯　二氧化氯属高效消毒剂,具有广谱、高效、速效杀菌作用。对金属有腐蚀性,对织物有漂白作用,消毒效果受有机物影响大,二氧化氯活化液和稀释液不稳定。目前稳定型二氧化氯制剂有液体剂型、固体二元剂型和固体一元剂型等。

在消毒使用前,先在二氧化氯稳定液中加活化剂进行活化,然后根据有效氯含量用去离子水将二氧化氯稀释成所需浓度。

二氧化氯适用于医疗卫生、食品加工、餐(饮)具、饮水及环境表面等消毒,常用消毒方法有浸泡、擦拭、喷洒等方法。

浸泡法:将清洗、干燥的待消毒或灭菌物品浸没于装有二氧化氯溶液的容器中,加盖。对细菌繁殖体污染物品的消毒,用 100～250 mg/L 二氧化氯溶液浸泡 30 分钟;对肝炎病毒和结核分枝杆菌污染物品的消毒,用 500 mg/L 二氧化氯浸泡 30 分钟;对细菌芽胞污染物品的消毒,用 1 000 mg/L 二氧化氯浸泡 30 分钟。

擦拭法:对大件物品或其他不能用浸泡法消毒的物品用擦拭法消毒,所用药物浓度和作用时间参见浸泡法。

喷洒法:对一般污染的表面,用 500 mg/L 二氧化氯均匀喷洒,作用 30 分钟;对肝炎病毒和结核杆菌污染的表面,用 1 000 mg/L 二氧化氯均匀喷洒,作用 60 分钟。

饮水消毒法:在饮用水源水中加入 5 mg/L 的二氧化氯,作用 5 分钟,可使大肠杆菌数达到饮用水卫生标准。

注意事项:①二氧化氯活化液不稳定,应现配现用。②配制溶液时,忌与碱或有机物相混合。③二氧化氯对金属有腐蚀性,金属制品经二氧化氯消毒后,应迅速用清水冲洗干净并沥干。

4. 臭氧　臭氧为淡蓝色气体,在常温下为强氧化性气体,其密度为1.68(空气为1),在水中的溶解度较低(3％)。臭氧可通过电晕放电法、电解水法或光化学法产生,大气中含有一定浓度的臭氧。臭氧稳定性极差,在常温下可自行分解为氧,所以臭氧不能瓶装贮备,只能现场生产,立即使用。

臭氧是一种广谱杀菌剂,可杀灭细菌繁殖体和芽胞、病毒、真菌等,并可破坏肉毒杆菌毒素。在医院消毒中,臭氧应用于医院污水和诊疗用水的消毒、物品表面消毒、空气消毒等。

(1) 诊疗用水消毒:一般加臭氧量 0.5～1.5 mg/L,水中保持剩余臭氧浓度 0.1～0.5 mg/L,维持5～10分钟。对于质量较差的水,加臭氧量应在 3 L～6 mg/L。

(2) 医院污水处理:用臭氧处理污水的工艺流程,污水先进入一级沉淀池,净化后进入二级净化池,处理后进入调节储水池,通过污水泵抽入接触塔,在塔内与臭氧充分接触 10～15 分钟后排放。

一般 300 张床位的医院,建一个污水处理能力 18～20 t/h 的臭氧处理系统,采用 15～20 mg/L 臭氧投入量,作用 10～15 分钟,处理后的污水清亮透明,无臭味,细菌总数和大肠菌数均可符合国家污水排放标准。

(3) 游泳池水的处理:臭氧消毒游泳池水的优点是杀菌力强,速度快,对肠道菌和病毒均有杀灭作用;对游泳池设施不造成腐蚀和毁坏;能改善水质、脱色、除臭,处理后的水晶莹清澈;对游泳者无刺激性。缺点是臭氧在水中分解快,消毒作用持续时间短,不能清除持续污染。

一般来说,臭氧的投入量为 1～1.7 mg/L,接触时间 1～2 分钟,即可获得理想的消毒效果,水质也会有明显的改善,用于游泳池循环水处理,投入臭氧量为 2 mg/L。

(4) 空气消毒:臭氧对空气中的微生物有明显的杀灭作用,采用 20 mg/m³ 浓度的臭氧,作用 30 分钟,对自然菌的杀灭率达到 90％ 以上。用臭氧消毒空气,必须是在封闭空间,且室内无人条件下进行,消毒后至少过 30 分钟才能进入,可用于病房等场所的空气消毒。

注意事项:①臭氧对人体有毒,国家规定大气中允许浓度为 0.2 mg/m³。②臭氧为强氧化剂,对多种物品有损坏,浓度越高对物品损害越重,可使铜片出现绿色锈斑、橡胶老化、变色、弹性降低,以致变脆、断裂,使织物漂白褪色等,使用时应注意。③多种因素可影响臭氧的杀菌作用,包括温度、相对湿度、有机物、pH、水的浑浊度、水的色度等,使用时应加以控制。

(七) 环氧乙烷

环氧乙烷又名氧化乙烯,在低温下为无色液体,具有芳香醚味,沸点为 10.8℃,环氧乙烷气体穿透力强。环氧乙烷易燃易爆,且对人有毒,空气中其最低燃烧浓度为 3％,超过即可发生燃烧爆炸。

环氧乙烷气体杀菌力强、杀菌谱广,可杀灭各种微生物包括细菌芽胞,是目前主要的低温灭菌方法之一。

环氧乙烷不损害被灭菌的物品,且穿透力很强,可用于不耐热、不耐湿物品的消毒和灭菌,如电子仪器、光学仪器、医疗器械、书籍、文件、皮毛、棉、化纤、塑料制品、木制品、陶瓷及金属制品、内镜和一次性使用的诊疗用品等,但不适用于食品、液体、油脂类、滑石粉和动物饲料等的灭菌。

环氧乙烷消毒灭菌必须在密闭的环氧乙烷灭菌器内进行,目前使用的环氧乙烷灭菌器种类很多,大型的容器有数十立方米,中型的有 1～10 m³,小型的有零点几至 1 m³,它们各有不同的用途。

大型环氧乙烷灭菌器一般用于处理大量物品的灭菌,用药量为 0.8～1.2 kg/m³,在 55～

60℃下作用6小时;中型环氧乙烷灭菌器一般用于一次性使用诊疗用品的灭菌。这种灭菌设备完善,自动化程度高,可用纯环氧乙烷或环氧乙烷和二氧化碳混合气体。一般要求灭菌条件为:浓度800～1 000 mg/L,温度55～60℃,相对湿度60%～80%,作用时间6小时。灭菌物品常用可透过环氧乙烷的塑料薄膜密闭包装。如果在小包装上带有可过滤空气的滤膜,则灭菌效果更好。小型环氧乙烷灭菌器多用于医疗卫生部门处理少量医疗器械和用品。

环氧乙烷气体穿透力强,适合于环氧乙烷灭菌的包装材料有纸、复合透析纸、布、无纺布、通气型硬质容器、聚乙烯等;不能用于环氧乙烷灭菌的包装材料有金属箔、聚氯乙烯、玻璃纸、尼龙、聚酯、聚偏二氯乙烯、不能通透的聚丙烯。改变包装材料应作验证,以保证被灭菌物品灭菌的可靠性。

灭菌处理时应按照环氧乙烷灭菌器生产厂家的操作使用说明书的规定执行,根据灭菌物品种类、包装、装载量与方式不同,选择合适的灭菌参数。灭菌程序需包括预热、预湿、抽真空、通入气化环氧乙烷达到预定浓度、维持灭菌时间、清除灭菌柜内环氧乙烷气体、解析以去除灭菌物品内环氧乙烷的残留等步骤。

环氧乙烷残留是指环氧乙烷灭菌后留在物品和包装材料内的环氧乙烷和它的两个副产品氯乙醇乙烷和乙二醇乙烷;接触过量环氧乙烷残留可引起病人灼伤和刺激。环氧乙烷残留的多少与灭菌物品材料、灭菌的参数、包装材料和包装大小、装载量、解析参数等有关,聚氯乙烯导管在60℃时,解析8小时;50℃时,解析12小时。灭菌物品中残留环氧乙烷应≤10 μg/g;灭菌环境中环氧乙烷的浓度应低于2 mg/m³。

环氧乙烷消毒灭菌注意事项:

1) 环氧乙烷灭菌器必须安放在通风良好的地方,切勿将它置于接近火源的地方。为方便维修及定期保养,环氧乙烷灭菌器各侧(包括上方)应预留51 cm空间。应安装专门的排气管道,且与大楼其他排气管道完全隔离。

2) 保证安全,做好防护,环氧乙烷灭菌器及气瓶或气罐远离火源和静电。

3) 环氧乙烷存放处,应无火源,无转动之马达,无日晒,通风好,温度低于40℃,但不能将其放冰箱内,严格按照国家制定的有关易燃易爆物品储存要求进行处理。

4) 投药及开瓶时不能用力太猛,以免药液喷出。

5) 每半年对灭菌物品环氧乙烷残留量监测并记录;每年对环氧乙烷工作环境进行空气浓度的监测并记录。

6) 应对环氧乙烷工作人员进行专业知识和紧急事故处理的培训。过度接触环氧乙烷后,迅速将病人移离中毒现场,立即吸入新鲜空气;皮肤接触后,用水冲洗接触处至少15分钟,同时脱去脏衣服;眼接触液态环氧乙烷或高浓度环氧乙烷气体至少冲洗眼10分钟。遇前述情况,均应尽快就诊。

(八) 胍类消毒剂

胍类消毒剂是其分子结构中含有胍基而得名,目前常用的胍类消毒剂包括醋酸氯己定、葡萄糖酸氯己定和聚六亚甲基胍等。这类消毒剂均属低效消毒剂,具有速效杀菌作用,对皮肤黏膜无刺激性、对金属和织物无腐蚀性,稳定性好,受有机物影响轻微等特点,在较低浓度下也有抑菌作用。

胍类消毒剂主要应用于外科手消毒、手术部位皮肤消毒和黏膜消毒等。使用时根据有效含量用灭菌蒸馏水将消毒剂稀释成所需浓度,消毒方法有浸泡、擦拭和冲洗等方法。

擦拭法:手术部位及注射部位的皮肤的消毒,用5 000 mg/L醋酸氯己定-乙醇(70%)溶液局部擦拭 2 遍,作用 2 分钟;对伤口创面消毒,用 5 000 mg/L 醋酸氯己定水溶液擦拭创面 2～3 遍,作用 2 分钟。外科手消毒可用相同浓度和作用时间。

冲洗法:对阴道、膀胱或伤口黏膜创面的消毒,用 500～1 000 mg/L 醋酸氯己定水溶液冲洗,至冲洗液变清为止。

胍类消毒剂勿与肥皂、洗衣粉等阴性离子表面活性剂混合使用或前后使用;冲洗消毒时,若创面脓液过多,应延长冲洗时间。

(九) 季铵盐类消毒剂

季铵盐类消毒剂是一类阳离子表面活性剂,属于低效消毒剂。这类消毒剂包括单链季胺盐和双长链季胺盐两类,前者只能杀灭某些细菌繁殖体和亲脂病毒,后者可杀灭多种微生物,包括细菌繁殖体,某些真菌和病毒。季胺盐类可与乙醇或异丙醇配成复方制剂,其杀菌效果明显增加。季胺盐类消毒剂的特点是对皮肤黏膜无刺激,毒性小,稳定性好,对消毒物品无损害等。

季铵盐类消毒剂主要应用于皮肤黏膜消毒,环境物品消毒等。

皮肤消毒:单链季胺盐消毒剂 500～1 000 mg/L,皮肤擦拭或浸泡消毒,作用时间 3～5 分钟,或用双链季胺盐 500 mg/L,擦拭或浸泡消毒,作用 2～5 分钟。

黏膜消毒:用 500 mg/L 单链季胺盐作用 3～5 分钟,或用双链季胺盐 100～500 mg/L,作用 1～3 分钟。

环境表面消毒:根据污染微生物的种类选择用双链还是用单链季胺盐消毒剂,一般用 1 000～2 000 mg/L,浸泡、擦拭或喷洒消毒,作用时间 30 分钟。

季铵盐类消毒剂用于消毒时应注意:①阴离子表面活性剂,如肥皂、洗衣粉等对其消毒效果有影响,不宜合用;②有机物对其消毒效果有影响,严重污染时应加大使用剂量或延长作用时间;③有些微生物对季胺盐类化合物有抗药作用,对有抗性微生物消毒时,应加大剂量。

(十) 酸性氧化电位水

酸性氧化电位水是在电解槽中添加了 0.05% NaCl 的食盐水,通过电解而成的一种无色透明的液体,具有氯味,其氧化还原电位(ORP)高,≥1 100～1 200 mV,pH 值在 2.7 以下,有效氯含量为 25～50 mg/L。酸性氧化电位水有强氧化性,具有杀菌速度快、安全可靠、不留残毒、有利于环保等特点。

酸性氧化电位水在室温、密闭、避光的条件下,较稳定,可保存 1 个月,但在室温暴露的条件下,不稳定,易失去强氧化性,故不宜长期保存,最好现用现制备。有机物存在对其消毒作用有显著影响,所以消毒对象须清洗干净;对铜、铝、碳钢有轻度腐蚀作用。

酸性氧化电位水主要用于手、皮肤黏膜的消毒,也可用于餐饮具、瓜果蔬菜的消毒和物品表面的消毒以及内镜的冲洗消毒。卫生手消毒,冲洗浸泡 1～3 分钟,皮肤黏膜的消毒,冲洗浸泡 3～5 分钟,如用于伤口创面消毒、阴道黏膜消毒等。餐饮具的消毒,冲洗浸泡 10 分钟,瓜果蔬菜的消毒,冲洗浸泡 3～5 分钟。消化道内镜的消毒,按卫生行政部门批准的使用说明书进行。环境和物品表面的消毒,擦拭浸泡 10～15 分钟,肝炎病毒污染的物品的消毒,冲洗浸泡 15 分钟。

三、生物消毒法

生物消毒法是利用体外具有杀菌作用的动物、植物、微生物和(或)其代谢产物来消除或杀灭微生物,目前,主要有植物源消毒剂、抗菌肽、噬菌体、生物酶等。复合溶菌酶消毒剂广泛应用于外科、烧伤、创伤科、妇产科、口腔科、皮肤科和耳鼻喉科等的冲洗、消毒和治疗,效果较好。

第五节　医院医疗器械消毒灭菌

一、概述

医疗器械指医学领域内使用的各种器械,包括用于临床诊断治疗、医学试验和临床检验的器械和器材。医疗器械在医院内广泛使用,它的清洗、消毒与灭菌和安全是预防控制医院感染、保证医疗质量的重要环节之一。

医疗器械种类很多,有不同材料、形状结构和用途,根据医疗器械污染后使用所致感染的危险性大小及在病人使用之前的消毒或灭菌要求,将医疗器械分 3 类,即高度危险性物品(critical items)、中度危险性物品(semi-critical items)和低度危险性物品(non-critical items)。

(一) 高度危险性物品

进入人体无菌组织、器官、脉管系统,或有无菌体液从中流过的物品或接触破损皮肤、破损黏膜的物品,一旦被微生物污染,具有极高感染风险,如手术器械、穿刺针、腹腔镜、活检钳、心脏导管、植入物等。高度危险性物品应采用灭菌方法处理。

(二) 中度危险性物品

与完整黏膜相接触,而不进入人体无菌组织、器官和血流,也不接触破损皮肤、破损黏膜的物品,如胃肠道内镜、气管镜、喉镜、肛表、口表、呼吸机管道、麻醉机管道、压舌板、肛门直肠压力测量导管等。中度危险性物品应使用达到中水平消毒以上效果的消毒方法。

(三) 低度危险性物品

与完整皮肤接触而不与黏膜接触的器材,如听诊器、血压计袖带等;病床围栏、床面以及床头柜、被褥;墙面、地面、痰盂(杯)和便器等。宜采用低水平消毒方法,或做清洁处理;遇有病原微生物污染时,针对所污染病原微生物的种类选择有效的消毒方法。

根据医疗器械上污染微生物的种类、数量采取以下消毒或灭菌方法。

(1) 对受到致病菌芽胞、真菌孢子、分枝杆菌和经血传播病原体(乙型肝炎病毒、丙型肝炎病毒、艾滋病病毒等)污染的物品,应采用高水平消毒或灭菌。

(2) 对受到真菌、亲水病毒、螺旋体、支原体、衣原体等病原微生物污染的物品,应采用中水平以上的消毒方法。

(3) 对受到一般细菌和亲脂病毒等污染的物品,应采用达到中水平或低水平的消毒方法。

(4) 杀灭被有机物保护的微生物时,应加大消毒药剂的使用剂量和(或)延长消毒时间。

(5) 消毒物品上微生物污染特别严重时,应加大消毒药剂的使用剂量和(或)延长消毒时间。

根据医疗器械的性质选择以下消毒或灭菌方法。

(1) 耐热、耐湿的诊疗器械、器具和物品,应首选压力蒸汽灭菌;耐热的油剂类和干粉类等应采用干热灭菌。

(2) 不耐热、不耐湿的物品,宜采用低温灭菌方法如环氧乙烷灭菌、过氧化氢低温等离子体灭菌或低温甲醛蒸汽灭菌等。

(3) 物体表面消毒,应考虑表面性质,光滑表面宜选择合适的消毒剂擦拭或紫外线消毒器近距离照射;多孔材料表面宜采用浸泡或喷雾消毒法。

二、手术器械和用品消毒灭菌

(一) 灭菌前的准备

医疗器械在消毒灭菌前应去除污染,一般情况下使用后的手术器械应先进行彻底清洗。特殊感染(如气性坏疽、破伤风感染等)病人使用过的手术器械应采用物理或化学消毒方法处理,可选用洗净灭菌装置或用 2 000 mg/L 含氯或含溴消毒剂浸泡 30 分钟后进行常规清洗。

清洗时,先用洗涤剂溶液浸泡擦洗,去除器械上的血垢等污染,有关节、缝隙、齿槽的器械,应尽量张开或拆卸,进行彻底刷洗,然后用流水冲净,干燥,并尽快打包。盛装和运送洁污器械的工具,必须严格区分,并有明显标志,不得混用。盛装和运送工具应每日清洗消毒,遇污染应随时清洗消毒。

手术器械包的体积不超过 30 cm×30 cm×50 cm。手术器械包捆扎不宜过紧,用化学指示胶带贴封,包外必须有明显标记,注明名称、打包人、打包日期;手术包内放置化学指示物,包打好后应尽快进行灭菌;因故不能及时处理,应存放在洁净、干燥的柜橱中。

(二) 灭菌方法

(1) 压力蒸汽灭菌方法,方法见本章第四节。

(2) 环氧乙烷气体灭菌:环氧乙烷用于不耐热手术包的灭菌。

手术缝线根据不同用途分为吸收型肠线、非吸收型丝线、尼龙线、金属线等。手术缝线是密封的,灭菌后可长期保存使用的一次性灭菌手术用品,也可在使用前随时灭菌;可用环氧乙烷灭菌或快速压力蒸汽灭菌。

锐利手术器械是手术器械中一类最具有代表性的器械,这类手术器械各专业手术科室均有,包括普通手术刀、剪、锯及眼科、耳鼻喉科的精密锐利手术器械。这类器械应先清洗去污染再灭菌,灭菌方法首选压力蒸汽灭菌方法。

不耐热手术用品的灭菌,如大量高分子材料被广泛应用于医疗用品,其中有相当一部分是手术用品,包括心脏起搏器、人工心肺机、人工瓣膜、整复手术材料、麻醉器材、各种导管、各种内镜、节育器材等,这类用品不能采用热力灭菌,只能用低温灭菌方法或化学灭菌处理。可用环氧乙烷气体灭菌法或 2% 碱性、中性、强化酸性戊醛浸泡 10 小时进行灭菌。

手术用敷料包括手术用纱布、纱条、棉球、手术巾、孔巾等首选压力蒸汽灭菌;凡士林油纱布、纱条的灭菌,蒸汽不易穿透,适宜于干热灭菌。

三、输注器材消毒灭菌

输注器材包括非一次性使用的注射、输液器具等。注射器、输液器的灭菌包括以下步骤。

(一) 清除污染

注射器、输液器用后,立即用清水冲洗。放入转运箱内,由消毒供应中心(室)回收统一处理。消毒供应中心(室)回收后应全部拆开,整个洗涤过程应包括酶洗、去热原、精洗 3 个环节。克雅病和特异性感染性疾病(如炭疽、破伤风等)使用后的输液器材按医疗废物处置。

(二) 注射器、输液滴管、玻璃接头洗涤方法

可手工用自来水冲洗后,采用酶制剂洗刷,再将酶制剂冲净;浸泡在 2% 三效热原灭活剂中 4 小时,用去离子水洗净,再用蒸馏水冲洗两次。

采用超声清洗机清洗:将注射器、输液滴管、玻璃接头放入清洗筐中,先用自来水冲洗、酶

洗、再用蒸馏水或去离子水漂洗 3 次、烘干。

（三）针头的清洁方法

放入加有酶制剂的超声清洗机内，超声清洗 30 分钟，或放入 2‰～3‰碳酸钠或碳酸氢钠溶液中煮沸 15 分钟，用针头机加压冲洗；或用铜丝贯擦针孔，用棉签卷擦针栓，除去残留血块及药液，检查针孔是否通畅。用过滤蒸馏水或去离子水冲洗；逐个检查针头的锋利度或有无内外钩后，再用 95‰乙醇或 3‰双氧水冲洗针头管腔。

（四）包装

注射器用有筛孔容器或双层平纹细布（应清洗后使用）包装。包布应放在专用洗衣机中或专锅洗净、干燥。注射器等从最后一次用蒸馏水洗净至灭菌开始不应超过 2 小时。注射器包装时，管芯应抽出，普通铝饭盒无论加盖与否均不能用于装放注射器进行灭菌。

（五）灭菌

采用压力蒸汽灭菌方法，灭菌后的注射器、输液器放在洁净专用柜中，干燥条件下贮存，建议有效期在温度 25℃以下为 10～14 天；潮湿多雨季节应缩短天数。

四、内镜消毒灭菌

内镜是目前医院中使用广泛和频繁的医疗器械，在诊断和治疗疾病中发挥了重要作用。内镜属于高度精密器械，造价高，许多部件不耐高温、不耐腐蚀、结构复杂；同时，内镜是重复使用器械，使用频繁，且使用时直接接触病人皮肤、黏膜、体液或其他分泌物，受到大量微生物污染，如何采取有效的消毒灭菌方法，防止内镜污染微生物引起医院感染是目前重要的问题。我国于 2004 年颁布了《内镜清洗消毒技术操作规范》，对内镜使用和消毒灭菌提出了要求。

内镜有不同的种类，根据用途分为诊断和治疗内镜；根据人体应用部位分为消化道内镜、呼吸道内镜、泌尿生殖道内镜、腹腔镜、关节镜等；根据结构分为软式内镜和硬质内镜等。

（一）内镜消毒、灭菌的基本原则

根据内镜在人体内使用部位的不同，要求对其进行消毒或灭菌处理。

（1）凡进入人体无菌组织、器官或经外科切口进入无菌腔室的内镜及其附件，如腹腔镜、关节镜、脑室镜、膀胱镜、宫腔镜等，用前应达到灭菌水平。

（2）凡进入破损黏膜的内镜附件也应达到灭菌水平，如活检钳、高频电刀等。

（3）凡进入人体自然通道与管腔黏膜接触的内镜及其附件，如喉镜、气管镜、支气管镜、胃镜、肠镜、乙状结肠镜、直肠镜等，使用前应达到高水平消毒。

（二）内镜消毒、灭菌方法的选择

内镜的消毒、灭菌应首选物理方法，对不耐湿热的内镜可选用化学方法消毒、灭菌。

（1）压力蒸汽灭菌：主要适用于能耐湿热内镜的灭菌，如金属直肠镜、直接喉镜金属部分的灭菌，以及能耐湿热的腹腔镜、关节镜、脑室镜等的灭菌。

（2）环氧乙烷灭菌：适于各类内镜的消毒、灭菌。

（3）2‰碱性戊二醛浸泡消毒、灭菌：消毒需浸泡 20 分钟，灭菌需浸泡 10 小时。适于各类内镜的消毒、灭菌，注意必须保证有效浓度且在有效期内，低于有效浓度和/或超过有效期即应及时更换。

（4）氧化电位水消毒：适用于胃肠内镜的消毒。要求 ORP≥1 100 mV，pH 在 2.7 以下，有效氯含量一般为 50 mg/L。在清洗干净的条件下，消毒作用 15 分钟，或按照卫生行政部门批准的方法进行。

（5）煮沸消毒：煮沸 20 分钟，可用于内镜金属部分和某些附件的消毒。

（6）其他消毒、灭菌方法：经卫生部门批准的内镜消毒剂和消毒器，具体使用方法按产品使用说明。

（7）内镜及附件用后立即清洗，应用专用含酶洗液浸泡；洁净、干燥后消毒、灭菌，应注意对所有的通道进行清洗、浸泡消毒和冲洗。

（8）采用化学法灭菌的内镜，用前应用灭菌水彻底冲洗，以去除残留的消毒剂。

（三）内镜的清洗

1. 软式内镜的清洗　内镜及其附件使用后立即用纱布（或其他清洗用品）在流动水下擦洗，以防分泌物干燥，所有孔道应以大量清水冲洗，使残留有机物软化、潮解和稀释，并用清洁刷充分刷洗所有孔道；为保证孔道的充分刷洗，应在被刷洗孔道的两端见到刷头；所有可拆卸部件如保护盖、吸引阀等，均应拆下进行彻底清洗；为使清洗彻底，流水清洗时间不得少于 3 分钟。纱布（或其他清洗用品）和清洁刷应一用一消毒，或每天至少进行一次高水平消毒（如用 500 mg/L 的二氧化氯或二溴海因，2 000 mg/L 的过氧乙酸或 2% 的戊二醛浸泡消毒 30 分钟）。

2. 其他内镜的清洗　如关节镜、腹腔镜、脑室镜、膀胱镜等，使用后应立即用清水彻底清洗，以除去血液、黏液等，彻底清洗内镜各部件，可拆卸部分应拆开清洗，并用超声清洗器清洗 5～10 分钟；器械的轴节部、弯曲部、管腔内应用软毛刷彻底刷洗，刷洗时防止划伤镜面。管腔应当用高压水枪彻底冲洗。

3. 酶洁液清洗与干燥　清洗后的内镜，应使用专用清洁内镜的含酶洗液浸泡，以防有机物和蛋白质凝固、注水注气孔道堵塞和内镜表面发黄、结痂，注意各孔道应灌满含酶洗液，浸泡结束后清水冲洗干净。内镜的附件如活检钳、细胞刷等使用后，用小刷刷洗钳瓣内面和关节处，有条件的医院应用超声振荡器清洗。冲洗干净后的内镜及其附件，干燥，待消毒。

（四）内镜的消毒

1. 软式内镜的消毒

（1）软式内镜采用化学消毒剂进行消毒或者灭菌时，应当按照使用说明进行，并进行化学监测和生物学监测。

（2）采用 2% 碱性戊二醛浸泡消毒或者灭菌时，应当将清洗擦干后的内镜置于消毒槽并全部浸没消毒液中，各孔道用注射器灌满消毒液。非全浸式内镜的操作部，必须用清水擦拭后再用 75% 乙醇擦拭消毒。采用 2% 碱性戊二醛消毒或灭菌，浸泡时间为：胃镜、肠镜、十二指肠镜浸泡不少于 10 分钟；支气管镜浸泡不少于 20 分钟；结核杆菌、其他分枝杆菌等特殊感染病人使用后的内镜浸泡不少于 45 分钟。需要灭菌的内镜采用 2% 碱性戊二醛灭菌时，必须浸泡 10 小时。当日不再继续使用的胃镜、肠镜、十二指肠镜、支气管镜采用 2% 碱性戊二醛消毒时，应当延长消毒时间至 30 分钟。

（3）软式内镜消毒后，应当冲洗和干燥，采用化学消毒剂浸泡灭菌的内镜，使用前必须用无菌水彻底冲洗，去除残留消毒剂。

2. 硬式内镜的消毒　能耐受压力蒸汽灭菌的内镜部分或全部，首选压力蒸汽灭菌；不能承受压力蒸汽灭菌的内镜或其部分，首选环氧乙烷灭菌；或用 2% 的碱性戊二醛浸泡 10 小时。要求达到消毒的硬式内镜，如喉镜、阴道镜等，可采用煮沸消毒 20 分钟的方法。在消毒灭菌时，有轴节的器械应充分打开轴节，带管腔的器械腔内应充分注入消毒液。

3. 内镜附件的消毒　内镜的附件如活检钳、细胞刷、切开刀、导丝、碎石器、网篮、造影导管、异物钳等应做到一用一灭菌,消毒方法首选压力蒸汽灭菌,也可用环氧乙烷灭菌或用2%碱性戊二醛浸泡10小时灭菌,或用经卫生行政部门批准的消毒剂与消毒器械进行灭菌。

五、口腔器械消毒灭菌

进行口腔诊疗操作时,医务人员应自我防护,戴口罩、帽子,可能出现病人血液、体液喷溅时,应当戴护目镜。每次操作前及操作后应当严格洗手或者手消毒。医务人员戴手套操作时,每治疗一个病人应当更换一副手套并洗手或者手消毒。口腔诊疗区域和口腔诊疗器械清洗、消毒区域应当分开,布局合理,能够满足诊疗工作和口腔诊疗器械清洗、消毒工作的基本需要。

进入病人口腔内的所有诊疗器械,必须达到"一人一用一消毒或者灭菌"的要求。口腔器材按照其危害程度及材质的不同进行不同的处理。

口腔诊疗器械消毒工作包括清洗、器械维护与保养、消毒或者灭菌、贮存等工作程序。

口腔诊疗器械使用后,应当及时用流动水彻底清洗,其方式应当采用手工刷洗或者使用机械清洗设备进行清洗。有条件的医院应当使用加酶洗液清洗,再用流动水冲洗干净;对结构复杂、缝隙多的器械,应当采用超声清洗。

清洗后的器械应当擦干或者采用机械设备烘干。根据采用的消毒与灭菌的不同方式对口腔诊疗器械进行包装,并在包装外注明消毒日期、有效期。

外科器械及其他穿破口腔软组织或骨组织的器械(牙钳、解剖刀、骨凿、钻针、根管器械等)必须灭菌;不穿破口腔软组织但与组织有接触的器械(银汞充填器、塑料器械)应当进行灭菌;与皮肤接触、可能暴露在体液或唾液飞沫中的器械以及可能被污染的手接触的器械(物理测量仪器、混汞机)应当进行消毒。接触病人完整黏膜、皮肤的口腔诊疗器械,包括口镜、探针、牙科镊子等口腔检查器械、各类用于辅助治疗的物理测量仪器、印模托盘、漱口杯等,使用前必须达到消毒。凡接触病人体液、血液的修复、正畸模型等物品,送技工室操作前必须消毒。

牙科手机和耐湿热、需要灭菌的口腔诊疗器械,首选压力蒸汽灭菌的方法进行灭菌,或者采用环氧乙烷、等离子体等其他灭菌方法进行灭菌。

对不耐湿热、能够充分暴露在消毒液中的器械可以选用化学方法进行浸泡消毒或者灭菌。在器械使用前,应当用无菌水将残留的消毒液冲洗干净。

六、一般诊疗用品消毒灭菌

对于一般常规使用的诊疗用品如体温表、听诊器、血压计袖带、压舌板、开口器、舌钳子、吸引器、引流瓶、胃肠减压器、氧气湿化瓶、呼吸机及麻醉机的螺纹管、氧气面罩、麻醉口罩、扩阴器等,包括接触皮肤及浅表体腔、黏膜的器材的清洁消毒,采用以下原则和方法。

(一)接触未破损皮肤的器具清洁与消毒方法

接触皮肤的一般诊疗用品,如血压计袖带、听诊器等,保持清洁,遇污染应随时以清洁剂与水清洁。血压计袖带若被血液、体液污染应在清洁的基础上使用含有效氯或有效溴250～500 mg/L的消毒剂浸泡30分钟后再清洗干净,晾干备用。听诊器可在清洁的基础上用乙醇擦拭消毒。腋下体温表每次用后应在清洁的基础上选用75%乙醇或含有效溴500～1 000 mg/L的二溴海因浸泡30分钟或过氧乙酸1 000 mg/L浸泡10～30分钟后,清水冲净,擦干,保存备用。

(二)接触未破损黏膜的器具清洁与消毒方法

接触未破损黏膜的器具如扩阴器、开口器、舌钳子、压舌板、口表、肛表等器具,用后应先清洗去污,擦干,耐高温的器具如扩阴器、开口器、舌钳、压舌板可选择压力蒸汽灭菌。不耐高温的器具如口表、肛表等可在清洁的基础上采用75％乙醇或含氯消毒剂500 mg/L 浸泡30分钟或过氧乙酸1 000 mg/L 浸泡10～30分钟后,清水冲净,擦干,保存备用。

（三）通过管道间接与浅表体腔黏膜接触的器具清洁与消毒方法

通过管道间接与浅表体腔黏膜接触的器具如氧气湿化瓶、呼吸机和麻醉机的螺纹管、氧气面罩、麻醉口罩、胃肠减压器、吸引器、引流瓶等器具,在清洁的基础上,耐高温的管道与引流瓶可采用压力蒸汽灭菌,不耐高温的部分可清洁后浸泡在含氯或含溴消毒剂500 mg/L 浸泡30分钟后,清水冲净,干燥,封闭保存备用。有条件的医院可采用清洗消毒装置,清洗、80～93℃热力消毒、烘干自动完成,保存备用。

（四）注意事项

任何物品在消毒灭菌前均应充分清洗干净。可采用流动水冲洗,清洁剂去污,管道可采用酶制剂浸泡,再流动水冲洗干净,再浸泡在相应的消毒剂中消毒或灭菌。使用的消毒剂应严格检测其浓度,并在有效期内使用,确保消毒灭菌效果。消毒灭菌后的医疗用品应保持干燥,封闭保存,避免保存过程中再污染,应在保存有效期内使用。

第六节　　医院手和皮肤黏膜消毒

一、概况

皮肤黏膜是人体最外表面的一层结构,本身带有微生物,一部分是常住菌,是人体正常菌群,位于皮肤深层;另一部分是暂住菌,位于表层,易随环境状况改变。手是人们重要的活动工具,容易污染微生物和传播微生物。医务人员在进行诊疗和护理活动中都离不开手,保证手卫生、采用合适有效的手消毒方法是预防医院感染发生和传播的重要措施。

二、医院手消毒

医院手消毒主要用于医疗机构医务人员。根据消毒效果要求不同,分为卫生手消毒和外科手消毒。

（一）卫生手消毒:洗手和手消毒

1. 洗手

（1）洗手指征:①直接接触病人前后,接触不同病人之间,从同一病人身体的污染部位移动到清洁部位时;② 接触病人黏膜、破损皮肤或伤口前后,接触病人的血液、体液、分泌物、排泄物、伤口敷料之后;③ 穿脱隔离衣前后,摘手套后;④ 进行无菌操作前后,处理清洁、无菌物品之前,处理污染物品之后;⑤ 当医务人员的手有可见的污染物或者被病人的血液、体液等蛋白质性物质污染后。

（2）洗手方法:①采用流动水洗手,使双手充分淋湿;② 取适量肥皂或者皂液,均匀涂抹至整个手掌、手背、手指和指缝;③ 认真揉搓双手至少15秒钟,应注意清洗双手所有皮肤,包括清洗指背、指尖、指缝和大拇指;④ 在流动水下彻底冲净双手,擦干,取适量护手液护肤。

（3）注意事项:医务人员洗手时应彻底清洗容易污染微生物的部位,如指甲、指尖、指甲缝、指关节及配戴饰物的部位等。

2. 手消毒

(1) 手消毒指征：①检查、治疗、护理免疫功能低下的病人之前；② 出入隔离病房、重症监护病房、烧伤病房、新生儿重症病房和感染性疾病科病房等重点部门前后；③ 接触具有传染性的血液、体液和分泌物以及被传染性致病微生物污染的物品后；④ 双手直接为传染病病人进行检查、治疗、护理或处理传染病人污物之后；⑤ 需双手保持较长时间抗菌活性时。

(2) 手消毒方法：①取适量的速干手消毒剂于掌心；② 严格按照洗手揉搓的步骤双手相互揉搓，揉搓时保证手消毒剂完全覆盖手部皮肤，直至手部干燥，使双手达到消毒目的。

(3) 常用手消毒剂：75%乙醇溶液或70%异丙醇溶液；醇类和胍类(醋酸氯己定等)复配的手消毒液；有效碘含量为5 000 mg/L的碘伏溶液；或卫生行政部门批准用于手消毒的其他消毒剂。

(二) 外科手消毒

外科手消毒用于手术前或进入机体的侵入性操作前，应认真清洗双手、前臂及上臂下1/3。

1. 外科手消毒方法

(1) 按照产品的使用说明要求，取适量的手消毒剂认真揉搓至双手的每个部位、前臂和上臂下1/3，揉搓时间按照产品的使用说明，一般揉搓2～6分钟，用洁净流动水冲净双手、前臂和上臂下1/3，用无菌巾彻底擦干；若厂家推荐，可以按照产品的使用说明重复上述操作步骤。

(2) 采用免冲洗外科手消毒剂进行外科手消毒的方法：按照产品的使用说明要求，取适量的免冲洗外科手消毒剂认真揉搓至双手的每个部位、前臂和上臂下1/3，直至消毒剂干燥；若厂家推荐，可以按照产品的使用说明重复上述操作步骤。

2. 外科手消毒注意事项

(1) 医务人员进行外科手消毒时不应佩戴假指甲、戒指等手部饰物。

(2) 手消毒可使用海绵、其他揉搓用品或双手相互揉搓。

(3) 在整个手消毒过程中应保持手指朝上，让手的位置高于肘部，使水由手指流向肘部，不能使水倒流，并且避免碰到刷手衣。

(4) 摘除外科手套应清洁双手后，再进行其他操作。

(5) 用后的指甲清洁器、揉搓用品如海绵等，应放到指定的容器中，一用一灭菌；如果揉搓使用刷子，则应注意刷子毛应柔软，以免损伤医务人员的皮肤，并定期检查，剔除不合格产品。

(6) 术后摘除外科手套后用皂液或其他清洁剂清洁双手，然后再进行其他的操作。

(7) 若连续进行下一台手术时，须重新按外科手消毒法进行。

三、医院皮肤黏膜消毒

诊疗活动中医护人员和病人皮肤、黏膜的消毒，包括穿刺部位的皮肤消毒、病人手术切口部位的皮肤消毒、会阴部及阴道手术消毒、口腔和咽部消毒、新生儿脐带消毒、病原微生物污染皮肤的消毒等。

(一) 穿刺部位的皮肤消毒

注射部位皮肤消毒：一般肌肉、静脉或其他部位注射与穿刺前的皮肤消毒。具体方法为：①用医用氯己定碘棉签消毒，按生产厂家的使用说明书进行操作。②用无菌棉签浸润2%碘酊，涂擦注射部位皮肤1遍，作用1分钟后，再用75%乙醇擦拭2遍，擦净残余碘，干燥后，即可注射。③用无菌棉签浸润含有效碘5 000 mg/L的碘伏，直接涂擦注射部位皮肤2遍，待干燥，即可注射。静脉注射时，可用75%乙醇棉签脱碘。

（二）病人手术切口部位的皮肤消毒

手术部位的皮肤应先清洁，器官移植手术和处于重度免疫抑制状态的病人，术前可用除菌皂液擦拭洗净全身皮肤。手术部位皮肤消毒要求消毒范围应在手术野及其外 10 cm 以上部位，由内向外擦拭。

（三）会阴部及阴道手术消毒

先用 5 000 mg/L 碘伏皂液棉球依次擦洗大、小阴唇、两侧大腿内侧上 1/3，会阴及肛门周围，备皮处理后，用 5 000 mg/L 碘伏液棉球涂擦外阴，待碘液完全干燥后（需 3～5 分钟）同上法再次涂擦消毒。

子宫切除手术前一天晚上用有效碘 250 mg/L 的碘伏或 5 000 mg/L 醋酸氯己定溶液擦洗阴道一次，手术前 2 小时，重复擦洗一次，阴道冲洗消毒用含有效碘 250 mg/L 碘伏或醋酸氯己定水溶液消毒，亦可用氧化电位水冲洗消毒。

（四）口腔和咽部消毒

取含有效碘 500 mg/L 的碘伏液或 1‰过氧化氢液含漱消毒。5 000 mg/L 碘伏或 3 000～5 000 mg/L 醋酸氯己定溶液局部涂抹，也可用氧化电位水含漱。

（五）新生儿脐带消毒

用碘酊和 75％乙醇处理，也可用 5 000 mg/L 有效碘的碘伏处理。

（六）病原微生物污染皮肤的消毒

彻底清洗污染部位后采用含有效碘 5 000 mg/L 的碘伏擦拭 3～5 分钟，或用乙醇、异丙醇与醋酸氯己定配制成的消毒液等擦拭消毒 3～5 分钟。

第七节 医院内环境消毒

一、概况

医院内环境包括医院内空气、医院病区室内地面、墙面、各种设施和物品表面以及污水、废弃物等。在这些环境中都存在各种微生物，可以成为医院感染的微生物来源，做好医院内环境的消毒可以有效地控制其中的微生物污染及其引起的医院感染，同时也能防止医院内病原体污染医院外环境。

二、医院空气消毒灭菌

空气是微生物污染和传播的重要途径之一，很多微生物或传染病病原体通过空气污染、传播造成医院感染或传染病的发生，甚至是暴发流行。医院内空气微生物来源于多途径，包括医院内各种活动人员散发、卫生清扫工作、各种医疗活动等，有感染病人或传染病病人时空气可污染病原体。医院内空气的净化和消毒是减少空气微生物污染、保障空气质量、预防医院感染及传染病发生的重要措施之一。

根据医院消毒卫生标准 GB15982－1995 中规定的 Ⅰ、Ⅱ、Ⅲ、Ⅳ类环境，采取不同的室内空气的消毒方法以达到卫生标准（表 7－2）。

表 7 - 2　医院不同部门环境卫生标准

环境类别	范围	空气 $(cfu/m)^3$	物体表面 $(cfu/m)^2$	医护人员手 $(cfu/m)^2$
Ⅰ类	层流洁净手术室、层流洁净病房	≤10	≤5	≤5
Ⅱ类	普通手术室、产房、新生儿病房、普通保护性隔离室、供应室无菌区、烧伤病房、重症监护病房	≤200	≤5	≤5
Ⅲ类	儿科病房、妇产科检查室、注射室、换药室、供应室清洁区、急诊室、化验室、普通病房	≤500	≤10	≤10
Ⅳ类	传染病科及病房	—	≤15	≤15

（一）Ⅰ类环境的空气消毒

Ⅰ类环境包括层流洁净手术室和层流洁净病房。要求空气中的细菌总数≤10 cfu/m³，采用层流洁净技术，达到Ⅰ类环境标准。

（二）Ⅱ类环境的空气消毒

Ⅱ类环境包括普通手术室、产房、婴儿室、早产儿室、普通保护性隔离室、消毒供应中心（室）检查打包区及无菌物品储存区、烧伤病房、重症监护病房。要求空气细菌总数≤200 cfu/m³，可选用下述方法。

1．循环风紫外线空气消毒器　消毒器由高强度紫外线灯和过滤系统组成，可以有效地滤除空气中的尘埃，并可将进入消毒器的空气中的微生物杀死。按产品说明书安装消毒器，消毒器必须采用低臭氧紫外线灯制备，消毒环境中臭氧浓度低于 0.1 mg/m³。

2．静电吸附式空气消毒器　这类消毒器采用静电吸附原理，加以过滤系统，不仅可过滤和吸附空气中带菌的尘埃，也可吸附微生物。在一个 20～30 m² 的房间内，使用一台大型静电式空气消毒器，消毒 30 分钟后，应达到国家卫生标准。可用于有人在房间内空气的消毒。

3．光催化空气消毒器　消毒器采用半导体氧化物通过特种光源催化，在设备内消毒反应区对空气中微生物杀灭，同时可去除有机物污染和异味，安装方式可采用单机或中央空调通风系统，适用于人员活动状态下的持续动态消毒。

4．注意事项　所用消毒器的循环风量（m³/h）必须是房间体积的 8 倍以上；有些小型的上述消毒器，若不能达到上述消毒效果，则不宜用于Ⅱ类环境空气的消毒。Ⅱ类环境均为有人房间，必须采用对人无毒无害，且可连续消毒的方法。

（三）Ⅲ类环境的空气消毒

Ⅲ类环境包括儿科病房，妇产科检查室，注射室、换药室、治疗室、急诊室、化验室、各类普通病室和房间，这类环境要求空气中的细菌总数≤500 cfu/m³。

有人员活动时可采用Ⅱ类环境的空气消毒方法。无人员活动状态时，可采用以下方法消毒。

1．臭氧消毒　市售的管式、板式和沿面放电式臭氧发生器均可选用。臭氧浓度要求达到≥20 mg/m³，在 RH≥70% 条件下，消毒时间≥30 min。消毒时人必须离开房间，消毒后待房间内闻不到臭氧气味时才可进入（在关机后 30 分钟左右）。

2．紫外线消毒　可选用产生较高浓度臭氧的紫外线灯，以利用紫外线和臭氧的协同作

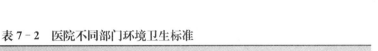

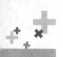

用。一般按每 m³ 空间装紫外线灯瓦数≥1.5 W,计算出装灯数。空气消毒照射时间一般均应大于 30 分钟。新灯的辐照强度不得低于 90 μW/cm²,使用中紫外线的辐照强度不得低于 70 μW/cm²。测定紫外线强度应采用经过计量部门检定的紫外线强度计,或用紫外线强度监测指示卡进行监测。使用紫外线灯直接照射消毒,人不得在室内。

3. 熏蒸或喷雾消毒 可采用化学消毒剂或中草药空气消毒剂喷雾或熏蒸消毒,常用的化学消毒剂如下。

(1)过氧乙酸:将过氧乙酸稀释成 0.5%～1.0%水溶液,加热蒸发,在 60%～80%相对湿度,室温下,熏蒸时间 2 小时。

(2)过氧化氢复方空气消毒剂:市售品以过氧化氢为主要成分,配以增效剂和稳定剂等,一般用量按过氧化氢 50 mg/m³ 计算,采用喷雾法,在相对湿度 60%～80%,室温下作用 30 分钟。

(3)季铵盐类消毒液:采用双链和单链季铵盐,配以增效剂和稳定剂制成的空气消毒剂。每 m³ 喷 1.2 ml(折合药物浓度 10 mg/m³ 左右),作用 30 分钟。

(4)中草药空气消毒剂喷雾消毒。按生产厂家的使用说明书进行操作。

(四)Ⅳ类环境的空气消毒

Ⅳ类环境包括传染病科及病房,可采用Ⅲ类环境的空气消毒方法。另外,也可使用中草药消毒剂用于Ⅳ类环境空气消毒。

三、医院物体表面消毒

医院内物体表面包括地面、墙面、门窗、桌椅、床具、卫生洁具以及仪器表面等。由于人员活动频繁,这些表面易受到各种微生物的污染,成为医院感染微生物来源。

根据 GB15982－1995 中规定的Ⅰ、Ⅱ、Ⅲ、Ⅳ类环境,采取不同的室内物体表面的消毒及医院各环境表面消毒。

(一)Ⅰ、Ⅱ类物体表面的消毒

Ⅰ、Ⅱ类环境要求物体表面的细菌总数≤5 cfu/cm²。

1. 地面消毒 医院地面经常受到病人排泄物、呕吐物、分泌物的污染,由于人员的流动量大,如果不能及时清除地面污染,极易造成病原菌的扩散。当地面无明显污染情况下,通常采用湿拭清洁,用清水或清洁剂拖地每日 1～2 次,清除地面的污秽和部分病原微生物。当地面受到病原菌污染时,通常采用含氯消毒剂或二溴海因消毒剂 250～500 mg/L 消毒,作用 30 分钟,致病性芽孢菌污染用 1 000～2 000 mg/L 含氯消毒剂作用 30 分钟。

对结核病人污染的地面,可用 0.2%过氧乙酸、含氯消毒剂,或二溴海因消毒液擦洗。对甲类或按甲类管理的传染病病原体污染的地面,如霍乱、炭疽等可用有效氯或有效溴 1 000～2 000 mg/L作用 30 分钟消毒。

2. 墙面消毒 医院墙面在一般情况下污染情况轻于地面,通常不需要进行常规消毒。当受到病原菌污染时,可采用化学消毒剂喷雾或擦洗,墙面消毒一般为 2.0～2.5 m 高即可。

对细菌繁殖体、肝炎病毒、芽胞污染者,分别用含有效氯或有效溴 250～500 mg/L、2 000 mg/L与 2 000～3 000 mg/L 的消毒剂溶液喷雾和擦洗处理,喷雾量根据墙面结构不同,以湿润不向下流水为度,一般 50～200 ml/m²。

3. 病房各类用品表面的消毒 病房内用品有桌子、椅子、凳子、床头柜等,一般情况下室内用品表面只进行日常的清洁卫生工作,用清洁的湿抹布,每日 2 次擦拭各种用品的表面,可去除大部分微生物。当室内各种用品的表面受到病原菌的污染时必须及时进行消毒。可用250~500 mg/L含氯或含溴消毒剂溶液擦拭或喷洒室内各种物品表面,也可采用紫外线灯照射。

4. 其他表面的消毒　病历夹、门把手、水龙头、门窗、洗手池、卫生间、便池等物体表面,容易受到污染。在通常情况下,每天用洁净水擦抹刷洗处理,保持清洁。当受到病原微生物污染时参照以上生活用品的消毒方法进行。

(二) Ⅲ类环境物体表面的消毒

Ⅲ类环境要求物体表面的细菌总数≤10 cfu/cm^2。可采用Ⅰ、Ⅱ类物体表面的消毒方法;或配制1 000 mg/L氯己定溶液,对各种污染的表面进行喷洒或擦洗;或用300~500 mg/L含氯或含溴消毒剂擦拭台面或地面。

(三) Ⅳ类环境物体表面的消毒

Ⅳ类环境要求物体表面细菌总数≤15 cfu/cm^2。可采用Ⅰ、Ⅱ类物体表面的消毒方法。

四、医院污水和污物消毒灭菌

(一) 医院污水消毒处理

医院在进行医疗活动过程中会产生大量污水,包括医疗、卫生处置和生活污水,成分复杂,含有大量微生物、有机物或无机物,有害物质较多,排放到自然水体可造成很大危害,必须经过处理和消毒,到达国家标准后才可排放。

医院污水处理原则按照国家环境保护总局2003年《医院污水处理技术指南》规定,对医院污水产生、处理、排放全过程进行控制。根据医院性质、规模、污水排放去向和地区差异对医院污水处理进行分类指导,为防止医院污水输送过程中的污染与危害,医院必须就地处理污水;医院内生活污水与病区污水分别收集、源头控制、清污分流,严禁将医院的污水和污物随意弃置排入下水道;在消毒处理污水时要求保护生态环境安全,有效去除污水中有毒有害物质,减少处理过程中消毒副产物产生和控制出水中过高余氯。医院污水处理一般应建造污水处理站,处理站位置的选择应根据医院总体规划、排出口位置、环境卫生要求、风向、工程地质及维护管理和运输等因素来确定,按有关规定进行规划和建设。

医院污水处理所用工艺必须确保处理出水达标,主要采用的3种工艺即加强处理效果的一级处理、二级处理和简易生化处理。传染病医院必须采用二级处理,并需进行预消毒处理;出水排入自然水体的县及县以上医院必须采用二级处理;出水排入城市下水道的综合医院推荐采用二级处理,对采用一级处理工艺的必须加强处理效果。

医院污水消毒常用的消毒方法有氯消毒(如氯气、二氧化氯、次氯酸钠)、氧化剂消毒(如臭氧、过氧乙酸)、辐射消毒(如紫外线、γ射线)等方法。

医院污水氯消毒有连续消毒和间歇消毒两种方式。传染病医院污水氯接触时间不宜小于1.5小时,综合医院污水接触时间不宜小于1.0小时。运行中应根据余氯量和实际水质水量实验确定投加量,一般二级处理出水的设计参考加氯量为10~15 mg(有效氯)/L,加强处理效果的一级处理出水的设计加氯量一般为30~50 mg/L。

医院污水臭氧处理一般利用臭氧发生器产生的臭氧来消毒处理污水,主要处理参数如表7-3所示。

表7-3　医院污水臭氧消毒的主要工艺参数

项目	一级处理出水	二级处理出水
臭氧投加量(mg/L)	30～50	10～20
接触时间(分钟)	30	5～15
大肠菌去除率(%)	99.99	99.99

污水紫外线消毒技术是利用特殊设计的高功率、高强度和长寿命的C波段紫外光发生装置产生的强紫外光照射流水,从而杀灭水中的细菌、病毒及其他病原体。紫外线消毒要求水中悬浮物浓度<10 mg/L,在此条件下推荐的照射强度为25～30 μW/cm^2,照射时间>10 s。

医院污水消毒处理后排放标准参照《医疗机构水污染物排放标准》(GB18466-2005)执行。

传染病和结核病医疗机构污水排放执行表7-4的规定。

表7-4　传染病、结核病医疗机构水污染物排放限值(日均值)

序号	控制项目	标准值
1	粪大肠菌群数(MPN/L)	100
2	肠道致病菌	不得检出
3	肠道病毒	不得检出
4	结核杆菌	不得检出
5	总余氯[1)2)](mg/L)(直接排入水体的要求)	0.5

注:1) 采用含氯消毒剂消毒的工艺控制要求为:消毒接触池的接触时间≥1.5小时,接触池出口总余氯6.5～10 mg/L。
　　2) 采用其他消毒剂对总余氯不作要求。

县级及县级以上或20张床位及以上的综合医疗机构和其他医疗机构污水排放执行表7-5的规定。

表7-5　综合医疗机构和其他医疗机构水污染物排放限值(日均值)

序号	控制项目	排放标准	预处理标准
1	粪大肠菌群数(MPN/L)	500	5 000
2	肠道致病菌	不得检出	—
3	肠道病毒	不得检出	—
24	总余氯[1)2)](mg/L)	0.5	—

注:1) 采用含氯消毒剂消毒的工艺控制要求为:一级标准:消毒接触池接触时间≥1小时,接触池出口总余氯3～10 mg/L。二级标准:消毒接触池接触时间≥1小时,接触池出口总余氯2～8 mg/L。
　　2) 采用其他消毒剂对总余氯不作要求。

医院污水处理后的剩余污泥也必须处理,方法有污泥消毒和污泥脱水。剩余污泥在污泥消毒池内,投加石灰或漂白粉进行消毒。若污泥量很小,消毒污泥可排入化粪池进行贮存;污泥量大,消毒后污泥需经脱水后封装外运,作为危险废物进行焚烧处理。处理放射性污水的化粪池或处理池每半年清掏一次,清掏前应监测其放射性达标方可处置(表7-6)。

表7-6　医疗机构污泥控制标准

医疗机构类别	粪大肠菌群数（MPN/g）	肠道致病菌	肠道病毒	结核杆菌	蛔虫卵死亡率(%)
传染病医疗机构	≤100	不得检出	不得检出	—	>95
结核病医疗机构	≤100	—	—	不得检出	>95
综合医疗机构和其他医疗机构	≤100	—	—	—	>95

（二）污物的消毒处理

医疗卫生机构在诊断、治疗、卫生处理过程中产生大量废物及生活垃圾,这些废物可能污染病原微生物,对公众健康造成潜在危害,必须经过处理。

医院污物种类很多,对其合理分类是进行污物有效处理的前提,医院污物主要包括以下8类。

1. 生活垃圾　在医疗卫生机构的管理、建筑物的维修中产生,按城市垃圾处理原则进行处理。

2. 感染性废物　可能含有病原菌(细菌、病毒、寄生虫或真菌)的废物,其浓度和数量足以对人致病。主要包括:①实验室所用的菌落及病原株培养基和保存液;②传染病人手术或尸解后的废物如组织、污染的材料和仪器等;③来自传染病房的废物,如排泄物、手术或感染伤口的敷料、严重污染的衣服;④传染病人血透析中产生的废物,如透析设备、试管、过滤器、围裙、手套等;⑤实验室感染的动物;⑥传染病人或动物接触过的任何其他设备和材料。⑦使用过的一次性注射器、输液器、输血器等废物。

3. 病理性废物　组织、器官、部分躯体、死胎和动物尸体、血液、体液。

4. 损伤性废物　能对人扎伤或割伤的物体,包括针头、皮下注射针、解剖刀、手术刀、输液器、手术锯、碎玻璃及钉子。

5. 药物性废物　过期、被淘汰、压碎或污染的药品、疫苗、血清。

6. 遗传毒性废物　已明确的抑制细胞的药物,化学或放射治疗病人的呕吐物、尿或粪便,如苯、环孢霉素、环磷酰胺等。细胞毒性药物是这类废物中的主要物质,能杀死或阻碍特定细胞的生长,用于肿瘤的化疗及在器官移植、免疫性疾病的治疗中作为免疫抑制剂。

7. 化学性废物　在诊断、试验、清洁、管理、消毒过程中产生的,具有毒性、腐蚀性、易燃性、反应性或遗传毒性的固体、液体、气体。如甲醛、摄影用剂、有机化合物等。

8. 放射性废物　被放射性核素污染了的固体、液体和气体,如低活度的固体废物(吸收纸、拖把、玻璃器皿、注射器、小药皿)、放置放射性物质容器内的残余物、诊断剂。

医院污物的处理应符合分类收集、回收利用、减量化、无公害、分散与集中处理相结合的原则。感染性废物的消毒处理方法如下。

1. 液体污物　病人吃过的剩饭剩菜、排泄物、呕吐物等,可作动物饲料的剩饭剩菜,须煮沸30分钟后才能运出;没有利用价值的剩饭剩菜和排泄物、呕吐物,加1/5量的漂白粉,搅匀后作用2小时,倒入专用化粪池或运出;病人的粪便加2倍量10%～20%漂白粉乳液;呕吐物加1/5量干漂白粉,搅匀后加盖作用2小时,再倒入厕所。

2. 固体污物　无利用价值的可燃性污物,在条件允许的情况下可采用焚烧处理;非可燃性固体污物应先消毒,然后根据物品的再利用价值,送废旧物品收购站或城市垃圾处理站。消毒方法可选用含有效氯或有效溴 500～1 000 mg/L 的消毒液、含 1 000～2000 mg/L 二氧化氯的消毒液或 0.5％过氧乙酸消毒液浸泡 60 分钟。无经济价值的可燃性污物采用焚烧处理。

使用过的一次性使用注射器、输液器和输血器等物品按医疗废物处置。

（朱献忠）

 思考题

1. 清洗、消毒、灭菌、灭菌保证水平、抗菌、抑菌各是什么含义？
2. 医院中需消毒灭菌的物品众多，如何选择合适的消毒灭菌方法？
3. 影响医院消毒灭菌效果的因素有哪些？
4. 医院物理消毒灭菌方法有哪些？主要应用在哪些方面？
5. 医院中常用的化学消毒剂有哪些种类？可应用在哪些方面？

 参考文献：

1. 杨华明,易滨. 现代医院消毒学. 第 3 版. 北京：人民军医出版社,2013
2. 王力红,朱士俊. 医院感染学. 北京：人民卫生出版社,2014
3. 居丽雯,胡必杰. 医院感染学. 上海：复旦大学出版社,2006

第八章

医院感染的诊断与治疗

基本要求

1. 掌握:医院感染的诊断原则,医院感染微生物采样的基本原则,导致医院感染的相关因素,医院感染的防治措施,医院感染的监测和管理,手卫生。

2. 熟悉:各系统医院感染的诊断标准,医院感染微生物采样的方法,特殊医院感染诊治之严重脓毒症和感染性休克诊治策略(2014,中国)。

3. 了解:特殊医院感染的诊治。

重点与难点

1. 重点:医院感染的诊断原则和医院感染的防治措施,医院感染的监测和管理,手卫生。

2. 难点:各系统医院感染的诊断标准和医院感染微生物采样的方法。

医院感染与医院相依并存,并随着现代医学的发展而日益突出,成为全球性有关医院人群健康的重要问题。因此,医院感染的诊治、预防、管理以及监测等问题也成为现代临床医学关注的重点。本章将重点聚焦人体全身各系统医院感染的诊断原则和标准、医院感染微生物采样的基本原则、导致医院感染的相关因素、医院感染的防治措施、医院感染的监测和管理等,并介绍几种特殊医院感染的诊治以及严重脓毒症和感染性休克诊治策略,希望不仅能起到宣教和传授医院感染相关知识的作用,而且能引起临床各相关科室医护人员、病人及其家属以及科研人员的高度重视,进行深入的研究和转化,完善和丰富医院感染的理论和实践。

第一节　医院感染的诊断标准

一、医院感染的诊断原则

(1) 下列情况属于医院感染

1) 无明确潜伏期的感染,规定入院 48 小时后发生的感染为医院感染;有明确潜伏期的感染,自入院时起超过平均潜伏期后发生的感染为医院感染。

2) 本次感染直接与上次住院有关。

3）在原有感染基础上出现其他部位新的感染（除外脓毒血症迁徙灶），或在原感染已知病原体基础上又分离出新的病原体（排除污染和原来的混合感染）的感染。

4）新生儿在分娩过程中和产后获得的感染。

5）由于诊疗措施激活的潜在性感染，如疱疹病毒、结核杆菌等的感染。

6）医务人员在医院工作期间获得的感染。

（2）下列情况不属于医院感染

1）皮肤黏膜开放性伤口只有细菌定植而无炎症表现。

2）由于创伤或非生物性因子刺激而产生的炎症表现。

3）新生儿经胎盘获得（出生后48小时内发病）的感染，如单纯疱疹、弓形体病、水痘等。

4）病人原有的慢性感染在医院内急性发作。

（3）医院感染按临床诊断报告，力求做出病原学诊断。

二、各系统医院感染的诊断标准

（一）呼吸系统医院感染诊断标准

1. 上呼吸道感染

（1）临床诊断：发热（≥38℃超过2天），有鼻咽、鼻旁窦和扁桃腺等上呼吸道急性炎症表现。

（2）病原学诊断：临床诊断基础上，分泌物涂片或培养可发现有意义的病原微生物。

说明：必须排除普通感冒和非感染性病因（如过敏等）所致的上呼吸道急性炎症。

2. 下呼吸道感染

（1）临床诊断：符合下述两条之一即可诊断。

1）病人出现咳嗽、痰黏稠，肺部出现湿啰音，并有下列情况之一：①发热。②白细胞总数和（或）嗜中性粒细胞比例增高。③X线显示肺部有炎性浸润性病变。

2）慢性气道疾患病人稳定期（慢性支气管炎伴或不伴阻塞性肺气肿、哮喘、支气管扩张症）继发急性感染，并有病原学改变或X线胸片显示与入院时比较有明显改变或新病变。

（2）病原学诊断：临床诊断基础上，符合下述六条之一即可诊断：①经筛选的痰液，连续两次分离到相同病原体。②痰细菌定量培养分离病原菌数≥10^6 cfu/ml。③血培养或并发胸腔积液者的胸液分离到病原体。④纤维支气管镜采集的下呼吸道分泌物病原菌数≥10^6 cfu/ml；支气管肺泡灌洗分离到病原菌数≥10^4 cfu/ml；防污染标本刷等采集的下呼吸道分泌物分离到病原菌，而原有慢性阻塞性肺病包括支气管扩张者病原菌数必须≥10^3 cfu/ml。⑤痰或下呼吸道采样标本中分离到通常非呼吸道定植的细菌或其他特殊病原体。⑥免疫血清学、组织病理学的病原学诊断证据。

说明：①痰液筛选的标准为痰液涂片镜检鳞状上皮细胞<10个/低倍视野和白细胞>25个/低倍视野或鳞状上皮细胞：白细胞<1：2.5；免疫抑制和粒细胞缺乏病人见到柱状上皮细胞或锥状上皮细胞与白细胞同时存在，白细胞数量可以不严格限定。②应排除非感染性原因如肺栓塞、心力衰竭、肺水肿、肺癌等所致的下呼吸道的胸片的改变。③病变局限于气道者为医院感染气管-支气管炎；出现肺实质炎症（X线显示）者为医院感染肺炎（包括肺脓肿），报告时需分别标明。

3. 胸膜腔感染

（1）临床诊断：发热，胸痛，胸水外观呈脓性、或带臭味，常规检查白细胞计数≥1 000×

$10^6/L$。

(2) 病原学诊断:临床诊断基础上,符合下述两条之一即可诊断:①胸水培养分离到病原菌;②胸水普通培养无菌生长,但涂片见到细菌。

说明:①胸水发现病原菌,则不论胸水性状和常规检查结果如何,均可作出病原学诊断。应强调胸水的厌氧菌培养。②邻近部位感染自然扩散而来的胸膜腔感染,如并发于肺炎、支气管胸膜瘘、肝脓肿者不列为医院感染;诊断操作促使感染扩散者则属医院感染。若肺炎系医院感染,其并发脓胸按医院感染肺炎报告,另加注括号标明脓胸。③结核性胸膜炎自然演变成结核性脓胸不属于医院感染。④病人同时有上呼吸道和下呼吸道感染时,仅需报告下呼吸道感染。

(二) 心血管系统医院感染诊断标准

1. 心肌炎或心包炎

(1) 临床诊断:符合下述两条之一即可诊断。

1) 病人至少有下列症状或体征中的两项且无其他明确原因可以解释:发热、胸痛,奇脉、心脏扩大;并合并有下列情况之一:①有心肌炎或心包炎的异常心电图改变,②心脏组织病理学检查证据,③影像学发现心包渗出。

2) 病人≤1 岁至少有下列症状或体征中的两项且无其他明确原因可以解释:发热、胸痛、奇脉或心脏扩大,呼吸暂停、心动过缓,并至少有下列情况之一:①有心肌炎或心包炎的异常心电图改变;②心脏组织病理学检查证据;③影像学发现心包渗出。

(2) 病原学诊断:临床诊断基础上,符合下述两条之一即可诊断:①心包组织培养出病原菌或外科手术/针吸取物培养出病原体;②在临床诊断基础上,血中抗体阳性(如流感嗜血杆菌、肺炎球菌),并排除其他部位感染。

2. 侵犯心脏瓣膜(包括人工心瓣膜)的心内膜炎

(1) 临床诊断:病人至少有下列症状或体征中的两项且无其他明确原因可以解释:发热、新出现心脏杂音或杂音发生变化、栓塞性改变、皮肤异常表现(如瘀斑、出血、疼痛性皮下肿块)、充血性心力衰竭、心脏传导异常;并合并有下列情况之一:①外科手术或组织病理学发现心脏赘生物,②超声心动图发现赘生物的证据。

(2) 病原学诊断:临床诊断基础上,符合下述三条之一即可诊断:①心脏瓣膜或赘生物培养出病原体;②临床诊断基础上,两次或多次血液培养阳性;③临床诊断基础上,心脏瓣膜革兰染色发现病原菌。

(三) 消化系统医院感染诊断标准

1. 感染性腹泻

(1) 临床诊断:符合下述三条之一即可诊断:①急性腹泻,粪便常规镜检白细胞 ≥ 10 个/高倍视野;②急性腹泻,或伴发热、恶心、呕吐、腹痛等;③急性腹泻每天 3 次以上,连续 2 天或 1 天水泻 5 次以上。

(2) 病原学诊断:临床诊断基础上,符合下述四条之一即可诊断:①粪便或肛拭子标本培养出肠道病原体;②常规镜检或电镜直接检出肠道病原体;③从血液或粪便中检出病原体的抗原或抗体,达到诊断标准;④从组织培养的细胞病理变化(如毒素测定)判定系肠道病原体所致。

说明:①急性腹泻次数应≥3 次/24 小时;②应排除慢性腹泻的急性发作及非感染性因素如诊断治疗原因,基础疾病、心理紧张等所致的腹泻。

2. 胃肠道感染

(1) 临床诊断:病人出现发热、恶心、呕吐和(或)腹痛、腹泻,无其他原因可解释。

(2) 病原学诊断:临床诊断基础上,符合下述三条之一即可诊断:①从外科手术或内镜取得组织标本或外科引流液培养出病原体;②上述标本革兰染色或氢氧化钾浮载片可见病原体、多核巨细胞;③手术或内镜标本显示感染的组织病理学证据。

3. 抗生素相关性腹泻　详见特殊医院感染章节。

4. 病毒性肝炎

(1) 临床诊断:有输血或应用血制品史、不洁食物史、肝炎接触史,出现下述症状或体征中的任何两项并有肝功能异常,无其他原因可解释:①发热;②厌食;③恶心、呕吐;④肝区疼痛;⑤黄疸。

(2) 病原学诊断:在临床诊断基础上,血清甲、乙、丙、丁、戊、庚等任何一种肝炎病毒活动性标志物阳性。

说明:应排除非感染性病因和胆道疾病引起的肝炎或损害。

5. 腹(盆)腔内组织感染

(1) 临床诊断:具有下列症状、体征中任何两项,无其他原因可以解释,同时有检验,影像学检查的相应异常发现:①发热≥38℃;②恶心、呕吐;③腹痛、腹部压痛或反跳痛或触及包块状物伴触痛;④黄疸。

(2) 病原学诊断:在临床诊断基础上,符合下述两条之一即可诊断:①经手术切除、引流管、穿刺吸引或内镜获取的标本检出病原体;②血培养阳性且与局部感染菌相同或与临床相符。

说明:应排除非生物因子引起的炎症反应及慢性感染的急性发作。原发性脏器穿孔所致的感染不计为医院感染。

6. 腹水感染

(1) 临床诊断:腹水原为漏出液,出现下述两条之一即可:①腹水检查变为渗出液;②腹水不易消除,出现腹痛,腹部压痛或反跳痛。腹水常规检查白细胞>200×10⁶/L,中性粒细胞>25%。

(2) 病原学诊断:临床诊断基础上,腹水细菌培养阳性。

(四) 血液系统医院感染诊断标准

1. 血管相关性感染

(1) 临床诊断:符合下述三条之一即可诊断:①静脉穿刺部位有脓液排出,或有弥散性红斑(蜂窝组织炎的表现);②沿导管的皮下走行部位出现疼痛性弥散性红斑并除外理化因素所致;③经血管介入性操作,发热,局部有压痛,无其他原因可解释。

(2) 病原学诊断:导管尖端培养和(或)血液培养分离出有意义的病原微生物。

说明:①导管尖端培养,其接种方法应取导管尖端 5 cm,在血平板表面往返滚动一次,细菌菌数≥15 cfu/平板即为阳性;②从穿刺部位抽血定量培养,细菌菌数≥100 cfu/ml,或细菌菌数相当于对侧同时取血培养的 4～10 倍;或对侧同时取血培养出同种细菌。

2. 败血症

(1) 临床诊断:发热≥38℃或低体温<36℃,可伴有寒战,并合并下列情况之一:①有入侵门户或迁徙病灶;②有全身中毒症状而无明显感染灶;③有皮疹或出血点、肝脾肿大、血液中性粒细胞增多伴核左移,且无其他原因可以解释;④收缩压<90 mmHg,或较原收缩压下降

超过 30 mmHg。

(2) 病原学诊断:临床诊断基础上,符合下述两条之一即可诊断:①血液培养分离出病原微生物;②血液中检测到病原体的抗原物质。

说明:①入院时有经血液培养证实的败血症,在入院后血液培养又出现新的非污染菌,或医院败血症过程中又出现新的非污染菌,均属另一次医院感染败血症;②血液培养分离出常见皮肤菌,如类白喉杆菌、肠杆菌、凝固酶阴性葡萄球菌、丙酸杆菌等,需不同时间采血,有两次或多次培养阳性;③血液中发现有病原体抗原物质,如流感嗜血杆菌、肺炎链球菌、乙种溶血性链球菌,必须与症状、体征相符,且与其他感染部位无关;④血管相关败(菌)血症属于此条,导管相关动、静脉炎计入心血管感染。血培养有多种菌生长,在排除污染后可考虑复数菌败血症。

3. 输血相关感染　常见有病毒性肝炎(乙、丙、丁型等)、艾滋病、巨细胞病毒感染、疟疾、弓形体病等。

(1) 临床诊断:必须同时符合下述 3 种情况才可诊断:①从输血至发病,或从输血至血液中出现病原免疫学标志物的时间超过该病原体感染的平均潜伏期;②受血者受血前从未有过该种感染,免疫学标志物阴性;③证实供血员血液存在感染性物质,如血中查到病原体、免疫学标志物阳性等。

(2) 病原学诊断:临床诊断基础上,符合下述四条之一即可诊断:①血液中找到病原体;②血液特异性病原体抗原检测阳性,或其血清在 IgM 抗体效价达到诊断水平,或双份血清 IgG 呈 4 倍升高;③组织或体液涂片找到包涵体;④病理活检证实。

说明:①病人可有症状、体征、也可仅有免疫学改变;②艾滋病潜伏期长,受血者在受血后 4 个月内可出现 HIV 抗体阳性,后者可作为初步诊断依据,但需进一步进行确证试验。

(五)泌尿系统医院感染临床标准

(1) 临床诊断:病人出现尿频、尿急、尿痛等尿路刺激症状,或有下腹触痛,肾区叩痛,伴或不伴发热,并具有下列情况之一:①尿检白细胞男性≥5 个/高倍视野,女性≥10 个/高倍视野,插导尿管病人应结合尿培养;②临床已诊断为泌尿道感染,或抗菌治疗有效而认定的泌尿道感染。

(2) 病原学诊断:临床诊断基础上,符合下述四条之一即可诊断:①清洁中段尿或导尿留取尿液(非留置导尿)培养革兰阳性球菌菌数≥10^4 cfu/ml、革兰阴性杆菌菌数≥10^5 cfu/ml;②耻骨联合上膀胱穿刺留取尿液培养细菌菌数≥10^3 cfu/ml;③新鲜尿液标本经离心应用相差显微镜检查(1×400),在 30 个视野中有半数视野见到细菌;④无症状性菌尿症:病人虽无症状,但在近期(通常为 1 周)有内镜检查或留置导尿史,尿培养 G^+ 球菌浓度≥10^4 cfu/ml、G^- 杆菌浓度≥10^5 cfu/ml,应视为泌尿系统感染。

说明:①非导尿或穿刺尿液标本细菌培养结果为两种或两种以上细菌,须考虑污染可能,建议重新留取标本送检;②尿液标本应及时接种。若尿液标本在室温下放置超过 2 小时,即使其接种培养结果细菌菌数≥10^4 cfu/ml 或≥10^5 cfu/ml,亦不应作为诊断依据,应予重新留取标本送检;③影像学、手术、组织病理或其他方法证实的、可定位的泌尿系统感染,报告时应分别标明。

(六)中枢神经系统医院感染诊断标准

1. 细菌性脑膜炎、脑室炎

(1) 临床诊断:符合下述三条之一即可。

1）发热、颅高压症状（头痛、呕吐、婴儿前囟张力高、意识障碍）之一、脑膜刺激征（颈抵抗、布、克氏征阳性、角弓反张）之一、脑脊液炎性改变。

2）发热、颅高压症状、脑膜刺激征及脑脊液白细胞轻至中度升高，或经抗生素治疗后症状体征消失，脑脊液恢复正常。

3）在应用抗生素过程中，出现发热、不典型颅高压症状体征、脑脊液白细胞轻度增多，并具有下列情况之一：①脑脊液中抗特异性病原体的 IgM 达诊断标准，或 IgG 呈 4 倍升高，或脑脊液涂片找到细菌；②有颅脑侵袭性操作（如颅脑手术、颅内穿刺、颅内植入物）史，或颅脑外伤或腰椎穿刺史；③脑膜附近有感染灶（如头皮切口感染，颅骨骨髓炎等）或有脑脊液漏者；④新生儿血培养阳性。

（2）病原学诊断：临床诊断基础上，符合下述三条之一即可诊断：①脑脊液中培养出病原菌；②脑脊液病原微生物免疫学检测阳性；③脑脊液涂片找到病原菌。

说明：①1 岁以内婴儿有发热（≥38℃）或低体温（<36℃），出现意识障碍、呼吸暂停或抽搐，如无其他原因可解释，应疑有脑膜炎并及时进行相关检查；②老年人反应性低，仅有嗜睡、意识活动减退、定向困难表现，应及时进行相关检查；③细菌性脑膜炎与创伤性脑膜炎、脑瘤脑膜反应的区别要点是脑脊液糖量的降低、C 反应蛋白增高等。

2. 颅内脓肿（包括脑脓肿，硬膜下和硬膜外脓肿等）

（1）临床诊断：符合下述两条之一即可诊断。

1）发热、颅高压症状之一、颅内占位体征（功能区定位征），并具有以下影像学检查证据之一：①CT 扫描；②脑血管造影；③核磁共振扫描；④核素扫描。

2）外科手术证实。

（2）病原学诊断：临床诊断基础上，穿刺脓液或组织活检找到病原体，或细菌培养阳性。

3. 椎管内感染　硬脊膜下脓肿和脊髓内脓肿。

（1）临床诊断：符合下述两条之一。

1）发热、有神经定位症状和体征或局限性腰背痛和脊柱运动受限，并具有下列情况之一：①棘突及棘突旁有剧烈压痛及叩击痛；②神经根痛；③完全或不完全脊髓压迫症；④检查证实。

2）手术证实。

（2）病原学诊断：手术引流液细菌培养阳性。

说明：①并发脑膜炎的椎管内感染，归入细菌性脑膜炎统计报告；②此类医院感染少见，多发生于败血症、脊柱邻近部位有炎症、脊柱外伤或手术有高位椎管麻醉史者；③应排除败血症的转移性病灶或脊柱及其邻近部位炎症的扩散所致。

（七）皮肤和软组织医院感染诊断标准

1. 皮肤感染

（1）临床诊断：符合下述两条之一：①皮肤有脓性分泌物、脓疱、疖肿等；②病人有局部疼痛或压痛，局部红肿或发热，无其他原因解释者。

（2）病原学诊断：临床诊断基础上，符合下述两条之一：①从感染部位的引流物或抽吸物中培养出病原体；②血液或感染组织特异性病原体抗原检测阳性。

2. 软组织感染　坏死性筋膜炎、感染性坏疽、坏死性蜂窝组织炎、感染性肌炎、淋巴结炎及淋巴管炎。

（1）临床诊断：符合下述三条之一：①从感染部位引流出脓液；②外科手术或组织病理检

查证实有感染;③病人有局部疼痛或压痛、局部红肿或发热,无其他原因解释。

(2)病原学诊断:临床诊断基础上,符合下述两条之一:①血液特异性病原体抗原检测阳性,或血清 IgM 抗体效价达到诊断水平,或双份血清 IgG 呈 4 倍升高;②从感染部位的引流物或组织中培养出病原体。

3. 褥疮感染　褥疮浅表部和深部组织感染。

(1)临床诊断:褥疮局部红、压痛或褥疮边缘肿胀,并有脓性分泌物。

(2)病原学诊断:临床诊断基础上,分泌物培养阳性。

4. 烧伤感染　详见特殊医院感染章节。

5. 乳腺脓肿或乳腺炎

(1)临床诊断:符合下述三条之一:①红、肿、热、痛等炎症表现或伴有发热,排除授乳妇女的乳汁淤积;②外科手术证实;③临床医生诊断的乳腺脓肿。

(2)病原学诊断:临床诊断基础上,引流物或针吸物培养阳性。

6. 脐炎

(1)临床诊断:新生儿脐部有红肿或有脓性渗出物。

(2)病原学诊断:临床诊断基础上,符合下述两条之一:①引流物或针吸液培养阳性;②血液培养阳性,并排除其他部位感染。

说明:与脐部插管有关的脐动、静脉感染应归于心血管系统感染。

7. 婴儿脓疱病

(1)临床诊断:符合下述两条之一:①皮肤出现脓疱;②临床医生诊断为脓疱病。

(2)病原学诊断:临床诊断基础上,分泌物培养阳性。

(八)生殖道医院感染诊断标准

1. 外阴切口感染　经阴道分娩,病人外阴切口感染发生于产后 2 周内。

(1)临床诊断:符合上述规定,并有下述两条之一:①外阴切口有红、肿、热、痛或有脓性分泌物;②外阴切口有脓肿。

(2)病原学诊断:临床诊断基础上,细菌培养阳性。

说明:①外阴切口感染含会阴切开或会阴裂伤缝术;②切口缝合针眼处有轻微炎症和少许分泌物不属外阴切口感染。

2. 阴道穹隆部感染

(1)临床诊断:符合下述两条之一即可诊断:①子宫切除术后,病人阴道残端有脓性分泌物;②子宫切除术后,病人阴道残端有脓肿。

(2)病原学诊断:临床诊断基础上,细菌培养阳性。

说明:阴道穹隆部感染仅指子宫全切术后阴道残端部位。

3. 急性盆腔炎

(1)临床诊断:符合下述两条之一:①有下列症状或体征且无其他原因解释:发热、恶心、呕吐、下腹痛或触痛,尿频、尿急或腹泻,里急后重,阴道分泌物增多呈脓性;②后穹隆或腹腔穿刺有脓液。

(2)病原学诊断:在临床诊断基础上,宫颈管分泌物细菌培养阳性。

说明:仅限于入院 48 小时后,或有宫腔侵袭性操作、自然分娩 24 小时后出院 1 周内发生者。

4. 子宫内膜炎

(1)临床诊断:发热或寒战,下腹痛或压痛,不规则阴道流血或恶露有臭味。

（2）病原学诊断：临床诊断的基础上，子宫内膜病理检查证实或分泌物细菌培养阳性。

说明：①入院时，病人无羊水感染，羊膜破裂时间不超过48小时；②子宫内膜炎仅包括早孕流产、中孕引产、分娩后1周内。

5．男女性生殖道的其他感染

（1）临床诊断：符合下述两条之一：①病人有下列症状或体征中的两项且无其他原因解释：发热、局部疼痛、触痛或尿痛，并有影像学证实或病理学证实；②外科手术或组织病理学发现感染部位脓肿或其他感染的证据。

（2）病原学诊断：符合下述两条之一：①从感染部位的组织或分泌物中培养出病原体；②临床诊断基础上，血液中培养出病原体。

（九）骨、关节医院感染诊断标准

1．关节和关节囊感染

（1）临床诊断：符合下述两条之一。

1）病人有下列症状或体征中的任意两项或更多，且无其他原因可以解释：关节疼痛、肿胀、触痛、发热、渗出或运动受限。并合并下列情况之一：①关节液检验发现白细胞；②关节液的细胞组成及化学检查符合感染且不能用风湿病解释；③有感染的影像学证据。

2）外科手术或组织病理学检查发现关节或关节囊感染的证据。

（2）病原学诊断：符合下述两条之一：①关节液或滑囊活检培养出病原体；②临床诊断的基础上，关节液革兰染色发现病原体。

2．骨髓炎

（1）临床诊断：符合下述两条之一：①病人有下列症状或体征中的两项或以上且无其他原因可以解释：发热（≥38℃），局部肿块、触痛、发热或感染灶有引流物，并有感染的影像学证据；②外科手术或组织病理学检查证实。

（2）病原学诊断：符合下述两条之一：①骨髓培养出病原体；②在临床诊断的基础上，血液培养出病原体或血液中查出细菌抗体并排除其他部位感染。

3．椎间盘感染

（1）临床诊断：符合下述三条之一：①病人无其他原因解释的发热或椎间盘疼痛，并有感染的影像学证据；②外科手术或组织病理学检查发现椎间盘感染的证据；③手术切下或针吸的椎间盘组织证实有感染。

（2）病原学诊断：在临床诊断的基础上，符合下述两条之一：①感染部位组织中培养出病原体；②血或尿中检出抗体并排除其他部位感染。

（十）口腔医院感染诊断标准

（1）临床诊断：符合下述三条之一：①口腔组织中有脓性分泌物；②通过外科手术或组织病理检查而证实的口腔感染或有脓肿；③临床医生诊断的感染并采用口腔抗真菌治疗。

（2）病原学诊断：临床诊断基础上符合下述五条之一：①革兰染色检出病原微生物；②氢氧化钾染色阳性；③黏膜刮屑显微镜检有多核巨细胞；④口腔分泌物抗原检测阳性；⑤IgM抗体效价达诊断水平或双份血清IgG呈4倍增加。

说明：原发性单纯疱疹应属于此类感染。

（十一）手术部位医院感染诊断标准

1．表浅手术切口感染　仅限于切口涉及的皮肤和皮下组织，感染发生于术后30天内。

（1）临床诊断：具有下述两条之一：①表浅切口有红、肿、热、痛，或有脓性分泌物；②临床医师诊断的表浅切口感染。

（2）病原学诊断：临床诊断基础上，细菌培养阳性。

说明：①创口包括外科手术切口和意外伤害所致伤口，为避免混乱，不用"创口感染"一词，伤口有关感染参见皮肤软组织感染诊断标准；②切口缝合针眼处有轻微炎症和少许分泌物不属于切口感染；③切口脂肪液化，液体清亮，不属于切口感染。

2. 深部手术切口感染　无植入物手术后 30 天内、有植入物（如人工心脏瓣膜、人造血管、机械心脏、人工关节等）术后 1 年内发生的与手术有关并涉及切口深部软组织（深筋膜和肌肉）的感染。

（1）临床诊断：符合上述规定，并具有下述四条之一：①从深部切口引流出或穿刺抽到脓液，感染性手术后引流液除外；②自然裂开或由外科医师打开的切口，有脓性分泌物或有发热，局部有疼痛或压痛；③再次手术探查、经组织病理学或影像学检查发现涉及深部切口脓肿或其他感染证据；④临床医师诊断的深部切口感染。

（2）病原学诊断：临床诊断基础上，分泌物细菌培养阳性。

3. 器官（或腔隙）感染　无植入物手术后 30 天内、有植入物术后 1 年内发生的与手术有关（除皮肤、皮下、深筋膜和肌肉以外）的器官或腔隙感染。

（1）临床诊断：符合上述规定，并具有下述三条之一：①引流或穿刺有脓液。②再次手术探查、经组织病理学或影像学检查发现涉及器官（或腔隙）感染的证据。③由临床医师诊断的器官（或腔隙）感染。

（2）病原学诊断：临床诊断基础上，细菌培养阳性。

说明：①临床和（或）有关检查显示典型的手术部位感染，即使细菌培养阴性，亦可以诊断；②手术切口浅部和深部均有感染时，仅需报告深部感染；③经切口引流所致器官（或腔隙）感染，不需再次手术者，应视为深部切口感染。

三、医院感染微生物采样的方法与原则

正确采集临床微生物标本，直接影响到微生物培养和鉴定结果。可靠的培养和鉴定结果可以正确地指导临床诊断治疗，为临床科学用药和成功的感染控制提供依据，是正确、合理使用抗菌药物，延缓细菌耐药，减少抗菌药物滥用和监测医院感染的重要的一步。

（一）医院感染微生物采样的基本原则

（1）注意标本来源与病程关系，如败血症应在畏寒高热时抽血培养；伤寒第 1 周的血培养阳性率高，第 3～4 周粪培养阳性率高。

（2）尽量在抗菌药物使用前采集标本。

（3）标本必须采自病原菌最多的部分，如痢疾粪便的脓血处。

（4）以棉拭子采集的标本如咽拭、肛拭或伤口拭子，宜采用插入运送培养基送检。

（5）混有正常菌群污染的标本如咳痰、尿液、伤口拭子，均不可置肉汤培养基送检。

（6）标本量不宜过少，以免在输送过程中病原菌因干燥死亡。若标本太少，可将含标本的拭子置于无菌肉汤管内。

（7）宜在治疗护理过程前采集标本并立即送检，以免细菌死亡。床旁接种可提高病原菌检出率。

（8）盛标本容器须经灭菌处理，但不得使用消毒剂。

（9）采取标本应在无菌操作技术下进行，减少或避免机体正常菌群及其他杂菌污染，尤其

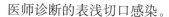

第八章　医院感染的诊断与治疗

在抽取血液及其他体液时更应做到绝对无菌。

（10）送检标本应注明来源和检验目的,使检验室医师能正确选用相应的培养基和适宜的培养环境。

（二）医院感染微生物采样的方法

1. 血液标本的采集

（1）采集方法

1）75%乙醇清洁局部皮肤。

2）待皮肤自然干燥后,再用2%～2.5%碘伏从穿刺点中心部位开始消毒,由内向外画圈,消毒范围不应小于5 cm×5 cm,且不能用手指触摸消毒后的皮肤。皮肤碘伏干后约1分钟,穿刺采集血液。

3）采血量为成人5～10 ml,婴幼儿1～5 ml。

4）采血后立即在床旁接种培养瓶,并迅速轻摇,充分混匀防止凝固,但又不可剧振以防溶血。

5）采血后立即送检,不得超过2小时;如不能立即送检可置室温(20～25℃)保存,而不能放置冰箱。

（2）注意事项

1）怀疑菌血症应尽早采血,寒战或体温开始上升(38.5℃)时采血可提高阳性率,但也要防止因等待而延误时机。

2）对已经使用抗菌药物,而又不能停药者,也应在下次用药前采血。切忌不要在静滴抗菌药物的静脉处采取血标本,也不能从静脉导管及动脉插管中取血。

3）培养基与血液之比以10∶1为宜,以稀释血液中的抗生素,抗体等杀菌物质。有人主张对接受抗菌药物治疗的病人,培养基与采血量之比可为20∶1或大于这个比例。

4）将血液注入血培养基前不建议更换针头。

5）成人血培养采血至少2套,包括需氧瓶和厌氧瓶各一个。每套采血分别在不同部位,且间隔不超过30分钟,以利于提高阳性率和区分感染菌与污染菌。儿童一般只做需氧培养,特殊情况下做厌氧培养。

6）成人血培养每瓶8～10 ml血量,儿童1～3 ml/瓶。采血量不足时应优先满足需氧瓶血量。

7）疑为细菌性心内膜炎及布鲁病的病人,以肘动脉或股动脉采血为宜,除在发热期采血外,要多次采血(3～4次/24小时,间隔不超过30～60分钟)和增加采血量(可增加10 ml)。

8）如临床表现怀疑败血症,而血培养多次阴性者,提示考虑厌氧菌和真菌感染的可能。

2. 呼吸道标本的采集

（1）痰标本

1）采集方法:①清晨起床后用凉开水漱口多次,以除去口腔内大量杂菌,用力咳出肺深部的脓痰,置于清洁干燥容器中送检。②诱导咳痰:痰量极少者可用45℃、3%～5%的氯化钠溶液约25 ml雾化。对于咳痰量少的幼儿,可轻轻压迫胸骨上部的气管,当其咳痰后用无菌棉棒采集标本。③咳嗽无力或昏迷病人,可用吸痰管经鼻腔或口腔经气管腔内吸引痰液送检。④气管切开者可以深入透气孔中取痰。⑤可用支气管镜直接在病灶部位采集高浓度的病原菌。⑥用无菌导管经鼻腔插入气管镜内,缓慢注入无菌蒸馏水5 ml,取出导管。留取病人在3小时内咳出的痰液,放入无菌容器中送检。⑦胃内采痰法。无自觉症状的结核病人。有时可把痰误咽入胃内,因而可采用胃内容物做结核菌培养,其阳性结果比咳痰高 10% 左右,该方法于晨起空腹时,把灭菌的胃管,从鼻腔送入胃内,用 20 ml 注射器抽取胃液。

2) 注意事项:①痰标本的采集以晨痰为准,此时病人痰量较多且含菌量也多。②标本采集后立即送检(不超过 2 小时)。若不能及时送检者,可暂存 2～8℃冰箱,不能超过 24 小时。若晚 1～2 小时接种,会失去厌氧菌,并使得 G^- 菌过分生长。③可接受的标本:痰、支气管灌洗液、支气管刷、支气管活检、肺吸出物和肺活检。不能接受的标本:唾液、24 小时留的痰(结核杆菌培养除外)、拭子。④痰标本的质量评价:鳞状上皮细胞至少 10 个低倍视野,集中在有白细胞处,白细胞与鳞状上皮细胞比例大于 2∶1。⑤痰标本采集量≥1 ml;支气管肺泡灌洗液 10～100 ml。

(2) 鼻拭子

1) 采集方法:①用湿的拭子(生理盐水);②需插两个鼻孔;③深入 3.3 cm 左右,转动 4～5 次;④以上用于诊断金黄色葡萄球菌暴发时的鼻带菌者。

(3) 咽拭子、口腔拭子

1) 采集方法:①病人清水漱口后,由检查者将其舌外拉,用细菌采样专用棉拭子将咽后壁或悬雍垂的后侧反复擦拭数次。②化脓性扁桃体炎、口腔假丝酵母菌病时,直接用细菌采样专用棉拭子在病灶部位擦拭。③插入运送培养基中立即送检,防止干燥。

2) 注意事项:①棉拭子应避免触及舌、口腔黏膜和唾液。②采集标本前数小时不可用消毒药物漱口或接触病灶局部。

3. 泌尿道标本的采集

(1) 中段尿标本

1) 采集方法:①女性:采样前用肥皂水或 0.1% 的高锰酸钾溶液冲洗外阴,用手指将阴唇分开排尿,弃其前段尿,不终止排尿,留取中段尿 10 ml 于灭菌容器内。②男性:用肥皂水清洗尿道口,或 0.1% 的碘伏溶液消毒尿道口,灭菌纱布擦干,上翻包皮,弃其前段尿,不终止排尿,留取中段尿 10 ml 于灭菌容器内。

2) 注意事项:①导尿虽然可以减少污染,但是多次重复导尿可以造成逆行性感染,因此近年来大多采用中段尿。②女性病人最好采取膀胱截石位由护士采取标本,减少污染。③采集标本以晨起第一次尿液为佳。④一般采集标本 5～10 ml,若不能在 1 小时内送检,暂放 4℃冰箱,但不能超过 8 小时。若尿液标本在室温下放置超过 2 小时,即使接种培养结果细菌数≥10^4 cfu/ml,也不能作为诊断依据,应重新留取标本送检。⑤疑为尿道炎时可将最初 3～4 ml 尿液收集在灭菌容器内。该尿中即使有少数细菌,如反复检查为同一细菌,也应考虑为病原菌。⑥儿童在多数情况下,仅冲洗外阴是不够的,故采集标本较为困难。如果尿内细菌明显增多,可以高度怀疑为尿路感染,无菌则可否定。⑦若细菌培养结果为两种或两种以上细菌,需考虑污染可能,建议重新留取标本送检。⑧尿液中不得加入防腐剂、消毒剂,否则影响阳性检出率。⑨留置导尿者采集法:不能拔去闭式引流的集尿袋收集尿液,应留取专门端口采集尿液,采样端口用酒精消毒。不可从集尿袋下端留取标本,导尿管末端尿液也不应作培养。

(2) 膀胱穿刺采集法:尿样采集的过程中,避免污染是很困难的,当培养结果与病情不符时,可考虑膀胱穿刺采集法进行尿厌氧菌培养;或当婴幼儿中段尿采集困难时,也可采用耻骨上穿刺膀胱进行采尿。

4. 胃肠道标本采集

(1) 粪便

1) 采集方法:自然排便选取标本时,选取脓血、黏液、组织碎片部分的粪便 1～3 g,液体粪便取絮状物 1～3 ml。盛于灭菌瓶中或蜡纸盒中及时送检(室温 1 小时内送检)。

2) 注意事项:①标本要采集新鲜的,陈旧标本影响阳性检出率。②切忌粪尿混合。③若要分离阿米巴,标本要立即送检并注意保温。④使用运送培养基可提高阳性率。⑤分离难辨梭菌时需选不成形或水样便。⑥霍乱弧菌、大肠埃希菌 O157 感染的腹泻便则为水样便或血性便。⑦标本在病理早期或治疗前采集。⑧一般认为用抗菌药 3 天后,标本培养病原阴性。⑨入院 3 天后或者不诊断为胃肠炎的病人不做常规粪便培养。⑩有腹部痉挛的病人在 6 小时内取采集到的血便或液状便效果最好。

(2) 肛拭子:在无法获得粪便的情况下,先用肥皂、水和 70% 乙醇将肛门周围洗净,用无菌甘油水或无菌生理盐水湿润肛门,将肛拭子插入肛门 4～5 cm(幼儿 2～3 cm)处,轻轻旋转擦取直肠表面黏液后取出,置运送培养基中送检(室温 1 小时内送检)。

(3) 胆汁

1) 十二指肠引流法:在无菌操作下,将十二指肠导管吞咽至十二指肠乳头部(距门齿 65～70 cm)时,收集 A 液(来自胆总管,为橙黄或金黄色),随之注入 25% 硫酸镁溶液 40 ml,经 1～2 分钟后再采取 B 液(来自胆囊,为棕黄绿色),随后收取 C 液(来自肝胆管,为柠檬色),一般认为 B 液做细菌培养意义较大。

2) 胆囊穿刺法:胆囊造影术时,可同时采取胆汁。手术采取法,由胆总管、胆囊直接穿刺采取胆汁。以上采集之标本应立即送检,否则置于 4℃ 冰箱内,采集时需小心,避免被唾液、十二指肠液细菌污染。

5. 脑脊液标本采集

(1) 采集方法:由临床医师以无菌方法收集脑脊液 3～5 ml(其中用于细菌 1 ml,真菌 2 ml,抗酸杆菌 2 ml,病毒 1 ml)盛于 3 支无菌试管或小瓶中立即送检,每支 1～2 ml。

(2) 注意事项:①采集标本后立即送检(15～30 分钟内),因脑膜炎奈瑟氏菌离体后迅速自溶,肺炎链球菌及流感嗜血杆菌也易死亡,若不能及时送检,可使用血培养瓶低温保存,但怀疑脑膜炎奈瑟氏菌和淋病奈瑟氏菌感染时不用。②疑为上述细菌感染时,应注意保温,不可置冰箱或低温保存。③做脑脊液培养时建议同时做血培养。

6. 骨髓标本采集

(1) 采集方法:在病灶部位或髂前(后)上脊处严格消毒后抽取骨髓 1 ml,注入血培养瓶内。

(2) 注意事项:①骨髓内含有大量的单核巨噬细胞系细胞,因而骨髓培养对伤寒病人的诊断较血培养优越。②用于怀疑细菌性骨髓炎病人。

7. 静脉导管血标本采集

(1) 采集方法:① 常规导管部位皮肤消毒。②无菌方法从病人体内拔出静脉导管,剪下导管尖端 5 cm,放入无菌瓶中。③立即(15 分钟内)送检,避免标本干燥。

(2) 注意事项:①剪下的导管立即接种血平皿,可提高阳性率。②肉汤反复冲洗导管腔内,冲洗液做定量培养。③有报道将剪下的导管置肉汤增菌液或培养瓶中,但此法不能区分导管感染菌与少量定植菌。

8. 穿刺液标本采集   穿刺液包括胸水、腹水、心包液、关节液、鞘膜液。

(1) 采集方法:由临床医师行穿刺术抽取。胸腹水可收集 5～10 ml,心包液、关节液收集 2～5 ml,置于无菌含抗凝剂的试管或小瓶中,充分混匀后,立即送检。抗凝剂 10% EDTA 二钠盐,标本与抗凝剂之比 10:1。

(2) 注意事项:①标本采集应在病人用药之前或停止用药 1~2 天后进行。②保温送检应在 15 分钟内,不能立即送检可置 4℃冰箱保存。③疑为淋病性关节炎病人的关节液,采集后立即送检,或床旁培养为佳。④不能用棉拭子浸蘸标本送检。⑤为提高阳性率,胸腹水标本可接种到血培养瓶中。

9. 伤口与软组织感染标本采集

(1) 伤口

1) 表面伤口拭子采集方法及注意事项:①仅限于皮肤与皮下组织,包括手术切口、褥疮溃疡、新生儿脐炎、婴儿脓疮病。②用无菌生理盐水或 75% 乙醇擦去病灶表面渗液。③用无菌棉拭子抹去及较深部的脓性分泌物或组织送检。④采集褥疮溃疡标本时应采集褥疮边缘的脓性分泌物,拭子放在运送培养基中立即送检,不要采集创口表面的渗液。

2) 伤口、脓肿、窦道、坏疽组织采集方法及注意事项:①闭锁性脓肿用碘伏和乙醇消毒皮肤后,用灭菌注射器穿刺抽取全部脓液送检,疑为厌氧菌感染时,排去针管内空气将针头插入灭菌橡胶塞内送检。②伤口处若有脓液及渗出物要用无菌棉签深入各种窦道中擦拭,用小刀刮取,穿刺抽吸或手术切除获得深处伤口标本。③当创伤出血时,敷有药物在 2 小时以内,以及烧伤在 12 小时内均不应采集标本,此时获得阳性结果机会甚少。④采集标本注意观察脓液及分泌物性状、色泽、气味等。可为培养鉴定提供依据。

3) 烧伤创面采集方法及注意事项:①用无菌生理盐水冲洗伤口创面。②由于创面部位不同,细菌种类也不尽相同,要用灭菌棉拭子采集多个部位的炎症区送检。③采集痂下变黑或变性的不健康区边缘或引流液等做定量培养及组织活检。

(2) 厌氧伤口拭子

1) 使用厌氧专用棉棒或玻璃棒触及深部脓液。

2) 可用注射器抽吸,排去针管内空气将针头插入灭菌橡胶塞内送检。

3) 立即送检,送检过程中必须保持在无氧条件下。

4) 不宜做厌氧菌培养的有痰、喉拭子、鼻咽拭子、齿龈拭子、直肠、阴道和宫颈拭子以及回肠、结肠造瘘术的流出物,胃、小肠及大肠内容物等。

(3) 尿道口分泌物拭子

1) 男性病人用无菌纱布擦拭和清洗尿道口,然后采取从尿道口溢出的脓性分泌物。

2) 采集前列腺液时先将尿道、膀胱冲洗,然后从肛门用手指按摩前列腺,促使前列腺液溢出。

3) 女性病人先用灭菌纱布或棉拭子仔细擦拭或清洗尿道口,然后从阴道内侧压迫尿道使分泌物溢出。

4) 取子宫颈分泌物,先用内窥镜扩张阴道,然后从宫颈口用灭菌棉拭子采取分泌物,尽量避免被阴道宫颈附近正常菌群污染。

(4) 蜂窝织炎

1) 用无菌生理盐水或酒精消毒皮肤。

2) 用细针在炎症最显著处穿刺吸引。

3) 抽少量灭菌生理盐水在针管内。

4) 注入无菌试管内送检。

(5) 组织标本

1）活体组织采取的微量标本,可直接接种在培养基内。

2）表浅组织可直接用棉拭子擦拭、小刀刮取。

3）较大组织块的表面可采用烧灼或浸入沸水中5～10秒,然后用灭菌剪刀切开,取其中的脓液。

4）深部组织标本可经皮肤穿刺或手术切取送检。

5）组织标本不可用甲醛溶液固定。

6）有时也可将沾有脓液的最内层敷料放入无菌平皿内送检。

(6) 眼标本采集

1）一般细菌,以无菌棉拭子采集眼分泌物,尤其脓性分泌物。

2）沙眼衣原体,首先擦去眼结膜上面的分泌物,然后用无菌小刀刮取穹隆部及眼结膜上皮细胞,用链霉素处理后备用。

3）对于刚治疗或药物冲洗过眼的病人最好12～24小时后采集标本。

4）对于泪囊炎病人可稍加挤压后以无菌棉拭子采集标本。

10. 生殖道标本采集　不建议常规培养,此部位因有正常菌群污染,易影响结果。

第二节　医院感染的预防和治疗

一、医院感染的危险因素

(1) 医务人员对医院感染的认识不足,重视程度不够。一方面,部分医务人员没有严格执行医疗操作时的无菌技术和相关的消毒隔离制度;另一方面,医院内相关制度不健全甚至缺失,从而导致感染源无法及时控制。

(2) 临床诸如气管插管、气管切开术、导尿术、各种穿刺置管等侵入性操作增加。

(3) 临床治疗感染性疾病或预防感染时大量应用抗生素,导致机体内菌群失调,使耐药菌增加,甚至诱导二重感染。

(4) 应用对免疫机制有影响的药物。如糖皮质激素类药物的广泛使用造成机体免疫系统功能受抑制,使病人成为易感者。

(5) 院内污染严重。如感染病人病房环境差、没有定期进行消毒,厕所、水池、手推车等不及时打扫消毒,均有可能成为污染源,引发医院感染。

(6) 病人及其家属本身防护意识差,缺乏严格的探视制度。

二、医院感染的防治和监管

1. 医院感染的防治措施　严格地讲,医院感染的预防原则、标准与医院感染的治疗不能混为一谈,但是临床实际工作中很难将两者截然分开,往往在预防准则中包含着治疗原则,而治疗干预里往往又体现着预防理念。因此,需要结合临床的实际工作,对医院感染的防与治进行综合阐述。

(1) 医院环境卫生

1）医院环境必须清洁且能够为病人、探视人员和工作人员所接受。

2）任何供1个以上病人使用的设施,每人每次使用后一定要清洁干净。

3）安全处理临床废物,使用过的和感染性的衣物或织物等处理必须符合有关法令要求。

4）任何用于病人转运和护理的共用设施在每次使用后均应按产品生产商推荐的方法清洁和去污。

5）当感染或定植的可疑或已知病原体在环境中存在或已经污染环境并可能使感染扩散时,须提高清洁水平,并使用消毒剂。

6）建立医院感染管理体系,建立健全消毒隔离制度。与医院卫生活动有关的所有工作人员都应当包括在预防医院感染的教育与培训中。

（2）手卫生

1）下列情况必须进行手卫生处理:①在每次接触病人前,包括清洁操作和无菌操作之前;②每次接触病人后;③在接触病人体液、黏膜、破损皮肤之后;④在其他操作及接触病人周围环境中的物品可能污染手后;⑤脱去手套后。

2）在直接接触病人及临床护理前后,使用含乙醇的擦手液去污。在以下情况应使用肥皂和水清洗:当手有明显污染或可能被体液污染时;护理呕吐或腹泻病人时,无论是否戴手套。

3）为确保手的去污效果,医务人员应该:去掉手上所有的饰物;护理病人时穿短袖;剪短指甲,保持指甲清洁,不戴假指甲及不搽指甲油;手上有伤口和擦伤时,应用防水敷料覆盖。

4）有效的洗手包含 3 个步骤:准备、清洗、干手。①准备:先用流动水湿手,再接取推荐剂量的液体肥皂或杀菌洗手液。②清洗:洗手液一定要接触整个手面,双手用力揉搓至少 10～15 秒,要特别注意指尖、拇指和指缝,再彻底冲洗双手。③干手:使用较高质量的干手纸擦干双手。

5）使用含乙醇的擦手液擦手去污时,确保手上无肉眼可见的脏物和有机物。擦手液一定要接触整个手面,两手相互揉搓,特别应注意指尖、拇指和指缝,直至擦手液蒸发、手部干燥。

6）告知临床工作人员手消毒（去污）产品潜在的损害,鼓励使用润肤剂、护手霜保持手部皮肤的完整。如果刺激皮肤请咨询职业保健人员或医生。

7）在诊疗场所,含乙醇的擦手液应触手可及。

8）应将定期审核的手卫生资源及医务人员手卫生依从性的结果反馈给医务人员,以提高和保持较高的依从性。

9）医疗机构应对所有医务人员定期培训,包括风险评估、有效的手卫生及手套的使用等。

10）应定期更新当地教育项目、市场营销的审核及反馈,由高层管理人员和临床人员共同推进,以保持医务人员和手卫生产品较好的依从性水平。为病人及家属提供手卫生的必要性以及如何保持双手清洁的相关信息。

11）为病人就餐前,使用厕所、便盆及尿壶后,以及其他合适的时间提供洗手的便利。手卫生产品供给应满足病人需求,应包括含乙醇的擦手液、干手纸、洗手池。

（3）个人防护设施的使用

1）根据微生物传播给病人或陪护的危险性、病人的血液、体液污染医务人员的衣服及皮肤的危险性、防护设施的可及性来选择个人防护设施。

2）对医务人员进行危险评估、个人防护设施的选择和使用、标准预防等相关的培训教育。

3）在诊疗工作及危险评估需要时,个人防护设施应触手可及。

4）在下列情况下必须戴手套:侵入性操作;接触无菌部位、破损的皮肤和黏膜;所有存在暴露于血液、体液风险的诊疗活动;处理锐器或污染的器具时。

5）手套必须一次性使用。接触病人或治疗前戴手套,完成操作后尽快脱去手套。不同病人之间应更换手套,并根据当地医疗废物管理要求丢弃使用过的手套。

6) 脱去手套,双手应立即去污。

7) 在临床区域应提供适合于医务人员及其工作需要的、符合欧共体标准的手套。

8) 要登记对生胶过敏的病人、陪护、医务人员,并且要有非生胶手套的替代品。

9) 当密切接触病人、敷料、器械,衣物有被病原微生物、血液或体液污染的风险时,需穿一次性塑料围裙。

10) 有被血液、体液喷溅的风险时,医务人员应穿全身防水服。

11) 塑料围裙或防水衣应一次性使用,并根据当地医疗废物管理要求丢弃。非一次性使用的防护服,使用后送洗衣房清洗。

12) 当血液、体液可能喷溅面部、眼睛时,应戴防液外科口罩及护目镜。

13) 根据感染微生物、预期活动及暴露持续时间,选择合适的呼吸道防护设备。

14) 呼吸道防护设备必须适合使用者,根据健康和安全法规,使用者须经过培训,知道如何使用和调整呼吸道防护设备。

15) 为将交叉或自身污染的危害最小化,以下个人防护设备需(定期)更换:手套、防水围裙、护目镜、口罩/呼吸器。脱去个人防护设施后必须去污双手。

(4) 无菌原则

1) 医疗机构需提供培训,确保医务人员经过培训并完全掌握无菌技术。

2) 在任何破坏人体自然防御系统的操作中,都应该使用无菌技术,包括侵入性操作、输入无菌液体及药物、护理伤口及手术切口。

(5) 锐器的使用与处理

1) 不可以直接用手传递锐器,尽量减少手持锐器的时间。

2) 针头不可以复帽,不可以使用后弯曲或使用后毁形。

3) 使用后的锐器应由使用者在使用现场放置于锐器盒内。

4) 锐器盒必须符合现行的国家和国际标准;安全放置,远离公共场所,放置在儿童拿不到的地方;并在一定高度,适合于所有工作人员安全处置;确保收纳物不溢出;不使用时暂时关闭;不可以超过安全刻度线,当达到刻度线时应及时处理。

5) 所有的临床及非临床工作人员必须接受安全使用和处理锐器,以及发生针刺事件时紧急处理的教育。

6) 使用更加安全的锐器,为医务人员提供安全操作系统。

7) 对安全锐器进行评估的机构应包括最终用户以确定其效果、可接受性、对病人的影响及成本效益。

(6) 抗生素的合理使用

1) 在应用抗生素的过程中,要根据适应证用药,可根据药敏试验选择敏感性强的抗生素,可联合用药,避免单药大剂量应用。

2) 长期应用抗生素过程中注意临床症状的改变情况,及时发现及时治疗,减少不合理应用抗生素引发的医院感染。

2. 医院感染的监测与管理

(1) 医院感染的监测:医院感染监测的主要任务是对全院及各科室医院感染的发病率、现患率、感染部位及其病原体构成和高危因素进行全面的持续监测。对环境微生物监测也应按需要与规定完成,还应该监测细菌耐药性和抗菌药物应用现状。监测大致分主动监测与被动监测两类,也有按全面监测与目标监测(重点监测)实施的。为提高监测质量,强化监控效果,要制定监测方案(包括发生有暴发流行苗头时的监测预案)。具体的做法有:建立健全医院感染管理体系,完善组织机构;健全医院感染监控制度;开展在职人员感染知识的培训;加强医院基础设施的建设,控制医院感染;切实做好重点部门、重点环节的医院感染管理工作;加强各项监测及消毒隔离措施;加强医疗废物的管理;合理使用抗菌药物等。

(2) 医院感染的管理:根据国家卫计委《医院感染管理规范》,为有效监测与科学管理医院感染,应落实三级监测网。前提是各医院配有专职的流行病学医师、公共卫生护士等组成的医院感染监控组织,制定有效的防治措施,做到控制感染来源、切断传播途径、保护易受感染的高危人群,采取全方位措施预防医院感染发生,以最大限度地降低医院感染发生率。对已发生的各种医院感染病人,应及早发现,开展流调工作,追寻感染来源和受感染的方式;对被感染者,尤其是被耐药菌引起的感染者应有适当的隔离措施,以防感染扩散;对易感染者可采取保护性隔离措施。

1) 建立健全组织机构,落实相关制度:各级各类医疗机构应当建立医院感染管理责任制,制定并落实医院感染管理的规章制度和工作规范,严格执行有关技术操作规范和工作标准,有效预防和控制医院感染,防止传染病病原体、耐药菌、条件致病菌及其他病原微生物的传播。住院床位总数在 100 张以上的医院应当设立医院感染管理委员会和独立的医院感染管理部门。住院床位总数在 100 张以下的医院应当指定分管医院感染管理工作的部门。其他医疗机构应当有医院感染管理专(兼)职人员。医院感染管理委员会由医院感染管理部门、医务部门、护理部门、临床科室、消毒供应室、手术室、临床检验部门、药事管理部门、设备管理部门、后勤管理部门及其他有关部门的主要负责人组成,主任委员由医院院长或者主管医疗工作的副院长担任。医院感染管理部门、分管部门及医院感染管理专(兼)职人员具体负责医院感染预防与控制方面的管理和业务工作。卫生部成立医院感染预防与控制专家组,成员由医院感染管理、疾病控制、传染病学、临床检验、流行病学、消毒学、临床药学、护理学等专业的专家组成。省级人民政府卫生行政部门成立医院感染预防与控制专家组,负责指导本地区医院感染预防与控制的技术性工作。各级医院感染管理机构主要职责详见《医院感染管理办法》(2006 年 9 月 1 日实施)。

2) 无菌技术与无菌管理:无菌技术是现代医院预防医院感染的基础性技术。各级各类医务人员必须遵守无菌原则。直接用于病人的一切医疗用品必须是消毒的或无菌的,一切医疗行为必须按无菌的原则进行,并持续进行无菌管理。无菌技术与无菌管理是贯彻消毒与隔离原则的具体体现。任何一个部门、任何一个环节、任何一位工作人员如违反这一原则,破坏其整体性屏障效应,都意味着可能发生医院感染。对医务人员的清洁、隔离、消毒与灭菌操作技术定期进行质控检查,将检查结果及各项医院感染管理指标的完成情况,纳入科室医疗质量管理与考核的范围,并定期向医务人员与管理部门通报。

另外,还需按照《医疗废物管理条例》《医疗卫生机构医疗废物管理办法》的规定,对医疗废物进行有效管理,并有医疗废物流失、泄漏、扩散和意外事故的应急方案。

3) 抗菌药物的管理:开展临床耐药菌的监测工作,定期公布耐药情况。参与临床合理使用抗菌药物的管理,实施抗菌药物用量动态监测及超常预警,对过度使用抗菌药物的行为及时予以干预。

合理应用抗菌药物的标准有:①对有适应证的病人,其治疗方案应确保最佳疗效和最低的开支;②对有适应证的病人,其治疗方案应确保最少产生不良反应;③对有适应证的病人,其治疗方案应最利于遏制细菌耐药性的产生；④对预防性应用、联合用药，一定要有适应证（具体的）与评价标准。局部用药还要从严掌握，宜少不宜多，宜短不宜长。要限制抗菌药物的膀胱冲洗和雾化吸入；⑤要有奖励合理用药的制度，要有限制与惩罚不合理用药的制度。要把合理应用抗菌药物作为评价医务人员综合素质和晋升职称的考核内容之一。

抗微生物药物的预防性应用：抗微生物药物的预防性应用一定要有指征，如根据医院感染的流行病学资料，选用对 1~2 种特定细菌感染可能有效的药物进行预防性应用；若无明确目的而泛泛应用抗微生物药物，并不会有什么效果。

4）传染病疫情的报告与分布：《中华人民共和国传染病防治法》及相关文件对传染病的疫情报告，在疾病种类、报告内容、时限和方式上均有具体而严格的要求，对疫情的法定责任报告人也有明确规定。首诊负责制是落实疫情报告的好经验。确立疫情公布制度。医务人员有义务准确及时报告疫情，确保报告质量，不迟报，不谎报，不瞒报。

5）突发性医院感染事件的认定与管理：一旦出现突发性医院感染事件，应启动流行病学调查程序，在明确疾病特点及其病原的基础上，确定其范围与受累病人的多少。寻找感染来源、传播方式与传播的因素，以查明经验性防护措施中存在的缺陷和应采取的应急性补救措施。全部调查应有详细文字记录，分析过程要全面、客观和求实，采取的措施要有针对性与科学性，覆盖面要稍稍从宽，落实要果断、全面，以求及早控制疫情。突发事件得到控制后，要修改已有的相关规定。必要时，还要修改原有的处理突发事件的预案。

6）疫苗和其他免疫制剂的应用：对于慢性疾患，应用多价菌苗有助于降低医院感染的发生，减少对抗菌药物的需求。对需反复接受血制品的病人，应用乙肝疫苗有助于乙肝的预防。高效价乙肝免疫球蛋白可用于乙肝的暴露预防，水痘-带状疱疹免疫球蛋白可预防水痘-带状疱疹。

7）医务人员的继续教育与培训以及卫生素质与保健：对医院职工（包括非医务人员）进行教育，令其养成有关医院感染的基本意识，自觉在各自岗位上为预防、控制与管理医院感染做好自身的本职工作。要认真对待医院感染，一旦发生应及时寻找原因，采取相应的消毒隔离方法，实施必不可少的病原学诊断与抗感染治疗。自觉填报医院感染报告，做到不迟报、不漏报、不假报、不瞒报。新上岗的青年医生（包括实习医生）还应接受抗菌药物合理应用的培训。

医院工作人员应通过不间断养成教育（包括接受有关制度的约束）具备良好的卫生素质。从着装开始到各式各样的医疗行为均应体现这一养成过程。其中，洗手最为重要，不仅要勤洗手，更要紧的是规范洗手过程。

职工的保健十分重要。在全面体验的基础上，新职工应接种必要的疫苗（乙肝疫苗、卡介苗、风疹疫苗等）。万一发生传染病，不应继续直接接触病人。长期在医院工作的职工，应定期进行鼻部带菌检查，持续带菌者，应停止直接接触病人的工作，与病人脱离的时限依有关规定执行，在无防护条件下或防护条件达不到标准时，医务人员接触传染病后，是否采取药物预防，是否应予隔离，视病种而异。

第三节　特殊医院感染的诊治

根据专业特点和具体临床实施情况制定符合本专业预防和诊疗的指南以指导临床救治显得十分重要。本节现就与医院感染密切相关的若干临床诊疗指南加以简要介绍，重点阐述感染相关内容的疾病诊疗。

一、呼吸机相关性肺炎的诊治

1. 概念与流行病学资料　呼吸机相关性肺炎(ventilator associated pneumonia，VAP)是指气管插管或气管切开病人在接受机械通气 48 小时后发生的肺炎。撤机、拔管 48 小时内出现的肺炎，仍属 VAP。

国外报道，VAP 发病率为 6%～52% 或(1.6～52.7)例/1 000 机械通气日，病死率为 14%～50%。在我国，VAP 发病率在 4.7%～55.8% 或(8.4～49.3)例/1 000 机械通气日，病死率为 19.4%～51.6%。根据 VAP 发病时间，可将 VAP 分为早发 VAP 和晚发 VAP。早发 VAP 发生在机械通气≤4 天，主要由对大部分抗菌药物敏感的病原菌(如甲氧西林敏感的金黄色葡萄球菌、肺炎链球菌等)引起；晚发 VAP 发生在机械通气>15 天，主要由多重耐药菌或泛耐药菌(如铜绿假单胞菌、鲍曼不动杆菌、甲氧西林耐药的金黄色葡萄球菌)引起。在我国，VAP 的致病菌多为铜绿假单胞菌和鲍曼不动杆菌，而部分的早发 VAP，也可由多重耐药的病原菌引起。

2. 诊断

(1) 临床诊断

1) 胸部 X 线影像可见新发生的或进展性的浸润阴影是 VAP 的常见表现。

2) 如同时满足下述至少 2 项可考虑临床诊断 VAP：①体温>38℃ 或<36℃；②外周血白细胞计数>$10×10^9$/L 或<$4×10^9$/L；③气管支气管内出现脓性分泌物。需排除肺水肿、急性呼吸窘迫综合征、肺结核、肺栓塞等疾病。

(2) 病原学诊断：经气管镜保护性毛刷(protected specimen brush，PSB)和经气管镜支气管肺泡灌洗(bronchoalveolar lavage，BAL)获取气道分泌物，PSB 以定量培养分离细菌菌落计数≥10^3 CFU/ml 为阳性阈值，其敏感性为 50%(38%～62%)，特异性为 90%(79%～97%)；BAL 以定量培养分离细菌菌落计数≥10^4 CFU/ml 为阳性阈值，其敏感性为 65%(54%～74%)，特异性为 82%(71%～91%)。气道分泌物涂片检查有助于 VAP 诊断和病原微生物类型的初步判别。另外，须注意感染和定植的鉴别。血培养和胸腔积液的培养有助于 VAP 诊断。

3. 防治策略

(1) 预防

1) 与器械相关的预防措施：呼吸机清洁与消毒；机械通气病人无需定期更换呼吸回路；机械通气病人可采用热湿交换器(heat and moisture exchangers，HMEs)或含加热导丝的加热湿化器作为湿化装置；机械通气病人若使用 HMEs，每 5～7 天更换 1 次，当 HMEs 受污、气道阻力增加时应及时更换；不常规使用细菌过滤器；除非破损或污染，机械通气病人密闭式吸痰装置无须每日更换；ICU 的纤支镜操作是 VAP 发生的独立危险因素，建议严格管理内镜的消毒、灭菌和维护。

2) 与操作相关的预防措施：经鼻气管插管可增加鼻窦炎的发病率，经鼻气管插管病人现难以解释的发热，须行影像学检查评估是否患有鼻窦炎并及时治疗；应用药物可预防鼻窦炎，但不降低 VAP 的发病率。建立人工气道病人应行声门下分泌物引流。机械通气病人早期气管切开不影响 VAP 的发病率。机械通气病人应用动力床治疗、抬高床头、选择经鼻肠管进行营养支持、持续控制气管内导管的套囊压力、加强医护人员手卫生、使用氯己定进行口腔护理以及治疗呼吸机相关性气管支气管炎可降低 VAP 的发病率。

3) 药物预防：机械通气病人不常规使用雾化吸入抗菌药物预防 VAP；不常规静脉使用抗菌药物预防 VAP。可考虑使用选择性消化道去污或选择性口咽部去污策略预防 VAP，不建

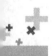

议常规应用肠道益生菌预防 VAP。

4）集束化方案：①抬高床头；②每日唤醒和评估能否脱机拔管；③预防应激性溃疡；④预防深静脉血栓。

（2）治疗

1）抗菌药物治疗：①VAP 病人应尽早进行抗菌药物的经验性治疗。初始经验性抗感染治疗常规选用恰当抗菌谱的单药抗感染治疗；若考虑病原体为多重耐药致病菌，可选择抗菌药物的联合治疗（表 8-1）。② VAP 病人的抗菌药物的目标性治疗是在充分评估病人的临床特征并获取病原学培养及药敏结果的前提下，按照致病菌药敏结果给予相应的抗菌药物进行针对性治疗的一种策略。在 VAP 经验性抗感染治疗的基础上，一旦获得病原学证据应及时转为目标性治疗。目前的研究资料表明，VAP 的致病菌，尤其是晚发 VAP 的致病菌多为多重耐药、泛耐药（extensively drug-resistant，XDR）或全耐药（pandrug-resistant，PDR）细菌，包括铜绿假单胞菌、鲍曼不动杆菌、MRSA 及产超广谱 β 内酰胺酶（ESBLs）的大肠埃希菌或肺炎克雷伯菌等，见表 8-2。③对多重耐药非发酵菌肺部感染，全身抗感染治疗效果不佳时，可考虑联合雾化吸入氨基糖苷类或多黏菌素类等药物治疗。④VAP 抗感染疗程一般为 7～10 天，如临床疗效不佳、多重耐药菌感染或免疫功能缺陷可适当延长治疗时间。⑤对 VAP 病人行抗菌药物初始经验性治疗 48～72 小时后，需及时评估病人临床情况，根据细菌学监测及药敏试验结果调整为可覆盖病原菌、窄谱、安全及经济效益比值高的药物，即 VAP 抗感染治疗降阶梯治疗策略。⑥ 动态监测血清降钙素原、C 反应蛋白等炎症标志物。

表 8-1　VAP 常见可能致病菌与初始经验性抗感染治疗抗菌药物选择

可能的病原菌		可选择药物
早发 VAP（≤4 天）、不存在或存在低多重耐药菌感染高危因素	肺炎链球菌 流感嗜血杆菌 抗菌药物敏感的革兰阴性肠杆菌 　大肠埃希菌 　肺炎克雷伯菌 　变形杆菌 　沙雷菌 甲氧西林敏感的金黄色葡萄球菌	广谱青霉素/β-内酰胺酶抑制剂（如阿莫西林-克拉维酸钾、氨苄西林-舒巴坦）或第二代/第三代头孢菌素类药物（如头孢呋辛、头孢噻肟）或喹诺酮类（如左氧氟沙星、莫西沙星、环丙沙星）或窄谱碳青霉烯类（如厄他培南）
晚发 VAP（≥5 天）、存在高多重耐药菌感染高危因素：①90 天内曾使用抗菌药物；②入院超过 5 天；③居住在耐药菌高发的社区或特殊医疗机构；④正在接受免疫抑制治疗或存在免疫功能障碍	上述病原菌 铜绿假单胞菌 产 ESBL 的肠杆菌科菌（如肺炎克雷伯菌） 不动杆菌属 甲氧西林耐药的金黄色葡萄球菌	头孢菌素类药物（如头孢哌酮、头孢他啶、头孢吡肟）或碳青霉烯类（如亚胺培南、美罗培南）或β-内酰胺类/β-内酰胺酶抑制剂复方制剂（如头孢哌酮-舒巴坦、哌拉西林-他唑巴坦）考虑革兰阴性耐药菌感染可联用：①喹诺酮类（如环丙沙星、左氧氟沙星）；②氨基糖苷类（如阿米卡星、庆大霉素）考虑革兰阳性耐药菌感染可联用：①利奈唑胺；②糖肽类（如万古霉素、替考拉宁）

注：VAP，呼吸机相关性肺炎；ESBLs，超广谱 β-内酰胺酶。
（引自中华医学会重症医学分会等，2013 年）

表 8-2　VAP 常见病原菌目标治疗的抗菌药物选择

病原菌	可选择的药物
铜绿假单胞菌	头孢菌素类药物(如头孢哌酮、头孢他啶、头孢吡肟)或碳青霉烯类(如亚胺培南、美罗培南)或 β-内酰胺类/β-内酰胺酶抑制剂复方制剂(如头孢哌酮-舒巴坦、哌拉西林-他唑巴坦) 可联合使用:抗假单胞菌的喹诺酮类(如环丙沙星、左氧氟沙星)或氨基糖苷类(如阿米卡星、庆大霉素)
鲍曼不动杆菌	含舒巴坦的 β-内酰胺类复方制剂(如头孢哌酮-舒巴坦、氨苄西林-舒巴坦)或碳青霉烯类(如亚胺培南、美罗培南)或 可联合使用:氨基糖苷类(如阿米卡星)或四环素类(如米诺环素、多西环素、替加环素)或喹诺酮类(如左氧氟沙星、环丙沙星)或多黏菌素 E
产 ESBL 的肠杆菌	β-内酰胺类/β-内酰胺酶抑制剂复方制剂(如头孢哌酮-舒巴坦、哌拉西林-他唑巴坦)或碳青霉烯类(如亚胺培南、美罗培南)或四环素类(如替加环素)
甲氧西林耐药的金黄色葡萄球菌	利奈唑胺或糖肽类(如万古霉素、替考拉宁)或四环素类(如替加环素)

注:VAP,呼吸机相关性肺炎;ESBLs,超广谱 β-内酰胺酶。
(引自中华医学会重症医学分会等,2013 年)

2) 糖皮质激素治疗:对危重病人使用糖皮质激素治疗应谨慎,尤其在无充分证据支持时,使用糖皮质激素可能增加病人的死亡风险。因此,VAP 治疗不推荐常规应用糖皮质激素。

3) 物理治疗:胸部物理治疗是指采用物理方法可预防或减少气道内分泌物淤滞,防止发生肺部并发症,改善病人肺功能。传统的物理治疗方法包括体位引流、胸部叩拍、呼吸锻炼等。因此,早期物理治疗有助于 VAP 病人的康复。

二、导管相关性血流感染的诊治

为进一步降低导管相关性血流感染(catheter associated blood stream infection,CRBSI)的发生率,美国疾病预防控制中心医院感染控制顾问委员会于 2011 年发布了新的导管相关性血流感染的防控指南。美国每年重症监护病房的中心静脉置管日(在指定时间内特定人群中所有病人暴露于中心静脉插管的总天数)总计 1 500 万日。ICU 中每年发生的 CRBSI 约为 8 万例,而在整个医院范围内,预计每年发生的病例数可高达 25 万例。多项分析显示由于 CRBSI 可导致发病率的升高和医疗费用的增长,其花费非常惊人。为改善病人预后以及减少医疗费用,医务人员、保险公司、管理机构和病人都致力于减少感染的发生。要达成此目的,需要包括决定置入和拔除中心静脉插管的医师、置入或护理导管的医护人员、感染管控人员、首席执行官和分配资源人员在内的医院管理者以及能够辅助自我护理的病人等多个部门人员的共同参与和努力。

1. 教育培训与人员配备

(1) 对相关医疗人员进行教育,包括血管内导管的使用指征、血管内导管置管及其护理的规范化操作、防止血管内导管相关感染的最佳感染预防措施。

(2) 定期评估施行血管内导管置入术及其护理的相关人员对指南知晓度和依从性。

(3) 仅允许经过培训并通过考核的医疗人员进行外周和中心静脉导管置入和护理工作。

(4) 确保 ICU 合理的护理人员配置。观察性研究显示,缺乏训练有素的护士或病人/护士比增高与 ICU 中 CRBSI 相关。

2. 导管及插管部位选择

(1) 外周静脉导管与中长周围静脉导管：①成人应选择上肢作为插管的部位。②儿童可选择上肢、下肢或头皮(新生儿或小婴儿)进行插管。③应根据插管目的、预计使用的时间、已知感染和非感染并发症(如静脉炎和皮下渗漏)、插管操作者的个人经验等因素,合理选择导管种类。④避免在给药或输液时使用钢针,以防止液体外渗时发生组织坏死。⑤当预计静脉输液治疗>6 天,应使用中长周围静脉导管或经外周中心静脉导管。⑥每日通过触诊是否有压痛以及对于使用透明敷料者视诊,评估插管部位情况,对于使用纱布或不透明敷料,除非病人有感染迹象如局部压痛或其他可能 CRBSI 迹象,否则不应揭除。如果病人出现局部压痛或其他可能的 CRBSI 表现,应揭除不透明敷料,直接观察插管部位。⑦当病人出现静脉炎(红肿、热、痛或可触及静脉索)、感染或导管功能障碍时,应及时拔除外周静脉置管。

(2) 中心静脉导管：①在选择置管部位前须权衡降低感染并发症和增加机械损伤并发症(如气胸、锁骨下静脉裂伤、血胸、血栓形成、空气栓塞、置管错位等)的利弊。②成人应避免选择股静脉作为穿刺点。③当对成人进行非隧道式中心静脉置管操作时,应选择锁骨下静脉而非颈静脉或股静脉以减少感染风险。④血液透析或终末期肾病病人,应避免选择锁骨下静脉部位以防锁骨下静脉狭窄。⑤须接受长期透析的慢性肾衰竭病人应采用造瘘或植入等方式而非 CVC。⑥应在超声引导下进行中心静脉置管以减少反复插管试探次数以及机械损伤。超声引导应由经过此项技术专门培训的人员使用。⑦尽量选用能满足病人治疗所需的最少接口数或腔体数的 CVC。⑧如有可能应尽早拔除所有血管内导管。⑨当插管未能严格遵循无菌要求时(如紧急情况下施行插管)应尽快更换导管,如 48 小时内。

3. 手卫生与无菌操作　详见相关章节。

4. 最大无菌屏障措施　①在放置 CVC 或更换导丝时应进行最大无菌屏障措施,包括佩戴帽子、口罩、无菌手套、穿无菌手术衣,使用覆盖病人全身的无菌布。②肺动脉插管时应使用无菌套管进行保护。

5. 插管部位皮肤准备和敷料更换　详见相关章节。

6. 导管固定　使用免缝合装置固定导管以降低感染率。

7. 抗菌/消毒剂涂层导管和套囊的使用和抗菌药物封管、抗菌导管冲洗与导管封管预防、局部抗凝剂的使用。

8. 更换外周及中长周围静脉导管　①成人更换外周导管间隔无需<72～96 小时以减少相关感染和静脉炎。②成人更换外周导管,除非有临床指征,尚无推荐意见。③儿童仅在有临床指征时才需更换外周导管。④仅在有特别指征时才更换中长周围静脉导管。

9. 更换 CVC 及血透导管　①无需常规更换以预防导管相关感染。②切勿仅因单纯发热而拔除 CVC。③对于非隧道式导管切勿常规使用导丝更换导管来预防感染。④对于使用非隧道式导管的可疑感染者勿使用导丝更换导管。⑤当无明显感染存在时可使用导丝引导更换功能障碍的非隧道式导管。⑥在使用导丝引导更换导管时,在对新导管进行操作前,须重新更换无菌手套。

10. 更换给药装置　①对于不输注血液及血液制品或脂肪乳的病人,不必在 96 小时内更换连续给药装置,但至少每 7 天更换 1 次。②关于间断给药装置的更换和更换给药针的时间间隔、给药针留置时间尚无推荐意见。③输注血液及血液制品或脂肪乳的病人应在开始输注 24 小时内更换输液管。④输注丙泊酚的病人应在每 6 小时或 12 小时更换药剂时更换输液管。

三、烧伤感染的诊治

1. **诊断标准** 病人符合以下前11条中6条可拟诊为烧伤脓毒症,符合以下前11条中6条加第12条中任何1条,可确诊为烧伤脓毒症。①兴奋多语、幻觉、定向障碍或精神抑郁。②腹胀、肠鸣音减弱或消失。③烧伤创面急剧恶化,表现为潮湿、晦暗、有坏死斑、颜色加深等。④中心体温大于39.0℃或者小于36.5℃。⑤心率加快,成人>130次/分钟,儿童大于其年龄段正常值的2个标准差。⑥呼吸频率增加,未进行机械通气时成人大于28次/分钟,儿童大于其年龄段正常值的2个标准差。⑦血小板计数减少,成人小于50×10^9/L,儿童小于其年龄段正常值的2个标准差。⑧外周血白细胞计数大于15×10^9/L或小于5×10^9/L,其中中性粒细胞大于0.80或未成熟粒细胞大于0.10;儿童大于或小于其年龄段正常值的2个标准差。⑨血降钙素原大于0.5 μg/L。⑩血钠大于155 mmol/L。⑪血糖大于14 mmol/L(无糖尿病史)。⑫血微生物培养阳性或抗生素治疗有效。

2. **主要治疗原则**

(1) 尽早清除感染源:烧伤创面存在大量变性坏死组织和富含蛋白质的渗出液,加之皮肤防御屏障受损,血液循环障碍,有利于病原微生物的繁殖及侵入,因此烧伤后创面感染发生率高,进一步引起脓毒症。只要全身情况允许,应尽早去除坏死组织并封闭创面。针对电击伤、合并挤压伤、环状深度烧伤病人,当局部肿胀持续不退时,应及早对可疑部位行筋膜下探查,切开减张;出现恶臭、伴全身中毒症状加重者应迅速手术,彻底清除坏死肌肉,注意有无厌氧菌感染。

(2) 合理使用抗感染药物:强调"早用、早停"和"围手术期应用",避免菌群失调。选择抗感染药物积极治疗创面,但全身使用的抗感染药物不能用于创面。

(3) 连续性血液净化治疗通过超滤和吸附,有效清除或减少内毒素和炎症介质,减轻全身炎症反应,改善脏器功能,为烧伤脓毒症的治疗提供一条有效途径,提高了救治水平,已成为必不可少的治疗手段。

(4) 脓毒症休克(感染性休克)的治疗,详见相关章节。

(5) 糖皮质激素和免疫调理。

(6) 其他对症支持治疗,包括营养支持治疗等。

(7) 避免医源性感染:①防止导管感染。无创面部位的静脉导管留置时间一般不超过7天,有创面的部位一般不超过5天。②防止呼吸道感染。严重吸入性损伤病人气管切开后,应防止雾化器和吸痰导管污染引起的呼吸道感染。③防止尿道感染。烧伤休克期后应尽量少行留置导尿,必需留置者每周更换1次导尿管。④防止交叉感染。接触创面的床垫、被单、敷料及器械应经过消毒处理,尤其是在伤后2周内创面肉芽屏障尚未形成时,更要加强隔离措施。

四、抗生素相关性腹泻的诊治

1. **概念** 抗生素相关性腹泻(antibiotic-associated diarrhea, AAD)是指应用抗生素后发生的、与抗生素有关的腹泻。有人也将其定义为伴随抗生素的使用而发生的无法用其他原因解释的医源性腹泻。

2. 诊断

(1) 具有(长期、滥用)抗生素史。

(2) 危险因素:病人的年龄(<6岁或>60岁)、基础疾病和原发病的严重度、免疫抑制、住院时间、医疗干预措施、外伤、手术、鼻饲。

(3) 临床表现:急性腹泻≥3次/24小时,大便性状改变(水样便、血便、黏液脓血便、条索伪膜),可伴有发热≥38℃或腹痛,周围血白细胞升高。

(4) 病原学:大便涂片有菌群失调或培养发现有意义的优势菌群。如情况许可时作纤维结肠镜检查见肠壁充血、水肿、出血,或见到2~20 mm灰黄(白)色斑块伪膜。细菌毒素(难辨梭菌的毒素A、B)测定证实。

(5) 排除以下情况:各种类型的感染性腹泻(如细菌性痢疾、伤寒、食物中毒等)、肠道器质性疾病(如结肠直肠癌、溃疡性结肠炎)、肠道功能性疾病(肠易激综合征)、其他有除抗生素以外明确原因的腹泻。

3. 预防措施

(1) 严格掌握使用抗生素的指征,杜绝滥用抗生素是预防AAD的关键。

(2) 选用对肠道菌群影响较小的药物。尽可能避免使用对肠道有损伤的检查和治疗。

(3) 要补充微生态制剂,维持正常肠道生态系统。

4. 治疗措施

(1) 立即停用抗生素或调整抗生素,部分病例在停用抗生素后3天内临床症状缓解。

(2) 腹泻的治疗,包括营养支持、水电解质平衡等。

(3) 补充益生菌,恢复肠道正常菌群。

(4) 针对特殊感染的抗生素治疗(中重度):疗程10~14天。如口服甲硝唑250~500 mg 2次/日或3次/日或静脉用药口服万古霉素125~500 mg 4次/日。其他可用夫西地酸、替考拉宁等。

(5) 粪便移植。

五、2014中国严重脓毒症和感染性休克的诊治策略

1. 概念 脓毒症是指明确或可疑的感染引起的全身炎症反应综合征(SIRS)。严重脓毒症是指脓毒症伴由其导致的器官功能障碍和(或)组织灌注不足。脓毒性休克是指脓毒症伴由其所致的低血压,虽经液体治疗后仍无法逆转。

2. 诊断标准 脓毒症、严重脓毒症、脓毒性休克诊断标准见表8-3、表8-4。

3. 治疗原则

(1) 初始(液体)复苏

1) 推荐对脓毒症导致组织低灌注(经过最初的液体冲击后持续低血压或血乳酸≥4 mmol/L)的病人采取早期目标导向的液体复苏。在进行初始复苏的最初6小时内,下述复苏目标可以作为规范化治疗的一部分:①中心静脉压8~12 mmHg;②平均动脉压(MAP)≥65 mmHg;③尿量≥0.5 mL/kg·h;④上腔静脉血氧饱和度或混合静脉血氧饱和度≥0.70或0.65。

2) 推荐在严重脓毒症和脓毒性休克病人液体复苏过程中,乳酸和乳酸清除率可作为判断预后的指标。

表 8-3 脓毒症诊断标准

明确或可疑的感染,具备以下临床特点:
一般临床特征:①发热(体温>38.3℃);②低体温(体温<36℃);③心率>90 次/min,或大于不同年龄正常值的两个标准差;④气促;⑤精神状态的改变;⑥明显水肿或液体正平衡(24 小时超过 20 ml/kg);⑦高血糖症[血糖>7.7 mmol/L(140 mg/dl)]且无糖尿病史。
炎症反应指标:①白细胞增多(WBC>12 000/μl);②白细胞减少(WBC<4 000/μl);③WBC 正常但幼稚白细胞总数超过 10%;④血浆 C 反应蛋白>正常两个标准差;⑤血浆降钙素原>正常两个标准差。
血流动力学:低血压[收缩压<90 mmHg,平均动脉压(MAP)<70 mmHg 或成人收缩压下降超过 40 mmHg 或低于年龄段正常值两个标准差]。
器官功能障碍:①低氧血症[PaO_2/吸氧浓度(FiO_2)<300 mmHg];②急性少尿(即使给予足够的液体复苏,仍然尿量<0.5 ml/kg·h 且至少持续 2 小时以上);③血肌酐>44.2 μmol/L(0.5 mg/dl);④凝血功能异常(国际标准化比值>1.5 或 APTT>60 s);⑤肠梗阻(肠鸣音消失);⑥血小板减少(PLT<100 000/μl);⑦高胆红素血症[血浆 TBil>70 μmol/L(4 mg/dl)]。
组织灌注指标:①高乳酸血症(乳酸>1 mmol/L);②毛细血管再灌注能力降低或瘀斑形成。

注:WBC,白细胞;SBP,收缩压;MAP,平均动脉压;PaO_2/FiO_2,氧合指数;INR,国际标准化比值;APTT,活化部分凝血活酶时间。

(引自蔡国龙等,2014 年)

表 8-4 严重脓毒症和脓毒症休克诊断标准

严重脓毒症是脓毒症伴由其导致的器官功能障碍和(或)组织灌注不足,下述任意一项:
脓毒症所致低血压; 乳酸大于正常值; 即使给予足够的液体复苏,尿量仍<0.5 ml/kg·h 至少 2 小时; 非肺炎所致的急性肺损伤且 PaO_2/FiO_2<250 mmHg; 肺炎所致急性肺损伤且 PaO_2/FiO_2<200 mmHg; 血肌酐>176.8 μmol/L(2.0 mg/dl); 胆红素>34.2 μmol/L(2 mg/dl); PLT<100 000 μl; 凝血障碍(国际标准化比值>1.5) 脓毒性休克是指脓毒症伴其所致的低血压,虽经液体治疗仍无法逆转。

(引自蔡国龙等,2014 年)

(2) 液体和液体反应性:①晶体液作为严重脓毒症和脓毒性休克的首选复苏液体。②不使用羟乙基淀粉进行严重脓毒症和脓毒性休克的液体复苏。③严重脓毒症和脓毒性休克病人液体复苏时可考虑应用白蛋白。④液体复苏时可考虑使用限氯晶体液复苏。⑤对无自主呼吸和心律失常、非小潮气量(VT)通气的病人,可选用脉压变异度、每搏变异度作为脓毒症病人液体反应性的判断指标。⑥机械通气、自主呼吸或心律失常时可选用被动抬腿试验预测脓毒症病人的液体反应性。

(3) 药物治疗:①对低灌注导致的高乳酸血症病人,当 pH 值≥7.15 时,不建议使用碳酸氢盐来改善血流动力学状态或减少血管活性药物的使用。②对无组织灌注不足,且无心肌缺血、重度低氧血症或急性出血的和病人,可在血红蛋白<70 g/L 时输注红细胞,使维持在目标

值 70～90 g/L。对无出血或无计划进行有创操作的脓毒症病病人,不建议预防性输注新鲜冰冻血浆。当严重脓毒症病人血小板计数(PLT)≤10×10⁹/L 且不存在明显出血以及当 PLT≤20×10⁹/L 并有明显出血风险时,建议预防性输注血小板。当存在活动性出血或需进行手术、有创操作的病人需要达到 PLT≥50×10⁹/L。③首选去甲肾上腺素作为缩血管药物。对快速性心律失常风险低或心动过缓的病人,可用多巴胺作为去甲肾上腺素的替代缩血管药物。当需要使用更多的缩血管药物来维持足够的血压时,选用肾上腺素(加用或替代去甲肾上腺素)。可考虑在去甲肾上腺素基础上加用小剂量血管加压素以升高 MAP 或减少去甲肾上腺素用量;较大剂量的血管加压素应用于挽救治疗(使用其他缩血管药物却未达到足够的 MAP)。不建议应用苯肾上腺素治疗脓毒性休克。不将低剂量多巴胺作为肾脏保护药物。对所有需要应用缩血管药物的病人,建议在条件允许的情况下尽快置入动脉导管测量血压。④存在下述情况时,建议以 2～20 µg/kg·min 的速度输注多巴酚丁胺:a. 心脏充盈压升高、CO 降低提示心肌功能障碍;b. 尽管已取得了充足的血容量和足够的 MAP 仍出现灌注不足征象。如果充足的液体复苏和足够的 MAP,心输出量仍低,可考虑使用左西孟旦。⑤如果充足的液体复苏后心输出量不低、心率较快,可考虑使用短效 β 受体阻滞剂,如艾司洛尔。

(4)感染治疗:①推荐在抗菌药物应用前,均需留取恰当的标本进行需氧瓶、厌氧瓶的培养或其他特殊的培养。当感染病原菌的鉴别诊断涉及侵袭性真菌病时,建议采用 1,3-β-D 葡聚糖检测和(或)甘露聚糖和抗甘露聚糖抗体检测。②应用降钙素原对可疑感染的重症病人进行脓毒症的早期诊断。③推荐一旦明确诊断严重脓毒症/脓毒性休克,应在 1 小时内开始有效的静脉抗菌药物治疗。初始经验性抗感染治疗方案采用覆盖所有可能致病菌(细菌和/或真菌)且在疑似感染源组织内能达到有效浓度的单药或多药联合治疗。一旦有明确病原学依据,应考虑降阶梯治疗策略。脓毒症病人的抗菌药物的疗程一般为 7～10 天。④建议对可能有特定感染源(如坏死性软组织感染、腹腔感染、导管相关性血流感染)的脓毒症病人,应尽快明确其感染源,并尽快采取恰当的感染源控制措施。

(5)其他:机械通气、血糖控制、营养支持、肾脏替代治疗、中医中药等。

(朱　峰)

思考题

1. 医院感染的诊断原则是什么?
2. 呼吸系统医院感染的诊断标准。
3. 医院感染的微生物采样的基本原则。
4. 痰标本的采样方法和注意事项。
5. 手卫生的适应证。
6. 烧伤科医院感染的防控措施有哪些?

参考文献

1. Yokoe DS, Anderson DJ, Berenholtz SM, et al. Society for Healthcare Epidemiology of America (SHEA). A Compendium of Strategies to Prevent Healthcare-

Associated Infections in Acute Care Hospitals：2014 Updates. infection control and hospital epidemiology，2014，35(8)：967～977

2. Safdar N，Abad C. Educational interventions for prevention of healthcare-associated infection：a systematic review. Crit Care Med，2008，36(3)：933～940

3. 汪能平. 医院感染的防治. 现代医院，2004,4(6)：37～40

4. 夏德发. 医院感染微生物标本采集原则和方法. 临床荟萃，1998,13(18)：821～822

5. 中华人民共和国卫生部. 医院感染诊断标准(试行). 中华医学杂志，2001,81(5)：314～320

6. 热伊拜·亚迪伏尔，吴安华. 英国NHS医院——预防医院感染循证指南(Ⅰ). 中国感染控制杂志，2014,13(7)：447～449

7. 吴安华，徐秀华. 预防医院感染标准原则(英国). 中华医院感染学杂志. 2002,12(10)：799～800

8. 中华医学会重症医学分会. 中国严重脓毒症/脓毒性休克治疗指南(2014). 中华危重病急救医学，2014,27(6)：401～426

9. 中华医学会重症医学分会. 呼吸机相关性肺炎诊断、预防和治疗指南(2013). 中华内科杂志，2013,52(6)：524～543

10. 中国医师协会烧伤医师分会《烧伤感染诊治指南》编辑委员会. 烧伤感染的诊断标准与治疗指南(2012版). 中华烧伤杂志，2012,28(6)：401～403

11. 中华医学会重症医学分会. 血管内导管相关感染的预防与治疗指南(2007). 中国实用外科杂志，2008,28(6)：413～421

12. O'Grady NP，Alexander M，Burns LA，et al. Healthcare Infection Control Practices Advisory Committee (HICPAC). Guidelines for the Prevention of Intravascular Catheter-related Infections. Clinical Infectious Diseases，2011,52(9)：e162～193

第九章

常见部位医院感染

基本要求

    1. 掌握:常见部位医院感染,如呼吸系统、泌尿系统、血液系统、外科手术部位、消化系统、血液系统及皮肤软组织感染的危险因素与预防措施。

    2. 熟悉:上述常见部位医院感染的临床表现与诊断方法。

    3. 了解:上述常见部位医院感染的发病机制与常见病原体类型。

重点与难点

    手术部位、呼吸系统、血液系统等常见部位医院感染的重要性。

地理位置、气候条件、侵入性诊疗方式、抗生素使用情况及感染控制的差异可导致医院感染的部位有所不同,感染部位的差别往往还涉及致病病原体的型别不同。人体全身各器官部位都可发生医院感染,其中以呼吸系统、泌尿系统、外科手术部位、消化系统、血液系统及皮肤软组织的医院感染较为常见。

第一节 | 呼吸系统医院感染

呼吸系统是我国医院感染中最常见的感染部位。根据卫生部(现国家卫计委,本章所涉及的标准、规章、规程凡属原卫生部颁布者,均沿用卫生部)诊断标准,本系统感染可分3类:①上呼吸道感染,主要包括伴有发热(≥38℃超过2天)的鼻咽、鼻窦和扁桃体等部位的急性感染,除普通感冒和非感染性病因(如过敏等)所致的上呼吸道急性炎症;②下呼吸道感染,包括病变局限于气道的医院内气管-支气管炎和伴有肺实质炎症的医院内获得性肺炎和肺脓肿;③胸膜腔感染,出现感染性胸腔积液,如脓性外观或胸腔积液分离到病原菌。

医院获得性肺炎(hospital acquired pneumonia, HPA)简称医院内肺炎(nosocomial pneumonia, NP),是呼吸系统感染中最常见的类型和致死病因。呼吸机相关肺炎(ventilator associaled pneumonia, VAP)是指建立人工气道(气管插管/切开)同时接受机械通气24小时后,或停用机械通气和拔除人工气道48小时内发生的肺炎,是医院内肺炎的常见类型之一。

一、常见病原体

　　细菌是医院内肺炎最常分离到的病原体,约占 90％,其中 1/3 为混合种类的细菌感染。国外报道称在明确的医院获得性肺炎中,高达 54％ 的标本未培养出微生物病原体,可能与细菌培养前病人已使用抗菌药物、检验技术不足或针对病毒和其他非典型病原体的检测措施没有常规开展有关。

表 9 - 1　呼吸系统医院感染的常见病原体

病原体	所占比例
革兰阴性杆菌(铜绿假单胞菌,肠杆菌科)	50％～70％
金黄色葡萄球菌	15％～30％
厌氧菌	10％～30％
流感嗜血杆菌	10％～20％
肺炎链球菌	10％～20％
嗜肺军团菌	4％
病毒(CMV,流感病毒,RSV,SARS - CoV)	10％～20％
真菌	不足 1％
原虫及其他	不足 1％

　　铜绿假单胞菌是最常见的医院获得性肺炎的病原体;鲍曼不动杆菌在医院环境中检出率较高,近年来在 ICU 中常引起小规模的暴发流行;由于第三代头孢菌素的广泛应用,产广谱 β-内酰胺酶(ESBL)的菌株,特别是肺炎克雷伯杆菌和大肠埃希菌已在国内许多地区和医院流行,并成为早发与晚发性医院内肺炎的重要病原。军团菌肺炎多为散发病例。厌氧菌所致的医院内肺炎报道少见,多见于容易出现误吸的基础疾病,如脑卒中、昏迷,个别报告高达 35％。住院期间发生的肺结核通常很难断定为医院获得性感染,但现在认为由于诊疗措施而引起的潜伏或隐性感染被激发应属医院感染,国内外均有医院内结核病暴发的报道。

　　真菌在痰培养中分离率很高,但院内肺炎由真菌引起者并不多。临床上以假丝酵母菌最为常见,可达 80％ 以上,其次为曲霉菌和毛霉菌感染,多见于免疫功能缺损宿主。卡氏肺孢子菌感染少见,几乎全部发生在 AIDS 和器官移植等免疫抑制宿主。

　　在病毒类病原体中,呼吸道合胞病毒(RSV)和流感病毒 A 可引起医院内肺炎暴发流行,多见于婴幼儿病房;成人散发病例中以巨细胞病毒(CMV)为多见,常见于免疫受抑状态的病人。冠状病毒(SARS - CoV 和 MERS - CoV)是具有高度传染性的院内呼吸系统感染病原体,已引起医学和社会各界的广泛重视。特别是 2003 年在我国出现的传染性非典型肺炎(SARS)和 2015 年在韩国出现的中东呼吸系统综合征(MERS)重大医院感染事件,均发生在与病人密切接触且缺乏严格防护的医务人员、陪护人员以及同居室的其他病人。

二、流行病学

(一)发病率与病死率

　　医院内肺炎占我国医院内感染的首位,在西方国家占前 2～4 位。全球范围内医院内肺炎的发病率为 0.5%～5.0%。在教学医院中其发病率可达非教学医院的 2 倍;ICU 是普通病房的数倍至数十倍;胸腹部手术是其他手术的 38 倍;机械通气是非机械通气的 7～21 倍。在美国,骨髓移植病人医院内肺炎的发病率为 20%,实质脏器移植后最初 3 个月细菌性肺炎发病率为 4%,其中心肺移植为 22%,肝移植为 17%,肾移植为 1%～2%。

医院获得性肺炎病死率为 20%～50%,明显高于社区获得性肺炎的 5%～6.3%,是引起病人医院内死亡的重要原因之一,感染致死病例中医院内肺炎占 60%。机械通气病人中,呼吸机相关肺炎 VAP 累计发病率为 18%～60%,免疫抑制病人并发 VAP 概率较高,如 AIDS 病人可达 42 例次/1 000 机械通气日。VAP 病死率为 25%～76%,其中又以免疫受抑病人为高。

在美国,因肺炎相关的 ICU 居住时间平均延长 4.3 日,住院时间则延长 4～9 日。1993 年,美国因医院内肺炎引起住院时间延长直接导致的额外花费为 12 亿美元。我国医院内肺炎总体发病率为 2.33%,不同人群发病率差异很大,如老年、ICU 和机械通气病人医院内肺炎发病率分别为普通住院病人的 5 倍、13 倍和 43 倍。以上海为例,因医院内肺炎造成的住院日延长为 31 天,每例平均增加直接医疗费用高达 18 386.1 元。可见,因其高发生率、高死亡率和随之而来的高花费,已使医院获得性肺炎成为一个非常严重的公众医疗卫生问题。

(二) 发病机制

吸入(aspiration)口咽部定植菌是医院内肺炎最主要的发病机制,正常人口咽部革兰阴性杆菌(GNB)分离率少于 5%,住院后致病菌定植明显增加。消化系统细菌可能是口咽部定植菌的重要来源,胃内细菌引起医院内肺炎的机制可能为直接误吸胃反流液,也可能为细菌逆向定植于口咽部之后被吸入。吞咽和咳嗽反射减弱或消失,如老年、意识障碍、食道疾患、气管插管、鼻胃管、胃排空延迟及张力降低或接受手术特别是胸腹部手术者更易发生误吸。另外,抗生素应用、胃液反流、大手术、基础疾病和内环境紊乱,如慢性支气管肺疾病、糖尿病、酒精中毒、白细胞减少或增高、低血压、缺氧、酸中毒、氮质血症等也是引起医院肺炎的重要因素。

带菌气溶胶吸入(inhalation)是医院内肺炎的另一发病机制。呼吸机雾化器、氧气湿化瓶水污染引发医院内肺炎的危险性不容忽视,调查显示,国内氧气湿化瓶微生物污染率为 45%,部分细菌浓度高达 10^6 cfu/ml。在儿科病房,医院内病毒性肺炎可通过咳嗽、打喷嚏甚至谈话、呼吸散布气溶胶而得以传播。如 SARS 病毒的传播途径主要为近距离飞沫传播,部分可经接触污染分泌物经黏膜感染。受军团菌污染的淋浴水和空调冷凝水可产生气溶胶引起医院内肺炎。一般认为,经空气或气溶胶感染医院内肺炎的主要病原体多为呼吸道病毒、结核杆菌、军团菌、曲霉菌等,而普通细菌经此发病机制引起医院内肺炎者较少见。

经人工气道或鼻腔/口腔吸痰过程而导致的医院内肺炎其危险性也不低,但经血道播散引起的医院内肺炎较少,多见于化脓性静脉炎、右侧心内膜炎、严重腹腔感染、大面积皮肤烧伤等易于发生菌血症的病人。

(三) 危险因素

医院获得性肺炎多见于 65 岁以上老年人,或有严重基础疾病、免疫抑制状态、心肺疾病、胸腹手术后的病人。危险因素可分为四大类:①病人自身因素,如高龄(70 岁以上)、营养不良、导致免疫抑制的严重基础疾病包括烧伤、严重外伤。②细菌在口咽部定植增加,如抗菌药物的应用、入住 ICU、慢性呼吸系统疾病、用西咪替丁预防应激性胃出血(不论是否用制酸剂);③促进气溶胶或定植菌吸入和反流,包括平卧位、中枢系统疾病、意识障碍特别是闭合式颅脑损伤或昏迷、气管插管、鼻饲管留置、头颈部、胸部或上腹部的手术、因严重创伤或疾病导致的活动受限。其中气管内插管/机械通气(mechanical ventilators，MV)损坏了病人的第一线防御，是医院获得性肺炎最重要的危险因素；④医护人员的手被细菌污染，或有细菌定植和被污染的呼吸设施的使用延长，或呼吸机回路管道频繁更换(≤24 h)以及近期有过支气管镜检查等。

三、临床表现及诊断

(一)临床表现

1. **起病**　多为急性起病，但不少可被基础疾病掩盖，或因免疫功能差、机体反应削弱致使起病隐匿。

2. **呼吸道症状**　咳嗽、脓痰为基本症状，但也常因咳嗽反射抑制而表现轻微甚至无咳嗽，仅表现为精神萎靡或呼吸频率增加；不少病人无痰或呈现少量白黏痰；在机械通气病人仅表现为需要加大吸氧浓度或出现气道阻力上升。

3. **全身症状**　发热最常见，有时会被基础疾病掩盖，应注意鉴别。少数体温正常。重症医院内肺炎可并发急性肺损伤、左心衰竭、肺栓塞等。

4. **体征**　可有肺湿性啰音甚至实变体征，视病变范围和类型而定。

5. **影像学**　可呈现新的或进展性肺泡浸润甚至实变，范围大小不等，严重者可出现组织坏死和多个小脓腔形成。在 VAP 可因机械通气肺泡过度充气使浸润和实变阴影变得不清，也可因合并肺损伤、肺水肿或肺不张等引起鉴别困难。粒细胞缺乏、严重脱水病人并发医院内肺炎时 X 线检查可呈阴性，卡氏肺孢子菌肺炎病人有 10%～20% 的 X 线检查正常。

(二)诊断

1. **临床诊断**　X 线显示新出现或进展性肺部浸润性病变合并以下之一者：①发热＞38℃；②近期出现的咳嗽、咳痰，或原有呼吸道症状加重，并出现脓痰，伴或不伴胸痛；③肺部实变体征和(或)湿性啰音；④ WBC＞$10×10^9$/L，伴或不伴核左移。在排除其他基础疾病如肺不张、心力衰竭和肺水肿、药物性肺损伤、肺栓塞和呼吸窘迫综合征(ARDS)后，可作出临床诊断。

出现以下任何一项者，应认为是重症医院获得性肺炎：①需入住 ICU；②呼吸衰竭：需要机械通气或 FiO_2＞35% 才能维持 SaO_2＞90%；③X 线显示病变迅速进展，累及多肺叶或空洞形成；④严重脓毒血症伴低血压和(或)器官功能紊乱的证据［休克：收缩压＜12.0 kPa(90 mmHg)或舒张压＜8.0 kPa(60 mmHg)，需要血管加压药＞4 小时；肾功能损害：尿量＜20 ml/h 或＜80 ml/4 h(除有其他可解释原因)，急性肾衰竭需要透析］。

2. **病原学诊断**　咳痰标本进行细菌培养是常见的医院内肺炎病原学诊断方法。由于途经口咽部的咳痰受正常菌群污染，故未经筛选的单次普通痰培养不可靠。建立人工气道的病人可经气管插管吸引物(endotracheal aspirates，ETA)送检。痰涂片镜检有助于早期初步的病原诊断，并可借此剔除口咽部菌群污染严重的不合格痰标本而选取合格(每低倍视野鳞状上皮细胞＜10 个、白细胞＞25 个，或鳞状上皮细胞:白细胞＜1:2.5)标本作检查。痰定量培养操作繁琐，目前多提倡痰半定量培养。医院内肺炎特别是 VAP 痰标本病原学检查存在的问题主要是假阳性。咳痰培养结果意义的判断需参考细菌浓度。普通咳痰标本分离到的表皮葡萄球菌、除奴卡菌外的其他革兰阳性杆菌、除流感嗜血杆菌外的嗜血杆菌属细菌、微球菌、肠球菌、假丝酵母菌属和厌氧菌临床意义不明确，一般不予考虑。

为提高医院内肺炎病原学诊断的正确性，改善疾病预后，临床上对部分重症肺炎采用稍带

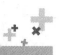

创伤的病原学采样技术如防污染毛刷(PSB)采样和防污染支气管肺炎灌洗(BAL)。血和胸腔积液污染机会少,在病原诊断方法中有重要参考意义。免疫受损宿主主要重视特殊病原体如真菌、分枝杆菌、巨细胞病毒(CMV)、卡氏肺孢子菌的检查。

四、预防

应从以下 4 个方面对呼吸系统医院感染进行预防。

(一)降低咽部和上消化道定植

维持病人口腔卫生、选择性消化道脱污染和对通气时间较长的病人避免鼻腔插管;对危重病人尤其是不能刷牙者,维持口腔卫生十分重要,可采用生理盐水棉拭擦拭,或消毒剂漱口等。

选择性消化道脱污染(SDD)是指采用口服不吸收的药物防止革兰阴性需氧杆菌和假丝酵母菌在口咽部和胃定植而不改变厌氧菌菌群的方法,常用方法是将多黏菌素、妥布霉素和两性霉素 B 制成糊剂,口服或鼻饲管注入,一日 4 次。SDD 预防医院内肺炎具有一定效果,对某些特定人群如创伤或严重免疫抑制包括骨髓移植病人也可能有效,但由于代价昂贵且存在抗生素耐药性、革兰阳性细菌二重感染等问题,因此不宜常规应用。

人工气道的插管方式对医院内肺炎发病率可能有一定影响,对估计通气时间较长的病人,建议尽量避免鼻腔插管而采用经口腔插管。VAP 发病率低于经鼻腔插管的可能原因是由于鼻腔插管容易引起黏膜损伤和局部继发感染。

(二)防止口咽部分泌物吸入

采用半卧位、改进鼻饲管与调整进食速度、气管插管病人的连续声门下吸引等;对于意识障碍、因神经或食管疾病导致吞咽障碍、气管插管或气管切开、放置鼻饲管等容易吸入者,尤应重视,要尽量避免使用可抑制呼吸中枢的镇静药、止咳药,对昏迷病人要定期吸引口腔分泌物。

常规仰卧位医院获得性肺炎发病率 23%,而半卧位仅为 5%,因此对危重病人尤其是有吸入危险因素的,应采取半卧位,即头部抬高 30°~45°。鼻饲管可能会增加鼻咽部细菌定植,导致胃内容物反流,或使细菌通过管子从胃转移至上呼吸道的危险。为减少反流和误吸,建议采用小口径的鼻饲管,定期检查鼻饲管的位置是否合适,评价小肠蠕动功能如听诊肠鸣音,测量残留胃容积或腹围,调节鼻饲的速度和量。如果胃的残留量太大或腹部听诊未听到肠鸣音则暂停鼻饲。

(三)维持胃黏膜特性

营养支持对于预防医院内肺炎十分重要。从维护胃肠道菌群和功能、预防医院内感染的角度看,腔道营养优于肠外营养。即使在应激情况下,肠道也不是一个休眠器官,尽管在外伤后一段时间内,结肠蠕动受到抑制,胃肠减负是必要的,但小肠运动及其他功能仍保持完整。肠道营养可最大限度减少细菌通过肠黏膜向肝脏和血液移行,并可维持正常肠道菌群平衡。已有研究证实,鼻饲液酸化可降低胃腔细菌定植,但常规酸化鼻饲液预防肺炎的有效性尚无定论。

预防和治疗应激相关性上消化道出血,常用药物有抗酸剂、H_2 受体拮抗剂和硫糖铝。多个研究显示这三类药物防治应激性溃疡的效果无显著差别,硫糖铝组 VAP 发生率较低。因此,预防应急性溃疡时,要使用不会导致胃液 pH 升高的药物,如采用硫糖铝而避免使用 H_2-受体阻滞剂和抗酸剂。有研究显示,硫糖铝组预防消化道出血略逊于另两种药物。

(四)减少外源性污染

医务人员的手是传播医院感染病原菌的重要途径。不少医务人员的手常有革兰阴性杆菌和金黄色葡萄球菌的定植。调查显示,ICU 护士每只手指带菌量约为 10 000 个,护理病人后手上带菌总量可高达 100 万,扶病人坐便盆、端便盆,右手带菌可达 1 亿个以上。医疗护理操作后若不经合适的手卫生处理,极有可能导致病原菌在病人之间的传播,并可通过吸痰或其他操作致使细菌进入下呼吸道引起肺炎。研究表明,合适的手部卫生,包括洗手和快速手消毒,是预防医院内感染包括医院内肺炎最有效而简单的方法。严格执行手卫生规则可减少 20%～30% 的 ICU 病房感染。执行手卫生规则的依从性低是我国当前医院感染控制工作中突出而亟待重视的问题。为鼓励洗手,医院应提供方便的洗手设备。近年来,国外普遍推广用乙醇作为基础,含有皮肤保护成分的消毒剂(alcohol-basedhand-rubs)可使医务工作者对洗手规则的依从性明显增加。

对呼吸治疗器械要严格消毒、灭菌。直接或间接接触下呼吸道黏膜的物品,如面罩、气管插管和气管套管、呼吸机的管道回路、Y 接口、纤维支气管镜及其配件、直接喉镜、咬口、肺功能测试管道、湿化器、雾化器与储液罐、吸引管等,须经灭菌或高水平消毒,可采用 76 ℃ 30 分钟加热,或选用有关的化学消毒剂如 2% 戊二醛溶液浸泡 20 分钟。化学消毒后的物品经淋洗、干燥、包装,处理过程中要避免物品再次污染。对同一病人使用的呼吸机,其呼吸回路管道,包括接管、呼气活瓣以及湿化器,目前主张更换时间不要过于频繁(即短于 48 小时的间隔),除非有肉眼可见的分泌物污染;不同病人之间使用时,则要经过高水平消毒。使用一次性吸痰管进行下呼吸道吸引时,要严格遵守无菌操作技术。去除吸引管上的分泌物要用无菌水,而且容器要每次更换,使气管腔内吸引时保持远端无菌。连接呼吸机管道上的冷凝水要及时倾去,操作时要当心,避免冷凝水流向病人一侧。使用热-湿交换器、呼吸机回路管电热加温,可减少或避免冷凝水形成,预防 VAP。

其他如合理使用抗菌药物、加强机体免疫防御功能和对医务人员的教育培训也是预防医院内呼吸系统感染的重要措施。全身性使用抗菌药物在预防医院内感染(包括肺炎)是一个普遍性的做法,特别是在呼吸机脱机、术后和(或)严重疾病的情况下。不过,除了在发热、白细胞增高或在器质性昏迷病人,这一措施颇受争议,而且可导致潜在的耐药菌所引起的二重感染。

细菌疫苗对肺炎链球菌肺炎的预防有明显效果,对易感人群如老年、慢性心肺疾病、糖尿病、免疫抑制者,可采用肺炎链球菌酯多糖疫苗预防感染。对粒细胞减少症、器官移植等高危人群,应用粒细胞巨噬细胞集落刺激因子(GM-CSF)。IFN-γ 雾化吸入可提高肺部防御能力,已有动物试验表明,IL-12 可保护肺免受感染侵袭。

此外,对医务人员进行感染控制相关的教育和培训、对院内肺炎的危险因素定期监测、统计,并将结果反馈给医务人员,也有助于降低医院获得性肺炎的发生。

第二节 泌尿系统医院感染

泌尿系统感染是指从尿道口到肾脏的泌尿道中任何部位发生的细菌感染的总称。尿路感染(urinary tract infection,UTI)是最常见的感染性疾病,指病原体在尿路中生长、繁殖,并侵犯尿道黏膜或组织而引起的炎症。尿路感染是常见的医院感染之一。其临床主要表现为尿频、尿急、排尿困难,以及发热、肋腹痛或压痛等;也可无临床症状。

泌尿系统感染习惯上按解剖部位分为上、下尿路感染:上尿路感染为输尿管炎和肾盂肾炎,以肾盂肾炎为主,急性肾盂肾炎的临床表现为发热、尿频、尿急、排尿困难、肋腹痛和(或)压痛,并伴有真菌性尿;下尿路感染主要是膀胱炎,临床表现为尿频、尿急、排尿困难及耻骨上方压痛。根据发作形式还可将尿路感染分为初发感染和继发感染,继发感染包括复发和再感染。复发指病原菌持续存在于尿中而引起的感染,其病原菌与治疗开始前分离的病原菌相同;再感染则是一种新的感染,由不同于导致原发感染的病原菌所引起。在少数情况下,再感染可与初发感染的病原相同,此时再感染常由尿道或粪便中的细菌引起,易与感染复发混淆。尿路感染根据病程还可分为急性和慢性两种,慢性尿路感染是指同一种病原持续存在于尿道数年,并伴有治疗后反复发作,再感染不属于慢性感染,但有时两者难于鉴别,而把复发和再感染都归为慢性尿路感染。

在欧美发达国家,尿路感染的发病率为 2%～5%,占医院内感染构成比的 35%～40%,居医院感染首位;在我国,尿路感染发病率为 0.6%～1.07%,占医院内感染构成比的 20.8%～31.7%,仅次于呼吸道感染。

一、常见病原体

医院内尿路感染的病原菌最常见为革兰阴性菌,约占 80%,其中以肠杆菌和假单胞菌为主;其他如变形杆菌、肺炎克雷伯菌、葡萄球菌和肠球菌也常见。近年来,尿路感染的病原学特征发生了一系列变化。尽管革兰阴性杆菌仍为主要病原体,但所占比例有所下降,革兰阳性球菌的比例在逐渐上升。据 1986～1995 年对南斯拉夫 2 万名尿菌阳性儿童(包括院内和院外感染)的分析资料显示,90% 感染源于革兰阴性菌,其中最主要的是大肠埃希菌,革兰阳性菌约占 10%。但在 1997 年,欧洲和北美洲两组大宗病例分析表明,大肠埃希菌的比例下降到 48.6%～52%,肠球菌上升到 12%～13.7%;对 1986～1994 年分离出的 12 944 株院内感染菌分析也显示大肠埃希菌由 25.2% 下降到 18.2%,其他如变形菌属由 5.3% 下降到 2.6%,铜绿假单胞菌由 7.2% 上升到 11.3%,克雷伯杆菌由 5.9% 上升到 7.8%,肠球菌由 3.0% 上升到 7.4%。

急性尿路感染和慢性尿路感染的病原体有所不同,常见的急性尿路感染病原体是大肠埃希菌,慢性尿路感染若伴有泌尿道畸形,则多为变形杆菌、假单胞菌属、克雷伯杆菌或肠杆菌属等多种细菌引起的混合感染。近年来,由于抗生素的普遍使用,耐药菌的报道越来越寻常,如耐药变形杆菌属、耐药克雷伯菌属,特别是含超广谱 β-内酰胺酶(ESBL)的克雷伯菌属引起院内感染的比例不断增加。

厌氧菌引起的尿路感染较少见。接受抗生素治疗的留置导尿病人白假丝酵母菌(白色念珠菌)、热带假丝酵母菌感染比例明显增加,其中以白假丝酵母菌感染最为常见,特别是有糖尿病或使用糖皮质激素者。凝固酶阴性葡萄球菌也是尿路感染常见病原体。腐生葡萄球菌常见于青年女性尿路感染。凝固酶阳性葡萄球菌常经血源途径侵入肾脏,引起肾内脓肿或肾周脓肿。引起尿路感染的大肠埃希菌主要有 O4、O6、O75 等血清型,其次是 O1、O2、O7 血清型。在经青霉素类或头孢菌素类治疗的肾盂肾炎病人中,尿路培养可分离出细胞壁缺陷的 L 型细菌。

二、流行病学

(一)感染源

医院内尿路感染以局限流行为主,罕见大流行的报道,传染源主要为尿路感染的病人,尤其是无症状的菌尿病人,可成为数周至数月的储存宿主。流行病学细菌分型发现某些散发病例实际上来源于一系列小的流行性交叉感染。

（二）感染途径

已经证实的尿路感染途径主要有上行性感染和血行性感染。

1. **上行性感染** 上行性感染是指定居于尿道口会阴部周围的致病菌由于种种原因经尿道进入膀胱、肾盂导致感染。在感染过程中，致病菌首先移行至尿道入口及其周围组织和前尿道，接着上行至膀胱，然后从膀胱上行至肾盂，最后可侵入肾髓质部位。上行性感染是医院泌尿系统感染的主要途径。由于女性泌尿道较短而宽，其肛门附近和粪便中的菌丛可移行至尿道入口处、阴道前庭和前尿道；且会阴部周围环境温暖湿润，极易被细菌污染。细菌进入膀胱还可通过尿道和膀胱机械性操作，如膀胱镜、尿道手术或留置导尿管等。感染是否发生可能依赖于到达膀胱的微生物特性及它们与尿道上皮细胞的相互作用。细菌一旦进入膀胱，即易大量繁殖，并经输尿管上行，特别是在有膀胱输尿管反流时，感染可达肾盂和肾实质。

2. **血源性感染**

菌血症病人血中细菌侵入肾脏所造成的尿路感染即为血源性感染途径，常引起肾实质感染。血源性感染虽少见，但细菌从体内的感染灶侵入血流，到达肾脏和其他尿路也可引起感染。经血源性感染途径的主要病原体是金黄色葡萄球菌、沙门菌、铜绿假单胞菌和假丝酵母菌。大肠埃希菌一般不会引起血源性肾盂肾炎。

有学者认为输尿管和肾脏之间有淋巴管连接，膀胱压力升高引起的淋巴液向肾脏流动可造成淋巴途径的尿路感染，但多数学者认为这种途径可能性不大。

（三）泌尿系统医院感染的危险因素

1. **导尿或尿路操作** 90%医院内尿路感染发病有尿路器械操作史，其中75%～80%由导尿引起。在正常情况下，尿道是一个无菌环境，插管导尿的侵入性操作常可导致尿道黏膜损伤，破坏了尿道黏膜屏障，且导尿管对人体是异物，当插入尿道并长期留置尿道膀胱内时，刺激尿道及膀胱黏膜，破坏了正常的生理环境，削弱了尿道和膀胱对细菌的防御作用。导尿时无菌概念不强，尿管污染，可使细菌通过导尿管直接进入膀胱。在女性病人中，尿道周围的肠道细菌，更易导致病人发生菌尿症，与导尿管有关的菌尿症最为常见，占医院尿路感染的37.3%～56%。国外文献报道，在重症监护病房发生的尿路感染中，导尿管相关性感染高达95%以上。有人认为，在留置导尿管的病人中细菌进入机体的发生率每天增加3%～10%，留置导尿15天以上者感染率达100%，预后较好，菌血症发生率低于1%。单次插管感染率1%～5%，反复多次导尿者可达50%，导尿方式也有影响，如开放留置导尿4天感染率近100%，而闭合式导尿感染率20%。

导尿管选择不当是导致尿路感染的另一因素，导尿管过粗，增加了对尿道和膀胱的刺激；导尿管过细，易发生尿液外溢而漏尿；在材质方面，不同材质的导尿管对尿道的刺激和尿道黏膜对导管的组织相溶性不同，相溶性差的导尿管因损伤和刺激尿道使分泌物增多，适宜细菌繁殖和扩散。泌尿系统医院感染与插管及导尿管的保留时间有直接关系，导尿管留置时间越长感染率越高。美国CDC和国内相关研究报道，留置导尿管1天、2天、大于或等于14天，尿路感染的发生率分别为1%～6%、5%～9%和91%～100%。

其他如导尿管腔内逆行感染病原菌多与集尿系统、集尿袋，以及膀胱冲洗有关。如果导尿管连接处反复打开，细菌可经管腔进入膀胱引起菌尿。使用开放式引流，易导致腔内感染的发生。使用密闭式留置导尿，如果放尿时不注意无菌操作，放尿口的污染细菌可进入导尿管腔内。膀胱冲洗可引起外源性感染，如留置导尿管后，膀胱冲洗可使膀胱黏膜受损，或因化学性刺激增加感染机会，造成化学性膀胱炎而加重尿路感染。同时，由于集尿系统的反复打开，通过冲洗液、冲洗管和护士的手等途径也能引起感染。

2. **抗生素应用** 不合理长期使用抗生素是真菌性尿路感染的危险因素,长期预防性使用抗生素使真菌性尿路感染增多,广谱抗生素的长期应用不能有效预防尿路感染,反而引起二重感染。例如,岳素琴等调查发现,在 233 例尿路感染病例中,感染前使用抗生素比例占到91.4%,其中真菌感染占院内尿路感染的第 2 位。

3. **尿路不畅** 尿路梗阻使尿液不畅,细菌不易被冲洗清除而在梗阻处大量繁殖,再加上梗阻以上部位的尿路组织受压增加,影响了组织的血液供应和正常的生理功能,降低了黏膜的抵抗力,故易发生感染。虽然肾脏可阻止血源性的大肠埃希菌感染,但是,影响肾脏结构和功能的各种因素能增加肾脏的易感性并促进血源性途径肾盂肾炎的发生。有膀胱输尿管反流或其他尿路畸形或结构异常者,在排尿期间膀胱壁内 Waldeyer 鞘的结构异常,不能阻止膀胱含菌尿液上行,进入肾盂而引起感染,其他如肾发育不全、多囊肾、海绵肾、马蹄肾、游走肾等以及肾盂和输尿管畸形等均易发生尿路感染。

4. **尿路器械使用** 尿路使用器械检查不但会把细菌带入后尿道和膀胱,而且会引起尿路损伤,易发生尿路感染。据统计,一次导尿后尿路感染的发生率在门诊年轻女性为 1%,住院非妊娠女性为 4%,而重症病人或妊娠女性为 20%,糖尿病、女性病人、肾功能异常等均在医院泌尿系统感染中起重要作用。

5. **代谢因素** 病人患有糖尿病发生尿路感染的危险性增加,这与糖尿病代谢紊乱导致尿糖浓度增加、白细胞功能缺陷、肥胖倾向、外阴炎等有关。

三、泌尿系统医院感染的发病机制

尿路感染的主要病原是大肠埃希菌,特别是其中的 O1、O2、O4、O6、O7、O75 等血清型。这些细菌含有很强的毒力因子,包括黏附特性、对血清杀菌物质的抵抗性、高含量的酸性黏多糖膜抗原(K 抗原)和溶血素等。这些因子能促使细菌侵入和定居,并能增强细菌对泌尿道的致病作用。

大肠埃希菌因其黏附性而侵入并定居于正常泌尿道,黏附于阴道和尿道周围上皮细胞的细菌可选择性定居于尿道口。这种黏附性与大肠埃希菌的菌毛以及泌尿道上皮细胞的受体有关。其他泌尿道致病菌也有相似的黏附作用。变形杆菌、克雷伯菌、金黄色葡萄球菌均可借菌毛与上泌尿道黏膜结合,主要引起上尿路感染,而腐生葡萄球菌则能更好地与尿道上皮结合,更多地引起下尿路感染。

细菌的某些特性对发生尿路感染也有重要作用。例如,细菌的运动性使其能逆尿道而上行至输尿管;革兰阴性杆菌产生的内毒素能抑制输尿管蠕动,变形杆菌等产生的尿素酶与肾盂肾炎的发生有关。实验证实,进入肾脏的细菌越多,感染机会就越大。肾脏的各部位对细菌的敏感性不同,极少量的细菌就可使髓质感染,但要高达 10 000 倍的菌量才能引起皮质感染。肾髓质中氨浓度高,能灭活补体,髓质区的高渗透压、低 pH 值和低血流量则降低了中性粒细胞的趋化作用,这些特点均使其高度易感。除尿道黏膜之外,正常泌尿道具有抵抗细菌定居的能力,大多数情况下能快速清除进入膀胱的致病性或非致病性细菌。

肾内感染后细菌抗原持续存在,提示自身免疫可能是造成慢性肾盂肾炎的进展性病理损伤的原因之一。已观察到急性肾盂肾炎后,人抗 Tamm-Horsfall 蛋白抗体效价升高。Tamm-Horsfall 蛋白在肾小管内形成,由尿中排泄。据推测这种抗体是肾实质的自身抗体。Tamm-Horsfall 蛋白和革兰阴性杆菌存在交叉反应,但细菌感染后诱导的 Tamm-Horsfall 抗体阳性反应即使在细菌清除后仍然存在。膀胱、输尿管反流病人即使无菌尿时也能检测到高浓度 Tamm-Horsfall 蛋白的 IgG 和 IgA 抗体，提示肾小管损害后，Tamm-Horsfall 蛋白是一种独立抗原，与细菌抗原存在与否无关。含超广谱 β-内酰胺酶 ESBL 的克雷伯菌属在院内感染中的比例不断增加。体外研究证实，克雷伯菌属仅存在于核内体当中，不但可通过微管致病，而且还可参与受体介导的胞饮过程和核内体的酸化过程。

四、临床表现及诊断

典型的上尿路感染表现为发热，常伴畏寒、肋腹痛，以及下尿路感染症状，如尿频、尿急、排尿困难，这些下尿路感染症状常出现在发热之前 1～2 天。

（一）临床表现

1. 不同年龄段人群的主要临床表现

（1）儿童：儿童尿路感染因年龄不同，临床表现有很大差异。婴幼儿无特异性症状，主要表现为不活泼、呕吐、发热。5 岁以上儿童尿路感染时可表现有局部症状，如尿频、尿急、排尿困难、腹痛。

（2）成人：成人尿路感染多有典型的临床表现，下尿路感染时，由于细菌产生的炎症刺激尿道和膀胱黏膜而引起尿频、尿痛、尿液混浊，常伴有耻骨上方疼痛或压痛，偶见血尿或排尿末滴血，多无发热。成人肾盂肾炎也常有不典型的临床表现，如仅有肋腹压痛或全身不适，而伴有梗阻时临床表现则更为危急。急性肾盂肾炎偶有向腹股沟放射的剧烈疼痛，常提示有肾内结石。肾脏疼痛可位于上腹部及其周围，并可放射到同侧下腹部，此时常需和胆囊疾病或阑尾炎相鉴别。

（3）老人：老年人尿路感染大多无症状，即使出现尿频、排尿不畅、尿后余沥等表现也无诊断意义，因为无尿路感染的老年人常有这些表现。典型症状一旦发生，必须治疗，因老年人肾盂肾炎常伴有菌血症或出现休克。65 岁以上老龄人的菌尿发病率明显升高，男、女性分别约为 10% 和 20%，其主要原因是由于男性前列腺肥大使尿道梗阻以及前列腺分泌物中杀菌活性降低，而女性是由于子宫脱垂、膀胱排空功能下降和会阴部污染等。器械检查及插管导尿等均使老龄人更易发生尿路感染。

2. 细菌尿与菌血症

（1）无症状性细菌尿：无症状性细菌尿指病人有真性细菌尿，而无尿路感染的临床症状。医院内尿路感染病人有 65%～75% 是无症状性细菌尿，以女性多见。临床上常无尿路感染的症状和体征，尿常规检查改变不明显，仅有细菌尿。细菌学检测发现多数短期导尿病人的细菌尿为单一细菌；但也有 15% 的病人是多种微生物感染。感染以大肠埃希菌最为常见，其次为肠球菌、铜绿假单胞菌、肺炎克雷伯菌、奇异变形杆菌、肠杆菌、表皮葡萄球菌和金黄色葡萄球菌。无症状性细菌尿可由症状性尿路感染演变而来。

（2）症状性细菌尿：约 30% 的院内尿路感染病人可出现尿频、尿急、血尿和排尿困难，仅 1% 的菌尿症出现发热、腰痛等症状。尿培养监测表明，大多数尿路感染症状与菌尿同时出现，提示尿培养不能预测尿路感染症状的出现。留置导尿病人发生菌血症时多无泌尿道症状。

（3）菌血症：菌血症和败血症是导尿管菌尿症的主要全身并发症。约低于 5% 的导尿管菌尿症病人可发现由尿中的细菌引起的菌血症。由于插导尿管病人的增多，15% 以上的院内血源性感染的原发感染灶是尿路感染，在有些医疗单位可能是菌血症最常见的原因。尿路感染所致菌血症的病死率在 15% 以下，多数病人死于其他潜在的严重疾病。

(二) 诊断

1. **临床初诊** 病人出现尿频、尿急、尿痛等尿路刺激症状,或有下腹触痛、肾区叩痛,伴或不伴发热,或者排尿困难、血尿、尿液混浊,并具有以下情形之一者,即可初步诊断:①尿检白细胞男性≥5 个/高倍视野,女性≥10 个/高倍视野,插导尿管病人应结合尿培养。②临床医师诊断为泌尿道感染,或抗菌治疗有效而认定的泌尿道感染。

2. **病原学诊断** 临床诊断基础上,符合下列情况之一者,可以明确诊断:①清洁中段尿或导尿留取的尿液(非留置导尿)培养革兰阳性球菌(GPC)≥10^4 cfu/ml、革兰阴性杆菌(GNB)≥10^5 cfu/ml,而且多次尿培养为同一细菌者;②耻骨上膀胱穿刺尿液培养细菌浓度≥10^3 cfu/ml;③新鲜尿液标本经离心,应用相差显微镜检查(×400),在 30 个视野中有半数视野见到细菌;④无症状性菌尿症:正规清洁中段尿(要求尿液在膀胱中停留 4~6 小时以上)细菌定量培养,菌落数≥10^5 cfu/ml,病人以往及目前无尿路感染的症状和用抗生素之前尿培养阴性者,可确诊医院内尿路感染。但在近期(1 周)有内镜检查或留置导尿史,尿液培养 GPC≥10^4 cfu/ml, GNB≥10^5 cfu/ml,应视为泌尿系统感染。若病人入院时已有尿路感染,入院后培养出新的细菌,菌落数≥10^5 cfu/ml,也可定为医院内感染。

3. **实验室其他检查**

(1) 尿常规检查:取清洁中段尿离心作尿沉渣镜检,每高倍视野白细胞数目 5~10 个为正常,若每高倍视野白细胞>10 即为脓尿。多数菌尿病人无论是否有症状都可出现脓尿,但少数病人可无脓尿,尿路感染病人偶可出现镜下血尿或肉眼血尿,如出血性膀胱炎,但血尿也可见于其他疾病,如结石、肿瘤、脉管炎、肾小球肾炎和肾结核等。尿路感染时也常出现蛋白尿,大多数病人 24 小时尿蛋白定量<2 g,若>3 g 则提示有肾小球疾病。

(2) 尿生化试验:尿生化可作为菌尿的辅助性诊断,确诊仍须行尿细菌定量培养。最常见的为 Griess 亚硝酸盐还原试验和氯化三苯基四氮唑(TTC)试验,通过检测尿中亚硝酸盐或氯化三苯基四氮唑的含量,间接测定细菌感染。但是,这两种方法都有假阳性或假阴性,结合使用可提高准确性。

(3) 放射和超声波

1) X 线:腹部平片可发现泌尿道结石、钙化、软组织肿块、异常气体聚集;X 线静脉肾盂造影对肾收集系统和排泄系统病变均有诊断意义。

2) 超声波检查:可辅助诊断肾收集系统、肾实质和肾周组织的病变,其优点是快速、简便、安全、无损伤或放射性。适应范围较广,可用于上尿路感染的常规检查、下尿路梗阻及残留原探查、诊断肾脏肿瘤,并指导经皮穿刺引流、泌尿道畸形检查,及孕妇尿路感染检查等。

3) CT:对肾收集系统、肾实质和肾周组织的病变均有重要诊断意义,其中以检查肾实质病变最敏感,采用对比增强还可测定肾脏排泄功能。缺点是可能出现造影剂过敏或诱发肾功能不全,后者多见于骨髓瘤、糖尿病、近期大量使用碘剂者。

五、预防

预防留置导尿导致的尿路感染是最主要的措施,相关内容可归纳如下。

1. **掌握导尿指征,缩短留置导尿时间** 只有绝对需要时才能导尿,由于插管即可能带来感染,故不能单纯因为护理的方便而采用留置导尿,如解决病人尿失禁和记出入水量的问题。对尿失禁者,应了解尿失禁原因,重视心理护理,耐心训练病人排尿。不能自行排尿时,女性尿失禁病人用尿不湿,男性病人可采用男性尿袋或加长的塑料袋接尿。对已留置导尿的病人,注

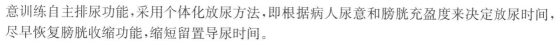

意训练自主排尿功能,采用个体化放尿方法,即根据病人尿意和膀胱充盈度来决定放尿时间,尽早恢复膀胱收缩功能,缩短留置导尿时间。

2. 预防导尿管腔外途径感染　①选择合适的尿管,插置导尿管应采用气囊硅胶导尿管,尽量选择小号(14～18 号)导尿管,可减少对黏膜的刺激,气囊的内固定也避免了胶布外固定易污染及固定不牢的缺点。插导尿管时动作要轻柔,气囊导尿管的头部到气囊的距离为 4～6 cm,要将气囊全部送入膀胱,必须见尿后将尿管插入 6 cm 以上,再慢慢往回拉,这样气囊才不至于插入过浅而损伤尿道。②保持尿道口的相对无菌:导尿前用 1∶5 000 的高锰酸钾溶液冲洗会阴部,再用 0.05%碘伏消毒尿道口,然后在无菌操作下进行导尿。留置导尿后,每日用 0.05%碘伏或 0.1%苯扎溴铵消毒尿道口周围及外阴部。每次大便后及时清洁会阴及擦洗尿道口,保持尿管清洁无菌。

3. 预防导尿管腔内感染　保持集尿系统的有效性和密闭性,尽量避免分离导尿管与集尿袋接头。导尿管护理时,操作要认真,特别是固定尿管的左手必须保持无菌,绝不能接触消毒后的尿管,避免表皮细菌带入造成尿道口内的感染。对留置导尿病人,应每日检查导尿管是否移位,集尿系统各连接处有无松动,尿管是否通畅,集尿系统有无破损漏尿,是否维持了有效的重力引流(集尿袋应低于膀胱水平的位置)等。保证尿液引流通畅,随时观察尿液颜色、尿量,注意避免尿管、引流管弯曲受压,保持引流通畅;经常倒空集尿袋。当引流管阻塞而尿流不通畅时,应及时更换。

尽量避免膀胱冲洗,对留置导尿病人,在许可的情况下,鼓励其多饮水,多排尿,进行生理性膀胱冲洗。每天饮水量不少于 1 500～2 000 ml,一般不主张进行膀胱冲洗,更不主张用具有抗菌能力的药物冲洗膀胱,避免产生耐药菌,必须膀胱冲洗时,要严格遵守无菌操作,最好应用三腔导尿管,用输液装置在消毒的导尿管尾端进行穿刺快速滴入,避免连接处的打开。如有血凝块、黏膜碎片阻塞导尿管时,则应更换导尿管。

4. 严格掌握无菌导尿的正确操作和护理　接触留置导尿的病人前后均应洗手,应把无菌性膀胱插管的病人与有尿路感染的病人隔离开。必须使用无菌密闭的引流系统,导尿管和引流袋切勿分离,尿液收集培养操作要正规,留取尿标本时应密闭状态下取尿,先消毒导尿管,后用小针头穿刺导尿管抽吸尿液,严禁不必要地打开密闭系统,以免增加感染机会。

5. 抗生素的预防使用　预防手术后感染,尤其是在男性菌尿的泌尿外科手术病人中使用抗生素短期内是有益处的,但抗生素冲洗膀胱、尿道口涂以抗生素油膏,对防治尿路感染的效果甚微。

6. 采用其他尿液引流的方法　建议采用阴茎套导尿管、间隔性清洁导尿、耻骨上插管、尿道内支架管等尿液引流方法以减少尿路感染的发生。

第三节　消化系统医院感染

消化系统作为机体的开放系统,和呼吸系统、泌尿系统一样,易遭感染性因子的侵袭。在医院感染中,消化系统感染涉及范围缺少明确界定。我国医院感染诊断中,将其与腹部感染一并列出,范围甚广。根据卫生部诊断标准,消化系统感染分为 6 类:①感染性腹泻;②胃肠道感染;③抗菌药物相关性腹泻;④病毒性肝炎;⑤腹(盆)腔内组织感染;⑥腹水感染。本章主要讨论感染性腹泻、抗菌药物相关性腹泻和病毒性肝炎。

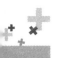
一、感染性腹泻

医院获得感染性腹泻指住院病人在医院发生的急性感染性胃肠炎。潜伏期是区分感染是医院内获得还是社区获得的决定性条件。在流行病学上感染性腹泻属散发性发病,除细菌外尚有其他众多病原体;细菌性食物中毒发病集中,常以暴发和集体发作形式出现,具有共同的传染源。

(一)流行病学

1. 发病率与病死率 美国 CDC 和 NNIS 资料显示,1985~1994 年医院内感染性腹泻的发病率为 10.5/万,内科最高,达 15/万,以下依次是外科(12/万)、儿科(10.7/万)、妇科(5.1/万)、新生儿病房(2.5/万)和产科(1.0/万)。一些特殊护理单位如烧伤/创伤病室可以高达23.5/万。不同类型和规模的医院其发病率有差异,小型(<500 张床位)教学医院较高,大型教学医院和非教学医院相近。按年龄分布,儿童和青少年组较低,而≥60 岁组显著增高。医院感染性腹泻病死率资料甚少,综合 1986~1988 年巴基斯坦、印度、突尼斯和墨西哥等 5 起有明确记载死亡情况的报道,病死率为 12.3%(28/228),大多为新生儿沙门菌感染。

2. 感染源和传播途径 感染源主要是携带病原体或发病的病人。医护人员不严格洗手、医疗器械消毒灭菌不严,以及医院内食物污染是重要的感染来源。接触传播是主要传播途径。

3. 易感宿主和危险因素 易感宿主有新生儿、老年人和胃酸缺乏病人。危险因素包括:①内在性:在免疫防御机制损害(如骨髓移植)病人有 40% 发生感染性腹泻,估计病死率高达55%。HIV/AIDS 病人发生医院感染性腹泻也很常见。非特异性防御机制损害者最易发生假丝酵母菌(念珠菌)肠炎。胃酸作为防御屏障可以阻止细菌自小肠上行至胃腔,胃液 pH 值增高如应用制酸剂、胃切除术后发生感染性腹泻危险性显著增加。胃液 pH 值是影响胃腔定植菌特别是胃腔革兰阴性菌定植的主要因素。胃肠动力降低和正常肠道菌群改变(接受抗菌治疗)也是感染性腹泻的重要危险因素。②外在性:凡改变和导致病原体避开宿主防御机制和增加细菌定植的外界因素,如 ICU 病人更多地接受插管、抗酸药和抗生素等,其获得感染性腹泻的危险性显著增高。

(二)病原体与发病机制

1. 病原体构成 引起感染性腹泻的病原体种类甚多,病原体构成在不同地区差别甚大。

(1)细菌:细菌为最常见的病原体,主要有志贺菌、沙门菌、弯曲杆菌、霍乱弧菌、副溶血弧菌、致病性大肠埃希菌、金黄色葡萄球菌及耶尔森菌等。其中,B 群沙门菌鼠伤寒杆菌常引起暴发性严重医院感染,占沙门菌医院感染的 40%~80%,且老年人感染风险显著增加。在 1979~1984 年发生在美国和英国的 10 起沙门菌感染中,有 5 起与鼻胃管、十二指肠或内镜污染有关;1975~1987 年美国 26 个州报道的 115 起护理院感染性腹泻,沙门菌占已知病原菌的 52% 和死亡病例的 81%。当前沙门菌多重耐药菌株的增加进一步增加了问题的严重性。

(2)病毒:许多病毒可以引起感染性腹泻。常见的有轮状病毒、诺瓦克病毒、类诺瓦克病毒、腺病毒、肠道冠状病毒、细小病毒等,其中又以轮状病毒和肠道腺病毒最多见。诺瓦克类病毒、星状病毒和杯状病毒可污染贝类,引起暴发性流行。

(3)真菌:以白假丝酵母菌最常见,多发生在免疫抑制和接受广谱抗生素治疗的病人。

(4)原虫:有溶组织阿米巴、蓝氏贾第鞭毛虫、结肠纤毛虫、隐孢子虫和贝氏等孢球虫等。免疫抑制病人易发隐孢子虫或贝氏等孢球虫性腹泻。

2. 发病机制

（1）毒素介导性腹泻：毒素介导性腹泻又称分泌性腹泻。细菌不入侵黏膜组织，仅毒素与黏膜表面受体结合而致病。霍乱弧菌和产肠毒素型大肠埃希菌等致病方式属于此类。它们附着于肠黏膜上大量繁殖并产生肠毒素，肠毒素迅速与小肠上皮细胞上的受体结合，促进细胞内一系列酶促反应，导致小肠细胞的分泌和吸收功能障碍，肠腔内 Na^+、Cl^- 和水大量增加导致水样腹泻。

（2）侵袭性腹泻：又称渗出性腹泻。细菌侵入黏膜固有层，外毒素使宿主肠黏膜细胞蛋白质合成障碍，黏膜坏死，溃疡形成，出现大量炎性渗出液。侵袭性大肠埃希菌、志贺菌、弯曲杆菌、耶尔森菌、霍乱弧菌、金黄色葡萄球菌等可侵入黏膜，使之出现广泛的炎症反应。初期大便为水样，随即可以黏液血便为主。轮状病毒侵入小肠上部的上皮细胞，使小肠绒毛缩短，上皮细胞肿胀，肠腔内渗透压增加，导致水和电解质从肠壁返流入肠腔，并伴吸收障碍，结果出现水样腹泻。

（三）临床特征

感染性腹泻可潜伏数小时至 12 天，多数为 1～2 天。腹泻轻重不等，轻者自限，重者出现脱水、电解质紊乱、毒血症及肠外并发症。不同病原体引起的院内感染性腹泻临床特征有所不同。

细菌性痢疾院内感染多为散发。痢疾杆菌致病力强，吞下几个活菌即可使健康人致病，菌型多且无交叉免疫，在发展中国家及隔离条件差的医院内为常见的腹泻原因。潜伏期数小时至 8 天，大多为 2～3 天。其临床表现分为普通型、轻型、重型、中毒型。轻者可不发热或微热，无中毒症状，仅有轻度腹泻。粪便内有少量脓血，或只有黏液并无脓血。1～2 周即可痊愈。因其症状类似一般肠炎，易被忽略，病人常为痢疾的传染源。重者肠道症状明显，大便次数可多于 30 次/日以上，脓血便、有腹痛及里急后重，并出现脱水、酸中毒。中毒型病人病初肠道症状不明显，可突起高热、抽搐、意识障碍或休克，之后才出现脓血便。

产肠毒素型大肠埃希菌可黏附于肠黏膜上繁殖并产生肠毒素，不造成肠黏膜组织损伤。潜伏期 1～2 天，起病急，病情轻重不一。重者腹泻频繁，大便呈蛋花样或水样，镜检无白细胞，可发生脱水、酸中毒。本病为自限性，病程 5～10 天。

鼠伤寒沙门菌是医院内肠道感染的重要病原体，人体对本菌普遍易感，最易累及 2 岁以下婴幼儿，高风险人群为 4 个月以内的婴儿。儿童常呈显性感染，成人则以隐性感染者居多。鼠伤寒沙门菌为胞内菌，细胞免疫起关键作用，先天性或获得性细胞免疫功能缺陷者易患本病。鼠伤寒沙门菌小肠结肠炎全年均可发病，以夏秋季常见。潜伏期 2～3 天，急性发热起病，伴恶心、呕吐，腹泻每日 10～20 次不等，便秘或带黏液，可有脓血便，有腥臭味。成人持续高热者很少，腹痛、里急后重者多见。而婴幼儿热程较长，呕吐、腹泻明显，可有不同程度的脱水、电解质紊乱。绝大多数病人病程自限性，5～7 天内恢复，预后良好。但是，菌株的多重耐药性可导致医院内暴发流行，且常被误诊为细菌性痢疾。

轮状病毒是婴幼儿中最常见的一种病毒性肠炎病原体，传染性强，在托幼机构及医院内易引起流行。发病多为 6 个月～2 岁婴幼儿，大于 4 岁者少见。轮状病毒肠炎有明显的季节性，大多数在秋冬寒冷季节流行。传染源主要是病人，医护人员污染的手及医疗用具是传播轮状病毒的重要途径。感染后 24～72 小时大便中即有大量病毒排出，排毒 4～8 天，典型病例发病初期有咳嗽、继之呕吐、腹泻。大便多达数 10 次，水样或蛋花样，无腥臭味，少数可带黏液及脓血，镜检偶有少量白细胞。本病为自限性疾病，病程 3～8 天。

隐孢子虫肠炎是免疫受损者及儿童腹泻的主要原因,在发展中国家更常见。四季均可发病,以温暖季节多见。主要经粪-口途径传播。男女各年龄组均可患病,以 2 岁以下小儿多见,最小年龄为 2 个月。潜伏期 4～12 天。免疫正常者首先出现疲乏、头痛、恶心、呕吐、腹痛、低到中度发热、咳嗽。腹泻于病程第 1～3 天开始,有水样便、带黏液,个别出现血便。大多在 2 周内自行缓解。免疫缺陷者,尤其是获得性免疫缺陷综合征者,表现为严重的慢性腹泻。

真菌性肠炎以白假丝酵母菌多见,多发生于营养不良及口服多种抗生素后肠道菌群失调所致。大便每日 3～4 次甚至 20 余次,呈泡沫状,或有黏液,有发酵气味,严重者可形成黏膜溃疡,排血样大便。

(四) 诊断

1. 诊断方法

(1) 粪便检查:①粪便外观:细菌性痢疾为黏液脓血便,阿米巴痢疾粪便呈果酱样,副溶血性弧菌腹泻如洗肉水样或血水样,霍乱为米泔水样,其余病原体所致者可表现为草绿色稀便、水样便(清水、黄水样、乳白色水样)、黏液便等。②涂片镜检:根据细菌多少,可以初步区分出分泌性和渗出性。悬滴片见有运动活跃、而涂片中呈特殊形态和排列的病原体提示弧菌或弯曲菌可能。涂片若同时见到孢子体和菌丝体,则对白假丝酵母菌肠炎有诊断价值。

(2) 病原学检查:①病原的分离培养:应根据临床表现和粪便检查的初步筛选,将标本接种不同培养基,以分离细菌或真菌。②其他:组织培养、免疫电镜、免疫血清学检查、PCR 等技术可用于非细菌性病原体特别是病毒的检测,亦可用于细菌如大肠埃希菌的进一步分型。

2. 诊断标准

(1) 临床诊断:符合下述三条之一即可诊断:①急性腹泻,粪便常规镜检白细胞≥10 个/高倍视野;②急性腹泻,或伴发热、恶心、呕吐、腹痛等;③急性腹泻,每天 3 次以上,连续 2 天,或 1 天水泻 5 次以上。

(2) 病原学诊断:临床诊断基础上,符合下述四条之一即可诊断:①粪便或肛拭子标本培养出肠道病原体;②常规镜检或电镜直接检出肠道病原体;③从血液或粪便中检出病原体的抗原或抗体,达到诊断标准;④从组织培养的细胞病理变化(如毒素测定)判定系肠道病原体所致。

(3) 说明:①急性腹泻次数应≥3 次/24 小时;②应排除慢性腹泻的急性发作及非感染性因素如诊断治疗原因、基础疾病、心里紧张所致的腹泻。

(五) 预防

(1) 严格执行洗手和无菌操作制度,因所有肠道病原体都可经粪-口-手途径引起人与人之间的传播。洗手是控制胃肠道医院感染最简单且最重要的措施,执行鼻饲等操作应严格无菌操作。

(2) 器械消毒和保管要严格,按规定要求和程序办理。

(3) 医院用食物采购、保存、烹调,以及向病房运输和分发的整个过程都应按卫生学标准建立完善的规章制度,并严格管理和监督。

(4) 对发病病人要根据病原体和传染性确定是否需要隔离,取消隔离至少需要粪培养 3 次阴性。物件处理、消毒、转院(科)等均应按《传染病法》执行。

二、 抗生素相关腹泻

抗生素相关性腹泻多由艰难梭菌(*Clostridium difficile*)引起,表现为伪膜性肠炎和腹泻。过去曾认为本病是由于应用抗生素导致菌群紊乱,金黄色葡萄球菌是其病原体,现已为多数学者所否定。在婴儿和学龄前儿童中难以确定艰难梭菌在抗生素相关性腹泻中的作用,因为从这些健康孩子粪便中只有 2%～30% 能分离到该菌,以后随着年龄增长带菌率降低。但是,在成人中已证明艰难梭菌是抗生素相关性腹泻的病原体,金黄色葡萄球菌的出现仅是一种伴随现象。

(一) 流行病学

1975～1994 年,西方国家报道抗生素相关性腹泻小规模流行 16 起,发病人数 2～187 人不等,持续时间 11 天～12 个月,差异很大。本病传染源是粪便中有艰难梭菌,最初认为是接受抗生素治疗病人消化道中内源性艰难梭菌所致,但其后报道暴发性出现的流行病学特征表明是在医院内的传播和交叉感染所引起。医院内食物、墙壁、床垫、医务人员手和粪便均可分离到艰难梭菌,传播方式大多属于人与人之间的接触传播。艰难梭菌芽孢可以在环境中长期存活,在胃酸中亦能存活,而且存在多克隆菌株,增加了流行病学研究的困难。该菌在健康动物中也能分离到,但未证明动物与人之间的传播。

抗生素相关性腹泻病人中艰难梭菌的检出率为 29%～56%。HIV/AIDS 病人发生率增加。因此,基础疾病特别是免疫抑制病人以及抗生素或抗肿瘤药物的应用是构成发病危险因素的重要方面,胃肠道操作如反复灌肠、胃肠道外科手术、胃管等以及肠蠕动抑制药如阿托品的使用,以及老年人都可增加发病风险或症状的严重程度。

(二) 病原体和发病机制

艰难梭菌是产芽胞的革兰阳性厌氧菌,常规培养很难分离到,需要含选择性介质头霉甲氧吩环丝氨酸果糖卵黄琼脂培养基,乙醇加热可促进该菌的分离。它主要产生细胞毒素(B 毒素)和肠毒素(A 毒素),前者对多种细胞产生病理效应,是伪膜性肠炎的标记物,这两种毒素攻击宿主细胞膜或微丝,从而使其收缩、出血及坏死,但在新生儿,毒素不能很好地与肠黏膜结合,因而尽管在其粪便中可以分离到产 A 和 B 毒素的艰难梭菌,但并不致病。其他毒素可引起肠液和电解质分泌增加。

(三) 临床表现

临床症状轻重不一,典型病例在使用抗生素 4～9 天后发生水泻或者绿色黏液恶臭便,伴上腹疼挛性疼痛,最早者在抗生素应用 1 天后即可发生,约 60% 病例在抗生素治疗 6 周后发生腹泻症状。此外尚有发热、脱水、上腹压痛和外周血白细胞显著提高,以及低蛋白血症等。按其腹泻程度可分为轻型、中型、重型和暴发型,症状的严重性与病变部位有关。如病变位于乙状结肠到直肠,一般属轻型,病理改变主要为肠壁轻度水肿,偶见伪膜,多见于使用抗生素过程中发病,停药后迅速好转;病变位于升结肠,以肝曲部病变最剧,可见红斑样改变和伪膜,属重型,停药后腹泻仍持续存在。更严重者可并发低容量型休克、中毒性巨结肠、肠穿孔、肠出血和继发性败血症。

(四) 诊断

1. 诊断方法

(1) 临床表现:病人接受抗生素治疗过程中出现腹泻、发热、腹痛、白细胞增高等,特别是尚有危险因素存在时,应高度警惕本病。

(2) 形态学证据:结肠镜检查观察到结肠炎症或假膜性损害,活检有助于显示较小的假膜。CT 或上腹部 X 线以及钡灌肠 X 线造影检查均有助于诊断。

(3) 病原学证据:艰难梭菌毒素检测和培养是确诊本病的最重要依据。研究表明,所有含艰难梭菌毒素的标本均能获得阳性病原菌培养结果,但少数病原菌培养阳性标本却检测不出毒素。95%以上的伪膜性肠炎病人艰难梭菌毒素实验和细菌培养为阳性;而狭义的抗生素相关性结肠炎病人培养阳性 60%～75%,毒素实验阳性仅 32%～44%,抗生素相关性腹泻病人细菌培养阳性仅 11%～33%,毒素实验则大多为阴性。因此,艰难梭菌感染的实验室检查结果必须结合临床进行分析和判断。

2. 诊断标准

(1) 临床诊断:近期曾应用或正在应用抗生素,出现腹泻,可伴大便性状改变,如水样便、血便、黏液脓血便,活检斑块条索状伪膜,可合并下列情况之一:①发热≥38℃;②腹痛或腹部压痛、反跳痛;③外围血白细胞升高。

(2) 病原学诊断:临床诊断基础上,符合下述三条之一即可诊断:①大便涂片有菌群失调或培养发现有意义的优势菌群;②如情况许可时作纤维结肠镜检查见肠壁充血、水肿、出血,或见到 2～20 mm 灰黄(白)色斑块伪膜;③细菌毒素测定证实。

(3) 说明:①急性腹泻应指次数≥3 次/24 小时。②应排除慢性肠炎急性发作或急性胃肠道感染及非感染性原因所致的腹泻。

(五) 预防和控制

(1) 合理应用抗生素、加强用药过程中的监测:除万古毒素外,几乎所有抗生素均可引起抗生素相关性腹泻,而以氨苄西林、林可霉素、克林霉素发生率较高。因此,临床上选择抗生素应从感染的病原学诊断、抗生素的抗菌谱和活性、不良反应等多方面综合考虑,切忌乱用与滥用。用药过程中密切观察,一旦出现腹泻即当警惕,及早诊断和治疗。

(2) 控制传染源和切断传播途径:确诊本病的病人特别是细菌学阳性病人应当隔离,积极治疗,消灭传染源。对于可能导致传播和污染的各种途径均应采取措施,加以防范,如病人粪便、衣物、被褥和床垫都应采取消毒灭菌措施。医务人员洗手是防止传播的重要环节。

(3) 消除相关危险因素:如前所述,免疫抑制和严重基础病病人以及老年人属易感人群,而胃肠道操作和不合理用药改变了胃肠张力与内环境,会增加发病风险。因此,临床处理这些病人时应尽量减少和避免相关的危险因素,改善病人基础状况。

(4) 积极、有效治疗病人:一旦发生抗生素相关腹泻,应停用相关的抗生素,如系必须继续使用抗生素,则应加用针对艰难梭菌的抗生素万古霉素。一般来说,轻、中症病人停用相关抗生素后症状会改善和逐渐痊愈。若病人有高热、白细胞显著增加、上腹剧痛或并发腹膜炎时,应使用特异性抗生素。艰难梭菌对万古霉素、甲硝唑和杆菌肽甚为敏感。口服万古霉素不易被吸收,结肠内浓度高,临床疗效好,是最主要的治疗药物。此外,支持治疗和对症治疗亦很重要。双歧杆菌和乳杆菌对艰难梭菌有抑制作用,有助于恢复消化道菌群平衡,因此有一定的辅助治疗功效。

三、急性病毒性肝炎

急性病毒性肝炎是多种肝炎病毒引起的传染性疾病,以肝脏炎症和坏死为基本病理特征。临床主要表现为乏力、食欲减退,肝脏肿大及肝功能异常。病情严重程度从无症状到重症肝炎,个体差异很大。少数演变成慢性肝炎、肝硬化,尚可转变为原发性肝癌。除肝炎病毒外,其他许多病毒如黄热病毒、EB 病毒、巨细胞病毒、单纯疱疹病毒、麻疹病毒、柯萨奇病毒和腺病毒等均可伴发肝脏炎症和肝功能损害,称为病毒性肝炎样综合征,与真正意义上的急性病毒性肝炎不同。医院内急性病毒性肝炎主要源于亚临床感染及病毒携带者(包括病人和医务人员)造成的污染和接触传播，以及经输血或血制品传播，后者尤其常见和重要。偶可见由医院食品污染引起的感染。但是，患病和带病毒产妇引起的母婴垂直传染不属医院感染。

（一）流行病学

1. 流行环节

（1）传染源：甲型肝炎的传染源为急性期及亚临床感染者，以粪便传染性最大，在发病前2周和起病后1周内传染性最强。其病毒血症仅出现于黄疸前2～3周，黄疸出现后血液通常无传染性。乙型肝炎从起病前数周开始直至急性期、慢性期和病毒携带期全程中均具传染性，传染性大小与病毒复制指标是否阳性有关。丙型肝炎于起病前约12天即有传染性，急慢性期均有传染性，抗HCV或HCV-RNA阳性均代表有传染性，由于血液中HCV浓度很低，HCV-RNA阴性并不排除传染性的存在。丁型肝炎病人均为HBV感染者，传染性与乙型肝炎相同。戊型肝炎的传染源主要是病人和亚临床感染者，于潜伏期末和发病初期传染性最强。

（2）传播途径：院内急性病毒性肝炎的传播途径主要有3种：①粪-口传播：为甲型和戊型肝炎的重要传播途径。粪便中病毒污染食物是引起暴发流行的主要传播方式，日常的接触性传播则引起散发性发病。②血液与体液传播：系乙型、丙型和丁型肝炎的主要传播途径。输血、血制品、注射器污染、手术和口腔科器械消毒不严是引起院内病毒性肝炎的最常见原因。③母婴垂直传播：乙型、丙型、丁型肝炎病毒均可经母婴垂直传播，包括经胎盘、生殖细胞、产道（分娩）、哺乳、喂养等方式。据调查，母婴垂直传播占我国婴儿乙型肝炎感染的1/3，虽然不属医院感染，但其严重性不容忽视。

（3）易感因素：甲型肝炎患病后产生保护性抗体可终生免疫，并由母体经胎盘传给胎儿，但出生后6个月抗体逐渐消失而成为易感者。非流行区病人对甲型肝炎病毒普遍易感。乙型肝炎通常由于隐性感染或预防接种获得免疫力，新生儿通常不能自母体获得保护性抗体，普遍易感。凡未感染过丙型肝炎的人群对丙型肝炎易感，不同丙型肝炎毒株之间无交叉免疫。丁型肝炎易感者为HBsAg阳性者。戊型肝炎感染后获得性免疫仅1年左右，故普遍易感。

2. 流行特征　病毒性肝炎是全球性传染病。甲型肝炎的分布无明显地理区域，1988年上海甲型肝炎暴发流行，4个月内有31万人发病。乙型肝炎分布大体分为低、中、高3种流行区：低流行区以北美、西欧和澳大利亚为代表；中度流行区以东欧、地中海地区、日本、前苏联为主；高流行区以热带、非洲、东南亚和中国为代表。丙型肝炎分布无地理界限；丁型肝炎感染呈现地区差异，意大利HBsAg携带者中丁型肝炎病毒感染率高达50%，德国和美国分别为1.9%和0.39%，我国调查为2.1%～33.3%；戊型肝炎遍及世界各地，在发展中国家常出现暴发流行。肝炎发病常有季节性差异：在北半球甲型肝炎以秋季为高峰；戊型肝炎多发生在雨季或洪水后；乙、丙、丁型呈慢性经过性传播，季节差异不明显。输血后肝炎中丙型肝炎占60%～80%，反复输入多个献血员血液或血制品感染危险性明显增加，输血3次以上者感染丙型肝炎病毒的危险性增加2～6倍。

（二）病原学

目前发现7种肝炎病毒，其中甲、乙、丙、丁、戊5型研究比较深入。甲型肝炎病毒只有一个血清型，耐干燥和低温，相对耐热，在60℃时可存活1天，98～100℃1分钟可被破坏对人的传染性。乙型肝炎病毒对环境的抵抗力甚强。丁型肝炎病毒是一种缺陷性负链RNA病毒，必须有HBsAg的存在方能复制，因而外壳为HBsAg，内含两个基因组。戊型肝炎病毒在世界各地发现均属同一型，但株间存在一定差异。

(三) 发病机制

病毒性肝炎的发病机制复杂,与病毒类型和机体免疫应答反应差异密切相关。甲型肝炎早期大量病毒繁殖阶段肝细胞损伤并不明显,而 IgM 抗体、免疫复合物的出现及血清补体水平降低相平行,并与临床病理表现相关。同时还观察到感染靶细胞被自然杀伤细胞和 Tc 细胞溶解,且伴血清中 IFN 增加,提示宿主的间接免疫反应和防御因子在发病机制中起重要作用。乙型肝炎病毒侵袭肝细胞并在其中复制,然后从肝细胞逸出,并不引起肝细胞损害,但在肝细胞表面有特异性病毒抗原。致敏淋巴细胞与肝细胞表面上的病毒抗原结合,前者便释放出各种细胞因子,促使 Tc 细胞毒反应,使病毒感染细胞破坏、病毒杀灭,同时也导致肝细胞损害,引起炎症和坏死。免疫反应强烈者则发生急性重症肝炎而死亡。此外,免疫复合物也参与作用,导致肝脏Ⅳ型超敏反应,破坏大量肝细胞。在细胞免疫功能低下者,由于 Tc 细胞功能不全或特异性抗体封闭部分靶抗原而制约 Tc 细胞反应,加之产生 IFN 减少,病毒不能完全消除而持续复制,易造成慢性迁延性肝炎。若机体产生自身免疫反应,出现抗细胞膜成分抗体,则进一步加重肝细胞的直接损伤,导致慢性活动性肝炎。丙型和丁型肝炎可以直接损伤肝细胞,免疫反应也可能起重要作用。

(四) 临床特征

急性病毒性肝炎临床症状和体征变化很大,轻者无症状(亚临床型),重者急性重型肝炎和肝功能衰竭,病死率很高。病程大体可分为以下 4 期。

1. **潜伏期**　甲型肝炎潜伏期平均 21 天(15～45 天),乙型肝炎 70 天(3～180 天),丙型肝炎 50 天(15～150 天),戊型肝炎 40 天(15～60 天),丁型肝炎的潜伏期不详,由于其常与乙型肝炎相伴随,潜伏期可能与乙型肝炎相仿。

2. **黄疸前期**　病人有乏力、倦怠、食欲减退。部分病人出现类似流感样症状,有寒战、发热、肌痛、亦可有咽痛、咳嗽。少数病人出现"血清病样综合征"(发热、皮疹和关节炎)。症状为一过性,发热时间较短,很少持续到黄疸期。此期通常为 3～10 天,肝功能在此期开始出现异常。

3. **黄疸期**　尿色加深和巩膜黄染为此期主要特征,前者更易被察觉,而后者常呈一过性。黄疸严重者常伴皮肤瘙痒。消化道症状轻重不一,多数病人症状好转,黄疸一般持续 2～6 周。半数以上病人并不出现黄疸,称为无黄疸型肝炎。少数病人发展为急性重型肝炎(暴发性肝炎)或亚急性重症肝炎,前者指黄疸出现后 8 周内产生急性肝功能衰竭伴肝性脑病;后者指 8～12 周内出现的肝功能衰竭。多见于乙型肝炎;甲型肝炎引起肝功能衰竭者<0.1%。

4. **恢复期**　症状减轻,肝功能逐渐恢复正常。甲型肝炎大多数于 3 个月内完全恢复健康。但急性乙型肝炎有 10%、丙型肝炎有 50%可转变为慢性肝炎。戊型肝炎病情较重,病死率 12%,合并妊娠者病死率最高可达 39%。重症肝炎病死率高达 70%以上。

(五) 诊断

1. **诊断方法**　急性病毒性肝炎的诊断有赖于临床和病毒的血清学检测。医院获得性肝炎特别需要与药物性肝炎鉴别,肝炎标志物检查有助于临床或病原学诊断。

2. **诊断标准**

(1) 临床诊断:有输血或应用血制品史、不洁食物史、肝炎接触史,出现下述症状或体征中的任何两项并有肝功能异常,无其他原因可解释:①发热;②厌食;③恶心、呕吐;④肝区疼痛;⑤黄疸。

(2) 病原学诊断:在临床诊断基础上,血清甲、乙、丙、丁、戊、庚等任何一种肝炎病毒活动性标志物阳性。

（3）说明：应排除非感染性病因（如抗胰蛋白酶缺乏、乙醇、药物等）和胆道疾病引起的肝炎或损害。

（六）预防与控制

（1）加强传染管理和清除：对病人进行隔离，甲、戊型肝炎病人自发病之日起隔离3周，乙、丙、丁型肝炎病人隔离治疗及症状改善、病情稳定即可出院，时间不限，但应定期随访。对密切接触者因予以医学观察，甲、戊型肝炎接触者观察45天，其他类型观察60天。献血员每次献血前均需进行肝炎标志物检测。对无症状的病毒携带者加强管理，不允许其从事饮食和托幼工作，此类带病毒者若因其他原因住院观察，要注意器械和日常用品分开使用，并做好使用后的灭菌消毒，若发生医院内急性肝炎暴发流行，应全力找出传染源，加以清除和阻断。积极治疗病人也是控制传染源的重要步骤。

（2）切断传播途径：对甲型肝炎或戊型肝炎，重在建立健全卫生措施，养成良好卫生习惯，饭前便后洗手。提倡分食制和公筷制。共用餐具要严格消毒。做好水源保护与粪便无害化处理。加强饮水和食品卫生的管理监督与检查。在医院内应重点加强对营养室的卫生管理、食品采购、烹调、供应均应严格卫生管理制度，炊事员和配餐员必须定期体检，包括各类肝炎标志物检测。其他类型肝炎关键在于防止经血液和体液传播。

（3）保护易感人群：甲型肝炎流行期间接触者早期（不超过接触7～14天）注射丙种球蛋白可防止发病，尤其是儿童。易感人群注射甲型肝炎病毒灭活疫苗或毒活疫苗，具有一定保护作用。乙型肝炎疫苗主要用于阻断母婴、新生儿及其他高危人群（如接受肾透析治疗者，血库和传染病区工作人员及相关的密切接触者）的预防，其保护疗效较肯定，一般认为有效免疫力可维持3～5年。

第四节 外科手术部位医院感染

外科手术部位感染（surgical site infection，SSI）最初的定义是指伤口感染，伤口感染不仅意味着医院外科手术切口的感染，也包括意外伤害引起创口的感染。由于难以反映出切口深层以及器官/腔隙的感染，1992年，将外科手术部位感染进一步区分为：切口浅层组织感染、切口深层组织感染，以及器官/腔隙感染。手术部位感染不仅指住院病例，也包括出院后30日内发生的感染，由于现代医学的发展，住院期缩短，以至于有些手术甚至不必住院，即所谓的门诊手术，这类手术所引起的感染，也应归属手术部位感染，医院管理部门需通过电话、各类即时通工具、填表、门诊复查以及随访等方法获得相应的术后感染信息。

手术部位感染是外科手术后最常见的感染之一，在目前医院感染中，外科手术部位感染位于下呼吸道、泌尿道感染之后居第3位，占外科病人院内获得性感染的13%～40%。手术部位感染加重了病人的痛苦，提高了病死率、延长病人的住院时间、增加经济负担和耗费有限的社会资源。随着手术技术的发展，消毒灭菌水平的提高，新的手术器械应用及止血缝合方法的改进，外科手术部位感染率有所下降，1986年～1996年，美国NNIS报道了200多家医院的593 344例手术统计数据，发生SSI为15 523例，感染率为2.6%。我国SSI比例在1.2%～9.32%间波动，其中2/3局限于伤口，1/3波及器官与腔隙，各报道关于手术部位的感染发生率差别较大，主要是由于各医院情况不同，大医院虽然各方面条件更好，但所接诊的病人往往具有病情复杂、重症比例高的特点，可能 SSI 发生率反而更高。

一、流行病学

(一)病原体

手术部位感染的微生物种类繁多，既有外源性的又有内源性的，但绝大多数属于内源性的。从理论上讲任何一种内源性微生物都有可能成为病原，致病性只是一个相对的概念，病人与健康人不同的是机体抵抗力有不同程度的下降，正常菌丛或条件致病微生物遇到易感病人，就会在体内大量增殖从而引起感染。

由于检验技术、采样方法等原因，不同研究者所报道的手术切口部位感染病原体往往差别甚大，如陈金明等对诸暨市第三人民医院 2009 年的 2 436 例普外科术后病人的调查表明，共有 82 例病人发生了手术部位切口感染，所分离的 94 株病原菌以革兰阴性杆菌为主，其中大肠埃希菌检出率最高，占 38.3%，革兰阳性细菌所占整体比例虽少(21.28%)，但仅金黄色葡萄球菌一种就在所有鉴定出种属的细菌中位居第二，占 19.15%，仅次于大肠埃希菌。

值得提出的是厌氧菌和真菌，这两者在总体比例中所占份额甚少。真菌主要以白假丝酵母菌为主，其他假丝酵母菌如热带假丝酵母菌、光滑假丝酵母菌较少见。真菌感染部位常为腹部、肺部，引起严重的术后并发症。偶尔也可见曲霉菌和毛霉菌感染。厌氧菌的检出率较低可能只反映出一种表象，这是由于厌氧菌的采样要求高，样品暴露在有氧的环境中容易死亡，检验培养要求较苛刻的厌氧或者微需氧条件，而一般医院又未将厌氧菌的检验列为常规检验项目，有时要待伤口拆线后几天发现有化脓性破溃才引起警觉。在处理腹部手术感染时，使用抗生素久治难愈，但又不是病毒感染，就应该考虑厌氧菌或是需氧与厌氧菌的混合感染，腹部手术如穿孔阑尾炎、腹部外伤、肝脓肿、肿瘤肠段切除等均有机会发生厌氧菌感染，引起感染的厌氧菌以脆弱拟杆菌、消化链球菌最为常见，这些细菌和假丝酵母菌也寄居在阴道，故也是妇产科手术切口感染的重要来源。

由病毒引起的术后感染报道较少，但在肝移植手术后 EB 病毒、巨细胞病毒和肝炎病毒感染较常见。

(二)传播方式

1. 传染源

(1)病人：人体正常菌丛存在于皮肤、毛发、指甲及通向外界的腔道如呼吸道、肠道、泌尿生殖道。手术使这些内源性微生物进入到无菌部位或非其本来定居部位，产生感染，如肠道内细菌(大肠埃希菌、变形杆菌)移往泌尿道引起术后尿路感染；皮肤上葡萄球菌引起伤口化脓等。

(2)医护人员：医护人员是重要的传染源，医护人员身上的微生物在治疗护理过程中极易污染病人伤口。健康人携带金黄色葡萄球菌，不同作者报道 5%～40%，主要寄居于鼻腔，部分在皮肤、毛发。此菌是手术伤口感染的主要病原菌且往往表现出耐药性。其他正常菌丛也可以医护人员作为感染源。因此，医务人员应戴口罩、帽子以免口、鼻腔、头发上细菌通过空气或飞沫污染病人伤口。医护人员手的消毒和戴无菌手套操作是减少接触传播最有效的措施。

(3)手术器械、敷料与药液：手术用仪器、手术器械、敷料、药液直接接触人体的无菌部位，如开过封或有污染迹象，也会有微生物存在并作为感染源造成污染。

2. 传播途径

(1)空气传播：单纯依靠紫外线、化学消毒剂等处理手术室空气只能暂时保持清洁，而手术中人的行为与种种操作都会不断污染空气。

（2）接触传播：手术过程中器械的接触，医护人员手的活动均可造成污染微生物的接触传播，术前准备或术后换药等过程也能引起接触感染，这取决于环境的清洁，所用物品药液的消毒灭菌情况以及医护人员无菌操作。

二、感染机制

机体的血液、组织渗出液、分泌液以及细胞层都可作为良好的微生物培养基。正常情况下，人体表面受到完整的皮肤或黏膜保护，皮肤上的正常菌丛、皮脂、紧密的表皮组织，以及黏膜表面非特异的抗性分泌物如sIgA，为正常体表提供了有效的屏障。手术破坏了人体表面屏障的完整性，使外界微生物有机会侵入，同时还有可能使全身或局部的免疫系统受到破坏；侵入随手术的不同可以深达内部组织和脏器（如结肠），往往会使脏器中的内容物溢出，其中的大量微生物污染了周围清洁无菌的组织。机体的血液、组织渗出液、分泌液以及细胞层则为微生物的进一步生长提供了良好的培养基，在手术中实施麻醉，切断肌肉、小血管、筋膜、内脏壁使全身或局部完整的免疫系统受到破坏，从而降低了对微生物的抗击能力。手术伤口的感染具有特殊性：引起感染的微生物既有内在菌也有外来菌；被污染的组织各种各样。因此，预防手术切口感染比其他医院感染更加复杂，难度也增加。

三、危险因素

1. **手术伤口的清洁程度与伤口部位** 污染细菌的数量和细菌的毒力与手术后切口感染密切相关，当手术部位细菌污染数量超过 10^5 cfu/cm^2 时，切口的感染率将明显增加，根据伤口受污染程度将手术伤口分为如下 4 种类型。

（1）清洁伤口：手术不进入呼吸道、泌尿道、肠道、生殖道（如疝的修补术），无菌技术可靠。此类清洁伤口感染率不应超过 2%。

（2）清洁、污染伤口：手术进入呼吸道、肠道、泌尿生殖道，可能有细菌污染但没有感染迹象。此类伤口的感染率不应超过 10%。

（3）污染伤口：有明显的炎症伤口或空腔器官有内容物溢出，或事先准备不充分，无菌操作未严格遵守的急诊手术伤口。此类伤口的感染率应控制在 15%～30%。

（4）脏的或感染伤口：含有坏死组织的陈旧创伤伤口，存在临床感染或内脏穿孔伤口，这些伤口有的在术前已被粪便、坏死组织、异物污染，故感染率最高。

不同污染类型的手术伤口在临床上发生感染的风险不同，手术伤口的位置也对手术伤口的感染有显著影响。其中以结、直肠和阑尾部位的手术伤口感染率最高，其次为胆囊、乳房和胃等脏器部位的手术，有研究显示，切口感染是普外科消化道术后常见的并发症，消化道手术后的切口感染占所有切口感染的 90.0% 以上，这可能是因为消化道手术多属于Ⅱ、Ⅲ类切口的手术，术中胃或肠道中的内容物会污染手术部位而引发感染。

2. **手术持续时间与切口感染** 美国 CDC 在对医院内获得性感染控制效果的研究（SENIC）中发现，可采用 4 个危险因素预测外科切口感染的风险。其中之一为手术持续时间大于 2 小时，并认为用这些因素预测切口感染风险的准确度大大高于单纯用切口分类预测。Gafibaladi 等人历时 4 年，对 1 852 例手术病人切口感染的发生情况进行分析，发现手术持续时间越长，手术后发生切口感染的可能性越大。相比较而言，手术时间少于 2 小时的病人的切口感染率为 3.3%，而手术时间长于 2 小时病人的切口感染率则高达 14%。手术持续时间延长增加切口感染的风险源于4个方面：①手术时，空气中的浮游菌成为导致术后切口感染的重要感染源。随手术持续时间延长，手术室内人员活动增多。空气中细菌数量增多，接触和污染创面组织的细菌数量和机会也相应增加。②随手术时间延长，组织创面暴露时间也延长，组织变得干燥，加之手术时的反复牵拉加重了组织损伤，使局部组织对细菌的抵抗力下降。③手术时间延长，麻醉时间亦相应延长，病人的全身免疫防御能力下降。④手术时间延长，手术者可因疲劳而疏忽无菌手术原则，从而易导致切口感染的发生。

3. 术前皮肤准备状况　术前充分备皮可以有效降低切口感染的发生率，国内大多数医院均是在术前1天对病人进行手术区皮肤准备。目的是去除手术区毛发、污垢和表面携带的细菌，为手术时的皮肤消毒做准备。但近年有报道指出：术前不但要彻底清洁皮肤，还要控制距离手术的时间以减少细菌生长的机会，即皮肤准备时间距离手术时间越近越好。1999年，美国CDC发布的《预防手术切口感染准则》也指出皮肤准备的时间距手术时间越近越好。国内张夏英等人将227例普外科手术病人随机分为术前2小时备皮组和术前1天备皮组，比较两种备皮方法对术后切口感染的影响；结果发现术前2小时备皮组病人的切口感染率远低于术前1天备皮组。

4. 抗生素与切口感染　近年来很多学者发现在围手术期预防性使用抗生素可以有效预防切口感染的发生。围手术期预防性使用抗生素的时间可选择在术前0.5小时给药1次，或术后12~16小时内再使用1~2次，当手术时间超过4小时时应在术中加用1次。郭志晨等在将抗生素应用到病人围手术期中发现，与在围手术期不使用抗生素的病人比较，手术切口感染率下降了3倍。围手术期用药适用于严重污染、急性感染、胃肠穿孔、结肠及肠外科手术。

5. 病人个人体状况　病人个体状况如年龄、健康状况、休克、营养不良、贫血、机体免疫力低下、消耗性疾病均能降低机体抵抗力，增加感染机会。年龄>50岁，手术时间>120分钟，术中输血，恶性病变是术后手术部位感染的高危因素。老年病人全身各器官功能以及对病原微生物的防御能力和伤口的愈合速度等均显著低于年轻病人，另外，老年病人往往合并有心血管、慢性肺部疾病等，这些都显著削弱了老年病人的抵抗力。手术输血的病人具有较高的手术部位感染风险，可能是因为外源性血液的输注会抑制病人免疫功能，已有研究显示，输血可降低自然杀伤细胞和细胞毒性T细胞的功能。临床统计显示，输血浆比输全血具有较低的感染率，因此在手术中建议尽量多使用成分血来预防手术部位感染的发生。肿瘤病人往往免疫力低下，同时病人还会接受到大剂量的联合化疗及一些辅助治疗，导致病人的骨髓抑制白细胞计数减低，进一步加重机体免疫低下的状况。

6. 医务人员手卫生　医务人员手的带菌状况是影响外科伤口感染的重要因素，世界卫生组织把医务人员的手部卫生作为保证病人安全的措施之一，严格的手卫生可减少手术部位医院感染的发生。

四、临床与实验室诊断

(一)表浅手术切口感染

仅限于切口涉及的皮肤和皮下组织，感染发生于术后30天内。

1. 临床诊断　具有下述两条之一即可诊断：①表浅切口有红、肿、热、痛，或有脓性分泌物；②临床医师诊断的表浅切口感染。

2. 病原学诊断　临床诊断基础上细菌培养阳性。

3. 说明　①创口包括外科手术切口和意外伤害所致伤口，为避免混乱，不用"创口感染"

一词,与伤口有关感染参见皮肤软组织感染诊断标准;②切口缝合针眼处有轻微炎症和少许分泌物不属切口感染;③切口脂肪液化,液体清亮,不属切口感染。

(二) 深部手术切口感染

无植入物手术后 30 天内、有植入物(如人工心脏瓣膜、人造血管、机械心脏、人工关节等)术后 1 年内发生的与手术有关并涉及切口深部软组织(深筋膜和肌肉)的感染。

1. 临床诊断　符合上述规定,并具有下述四条之一即可诊断:①从深部切口引流出或穿刺抽到脓液,感染性手术后引流液除外;②自然裂开或由外科医师打开的切口,有脓性分泌物或有发热≥38℃,局部有疼痛或压痛;③再次手术探查、经组织病理学或影像学检查发现涉及深部切口脓肿或其他感染证据;④临床医师诊断的深部切口感染。

2. 病原学诊断　临床诊断基础上,分泌物细菌培养阳性。

(三) 器官/腔隙感染

无植入物手术后 30 天、有植入物手术后 1 年内发生的与手术有关(除皮肤、皮下、深筋膜和肌肉以外)的器官/腔隙感染。

1. 临床诊断　符合上述规定,并具有下述三条之一即可诊断:①引流或穿刺有脓液;②再次手术探查、经组织病理学或影像学检查发现涉及器官/腔隙感染的证据;③由临床医师诊断的器官/腔隙感染。

2. 病原学诊断　临床诊断基础上,细菌培养阳性。

3. 说明　①临床和(或)有关检查显示典型的手术部位感染,即使细菌培养阴性亦可诊断;②手术切口浅部和深部均有感染时,仅需报告深部感染;③经切口引流所致器官/腔隙感染,不需再次手术者,应视为深部切口感染。

五、预防与控制

须从以下 7 个方面预防和控制手术切口医院感染。

(1) 加强医院感染知识的教育培训,建立有效的质量管理监测与监控体系,组织护理人员学习医院感染知识和规章制度,提高护理人员的业务水平、无菌观念与无菌操作技能。医院感染科、护理部定期检查,护士长每月对手术环境、物体表面、无菌物品、消毒液、一次性无菌物品以及工作人员手进行细菌监测,小组长每周对无菌物品的放置,无菌技术操作,消毒隔离制度落实情况进行检查,发现问题及时解决。

(2) 加强手术环境的管理,每日定时湿式清洁手术间平面,每周对空气消毒机及空调过滤网进行检查、清洗、更换,两台手术间隙及时湿式清洁房间,每周设立卫生日,彻底打扫,术中严格限制参观人员,禁止不必要的人员流动,提高空气洁净度。

(3) 遵守无菌操作原则,严格执行消毒隔离制度,用于手术的所有器械、敷料等医疗用品,必须经灭菌。严把外来器械消毒灭菌关,严格检查一次性医疗用品的有效期和包装是否完好。铺无菌台前洗手,护士提前检查台上物品是否齐全充足,避免因准备不充分而延误铺单时间,导致台面长时间暴露,增加术后感染机会;洗手护士要保证台面无菌物品不被污染,手术室护士有责任监督任何一个参加手术人员的无菌操作。严格外科洗手和手术着装,严格手术区皮肤消毒范围,杜绝术中无菌技术操作失误,杜绝外源性污染。

(4) 提高手术技术,优秀的外科技术被广泛认为可降低手术部位感染的发生,这些技术包括在进行有效止血的同时保持适当的血液供应,防止体温过低,小心处理组织以减少失活组织和异物到最低限度,消灭手术部位的无效腔,合理使用引流和缝线材料,术后适当处理伤口等。

（5）合理应用抗生素，严格把握抗生素预防用药的指征，如无明确指征而滥用抗生素，非但不会降低感染，反而有促进耐药菌株形成的危险，且大量使用抗生素易造成体内菌群失调，诱发真菌感染。术后预防性应用抗生素可以有效降低手术部位感染的发生。在手术开始前30分钟，经静脉给予初始剂量的抗生素，以使组织在被切开时血浆和组织中的药物浓度达到峰值，维持血浆和组织药物浓度在手术全过程中都处于治疗水平，直到在手术室内关闭切口数小时。手术前预防性应用抗生素应充分考虑病人的身体状态、手术种类及时间、手术中的污染情况等综合因素的影响。

（6）提高业务水平，缩短手术时间。术前了解病情，必要时参加术前讨论。了解术中特殊需要，提前做好充分的物品准备，洗手护士术前熟悉手术步骤，术中传递器械快速、准确，使医护间的配合默契，以提高配合的质量和缩短手术切口在空气中暴露的时间，尽可能减少感染机会。

（7）加强病人管理，病人全身情况与手术切口的感染发生率有密切关系，术前积极改善病人的全身情况，使病人处于手术最佳状态，严格控制血糖水平，禁止吸烟。择期病人术前要增加营养，改善营养不良状况，术后在可以进食的情况下，给予高蛋白、高热量饮食，以改善局部和全身状况，增加机体防御能力。择期手术病人术前1天洗澡，进入手术室应换清洁病人服。急诊手术一般选择在术前半小时备皮，备皮可首选脱毛霜，择期手术病人的术前备皮尽可能距手术时间近，术前护士应仔细检查病人皮肤是否清洁、有无疖痈、红肿及损伤，必要时可延期手术。尽量减少病人在手术台上的翻动，需要翻动时尽量轻柔，以免带菌漂浮物沉降在手术区域。

第五节　血液系统医院内感染

血液感染也称血流感染（bloodstream infection，BSI），即当病人住院以后，血流遭受微生物侵入所引起的感染。在探讨血流感染致病机制时，人们习惯将血流感染依其发病原因再细分为原发性（primary）或继发性（secondary）血流感染。值得注意的是，凡因血管或血管内导管装置引起的血流感染，亦属原发性血流感染。

一、相关概念与确认依据

（一）原发性血流感染

原发性血流感染包括检验证实的血流感染及临床败血症。

1. 检验证实的血流感染　具有下列3项任意1项者可确认为检验证实的血流感染。

（1）血液培养分离出有意义的致病菌，且此致病菌与其他部位感染无关。

（2）具有发烧（>38℃）、发冷或血压过低（hypotension）等临床症状任一项，且有下列条件任一项者：①不同时段的两套血液培养，分离出相同微生物，且为皮肤上常见的菌丛，而此微生物与其他部位感染无关；②从血管装置病人的血液培养中分离出的微生物为皮肤上常见的菌丛，且医生经临床判断施予适当的抗生素治疗者；③血液测得微生物为阳性抗原反应，且此微生物与其他部位的感染无关。

（3）1岁以下婴儿，具有发热（>38℃）、体温<37.5℃、心跳徐缓或呼吸中止等临床症状任一项，且有下列条件任一项者：①不同时段的两套血液培养，所分离出的微生物为皮肤上常见

菌丛,且此微生物与其他部位感染无关;②从血管内导管装置病人的血液培养中分离出的微生物为皮肤上常见菌丛,且医生经临床判断施予适当的抗生素治疗者;③血液测得微生物为阳性抗原反应,且此微生物与其他部位感染无关。

2. 临床败血症(clinical sepsis) 具有下列 2 条任意 1 项者可确认为临床败血症:

(1) 具有非其他已知原因所引起的发热、血压过低(收缩压≤90 mmHg 或收缩压低于平常超过 40 mmHg)、少尿(每小时尿量低于 30 ml)等临床症状任何一项,尽管:①未做血液培养、或血液培养未长细菌、或血液抗原反应呈阴性者;②其他部位无显著感染者;③医生针对此败血症状给予适当抗生素治疗。

(2) 1 岁以下婴儿,具有非其他已知原因引起的发烧、体温过低、呼吸中止或心跳徐缓等临床症状任何一项,尽管:①未做血液培养、或血液培养未长细菌、或血液抗原反应呈阴性者;②其他部位无显著感染者;③医生针对此败血症状给予适当抗生素治疗。

(二)继发性血流感染

继发性血流感染是指血液培养分离出有意义微生物,且此微生物与另一部位院内感染有关,但不包括血管或血管内导管装置所引起的血流感染。

二、血管内导管感染

血管内导管(intravascular catheter)在现代医学中应用甚广,尤其中心静脉插管越来越成为救治危重症病人的重要工具。除了补液、给药外,在输血或血制品、全肠外静脉营养(TPN)、血液透析、血流动力学监测、肿瘤化疗等方面也十分常用。由此引发的医院感染问题变得日益突出。

血管内导管按使用部位可分为外周静脉导管、外周动脉导管、中央静脉导管和中央动脉导管等多种;按其材料,分为钢质、特氟隆(teflon)、硅胶、聚氨酯、氯化聚乙烯和聚乙烯等。由于操作不再限于简单的静脉插管,因此,1996 年美国 CDC 将此类感染改称为血管内装置相关感染(intravascular device-related infection),从而扩大了原先使用的静脉导管感染(intravenous catheter infection)的范畴。血管内装置相关感染包括局部感染和全身感染,按照 1996 年 CDC 发布的《血管内装置相关感染的预防指南》中的定义,常见类型可分为导管病菌定植、局部感染、导管相关性血液感染(catheter-related bloodstream infection,CR-BSI)和输液相关的血液感染(infusion-related bloodstream infection,IR-BSI),临床上以前 3 种常见,本节则重点介绍 CR - BSI。

美国每年约有 20 万人发生医院内血流感染,1980~1989 年上升了至少 70%。也有报道称近 10 年中血流感染发病率增加了 2~3 倍。大多数医院内血流感染与使用血管内装置有关,NNIS 统计 1986~1999 年资料,中心静脉导管相关的血流感染发病率每 1 000 插管日发生血液感染 2.1 例(呼吸 ICU)~30.2 例(烧伤 ICU),而无留置中心静脉导管病人,每 1 000 床日发生血流感染为 0(冠心、内科和内外科 ICU)~2.0 例(创伤 ICU)。原发性血流感染中 82% 与中心静脉插管有关。血管内装置相关感染的发病率与插管类型、导管材料、留置时间长短、进针方式等均有较大关系。

(一)各类导管感染

短外周静脉导管感染是常见的导管类型,但在免疫功能正常人群,极少引起血流感染,可能与导管留置时间较短有关。常见的并发症是静脉炎,通常是非感染性的,但静脉炎会增加感染的机会。

中线导管(middle-line catheter)经肘窝插入贵腰静脉或头静脉的近侧端,或锁骨下静脉的远侧端,但不进入中心静脉。其引起静脉炎的发生率比短外周静脉导管低,感染发生率比无隧道的中心静脉导管(central venous catheter, CVC)低。一项前瞻性研究显示,中线导管 CR-BSI 的发生率为每 1 000 插管日 0.8 例,低于 CVC 相关感染的发生率(每 1 000 插管日 4.3 例)。约 4% 中线导管(每 1 000 插管日 5 例)有细菌定植,主要为凝固酶阴性葡萄球菌。据报道中线导管平均可留置 7 天,最长达 49 天。虽然有认为这种导管可安全留置 2 周,但其最佳留置时间尚不能确定。

无隧道的中心静脉导管指不做皮肤切开直接穿刺抵达血管的中心静脉导管(CVC),是最常用的一种中心导管。在 ICU 中,CVC 病人血液感染率是不用 CVC 病人的 20～30 倍,约 90% 的 CR-BSI 是由 CVC 引起的。CVC 导管腔的数量和插管部位是 CVC 相关感染的 2 个危险因素,多腔导管引起感染的机会增加,单腔导管感染率为 8.3%,双腔导管感染率达 37.3%,可能是因为其容易损伤局部血管和增加操作次数之故。但也有研究表明,三腔导管的血液感染率 2.0%,双腔导管为 1.9%,单腔导管 1.4%,三者间无显著性差异($P > 0.05$)。另一些研究表明股静脉感染率(28%)较颈内静脉、锁骨下静脉感染率(4%)高,颈静脉感染率则是锁骨下静脉感染率的 2.7 倍。

导管留置时间延长,总感染率及导管败血症发生率也增加,留置 10 天以内总感染率为 8.3%,11～20 天为 27.8%,21 天以上达 66.7%;不同材料对感染也有影响,应用聚乙烯导管,血栓性静脉炎发生率为 70%,而硅胶导管仅为 20%;另外,年龄＞60 岁、中性单核细胞减少症＞8 天、AIDS、白血病、长期 TPN 等也是感染的危险因素。

经外周插入中心静脉的导管(peripherally inserted central venous catheter, PICC)并发症少、容易维护,可由锁骨下静脉或颈静脉插入,或通过肘窝头静脉和贵腰静脉到达上腔静脉。由于插管部位较少转动、渗出少、静脉炎发生率低(2.2%～9.7%),故 PICC 留置时间可比普通外周静脉导管长,可用于监护室、需长期静脉通路如 AIDS 病人和 TPN。PICC 穿刺部位远离颈部和胸部,皮肤容易清洁,不易受鼻腔或人工气道病人下呼吸道分泌物的污染,穿刺部位或血液感染机会减少。机械性并发症如血栓、血胸等较其他导管少,所需费用也低。感染发生率较无隧道 CVC 低。PICC 安全留置时间尚无定论,有研究认为 10 天,也有报道达 73 天。

有隧道的中心静脉导管(tunneled central venous catheters)由外科植入的导管如 Hickman 导管、Broviac 导管、Groshong 导管、Quinton 导管,为需较长期静脉治疗者(如肿瘤化疗、家庭输液、血液透析病人)提供血管通路。与 PICC 相比,这些导管在皮下有一隧道,并在插管处有一涤纶套样结构,该套刺激周围软组织,可封闭导管形成锚样结构,阻止微生物侵入导管。

完全植入的血管内装置(totally implantable intravascular device, TID)在皮下不但有一隧道,而且有一带封闭间隔的贮器。注射针经过完整皮肤后刺入间隔与导管相通。TID 能保持良好的外形,避免常规的插管部位护理,用于需长期使用导管的病人。TID 引起导管相关血液感染是所有导管中最少的,可能与其位于皮下无微生物侵入的通道有关。

外周动脉插管常用于重症病人的血流动力学监测。在相同留置时间内,外周动脉插管引起感染的机会较外周静脉低。与动脉导管连接的压力监测系统污染可引起血流感染甚至暴发流行,早期的暴发流行是由于液体污染、压力换能器(chamber dome)消毒不严所致;后来改用一次性的灭菌塑料制品,但感染暴发仍有发生,主要是操作人员手上细菌污染测压系统以及无菌操作不严引起。外周动脉导管的另一功能是局部注射化疗药治疗肿瘤,与外周静脉导管不同,在下肢特别是在股区插入动脉导管,发生感染的概率并不比在上肢或肱区插管高。白细胞减少、低白蛋白血症、先前放疗、插管不顺利和多次插管,是感染的危险因素,插管引发感染并发症的资料积累很少。

中心动脉导管(pulmonary artery catheter,PAC)即肺动脉导管,如 Swan Ganz 导管,不同于 CVC,通常仅留置 3 天,并且采用肝素化,此举不但减少管腔内血液凝固,而且减少细菌在管腔内的黏附。临床统计表明,在相同导管留置时间内肺动脉导管与 CVC 具有相同或类似的感染发生率。导管留置超过 3 天、穿刺部位有细菌定植、无菌操作不严等均是其危险因素。

（二）CR - BSI 的病原体

医院内导管相关血流感染的病原体变化很大,凝固酶阴性的葡萄球菌,主要是表皮葡萄球菌,已成为最常见的病原菌。NNIS 调查 1992～1997 年 107 家冠心病 ICU,在证实的 1 159 菌株中,凝固酶阴性葡萄球菌占 37%,其他依次为金黄色葡萄球菌(24%)、肠球菌(10%)、假丝酵母菌(4%)、大肠埃希菌(3%)、肠杆菌属细菌(3%),余均不足 3%。在其他 ICU 或病区中,也有类似结果。血流感染中凝固酶阴性葡萄球菌的增加与血管内导管的广泛应用直接相关。肠球菌是另一个值得关注的病原体,肠球菌成为有意义的血液感染病原体的部分原因是侵入性装置应用增多,以及在治疗和预防感染时滥用广谱抗生素。

革兰阴性杆菌是压力监测系统和输液污染引起的导管相关感染的主要病原体,当发现引起血液感染的病原体是革兰阴性杆菌如肠杆菌属、不动杆菌、黏质沙雷菌或假单胞菌时,必须高度怀疑那些常见的感染源,如压力监测装置或输液被污染。同时接受血流动力监测和广谱抗生素治疗的病人,压力监测装置相关感染的病原体主要为革兰阴性杆菌。

不同人群导管感染常见病原体有所差异,血液病人发生的导管相关败血症最主要是由表皮葡萄球菌引起,但金黄色葡萄球菌败血症的比例比其他人群高;尽管 TPN 液有潜在细菌生长危险,但使用过程中发生的大多数感染仍是由导管污染所引起的,而 TPN 液污染引起的感染少见。TPN 引起的导管相关感染常见的微生物主要也是革兰阳性球菌,但是真菌尤其是假丝酵母菌引起感染的比例明显增高。

真菌感染的比例仍在不断上升,据 NNIS 报道,1980 年到 1990 年真菌引起的血流感染增加了 5 倍,其中 75% 为白假丝酵母菌。一般认为,假丝酵母菌感染是内源性感染,所致的血液感染预后较差,假丝酵母菌导管相关性败血症的病死率高达 33.3%。

（三）发病机制

导管相关感染的发病机制是多因素综合的结果。穿刺点周围皮肤污染,细菌移行至皮下导管并在导管远端定植是最主要的机制,一些严重皮肤感染的病人插管相关感染发病率高。插管在 7～9 天内就可以有细菌移位生长,中心静脉导管插入后数天内,血中纤维蛋白逐渐沉积在导管表面,形成一层纤维膜,这层纤维膜成为微生物良好的寄生场所,并促进穿刺伤口局部皮肤微生物沿导管表面向体内迁移。另一方面,导管接口部污染也是导管腔内病菌定植的重要原因,尤其在插管时间较长的病人。这两种机制的重要性尚有争议,长期插管(超过 30 天)者,导管接口污染较为重要,而短期留置导管(小于 10 天)者,皮肤污染则更为主要。从远处感染灶经血行污染导管口或输液污染也是导管相关感染的部分原因,但远较前两者少见。

输液液体的污染在 TPN 中显得较为重要。其他影响感染发生的因素是导管材料和感染菌的特性。体外试验表明,氯化聚乙烯或聚乙烯比特氟隆、高弹力硅胶或聚氨酯更容易吸附细菌,提示发生细菌定植和感染的机会增加。凝固酶阴性葡萄球菌、不动杆菌和铜绿假单胞菌对这些聚合物的黏附力明显大于其他常见的医院感染菌株,如大肠埃希菌或金黄色葡萄球菌;且凝固酶阴性葡萄球菌容易产生胞外脂多糖,即细菌生物膜(biofilm),可抵抗宿主的免疫防御机制如巨噬细胞的吞噬作用,并降低细菌对抗菌药物的敏感性。某些导管材料较容易引起血栓,使微生物定植和导管相关感染易于发生。白假丝酵母菌在高分子聚合物上也可有类似生物膜改变,可能是产生假丝酵母菌导管败血症发病增加的原因。

(四) 临床表现

血管内导管相关感染中的局部感染,临床表现比较单一,即穿刺部位有明显红肿、脓液排出等。弥散性红斑即蜂窝组织炎则表现在穿刺点或沿导管的皮下走行部位出现疼痛性弥散性红斑。导管相关性血流感染表现隐匿,临床上如不仔细分析和及时进行血液和导管细菌培养,不少感染容易被遗漏。临床主要表现为发热,热型各异。病初常有几天低热,如不及时处理,可呈现高热。少数病人可出现经导管输液,尤其是快速静脉推注后,出现寒战、发热。许多导管相关血液感染病人,局部穿刺点常不伴明显感染征象。感染严重者可呈现为高热、大汗、血压下降等败血症表现。

(五) CR‐BSI 的诊断

1. 临床诊断　临床符合下述 3 条之一即可诊断。

(1) 静脉穿刺部位有脓液排出,或有弥散性红斑(蜂窝组织炎的表现)。

(2) 沿导管的皮下走行部位出现疼痛性弥散性红斑并排除理化因素所致。

(3) 经血管介入操作,发热>38℃,局部有压痛,无其他原因可解释。

2. 病原学诊断　导管尖端培养和(或)血液培养分离出有意义的病原微生物。

3. 说明

(1) 导管管尖培养,其接种方法应取导管尖端 5 cm,在血平板表面往返滚动一次,细菌菌数≥15 cfu/平板,即为阳性。

(2) 从穿刺部位抽血定量培养,细菌菌数>100 cfu/ml,或细菌菌数相当于对侧同时取血培养的 4～10 倍;或对侧同时取血培养出同种细菌。

美国 CDC 对 CR‐BSI 的诊断标准比国内现行标准要严格。标准之一:导管定量或半定量培养阳性,同时在其他部位静脉抽取的血液培养分离到相同病原体,并且病人有血液感染的临床表现而无明显的其他感染来源;标准之二:对继续留置导管的病人,经导管采取的血液,定量培养其细菌浓度是从其他部位采取静脉血同种细菌浓度的 5 倍以上。

引入半定量方法可提高临床诊断导管相关感染的能力,传统的肉汤培养法无法区分阳性结果是否为污染造成,而定量和半定量方法具有特异性。

(六) CR‐BSI 的预防

1996 年,美国 CDC 在预防和控制血管内装置相关感染方面制定了相应的操作指南。该指南在导管种类、插管部位与插入方式、导管更换、无菌隔离技术等诸多方面均提出了操作性很强的感染控制建议。CDC 根据指南中各建议条文依据的科学性,将其分成 IA,IB,Ⅱ和Ⅲ 4 类,其含义与美国 VAP 预防方案中的 A,B,C 和 D 相同,有利于使用者了解各项建议的重要性差别,值得借鉴。

三、输血(血制品)相关感染

输血及血制品在临床上应用很普遍,是现代临床医学中不可缺少的一种急救和治疗方法,对治疗疾病和挽救病人生命起到非常重要的作用。输血及血制品所应用的成分包括全血、红细胞、血小板、血浆、血浆蛋白、纤维蛋白原及凝血因子等。输血及血制品引起的感染是重要的不良反应之一,造成输血(血制品)感染和疾病的病原体包括细菌、病毒及其他微生物,可引起菌血症、败血症、病毒性肝炎、艾滋病、巨细胞病毒感染、EB 病毒感染、梅毒、疟疾等多种疾病。

输血(血制品)导致的感染和疾病所造成的影响和危害很大,已引起全社会的广泛关注。在 20 世纪 30~40 年代就发现通过输血可传播乙型肝炎,70 年代开始对献血人员进行乙型肝炎病毒表面抗原筛查,阳性者不能作为献血人员,通过筛查,使得输血传播的乙型肝炎发病率大大下降。到了 80~90 年代,由于新病原体的出现,当时未对血液进行相关指标检测或检测方法敏感度有限,使得通过输血及血制品在血友病病人以及其他受血者中引起 HIV、HCV、TTV 等病毒的感染,以后各国颁布相关法律和规章制度、加强献血和用血管理、对献血员进行筛选、提高检测方法的敏感度,使得经输血传播的病毒感染发生率明显下降。但目前仍存在一些问题,如有偿献血、非法采血以及病毒检测"窗口期"等问题,应当加强管理和控制,提高用血的安全性。

(一)输血(血制品)感染常见病原体

可通过输血和血制品感染的病原体有很多,主要是细菌、病毒及其他微生物,总的来说,细菌污染的血液及血制品的机会要大大高于病毒。在血液采集、贮存、血制品生产以及血液输入过程中都有可能污染血液和血制品,一般污染的细菌主要与供血者和受血者人体上的细菌,或采血器具、设备、环境空气中细菌有关,细菌污染是造成输血相关败血症反应的主要原因。由于细菌污染血液及血制品并造成临床细菌性输血反应的报道有很多,且因采集人员消毒灭菌措施、采集方法和贮存的缘故而造成结果差异较大。大致说来,污染的细菌种类主要是革兰阳性球菌,占 50% 以上,包括表皮葡萄球菌及其他凝固酶阴性葡萄球菌、金黄色葡萄球菌等;其次是革兰阴性杆菌,包括某些肠杆菌科及非发酵类阴性杆菌,报道曾经污染的有大肠埃希菌、克雷伯菌、枸橼酸杆菌、肠杆菌、小肠结肠炎耶尔森菌、假单胞菌、无色杆菌等;另外还有少部分革兰阳性杆菌,如棒状杆菌、芽胞杆菌。1992 年 7 月~1999 年 1 月,美国发生了 5 例由沙雷菌引起的输血相关败血症。革兰阴性菌污染机会虽较革兰阳性菌少,但造成的危害和临床表现更严重。其中有一些是嗜冷菌,如假单胞菌、无色杆菌、小肠结肠炎耶尔森菌等,可在冷藏的血液中逐渐生长,造成血液变质及输血后相关感染。

引起输血后感染的病毒主要来源于供血者,由于供血者的血液及体内带有病毒,使得采集的血液也带有病毒,输血后再引起受血者的感染,而来源于外界环境及物品中病毒的污染较少见。病毒污染血液和血制品的机会虽然小于细菌,但产生的危害和影响很大,是造成输血后传染病发生的主要原因。引起输血感染的病毒包括:人类获得性免疫缺陷病毒(HIV)、肝炎病毒(HBV、HCV、HDV、HGV、TTV 及 SEN-V 等)、人类嗜 T 淋巴细胞病毒Ⅰ、Ⅱ型(HTLV-Ⅰ、Ⅱ型)、巨细胞病毒(CMV)、EB 病毒(EBV)、人类微小病毒 B19(HPV-B19)等。

其他病原体包括梅毒螺旋体、疟原虫、弓形虫等,主要也是由于供血者的血液携带这些微生物,使得采集后血液带有这些微生物。

(二)输血(血制品)感染常见病原体传播途径

1. 供血者血液携带微生物　主要有如下来源:①血液筛检指标、技术方法不完备:目前对献血者必须筛检的病原体是 HBV、HCV、HIV 和梅毒,另有活动性肝炎酶指标 ALT,其他相关感染病原体指标(包括细菌)和一些新出现的病原体未列入常规筛检,若血液带有这些病原体则不能被检出。另外,针对以上指标,如果筛检方法灵敏度不高、检测试剂质量不稳定以及检测人员的技术操作有误或责任心不强等,都可能导致漏检或假阴性结果。病毒感染的剂量一般都较低,如 $10^{-3} \mu L$ 的 HBV 表面抗原阳性血清即可引起受血者感染。②病毒感染存在

"窗口期"使病毒感染被漏检,"窗口期"是病毒感染后经过一定时间,血清才能发生转换,待测指标才可被检测到。目前,血液检测指标大多为抗体,病毒感染后,需经一定时间后人体产生的抗体才能被检测到,这段时间即为"窗口期"。在"窗口期"采的血液虽然抗体为"阴性",但献血者血液仍可能存在病毒,造成漏检,现在输血造成的病毒感染很多是由于这种原因。该期的长短与病毒种类、感染者免疫情况有关,如 HBV 感染检测 HBsAg 的窗口期在 24～128 天,平均 56 天;检测 HCV 抗体窗口期为 26～117 天,平均 70 天;检测 HIV 抗体窗口期为 6～38 天,平均 22 天。如果以检测核酸为指标,则可缩短窗口期的时间,检测 HBV,HCV,HIV 核酸的窗口期平均分别为 33 天、12～25 天、13～15 天。③非法采集血液:采集的血液未检测或检测不完全。

2. 采血、贮存和输血过程污染微生物 在这些过程中涉及的血液操作环节很多,污染微生物的机会也较多,主要包括以下一些方面:①采血器具不合格,如使用非正规产品,包装不密封、有破损,污染外界微生物。②献血者采血部位皮肤不清洁、消毒不严格、有局部感染,在采血针头刺入时将微生物带入血液。在人体皮肤上的细菌主要为葡萄球菌,少部分为棒状杆菌和革兰阴性菌。③采集血液时空气质量差、细菌数量较多,也可能污染进入血液。④采集后的血液未及时放入冰箱冷藏或贮存时间过长,血袋在贮存运输过程中受损污染微生物。血液在冷藏时时间过长,嗜冷菌可以生长。

3. 血制品生产、加工过程 在生产血制品时,须将多人份的血液进行分离、加工处理,仪器设备和环境物品、空气的消毒灭菌情况直接影响到血制品的质量。血小板采集后必须在室温下保存,细菌污染后容易生长,临床上由于血小板污染细菌及引起相关感染较其他血制品多。美国 FDA 资料显示,1986～1991 年由于输注了细菌污染的血液造成死亡的人数是 1976～1985 年的 2 倍,1993 年发病和死亡人数 179 例,其中 55% 的死亡者与输注红细胞有关,与输注血小板和血浆有关者分别为 18% 和 13%。

(三) 输血(血制品)感染的危险因素

有偿献血、接受输血次数和数量、消毒灭菌措施不严格等是输血及血制品感染的危险因素。

(四) 输血(血制品)感染的诊断

1. 临床诊断 必须同时符合下述 3 种情况才可诊断。

(1) 从输血至发病,或从输血至血液中出现病原免疫学标志物的时间超过该病原体感染的平均潜伏期。

(2) 受血者受血前从未有过该种感染,免疫学标志物阴性。

(3) 证实供血员血液存在感染性物质,如血中查到病原体、免疫学标志物阳性、病原 DNA 或 RNA 阳性等。

2. 病原学诊断 临床诊断基础上,符合下述 4 条之一即可诊断。

(1) 血液中找到病原体。

(2) 血液特异性病原体抗原检测阳性,或其血清 IgM 抗体效价达到诊断水平,或双份血清 IgG 呈 4 倍及以上升高。

(3) 组织或体液涂片找到包涵体。

(4) 病理活检证实。

3. 说明

(1) 病人可有症状、体征,也可仅有免疫学改变。

（2）艾滋病潜伏期长，受血者在受血后6个月内可出现HIV抗体阳性，后者可作为初步诊断依据，但须进一步进行确证试验。

（五）输血和血制品感染的预防

（1）加强血源管理，严把血源质量：建立符合条件的采血储血血站和血库，建立健全管理制度。依据《中华人民共和国献血法》的规定，实行无偿献血，对献血员严格筛选，选择符合条件的献血员，杜绝非法采集血液行为。保证和提高血液的筛检质量，应用先进的检测设备和仪器，选择高灵敏度、特异性的检测试剂，培训专业的检验技术人员，实行血液初检、复检制度。

（2）严格血液采集工作，防止微生物污染：采血室和流动采血车保持清洁，定期消毒，保证空气洁净。使用合格的一次性输血器，采血时工作人员做好手部的清洁消毒工作，严格执行无菌操作。

（3）注意血液贮存及发放，保证血液冷藏条件：储存环境要清洁，发放血液时认真检查血液质量，血袋是否破损，如有异常不能使用。

（4）严格控制输血，保证输血过程的安全：掌握输血的适应证，提取的血液要尽快输用，输血前认真检查血液质量，输血时有无输血反应。

（5）血液制品生产加工过程防止污染：对血液、血制品应用合适的物理、化学方法进行消毒处理。

（6）提倡成分输血和自身输血。

第六节　皮肤与软组织医院获得性感染

一、概述

软组织是指人体的皮肤、皮下组织、肌肉、肌腱、韧带、关节囊、滑膜囊，神经、血管等。皮肤及软组织感染（skin and soft tissue infection，SSTI）是化脓性致病菌侵犯表皮、真皮和皮下组织引起的炎症性疾病。这些炎症性病变包括毛囊炎、疖、痈、淋巴管炎、急性蜂窝织炎、烧伤创面感染、手术后切口感染及褥疮感染等。SSTI是临床常见的一种皮肤科疾病，根据感染发生的场所将其分为社区获得性感染和医院获得性感染，其中医院获得性感染也称为院内感染。顾名思义，皮肤与软组织医院获得性感染即指住院病人在医院内获得的皮肤与软组织感染，包括在住院期间发生的感染和在医院内获得出院后发生的感染，但不包括入院前已开始或者入院时已处于潜伏期的感染。皮肤与软组织医院获得性感染是医院内感染的重要组成部分。

住院病人基础疾病较重，自身抵抗力差，感染发生率高，皮肤与软组织看似表浅，然而其感染不容小觑。若一旦发生皮肤软组织的感染，往往给基础疾病的治疗增加困难，给病人的康复带来阻碍，甚至病原体和（或）其毒素可能播散入血，形成毒血症、菌血症甚至脓毒败血症，严重威胁病人的健康。

由于皮肤与软组织感染大多比较表浅，且多有明显的临床表现，因此对SSTI的诊断相对来讲较为简单明确。但是，由于医院内抗菌药物的大量使用造成病原菌发生变迁，耐药菌株趋于增多且日渐复杂化，耐药菌的检出率和多药耐药性呈逐年上升的趋势。病原菌的耐药性是引起医院关注的一个重要问题，掌握本地感染病原菌的分布及耐药性变迁，指导临床合理并正确地使用抗菌药物，对提高临床治愈率、减少新耐药菌株的出现，有重要的现实意义。

二、常见病原体

皮肤与软组织感染通常为细菌感染,致病菌多是金黄色葡萄球菌、乙型溶血性链球菌、大肠埃希菌等。由于医院特殊的工作环境,抗菌药物的大量使用以及糖皮质激素的广泛应用,使得敏感菌被杀灭或抑制,耐药菌大量繁殖,因此引起医院内皮肤与软组织感染的菌群与引起普通的皮肤软组织感染的菌群有着很大的区别。引起医院内感染的病原菌常为多种抗菌药物的耐药菌。皮肤与软组织医院获得性感染常见的病原体包括金黄色葡萄球菌、化脓性链球菌、革兰阴性杆菌、需氧菌及厌氧菌,而真菌感染所致的皮肤黏膜真菌病也是不容忽视的。

绝大多数的医院内皮肤软组织感染为细菌所致,其中大部分为革兰阴性杆菌,主要为大肠埃希菌、变形杆菌等肠杆菌科细菌、绿脓杆菌和不动杆菌属。金黄色葡萄球菌(金葡菌)、表皮葡萄球菌(表葡菌)等凝固酶阴性葡萄球菌和肠球菌是医院内感染常见的革兰阳性球菌。金葡菌耐药性仍很严重,目前临床上产青霉素酶的菌株达 90% 以上,耐甲氧西林金葡菌(MRSA)也日益增多,在一些大医院中可占葡萄球菌临床分离株的 60% 或以上,并可在医院某些病区造成暴发流行。尤其是 MRSA,从发现至今其感染几乎遍及全球,已成为院内感染的重要病原菌之一。

三、流行病学

1. **发病情况** 医院内皮肤与软组织感染占全部医院内感染的 5% 左右,包括金黄色葡萄球菌所致的脓皮病、疖病、脓疱疮等,溶血性链球菌脓皮病以及带状疱疹等,其中金黄色葡萄球菌所致的皮肤感染发病率较高,常造成流行。毛囊炎、疖、痈及创面感染的最常见病原菌为金黄色葡萄球菌(主要为耐甲氧西林金黄色葡萄球菌);淋巴管炎及急性蜂窝织炎主要由化脓性链球菌引起;褥疮感染常为需氧菌与厌氧菌的混合感染。皮肤、软组织感染病灶广泛并伴发热等全身症状,或有并发症者,属复杂性皮肤、软组织感染;不伴以上情况者为单纯性皮肤软组织感染。

2. **传播机制** 医院获得性皮肤与软组织感染主要见于以下 3 种情况:①医院由于其特殊的工作环境,空气中漂浮着许多致病菌,很容易经由病人的皮损部位侵入皮肤与软组织造成局部感染,如乳腺炎、疮疖痘痈疔等;②医源性感染,在医院实施手术、治疗、诊断、预防等技术措施过程中,如手术违反严格无菌操作、烧伤治疗等过程中,滥用抗生素以及应用免疫抑制剂等,继而引起皮肤与软组织感染;③长期卧床、行动障碍或瘫痪病人,护理不到位发生压疮,很容易继发感染,甚至发生毒血症、菌血症等严重临床症状,严重危及病人的健康及疾病预后。

3. **人群易感性** 住院病人基础疾病较重,自身抵抗力差,感染发生率高,皮肤与软组织看似表浅,然而其感染不容小觑。若一旦发生皮肤软组织的感染,往往给基础疾病的治疗增加困难,给病人的康复带来阻碍,甚至病原体和(或)其毒素可能播散入血,形成毒血症、菌血症甚至脓毒败血症,严重威胁病人的生命。较易发生皮肤软组织院内感染的人群包括:①机体免疫功能受损者;②婴幼儿及老年人;③营养不良者;④接受免疫抑制剂治疗者;⑤长期使用广谱抗菌药物者;⑥住院时间长者。

四、临床表现与诊断、病原学诊断

医院获得性皮肤软组织感染的临床表现与诊断与社区获得性皮肤软组织感染并无差异,要注意的是,由于皮肤与软组织医院获得性感染是医院内感染的重要分支,那么,其诊断标准首先必须符合医院内感染的诊断标准。

1. 一般过程　询问病史、特别是发病诱因和危险因素（如治疗情况）对建立诊断及分析致病菌十分重要。体检要全面仔细，除注意局部红、肿、热、痛等共同表现外，还应注意皮损性质、溃疡形成状况及坏死程度，及早判断有无并发症、是否需外科紧急处理。同时，要注意全身状况如发热、乏力、萎靡等，以及是否有感染性休克征象。

2. 分级分类诊断　分级分类诊断是制定 SSTI 处理流程的基础。通常按病情严重程度将 SSTI 分为 4 级：1 级——病人无发热，一般情况良好，已排除蜂窝织炎诊断；2 级——病人有发热，一般情况稍差，但无不稳定并发症；3 级——病人有严重中毒症状或至少 1 个并发症，或有肢残危险；4 级——脓毒症或危及生命的感染。

按病情复杂程度，可将 SSTI 分为非复杂 SSTI、复杂 SSTI 及坏死性筋膜炎和坏死性肌炎等。

3. 病原学诊断　应重视 SSTI 特别是复杂性 SSTI 的致病细菌鉴定，对病程迁延、反复发作或抗菌药物治疗无效的病人更应作细菌学检查。可取溃疡或创面分泌物、活检或穿刺组织、血液等标本，根据病情可同时取创面和血标本，并做药敏试验。标本采集的原则是确保分离鉴定的细菌是真正致病菌。对于复杂 SSTI，应尽早获得细菌鉴定结果。

应正确分析临床微生物检测结果及其意义，如取材时是否发生来自皮肤正常菌群的污染，分离菌株是污染菌、定植菌还是致病菌，分离菌株与皮肤感染发生发展是否存在必然联系，药敏试验提示的敏感抗菌药物能否在感染局部发挥作用等。

五、预防措施

各医院应有专职流行病学医师、公共卫生护士和化验员组成的医院内感染防治小组，对医院职工进行卫生宣传教育，使每个人都掌握医院内感染的基本知识。职工应严格遵守和执行消毒隔离制度，认识到洗手是预防医院内感染的重要措施。定期在病房环境中取样检测，根据细菌检出情况，予以相应措施。医院内感染防治小组应经常检查病人和本院职工，早期发现有皮肤软组织感染的病人或职工，予以及时治疗。加强基础护理，对危重病人定时翻身叩背，预防压疮发生，提供生活护理服务。

鉴于医院内皮肤软组织感染多发生在免疫功能低下的病人，因此除了针对病原选用杀菌作用强、疗效高的抗菌药物外，还应注意改善病人体质，加强营养，增强病人的免疫功能，积极治疗原发病。

（熊成龙，夏世金）

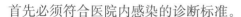

思考题

1. 试述呼吸系统医院感染的危险因素、流行病学特点及常见病原体类型。
2. 泌尿系统医院感染的途径、危险因素以及实验室检测方法如何？
3. 消化系统医院感染有哪些类型？试述感染性腹泻与抗生素相关腹泻的病原学特点。
4. 根据伤口按受污染程度可将手术伤口分为哪些类型？手术切口感染的危险因素、感染途径有哪些？
5. 简要介绍血液系统医院感染的类型及其病原学特点。

6. 皮肤与软组织医院感染的危险因素和预防措施有哪些?

 参考文献

1. 宁海明. 儿童皮肤软组织感染金黄色葡萄球菌的耐药性分析. 中华医院感染学杂志, 2014(23):5778~5780

2. 唐晓燕. 医院内感染现患率调查分析. 现代医药卫生,2013(14):2136~2138

3. 医院感染诊断标准(试行). 现代实用医学,2003(07):460~465

4. 王力红,朱士俊. 医院感染学. 北京:人民卫生出版社,2014

5. 沈延澄. 医院感染管理与技术规范. 杭州:浙江大学出版社,2007

第十章

常见医院感染(重点部门)

基本要求

1. 掌握:各重点部门医院感染的常见病原体及其特点。
2. 熟悉:各重点部门医院感染的诊治及预防。
3. 了解:各重点部门医院感染的流行病学。

重点与难点

各部门医院感染的常见病原体及其特点。

第一节 重症监护病房医院感染

一、概况

重症医学(critical care medicine,CCM)是研究危及生命的疾病状态的发生、发展规律及其诊治方法的临床医学学科。重症医学和重症监护病房(intensive care unit,ICU)自20世纪80年代进入我国,到90年代后期,从业者已经达到相当的规模,国内各大医院纷纷成立ICU,并且从一开始单一的中心重症监护病房逐渐成为专科的重症监护病房,其中包括呼吸重症监护病房、心脏重症监护病房、神经科重症监护病房、外科重症监护病房、儿科重症监护病房、急诊重症监护病房。鉴于ICU病人病情危重,机体免疫力差,再加上各种侵入性检查,长期使用广谱抗生素,故医院内多重耐药菌和条件致病菌引起的感染居多,因此加强对ICU的感染检测成为各级医院感染管理机构的工作重点。

二、流行病学

多项研究显示,中国医院各科室发生医院感染的比例存在明显差异,感染科室分布以综合性ICU感染率最高。一项对我国某三级医院2010~2012年医院感染风险评估显示2012年ICU医院感染率占医院总感染19.59%,居各个科室之首,且多重耐药菌检出率为18.57%。

ICU病人发生医院感染的部位以下呼吸道最常见,其次为上呼吸道和手术切口感染。呼吸道感染的主要原因是各种侵入性操作的应用及病室空间较小,室内飞沫间的传播往往不易控制,造成交叉感染。

由于 ICU 收治的危重症病人比较集中、病人基础疾病严重,客观上决定了它是一个众多医院感染危险因素高度集中的场所。除了一些公认的医院感染危险因素外,ICU 病人还有一些特殊的医院感染危险因素:医护人员多、医疗器械多;病人基础病严重、免疫力低下、并发症多;病人接受侵入性检查的监护及治疗操作多;医护人员皮肤及口咽部定植菌多等特点。研究显示年龄<2 岁及≥60 岁是医院感染发病的高危年龄。患有糖尿病、肝硬化、肿瘤、肾衰竭等基础病者更易发生医院感染。此外,病人易感性尚与疾病的严重程度、免疫抑制剂应用,以及抗菌药物广泛或不合理使用相关。

三、病原学

调查研究显示,ICU 医院感染仍以革兰阴性菌为主,但革兰阳性菌及真菌已成为重要致病菌,且耐药率逐渐升高。欧洲一项队列研究收集 10 个国家 2005～2008 年 119 669 例 ICU 病人信息,显示铜绿假单胞菌是导致 ICU 医院获得性感染的最常见的耐药菌。湖北一项多中心前瞻性队列研究报道了 2007～2009 年 ICU 病人呼吸机相关肺炎主要病原菌,其中 G^- 菌最常见,占 72.7%,而 G^+ 菌和真菌引起的感染分别占 15.3% 和 12%;其中铜绿假单胞菌和鲍曼不动杆菌最常见,其次是金黄色葡萄球菌和嗜麦芽寡养单胞菌;且金黄色葡萄球菌中 45.7% 是耐甲氧西林金黄色葡萄球菌(methicillin-resistant staphylococcus aureus, MRSA)。关于 ICU 尿路感染相关的病原菌分布,国内外报道存在差异。国外有研究报道在 ICU 病房导管相关的尿路感染中最主要的病原菌是白假丝酵母菌,占 66.7%,其次是鲍曼不动杆菌,占 12.5%。同样,国内一项报道发现 2012～2014 年在该院 ICU 病房分离出 517 株的尿培养病原菌中真菌占 42.9%,革兰阴性菌占 35.0%,革兰阳性菌占 22%,其中真菌感染中最主要的病原菌为白假丝酵母菌(20.3%),热带假丝酵母菌(15.1%)和光滑假丝酵母菌(5.8%)。革兰阴性菌中主要的是大肠埃希菌(15.7%),肺炎克雷伯菌(7.2%)和鲍曼/醋酸钙不动杆菌复合体(4.4%)。革兰阳性主要为屎肠菌(15.3%)和粪肠菌(2.5%)。并且,耐药菌的比例逐渐增大。也有研究报道 ICU 病房尿路感染主要的病原菌分布为大肠埃希菌(42.19%)、铜绿假单胞菌(21.88%)、肺炎克雷伯菌(14.06%)和鲍曼不动杆菌(7.81%)等。特别要注意的是,近几年 ICU 病房的医院获得性感染中 MRSA 感染越来越流行,而耐万古霉素肠球菌也呈明显增高的趋势。而且,ICU 不仅感染发生率高,其发生医院感染者的病死率也远较普通病房高。

四、预防控制

医院感染的防控是当今全球范围内医疗卫生领域的一个重点和热点话题,ICU 病房医院感染增加了病死率且延长住院时间。一项研究显示,下呼吸道医院感染使 ICU 病人住院天数平均延长 14 天,并且住院费用大大增加。有效的医院感染防控,不仅会带来良好的社会效益,同时还带来较好的经济效益。我国目前部分 ICU 存在诸多问题,如建筑格局和工作流程不合理,洁污交叉;布局不合理,ICU 床单元过于狭小,不利于做好消毒隔离工作,易造成交叉感染;有些 ICU 工作人员常以工作繁忙为理由忽视医院感染的防控工作,造成医院内交叉感染;ICU 工作人员资质和数量管理存在漏洞等。

为了预防 ICU 病房医院感染,首先 ICU 的工作区域应划分规范,流程合理,明确清洁区、潜在污染区及污染区;明确划分治疗室(区)、监护(区)、医护人员生活办公区和污物处理区。地面墙面经常消毒。空气应符合《医院空气净化标准》中的相应要求。对医护人员来说,应严格执行无菌操作;重视手卫生,手卫生是预防医院感染发生的重要的措施之一。接触血液、体液、分泌物、排泄物等可疑污染操作时应戴手套,操作结束后立即脱掉手套并洗手;合理使用抗菌药物,滥用抗菌药物是引起细菌耐药的主要因素;缩短病人入住 ICU 时间,且避免不必要的侵入性检查,避免或减少应用机械通气、各类导管等。医院方面应建立健全各项规章制度,定期对环境消毒,建立有效的细菌监测系统等。

第二节　烧伤科医院感染

一、概况

烧伤病人,尤其是大面积严重烧伤病人,皮肤黏膜天然保护屏障被破坏,极易发生医院感染,严重影响病人的预后。加之此类病人治疗周期长,免疫力极度低下,长期置管,各种侵袭性操作多,大剂量长时间抗生素暴露等因素,烧伤科尤其是烧伤监护室已成为医院感染高发部门,使得其医院感染防控面临着巨大而严峻的考验。

然而,针对烧伤科医院感染的研究、报道和总结并不多见,呈现报道部门分散、样本较小等特点。分析可能的原因有:①烧伤本身是一个"少发病",加之近年来安全生产等规章制度的完善、进步和落实,使烧伤,尤其是严重烧伤的发病率逐年下降,客观上为烧伤科医院感染的研究和报道增加了难度。②严重烧伤是涉及呼吸、循环、凝血、免疫等全身各个器官、系统的疾病,因此也面临着来自全身各个系统医院感染的诊疗问题。病情复杂而危重、诊疗规范模糊等因素是造成烧伤科医院感染报道不及时、研究规模不大的另一主要原因。

但是,即便如上所述,近年来仍时有诸如大爆炸、地震等自然或者人为灾难事故的报道,大面积烧伤的救治仍需要更加规范,医院感染是临床所要面对的最主要问题之一。因此,全面研究报道烧伤医院感染的特点和规律以及有效防控医院感染是烧伤病人治愈、提高生存质量的关键。

二、流行病学

由于上述特点,据文献报道,烧伤科医院感染的发病率各地各部门报道不一,为 5.76%～52.2%,感染例次率 7.35%～61.15%。就医院感染部位而言,各地报道较为一致,创面感染发病率最高,其次分别为菌血症、呼吸道、消化道、泌尿道等。更详尽的流行病学资料需要更大样本深入的多中心研究。在烧伤医院感染的危险因素的分析研究中指出,烧伤面积、年龄、营养状况、住院(入住 ICU)时间、抗生素暴露时间等为主要危险因素,直接影响病人预后。

三、病原学

(1) 仍以革兰阴性杆菌为主,其中又以鲍氏不动杆菌、大肠埃希菌、肺炎克雷伯菌、铜绿假单胞菌、阴沟肠杆菌为主。尤其值得指出的是,近年来多重耐药的肺炎克雷伯菌感染检出较多,而铜绿假单胞菌的检出在逐年降低。

(2) 近年来,革兰阳性球菌的感染呈"抬头趋势",也有可能与革兰阴性杆菌的重视和防控加强有关。革兰阳性球菌中又以金黄色葡萄球菌、表皮葡萄球菌、屎肠球菌、粪肠球菌、溶血葡萄球菌等为主。近年来多重耐药的革兰阳性球菌报道较多,呈上升趋势,有些单位的报道甚至革兰阳性球菌的检出率超过革兰阴性杆菌,成为医院感染的"头号元凶"。

（3）真菌感染也呈上升趋势，以白色假丝酵母菌为主，其他真菌病原体的报道较少。

（4）有少数单位报道创面和呼吸道、泌尿道感染的病原菌为其他少见革兰阴性杆菌和革兰阳性球菌，但例数较少，说服力不强。

（5）病毒感染者未见报道。

四、预防控制

（1）积极处理烧伤创面：伤创面为开放创面，烧伤坏死组织是良好的细菌培养基，如果不清除坏死组织和应用适当的创面覆盖物封闭创面，即使应用有效的局部抗菌药物，随着时间的推移，创面也必将有细菌定植导致感染，因此对坏死组织要及早、彻底清除，凡保留的间生态组织要密切观察，一旦发现坏死，立即及时清除。

（2）切断感染的传播途径：因病人烧伤面积大，多采用暴露疗法，在为病人翻身料理大小便等操作过程中，很容易接触创面，通过医疗用品、手污染造成传播。因此，在感染高危病区烧伤病房不仅要求医务人员严格执行感染管理规定，还要注意陪护人员手、门把手、水龙头开关等的消毒，公用的医疗用品如吸痰器、输氧管道、血压计、体温计、烤灯等。每例病人固定，使用后消毒，清除传染源，切断传播途径。

（3）合理布局烧伤病房，尤其是 BICU，加强病房管理。对于大面积深度烧伤的病人应住单间，室温夏季 26～28℃，冬季 30～32℃，相对湿度 60%，注意定时通风换气，保持空气新鲜，并用紫外线消毒空气每天 2 次，在工作前后用消毒液擦洗物体表面及地板，病房定期进行终末消毒，定期做细菌培养，并对监测工作进行质量监控。

（4）严格执行消毒隔离制度。医护人员在接触病人后，用足量的消毒液泡手，然后用流水彻底冲洗，各种治疗、换药等操作都要严格执行无菌原则，防止交叉感染。降低侵袭性操作相关感染。

（5）合理应用抗菌药物。大多数烧伤病人应用抗菌药物治疗和预防创面感染，广谱抗菌药物及多种抗菌药物联合应用，更换频繁，都会增加细菌感染的机会。应了解病区常见的菌种和药物敏感情况，根据药敏试验选择细菌敏感的抗菌药物，避免滥用抗菌药物引起菌群失调而造成感染。

（6）提高病人自身的抵抗力。严重烧伤病人代谢特点为超高代谢、负氮平衡和体重丢失。伤后蛋白质合成速度虽加快，但分解速率更快，蛋白质分解大于合成；蛋白质又可经创面丢失，常伴低血浆蛋白血症，存在不同程度的营养不良；另外，人体生理的防御功能、免疫功能也会随着患病时间及年龄的增长而降低。因此，对烧伤面积大、住院时间长、年龄大的病人，更要加强免疫和营养支持治疗，提高病人自身的抵抗力。维持水电解质酸碱平衡，保证热量供应，加强营养，积极预防与治疗各种并发症。

（7）加强医务人员、保洁人员以及病人家属的感染相关培训，详见相关章节。

第三节　口腔门诊医院感染

一、概况

口腔是一个特殊的有菌环境，在诊疗过程中，如果控制措施不当，血液、唾液中的病原体引起交叉感染或造成疾病的传播。口腔科诊疗操作包括口腔修复、颌面外科及口腔内科等多种诊疗操作。口腔科器械种类繁多,形状复杂,使用频繁,口腔诊疗操作绝大部分在病人口腔内进行,口腔器械和医务人员的手常会被血液和唾液污染,除携带大量的细菌外,还可能含有血源性传播的病原体及其他致病因子。口腔器械和医务人员的手成为多种微生物特别是乙型肝炎病毒(HBV)、丙型肝炎病毒(HCV)、人类免疫缺陷病毒(HIV)等血液性传播疾病的传播媒介,口腔科就诊病人和医务人员是医院感染的高危人群。口腔科医院感染的预防和控制已成为口腔医学发展中的一个重大课题。

二、流行病学

1. **口腔门诊的传染源** 口腔门诊器械种类繁多、体积小,结构复杂、精细、不易清洗、使用频繁等导致其成为口腔门诊感染的主要来源。医务人员和病人也是重要的病原微生物的来源。

2. **口腔组织的易感性** 口腔环境复杂,又有适宜的温度,故宜于多种病毒、细菌及真菌寄生。口腔是全身微生物定植最密集的部位之一,种类繁多,其中细菌为最主要的类型。

3. **口腔门诊常见的传播途径** 口腔科门诊主要的传播途径包括接触传播、空气传播、水传播等。口腔科医院感染主要的传播途径是接触传播,口腔门诊的病人,其唾液、血液中的病原微生物直接污染诊室环境和医务人员的手,直接感染诊室内其他就诊病人和医务人员。口腔治疗过程中大部分有创治疗,如拔牙、根管治疗、牙周治疗等,使用的器械消毒不彻底可以直接造成病人的感染。另外,间接接触如口腔科诊疗器材和诊疗的接触传播等也是口腔科主要的传播途径。其次,随意走动的带菌者,空间狭小、空气流通不畅的诊室,漂浮在空气中的尘埃,以及诊室里的桌椅、诊疗台、诊疗器械,都能成为病原微生物传播的媒介。如果医生或病人是某种疾病的感染者或携带者,可以造成医患之间的双向传播。

三、病原学

口腔诊疗过程中易引起感染的病原体以细菌为主,其中革兰阴性球菌最常见,主要有血链球菌、缓症链球菌、唾液链球菌等,此外还有葡萄球菌、肠球菌。另病毒也是常见的传播病原体,包括乙肝病毒(HBV)、丙肝病毒(HCV)、人类免疫缺陷病毒(HIV)、SARS病毒、流感病毒、疱疹病毒等。

四、预防控制

1. **建立规章制度,加强培训** 口腔科医务人员进行口腔诊疗操作时,要严格遵循《医疗机构口腔诊疗器械消毒技术操作规范》《医院感染管理办法》中的规章制度,切实落实无菌操作原则和消毒制度。口腔门诊医院应对医务人员进行消毒技术规范度和感染相关知识的培训,定期对口腔感染相关知识进行考核,使医务人员充分认识到口腔感染预防的重要性。

2. **加强环境卫生管理,改善口腔科诊疗环境** 口腔门诊医院室内应保持通风,并保持室内环境整洁。每日早晚用紫外线灯管消毒诊室各一个小时左右,上班期间使用动态消毒方式,定时监测环境中菌群的量,发现超标,随时进行消毒处理。

3. **器械的清洗消毒和灭菌** 对空腔器械的清理工作要加以重视,给医疗器械消毒工作配备专业人员。提前对管理人员进行相关医疗器械的培训,合格后才能上岗。根据诊疗器械的危险度及材质特点,选择适宜的消毒或者灭菌方法,并遵循"一人一用一消毒或灭菌"、接触病人之前和之后的器械必须消毒或灭菌等原则。

4. 推行四手操作　在人员配备充足的情况下,在口腔门诊推行四手操作(即一名护士配合一名医生进行诊疗操作)。四手操作不仅能够提高治疗效率,更重要的是可以保障医生的无菌操作,减少医生因接触各种器械导致的交叉感染。在医护配合的过程中,要严格遵守无菌技术原则,规范操作,防止清洁物品再污染。

第四节　内镜室医院感染

一、概况

随着医学科学技术的不断发展和进步,内镜已成为临床诊断、治疗以及科学研究的重要工具。由于其对多脏器疾病的诊断明确、治疗创伤小、恢复快等特点,因此内镜在临床上应用越来越广泛。由于内镜操作时须侵入人体体腔内,与病人的分泌物、组织、血液等密切接触,造成微生物污染,如内镜清洗消毒不彻底,极易导致医源性感染传播。因此,伴随着内镜应用范围的扩大,发生内镜相关感染的危险愈加明显。其中,由于清洗不到位或消毒灭菌不严引起内镜相关感染病例时有发生,甚至出现严重的感染暴发事件。我国卫生部于 2004 年颁布了《内镜清洗消毒技术操作规范》,加大了对内镜的清洗、消毒操作的管理力度,从一定程度上控制了内镜室医院感染的发生。

二、流行病学

1. 主要感染源　执行内镜检查时,感染源主要来自于污染的内镜及附件,或者病人本身携带的菌群。肺部感染行支气管镜检查时,感染的病原体来源于病人呼吸道、气管或支气管的定植菌,或者污染的内镜及附件。内镜操作时如果不慎损伤黏膜或者组织,破坏机体天然的屏障,易引起血流感染。腔镜手术时,由于手术操作不良,导致误伤空腔脏器、血肿形成、术中异物残留以及脐孔消毒不严等无菌操作不严格情况发生,易致手术部位感染等。

2. 易感因素　内镜及其附件清洗、消毒灭菌不彻底。由于对污染的内镜及其附件清洗、消毒灭菌不规范,导致病原体传播。执行内镜检查时,易使正常菌群移位,造成正常菌群定位改变,引起内镜相关感染;腔镜手术或进行内镜检查操作时使受检部位受损,移位的正常定植菌或内镜及其附件的污染病原体侵入,均可导致血流感染的发生;腔镜手术时,由于手术操作不良,容易发生手术部位感染。受检者合并恶性肿瘤、糖尿病、尿毒症、肝硬化、营养不良等疾病时,机体免疫功能下降,易发生内镜相关感染。

3. 传播途径　主要是通过接触传播,包括病人之间的相互感染和病人与医务人员之间相互感染。由于内镜及其附件结构复杂,材质不同,多数不耐受高温、高压、怕腐蚀,管道细长等因素使得内镜消毒不易操作。一旦使用不洁的内镜,被检者感染的风险大幅增加。这种情况并不少见。研究显示,多家医院胃镜检查 HBsAg 污染比例大概占 6% 左右。医务人员的手因常接触不同的病人,极易被污染而成为重要的传播媒介。这也是造成医院感染的重要危险因素之一。

三、病原学

一项消化内镜室病人医院感染的回顾性分析显示,病人行消化内镜发生医院感染的感染率为11.75％,其中革兰阴性菌占50％,以铜绿假单胞菌、肺炎克雷伯菌、鲍氏不动菌为主;革兰阴性菌占43.88％,以金黄色葡萄球菌、表皮葡萄球菌为主;真菌感染占6.12％,以白色假丝酵母菌为主。

四、预防控制

1. 建立健全规章制度 根据我国卫生部于2004年颁布的《内镜清洗消毒技术操作规范》,制定内镜室医院感染管理制度,建立医院感染管理组织体系,完善内镜室各级医护人员职责、工作流程等。

2. 诊疗环境的要求 诊疗区域布局合理,按功能分区,即候诊区、诊疗区、清洗消毒室、内镜贮藏室、生活区等5区。各区域通风良好,不同部位内镜的诊疗工作要分室进行;灭菌内镜的诊疗必须在达到手术标准的区域内进行,并按照手术区域的要求进行管理。诊室配备空气消毒设备,定时对环境进行空气消毒;每天诊疗前、后及时对各区域物体表面、地面等进行擦拭消毒,每周对环境进行一次彻底清洁和终末消毒,并做好记录。

3. 加强内镜器械清洗和灭菌 凡进入人体无菌组织、器官或刺破黏膜的内镜及附件必须达到灭菌水平,凡进入人体消化道、呼吸道如喉镜、气管镜、胃镜、直肠镜等,应达到高水平消毒。上岗前接受《内镜清洗消毒技术操作规范》的专业培训,并专人负责清洗、消毒、灭菌工作。定期进行消毒灭菌效果监测,定期对灭菌器、消毒灭菌物品进行工艺监测、化学检测、生物监测。

4. 加强个人防护 进行内镜诊疗操作及清洗消毒内镜时,使用适当的防护用品,包括工作服、帽子、口罩、手套、防水围裙、护目镜等,在内镜室工作的人员应进行必要的预防接种。

5. 严格医务人员手卫生 每次操作前及操作后应当严格按《医务人员手卫生》规范洗手或者进行手消毒,手套一人一用一更换,为减少医护人员手套对周围环境的污染,治疗过程中采用避污隔离技术。

6. 规范医疗废物回收处理 严格按《医疗废物管理条例》的要求,感染性医疗废物放入黄色医疗垃圾袋中,容易造成损伤的锐器放置在锐器盒中,每天由专职人员密封后贴好警示标识,运送到医疗废物暂存处统一处理。

总之,严格执行卫生部《内镜清洗消毒技术规范》,并建立健全内镜室各项管理规章制度、流程,切实做好标准预防,加强医务人员职业安全防护培训,增强无菌观念,确保内镜器械清洗、消毒、灭菌质量,可从根本上减少内镜诊疗中的医源性、血源性交叉感染的发生,以保障病人就医安全和医护人员职业安全。

第五节　血液净化室医院感染

一、概况

血液透析是临床中一种常见的血液净化技术,在临床中具有较广泛的应用。随着该技术的不断发展和应用,血液透析治疗过程中也常伴有相关并发症的发生,从而严重影响病人的治疗效果,而医院感染是血液透析治疗过程中的常见并发症,困扰着临床医务人员,给病人也带来一系列问题,增加病人的经济负担,延长病人的康复进程,甚至危及病人的生命安全。因此,加强血液净化中心的管理、预防医院感染,特别是预防经血液传播的疾病,如乙型和丙型病毒性肝炎、艾滋病等感染,有着重要意义。

二、流行病学

血液净化室院内感染的危险因素:首先,血液净化室老年病人偏多,该部分病人大多伴有慢性疾病,机体抵抗力低下,易并发感染。此外,透析不充分可导致透析病人食欲不佳、营养不良,进而造成身体素质下降,这就更增加了病人被感染的概率。并且,医护人员风险意识低,对医院感染及其危害认识不足,由于专业特点与自我保护意识淡薄,工作责任心不强,业务技术素质不高,不能严格执行无菌技术和消毒隔离制度,职业暴露明显增高。另外,血液净化室建筑与内部设施布局合理与否与病人医院感染的发生存在密切的关系,如净化室各功能区区分不明显,洁区与半污染、污染区划分不清楚等,容易发生病人医院感染。此外,净化中心配备的设备消毒不到位,透析机消毒不严格,以及病区环境的污染等都是造成血液净化室污染的重要因素。

一项研究显示,造成血液透析病人发生医院感染的危险因素主要有:年龄>60 岁、住院时间>20 天、血液透析时间>1 年、伴有糖尿病、血红蛋白<60 g/L、血红蛋白<30 g/L、伴有心力衰竭及伴有静脉插管等。

三、病原学

血液净化治疗能够顺利进行的先决条件是建立和维持良好的血管通路,目前最理想的血管通路是病人自身动静脉内瘘,近年来,因各种原因如急性透析增加、维持透析时期延长、老年病人增加等而采用深静脉留置导管行血液透析呈逐年增加趋势。导管感染是血液透析病人最主要和最常见的并发症之一。研究报道血液透析导管相关性感染的发生率高达 19.1%。一项针对血液净化中心静脉导管感染病原菌检测的回顾性分析显示,血液净化中心静脉导管感染病原菌中革兰阳性菌、革兰阴性菌、真菌分别占 50.76%、31.06%、18.18%,其中革兰阳性菌中金黄色葡萄球菌、溶血性葡萄球菌、表皮葡萄球菌对青霉素 100%耐药,革兰阴性菌中鲍氏不动菌、铜绿假单胞菌、大肠埃希菌、肺炎克雷伯菌对哌拉西林、头孢曲松、庆大霉素、妥布霉素耐药率高达 50%以上,这些结果说明中心静脉导管感染病原菌对临床常用抗菌药的耐药性严重,应引起足够的重视。

四、预防控制

由于血液净化中心治疗的特殊性和感染的高发率,因此,加强血液净化中心的管理、预防医院感染有着重要的意义。可从以下 4 个方面加强感染的预防和控制。

(1)加强各层次相关人员的教育,加强医院感染相关的理论知识学习、加强病人管理、提高病人及其陪护人员主动预防医院感染意识。

(2)规范操作,严格管理,提高血液净化室室内空气的洁净度、加强病区床单位的管理、严格无菌操作等。

(3)血液净化透析导管相关性感染的发生主要与病人的年龄、住院时间、患有其他疾病、病人的血液净化透析导管安置时间过长、医护人员安置血液净化透析导管的熟练程度及病人进行侵入性操作有关。

(4)结合感染发生的因素,临床需要安置导管进行血液透析时,应从以下方面控制预防感染的发生:①严格无菌操作,血液净化透析导管安置应按外科小手术的要求,进行无菌操作。

②加强血液净化室管理,血液净化室每日多次应用多功能杀菌机对空气进行消毒,血液净化透析室应每日进行紫外线消毒,地面及物体表面每日多次应用含氯消毒剂消毒,对进入血液净化透析室的人员严格无菌控制。③血液净化透析导管封管时的护理,每次血液透析结束时应将导管封起,封管过程中采用正压脉冲式关闭导管夹,使管腔内保持一定的压力,减少血液逆流入导管。

血液净化中心透析病人免疫力低下,透析又导致病人进一步食欲不佳、营养不良,各种侵入性操作都增加了病人被感染的概率,透析中心的布局环境及透析过程中各个易感环节的疏忽,也在一定程度上增加了病人感染的机会。因此,做好血液净化中心的院感控制工作,首先最重要的是制定一套科学合理的管理体系和方法,使医院感染规范化。条理化、制度化,实施科学化管理,同时重视医院感染的监测,做到及时发现、及时汇报、及时处理。医院定期开展医护人员医院感染相关知识和技能培训,制定本机构工作人员的培训计划。建立完善医院感染质量考评考核体系,定期用质量控制标准检查、督促、指导,做好自查、月评、季总结,纠正工作中存在的医院感染隐患,确保制度的有效落实,有效控制医院感染的发生。

第六节　医院检验科及实验室医院感染

一、概况

医院检验科每天承担包括病房、门急诊病人、各类体检以及科研的各种人体和动物标本的检测工作。一般检验科按检查项目分为生化检查(如肝肾功能检查及血生化)、免疫检查、微生物检查以及临床检查项目(如血细胞计数),因此是医院检测感染的重点科室。同时,检验科及实验室作为发生医院感染的一个重要科室,其潜在的感染因素比较多,更容易引起医院感染的发生。由于检验人员每天都要接触大量的临床标本,包括血液、尿液、粪便、痰液、胸腹水、穿刺液、胆汁等,这些标本往往具有一定的传染性,若防护不当则会严重威胁工作人员的身体健康与生命安全。因此,在工作的每一个环节做好消毒及个人防护,按流程处理标本,是预防和控制医院感染的有效措施。

二、流行病学及病原学

目前,国内多数医院在建设及发展理念上重诊断轻预防,忽视了检验科及实验室在医院感染中的特殊地位。与医院其他科室相比较,检验科及实验室医院感染的发生率要低得多,约为0.3%,但这并不意味着我们可以忽略这一环节。一方面,检验科不同的实验室发生感染的情况不同。病理实验室结核感染占比较多,微生物实验室胃肠道致病菌感染占比较多,且感染的概率还与实验室人数有关,工作人员较少的实验室,往往欠缺处理有害病原菌的经验,不利于互相提醒互相监督。另一方面,引起检验科及实验室获得性感染的病原菌分布也是有规律可循的,细菌感染占实验室感染的大多数(43%),其中布鲁菌、伤寒沙门菌和Q热病原体感染最常见,其余感染病原菌多为病毒(27%)和立克次体(15%)。实验室感染病死率不容小觑,有报道病死率为4.2%,其中衣原体感染病死率最高,为7.8%。

检验科及实验室感染有如下途径:①吸入性感染。检验科操作过程中,微生物可释放入空气中性成气溶胶,这是检验科实验室感染主要的危害形式。因为气溶胶容易被工作人员吸入,感染剂量小,且不易察觉,传播率高,因此危害性较大。②摄入性感染。主要是手-口接触,如在实验室内吃东西或在离开实验室后不洗手。③病原体的损伤性接种和暴露接触。在操作过程中如被污染的注射器针头、破碎的标本玻璃容器以及其他的被污染的金属锐器刺伤都有可能造成损伤暴露性感染。④皮肤黏膜接触污染。操作过程中含有病原菌的液体喷溅到口鼻黏膜和眼睛里,或操作者双手不经意地触碰面部均可导致微生物的传播,因此规范洗手严格消毒是预防实验室感染既简单又重要的方法。⑤其他感染途径。污染的器械未经消毒或消毒不彻底即进行清洗,造成清洁人员的接触性感染甚至污染物扩散;以及未采取防护措施或防护不当造成感染,如手套破损、防护器材失效等情况。

三、预防控制

随着检验医学的快速发展,检验科已经成为医院重要的科室之一,检验科的专业分工越来越细,担负的工作也越来越繁重,所以提高检验人员对实验室感染危害性的认识、强化防范意识及防护能力非常重要。另一方面,由于我国医学科学研究的迅猛发展,从事实验室内医学研究的人员越来越多,而实验室的管理却没能及时得到提升;且实验室环境不够理想,并且疏于对研究人员科研素质的培训。因此,实验室的生物安全问题更是不容小觑,其实现途径如下。

1. 加强对检验科及实验室卫生安全的重视　要定期对检验科及实验室的卫生防护工作进行监督和管理,定期组织检验及实验人员进行卫生安全方面的培训,及时更新卫生防护设备,添购生物安全柜、消毒设备等必要设施。

2. 加强检验科实验室布局合理性和安全性　根据病原微生物危害程度,并结合同一病原微生物不同实验活动进行实验室分级和备案。实验室布局按要求分清洁区、污染区、半污染区、缓冲区,人流、物流、信息流要有效分隔。实验室各项安全标识齐全、明确。对于现存不合理布局重新调整和划分,通过卫生监督机构的审核。

3. 完善管理制度,提高自我防护意识检验科的医院感染管理应达到以下要求。

(1) 工作人员须配备专门的工作服,戴好帽子、手套、口罩,必要时穿隔离衣、胶鞋。

(2) 使用合格的一次性检验耗材,操作完毕做好无害化处理。

(3) 严格遵循无菌原则,尤其是采血过程注意避免被检者间的交叉感染,对每位被检者进行操作前均应洗手、消毒。

(4) 经灭菌处理的物品及其容器应注意有效期,开启后超过 24 小时不得使用,废弃物品不得随意丢弃,应实行无害化处理。

(5) 回收利用的器具应及时清洗、消毒,不同的废弃标本应分类处理。

(6) 检查报告单应消毒后发放。

(7) 操作结束后及时洗手,步骤要规范、无死角,毛巾做到个人专用且应每天消毒。

(8) 保持室内清洁卫生。每天对检验室进行常规消毒,包括空气、物体表面及地面,尽量不留死角,这样可尽量避免检验标本的污染。若遇有特殊传染病检验,完毕后应及时严格消毒,若不甚污染,应立即处理、防止扩散,同时视污染情况进行分级汇报。

(9) 菌种、毒种按《传染病防治法》进行管理。

4. 制定实验室感染及突发事件应急预案　一旦发生意外事故,应立即进行紧急处理,并报告实验室负责人,防止污染扩散,必要时疏散工作人员,尽早查清情况,以便确定消毒处理的程序。

(夏世金,朱　峰)

思考题

（1）如何有效控制重症监护病房发生的医院感染？

（2）口腔门诊的医院感染常见病原体有哪些？具有怎样的危害性？

（3）内镜室发生的医院感染其主要原因是什么？作为医护人员在诊疗过程中应注意什么？

（4）血液净化室医院感染危害极大，医院应如何有效减少其发生？

（5）检验科及实验室的医院感染严重影响医护人员的身体健康与生命安全，应如何避免？

 参考文献

1. 周春莲，陈惠清，王世英，等.某三级医院医院感染风险评估.中华医院感染学杂志，2015，25(2)：360～362

2. Marie LL，Carl S，Anne S，et al. Clinical outcomes of health-care-associated infections and antimicrobial resistance in patients admitted to European intensive-care units：a cohort study. Lancet Infectious Disease，2011，11：30～38

3. Xie DS，Xiong W，Lai RP，et al. Ventilator-associated pneumonia in intensive care unit in Hubei province，China：a multicentre prospective cohort survey. Journal of Hospital Infection，2011，78：284～288

4. Eleni A，Vasilios R，Georgios F，et al. Surveillance of device-associated infection rates and mortality in 3 Greek intensive care units. American of Critical-Care Nurses，2013，22(3)：e12～e20

5. 何超，刘钰琪，李纪文，等.危重患者导管相关性尿路感染病原菌特征分布.2015，15(6)：621～624

6. 殷翠香，李泽文，史瑀，等.ICU导管相关性泌尿道感染病原体分布及耐药性.2014，13(4)：252～253

7. 王书会，于子旭，荆文华，等.ICU病房下呼吸道医院感染经济学损失调查与分析.2012，31(2)：36～38

8. 宋改英.口腔门诊医院感染中存在的问题和对策.中外妇儿健康，2011，19(9)：329

9. 陈文平，黄少宏.口腔科环境感染传播预防措施.中国实用口腔科杂志，2015，8(1)：56～60

10. 丁大洪.第一次全国消化内镜规范研讨会纪要(附消化内镜消毒试行方案).中国消化内镜杂志，2010，27(1)：143～145

11. 蔡晓美，任艳蕊，左绪艳，等.消化内镜室患者医院感染病原菌分布与预防措施研究.中华医院感染学杂志，2015，25(10)：2396～2397

12. 胡玉纹，陈学波，张亮，等.血液透析患者医院感染危险因素分析及预防对策.中华医院感染学杂志，2014，24(1)：128～129

13. 吕春晓，崔涛，于少杰，等.血液净化中心静脉导管感染病原菌检测结果分析.中华医

院感染学杂志,2015,25(7):1587～1589

14. 刘亚芬.加强医院医学检验工作的感染管理.中国卫生产业,2011(10):23～24

15. 徐建国,冯丽萍.病原微生物实验室感染分析.中华流行病学杂志,2005(01):68～70

16. 宋刚,倪红芬,黄卫权.加强检验科医院感染的规范化管理.中医药管理杂志,2015(09):102～103

17. 何华.综合医院动物实验室的感染管理.中华医院感染学杂志,2009(14):1859～1860

18. 李晓英.影响实验室质量和技术的因素分析.地球,2015,7:409

第十一章

高危人群医院感染

基本要求

　　1. 掌握：老年人医院感染的易感原因；新生儿与婴幼儿医院感染的易感原因；医院感染常见职业暴露因素及常见感染。

　　2. 熟悉：老年人常见医院感染；新生儿与婴幼儿常见医院感染；主要免疫缺陷类型常见感染；职业暴露的防护。

　　3. 了解：住院老年人护理要点；新生儿与婴幼儿医院感染防护；免疫缺陷类型；免疫缺陷病人住院护理；职业暴露医院感染常见部门和高危人群。

重点与难点

　　在掌握老年人、新生儿与婴幼儿、免疫缺陷病人、医务人员医院感染易感原因的基础上，能在医院感染控制实践中正确采取防护措施。

第一节　老年病人医院感染

　　根据 2010 年我国第六次人口普查数据，60 岁及以上老年人口达 1. 78 亿，占人口比重的 13.3%，而且今后还将继续攀升，老龄化问题日益严峻。随着年龄的增长，老年人身体功能逐渐衰退，都伴有不同程度的基础疾病，如高血压、糖尿病、冠心病、慢性阻塞性肺部疾病、肿瘤等，故而老年人住院率高，且住院时间较长，加上导管、血管内装置等侵入性操作增加，导致医院感染在老年人群中的风险明显增加，大于 70 岁的老年人罹患医院获得性感染的可能性是其他人群的 5 倍。显然，老年人群作为医院感染的重要高危人群，是医院感染控制的重大挑战。除医院外，老年人感染还存在一些特殊的罹患地点，即养老院（nursing house）或长期护理等养老机构，这些机构由于人员的聚集性特点和构成的特殊性，可导致某些感染的暴发流行，在感染控制方面具有特殊意义。因此，需要认识老年人群对医院感染的重要性，规范老年病人护理，积极做好预防和治疗工作。

一、老年人医院感染的易感因素

（一）年龄相关的免疫系统功能下降

年龄相关的固有免疫和获得性免疫功能下降即免疫衰老（immunosenescence），可导致老年人罹患感染的风险增加。免疫衰老是由基因严格控制的渐进的自然过程,老年人细胞免疫和体液免疫功能都会发生改变。T 细胞是机体免疫功能的基础,其中记忆 T 细胞对既往暴露过的抗原发生反应,而初始 T 细胞可以对新的病原产生反应并进行增殖,随着年龄增长,记忆 T 细胞增加,初始 T 细胞减少。CD8$^+$T 细胞是初始 T 细胞输出的重要标志物,在应对外来抗原感染中起重要作用,随着年龄增加,数量明显减少,因此机体对未接触过的新型抗原的免疫应答明显减弱,这是老年人易发生感染的物质基础。

此外,随着年龄增长,淋巴细胞总数减少,尤其 T 淋巴细胞减少明显,全身淋巴结中的淋巴细胞和淋巴滤泡均减少,仅为中青年的 50% 左右,免疫监视功能降低,致使老年人恶性疾病发病率增加,也增加了感染的风险。

(二) 年龄相关的器官结构和功能变化

随着年龄增加,老年人主要器官功能下降,机体代谢能力发生改变,细胞变形和功能减退,致使机体各系统器官功能下降。

1. 呼吸系统　随着年龄增加,呼吸道组织结构发生退行性变,如鼻、喉黏膜发生不同程度的萎缩变质,黏膜加温及湿化气体功能、喉头反射和咳嗽反射减弱,使得上呼吸道保护性反射减弱,病原体易于进入下呼吸道;气管、支气管黏液纤毛功能下降,咳嗽反射减弱,肺组织弹性减退,分泌物易潴留,容易引发或加重感染。此外,老年人肺通气功能下降,肺容量平均每平方米体表面积每年减少 4.5 ml,70 岁老年人的肺活量与青年人相比减少 25%,肺通气功能下降增加了感染的危险。

2. 泌尿系统　随着年龄增加,老年人排尿反射障碍,残留尿量增多,加上各种原因引起的尿路梗阻,均可导致尿液潴留,细菌容易黏附繁殖,诱发尿路感染。自身免疫功能下降和基础疾病如糖尿病、高血压、慢性肾脏疾病等致机体抵抗力降低,以及尿道插管和器械检查操作等,均增加了尿路感染的危险。

3. 胃肠道　随着年龄增加,老年人胃肠黏膜萎缩、分泌黏液减少,唾液腺、胃、肠、胰腺等的消化液分泌也减少;胃肠反射功能降低,胃肠平滑肌张力减弱,蠕动减少且力量减弱,直接导致消化功能下降;腹肌、盆底肌和肛门内外括约肌收缩功能降低,导致慢性便秘等疾病,可引起胃肠功能紊乱,诱发或加重多种疾病。

此外,老年人群缺血性肠病发病率大大增加,尤其是患动脉硬化、心功能不全的老年病人,导致肠壁血流减少,使肠壁营养障碍;而肿瘤、创伤等可导致肠黏膜屏障损害,容易导致细菌和毒素移位,引发或加重感染。

4. 皮肤和软组织　随着年龄增加,老年人皮肤和软组织自然老化,生理功能逐渐减退。老年人皮肤厚度减少、萎缩,真皮上层的微小血管密度减少,皮脂腺和汗腺分泌减少。老化的皮肤和软组织新陈代谢率降低,皮肤完整性和防御能力下降,增加了皮肤和软组织感染的危险。

(三) 常伴有不同程度的基础疾病

老年人常伴有多种慢性基础疾病,如糖尿病、慢性肾功能不全、心功能不全、慢性阻塞性肺病、脑血管病、肿瘤等。基础疾病在老年人感染的易感性方面起着至关重要的作用,其重要性甚至超过年龄因素本身。例如,大多数老年人伴有不同程度的慢性阻塞性肺病,胸廓活动受限,呼吸肌脂肪增加,导致气道收缩率下降,小气道管壁狭窄,影响肺功能,增加了感染的危险;高糖血症可引起机体多种防御机制受损,微循环异常、细胞因子和趋化因子水平升高、补体功能抑制、吞噬作用和细胞内杀灭作用降低等,因此皮肤和软组织感染、尿路感染、肺炎在老年糖尿病病人中极为常见。

二、老年人常见医院感染

（一）肺炎

肺炎是老年人常见感染性疾病,对 5 299 例 65 岁及以上老年病人调查显示,医院获得性肺炎发病率 4.81%,其中非 ICU 病人和 ICU 病人发病率分别为 4.72% 和 21.43%。医院获得性肺炎老年病人往往病情严重,而且预后较差,是导致老年病人死亡最常见的感染性疾病,如脑卒中病人中 10% 死于吸入性肺炎。

吸入性肺炎在老年病人中占重要地位,尤其在患中枢神经系统疾病的老年病人中常见。吸入过程大多发生在进食和睡眠过程中,吸入时如果将咽喉部位的定植菌带入下呼吸道,就可导致肺部感染。老年肺炎病人中约 40% 并无明显的吸入病史,多为隐性吸入,急性脑卒中的病人中就有 2%～25% 存在隐性吸入。

除吸入性因素外,老年人医院获得性肺炎的发生还有其他易感因素:①呼吸道组织结构退行性变可引发或加重感染;②年龄增长导致的生理状态的改变导致呼吸道病原体定植和误吸,如老人鼻部软骨弹性降低,吸入阻力增加,用口呼吸比例增加,容易导致口咽部干燥,加之存在口咽部慢性病灶或口腔卫生差,病原体易于在上呼吸道定植和繁殖,易引起支气管-肺部吸入性感染;喉、咽腔黏膜萎缩,感觉减退所引起的吞咽障碍,使食物容易呛入下呼吸道;③合并多种基础疾病,容易诱发老年病人肺炎发生的常见疾病有糖尿病、慢性阻塞性肺病、充血性心力衰竭、脑血管病、肿瘤、营养不良、痴呆、帕金森病等,如脑血管病等可造成控制吞咽反射的神经障碍而导致吞咽困难,或可造成颅内压增高致喷射性呕吐而反流误吸;④年龄增长带来的免疫老化也易导致老年病人呼吸道感染的发生;⑤其他呼吸道感染性疾病流行,如流行性感冒;⑥其他因素如气管切开、机械通气、留置胃管、使用激素或免疫抑制剂、行动障碍、长时间卧床、睡眠障碍而长期使用安眠药、长期吸烟等均可增加老年病人肺炎的易感性。

医院获得性肺炎老年病人感染的主要病原菌为金黄色葡萄球菌、铜绿假单胞菌、肺炎克雷伯菌、大肠埃希菌、肺炎链球菌等,且多重耐药菌常见。

（二）尿路感染

尿路感染是老年人常见的感染性疾病之一,且容易反复发作。老年男性从 65～70 岁的 2%～4% 增加到 81 岁以上时的 22%;女性更年期后由于雌激素减少易患尿路感染,65～75 岁老年女性患病率为 20%,80 岁以上则增加至 20%～50%;75 岁以后男女尿路感染的发病率无明显差异。因此,老年病人是医院获得性尿路感染的高危人群,国外研究发现长期护理机构中 70 岁老年人细菌尿的发病率达到了 50%。尿路感染也是老年病人发生继发性菌血症的常见病因。

老年人尿路感染易感因素:①自身免疫功能低下和抵抗力降低,加之器官衰老萎缩,排尿反射障碍,残留尿量增多,这是老年人尿路感染的主要原因之一;②导尿、留置导尿、膀胱镜检查、泌尿系统手术等可引起尿道损伤,把前尿道的致病菌带入膀胱或上尿路而引起感染,这是老年病人发生尿路感染最直接的原因;有调查显示,留置导尿的 60 岁及以上老年病人尿路感染率达 26.5%,且留置导尿时间越长,感染率越高,留置导尿时间<7 天和≥14 天,感染率分别为 6.25% 和 58.33%;③合并多种基础疾病,如糖尿病、高血压、慢性肾脏疾病、慢性腹泻、长期使用肾上腺皮质激素等使机体抵抗力下降,另外脑血管疾病等引起排尿障碍,常留置导尿,导致尿路感染的发生率明显增高;④尿路梗阻,如老年人前列腺增生、肾及输尿管结石、泌尿道肿瘤、尿路狭窄等可引起尿液潴留,细菌容易繁殖而产生感染;⑤泌尿系统畸形或功能异常,如膀胱突出症、膀胱憩室、巨大输尿管等,容易使膀胱的含菌尿上行到肾盂,增加感染风险。

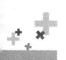

目前,引发老年人尿路感染的主要病原菌包括革兰阴性杆菌(大肠埃希菌、肺炎克雷伯菌、铜绿假单胞菌)、革兰阳性球菌(肠球菌属、金黄色葡萄球菌、表皮葡萄球菌)及真菌(白色假丝酵母菌、热带假丝酵母菌),且对大部分常用抗生素均表现出较高的耐药性。尿路感染病原体种类随着留置导尿管时间延长而增多,呈混合感染。

(三)胃肠道感染

老年人感染性腹泻也是常见医院感染之一。随着抗生素特别是广谱抗生素的广泛应用,抗生素相关性腹泻(antibiotic associated diarrhea,AAD)的发病率和死亡率逐年增高,已成为医院内腹泻的最重要原因。

老年病人是 AAD 的高发、高危人群,原因包括:①抗生素使用,几乎所有的抗生素都可能诱发 AAD,诱发 AAD 频率较高的抗生素依次为第三代头孢菌素、碳青霉烯类、克林霉素;②老年人肠道菌群老化,肠内益生菌如双歧杆菌、乳酸杆菌等不同程度的减少,肠道菌群的稳定性下降,抗生素的应用进一步破坏了肠道微生态平衡,导致耐药菌优势繁殖,因重症感染联合使用抗生素的高龄老年危重病人更易发生 AAD;③合并多种基础疾病、机体免疫功能低下等。

艰难梭状芽胞杆菌是 AAD 最常见的致病菌,主要的临床表现为腹泻、发热和腹痛,严重或持续性感染可导致危及生命的并发症,如败血症、中毒性巨结肠、肠穿孔、甚至死亡。

(四)皮肤和软组织感染

常见的老年人皮肤软组织感染包括蜂窝织炎(特别是小腿)、丹毒、毛囊炎、压力性损伤、带状疱疹等。老年人皮肤完整性和防御能力下降,原因包括:①老年人皮肤和软组织自然老化;②合并多种基础疾病,如糖尿病和恶性肿瘤等疾病可以进一步削弱机体免疫功能,高脂血症和高血压等可以减少皮肤的血流,血液循环不畅使其皮肤防御能力下降及愈合能力减弱,增加病原侵入的机会等;③营养不良和肥胖均可使皮肤的防御能力下降;④创伤、手术等致皮肤和黏膜屏障功能受损等。

在卧床不能活动的老年病人中,压力性损伤等皮肤感染常见,可导致局部感染、蜂窝织炎、菌血症和骨髓炎等。压力性损伤是发生在皮肤和(或)潜在皮下软组织的局限性损伤,通常发生在骨隆突处或皮肤与医疗设备接触处。2016 年美国国家压疮咨询委员会(NPUAP)将其分为 7 期(表11-1)。压力性损伤是全球不同的健康保健机构特别是 ICU 病房存在的常见健康问题,美国 1987~2000 年的 14 年中医院获得性压力性损伤发病率为 71.6/10 万人。压力性损伤的易发部位为骶骨和脚跟。多种病原均可导致压力性损伤感染,也可引起混合感染,包括革兰阳性菌、革兰阴性菌和厌氧菌等,表面溃疡拭子和深部组织培养结果的一致性往往不理想,后者结果更加可靠。

表 11-1　2016 年 4 月 NPUAP 压力性损伤新分期及其临床表现和处理

分期	临床表现	局部处理	综合处理
1 期压力性损伤	1. 局部组织表皮完整,出现非苍白发红,指压时红斑不会消失;颜色变化不包括紫色或褐红色变化,如出现则表明可能存在深部组织损伤 2. 受损部位与周围相邻组织比较,有疼痛、硬块、表面变软、发热或者冰凉	1. 透明贴、水胶体或泡沫敷料保护 2. 换药间隔:7~10 天或敷料自然脱落	1. 经常评估病人,向病人及家属做健康教育及心理护理,使其主动参与护理 2. 减压护理: 　(1)气垫床、水垫、海绵垫、软枕头、翻身垫等

分期	临床表现	局部处理	综合处理
2期压力性损伤	1. 部分真皮层缺损,伤口床有活力,基底面呈粉红色或红色,潮湿,可能呈现完整或破裂的血清性水疱,但不暴露脂肪层和更深的组织 2. 不存在肉芽组织、腐肉和焦痂	1. 创面渗液少:水胶敷料,如透明贴、溃疡贴、安普贴、薄形多爱肤等;创面渗液多:藻酸盐一水胶体敷料/泡沫敷料外敷 2. 换药间隔:3～5天。 3. 水泡的处理: (1)小水疱:注意保护,可用水胶体敷料 (2)大水疱:无菌注射器抽出疱内液体,挤出疱液,早期保留疱皮,用透明贴或溃疡贴等水胶体敷料外敷	(2) 定时翻身,间歇解除身体各部位的压力,是预防及治疗压疮最有效的措施 (3) 掌握翻身技巧,避免拖、拉、推等动作 3. 加强营养,改善全身状况
3期压力性损伤	1. 皮肤全层缺损,溃疡面可呈现皮下脂肪组织和肉芽组织伤口边缘卷边现象;可能存在腐肉和(或)焦痂 2. 深度按解剖位置而异:皮下脂肪较多的部位可能呈现较深的创面,在无皮下脂肪组织的部位(如鼻梁、耳廓、枕部和踝部)则呈现为表浅的创面 3. 潜行和窦道也可能存在 4. 不暴露筋膜、肌肉、肌腱、韧带、软骨和骨	1. 黑色期:机械清创或外科清创或自溶清创后充分引流(藻酸盐、脂质水胶体)＋高吸收性敷料外敷。换药间隔:1～2天 2. 黄色期:清创,水凝胶/水胶体糊剂、藻酸盐类敷料＋高吸收敷料或水胶体敷料或纱布外敷。换药间隔:2～3天 3. 红色期:水胶体糊剂＋高吸收性敷料或水胶体敷料外敷。换药间隔:3～5天 4. 窦道(潜行): (1)渗出液多者用藻酸盐填充条＋高吸收性敷料或纱布外敷 (2)渗出液少者用水胶体糊剂＋吸收性敷料或纱布外敷	何时需更换治疗方案? (1) 创面加深或变大 (2) 创面上渗出液变多 (3) 伤口在2～4周内没有明显改善迹象 (4) 伤口出现感染迹象 (5) 治疗方案执行有困难
4期压力性损伤	1. 全层皮肤和组织的缺失,溃疡面暴露筋膜、肌肉、肌腱、韧带、软骨或骨溃疡 2. 伤口床可见腐肉或焦痂 3. 上皮内卷,潜行,窦道经常可见 4. 深度按解剖位置而异:如鼻梁、耳朵、枕骨处、踝部因无皮下组织,可能是表浅的创面;而脂肪较多的部位可能形成非常深的创面		
不明确分期的压力性损伤	1. 全层皮肤和组织缺损,其表面的腐肉或焦痂掩盖了组织损伤的程度,一旦腐肉和坏死组织去除后,将会呈现3期或4期压力性损伤 2. 在缺血性肢体和足跟存在不明确分期的压力性损伤,当焦痂干燥、黏附紧密、完整、无红斑或波动感时不应将其去除	1. 清创是基本的处理原则 2. 足跟部稳定的干痂予保留	

分期	临床表现	局部处理	综合处理
深部组织压力性损伤	1. 皮肤局部出现持久性非苍白性发红、褐红色或紫色,或表皮分离后出现暗红色伤口床或充血性水疱,颜色发生改变前往往会有疼痛和温度变化 2. 在骨隆突处强烈压力和(或)持续的压力和剪切力会致使该损伤出现,足跟部是常见的部位 3. 伤口可能会迅速发展,呈现真正的组织损伤 4. 如果出现坏死组织、皮下组织、肉芽组织、筋膜、肌肉或其他潜在结构,表明全层组织损伤(不明确分期,3 期或 4 期压力性损伤)	1. 谨慎处理,不能被表象所迷惑 2. 取得病人及家属的同意 3. 严禁强烈和快速的清创 4. 早期可用水胶体敷料,使表皮软化	
压力性损伤延伸	1. 黏膜压力性损伤,是医疗设备使用在黏膜局部所造成的损伤 2. 设备相关压力性损伤,是医疗设备在使用过程中为达到治疗效果在局部组织所造成的损伤		集束化干预护理

三、老年病人医院感染的预防措施

(一) 误吸的防护

误吸是指进食或非进食时在吞咽过程中有数量不一的液体或固体食物或分泌物和血液进入到声门以下的气道,而不是随着吞咽动作顺利进入食管。误吸是老年人医院获得性肺炎重要的危险因素,保证老年人进食安全,预防误吸的发生非常重要。

误吸的防护:①正确、及时、动态地评价老年病人进食情况;②对照顾者进行预防误吸的健康教育;③保持正确的体位:意识清楚病人进食时,采取坐位或半卧位,病情不允许则采取侧卧位,进食后不要立即躺下;意识障碍的老年病人在餐中和餐后 1 小时保持半卧位,或采取侧卧位,或头偏向一侧;进食后避免进行刺激咽喉部的操作如吸痰、口腔检查等,以免引起恶心而致误吸;④经口进食的护理:选择合适的食物,如轻度吞咽困难、能经口进食的老年病人应以半流质食物为宜,避免进食流质引起呛咳、进食干硬有渣食物则难以吞咽;老年病人进食应在安定的状态下缓慢进行,避免引起其精力分散而致呛咳;对于刚睡醒或意识障碍转清醒的老年病人,应当给予适当的刺激,让其在良好的清醒状态下进餐;⑤鼻饲护理:鼻饲喂养方式有重力滴注、营养泵输入两种,临床采用营养泵连续输注的方式,可减少误吸的发生;鼻饲前应先吸痰,为避免刺激引起呕吐,鼻饲中及鼻饲后 30 分钟内尽量不吸痰;鼻饲前要检查鼻饲管的位置是否正确;鼻饲食物的总量由少到多,逐渐加量,速度不宜过快;胃内残留量≥100 ml,停止营养液输注;营养液温度在 40℃左右较合适,以免冷热刺激而致胃痉挛造成呕吐;⑥康复训练:鼓励老年病人早期进行吞咽功能训练;长期卧床鼻饲的老年病人,鼓励并协助其做床上肢体活动、坐轮椅室外活动等主动或被动的活动,以加速胃肠蠕动。

(二)老年性尿失禁的护理

尿失禁是由于膀胱括约肌损伤或神经功能障碍而丧失排尿自控能力,使尿液不自主地流出,以老年病人最为多见。老年性尿失禁可造成皮肤糜烂、泌尿系统感染等。

尿失禁的防护:①积极治疗病因,改善尿失禁;②观察老年病人尿失禁症状,尽可能减少不必要的卧床以纠正诱因,防止尿道感染;③睡前限制水分摄取,避免使用利尿性饮料;④尿失禁护理用具的选择:女性病人无皮肤损伤的或男病人阴茎萎缩的,选择纸尿裤,注意及时更换纸尿裤保持局部皮肤清洁干燥;男性病人还可使用接尿器、保鲜袋接尿等方式,注意松紧适度,避免引起阴茎缺血水肿,及时更换防止侧漏;严重尿失禁病人应留置导尿,做好留置导尿的护理;保持病床整洁干燥,定时排尿,注意会阴部卫生及皮肤护理,避免压疮及局部皮肤感染;⑤康复训练:盆底肌肉运动又称凯格尔(Kegel)运动,适用于女性压力性尿失禁。

(三)压力性损伤的防护

压力性损伤一般表现为局部症状,但严重压力性损伤可伴有继发感染,严重者可导致败血症,出现全身症状,甚至死亡,是老年人残疾和死亡的一个重要原因。治疗压力性损伤花费很高,而且持续影响病人的健康状况以及生活质量、健康保健资源和医疗费用,因此预防压力性损伤是公认的最经济的举措。压力性损伤的防护参考第九章第六节皮肤软组织部位感染。

压力性损伤的防护:①建立对老年人皮肤评估的制度,对易发生压力性损伤的老年病人制定预防措施;②鼓励和协助老年病人经常更换体位以减少或消除局部组织的压力,为其翻身时避免推、拖、拉动作,防止产生较大摩擦力而增加对压力性损伤的易感性;③半卧位时,注意在老年病人的膝下或足下垫楔形垫,防止身体下滑产生的剪切力而造成的压力性损伤;④保护骨隆突处和支持身体空隙处,在身体空隙处垫软垫等;长期卧床老年病人可使用充气式床垫,但仍需经常为病人更换体位;⑤正确使用石膏、绷带、夹板、牵引或其他矫正器械及氧气面罩等所有引起对皮肤压迫的医疗用品,仔细观察局部和肢端皮肤的颜色、温度的变化情况,重视病人的主诉,并作及时调整;⑥避免潮湿等环境理化因素的刺激,保持床铺清洁、干燥、平整、无褶皱;⑦鼓励老年病人活动,经常进行温水擦浴,促进血液循环;⑧改善机体营养状况,给予高热量、高蛋白、富含维生素的饮食;⑨根据压力性损伤分期(美国的 7 期分类方法)选择治疗辅料。

第二节　新生儿与婴幼儿医院感染

新生儿和婴幼儿是医院感染的高危人群。婴幼儿由于生理性发育不健全、免疫功能不完善,加上原发疾病的侵袭,容易发生医院感染。某妇幼保健院 2006～2012 年收治住院 1 月～3 岁婴幼儿医院感染发生率 4.17%(1 103/26 450),1 月～1 岁以内组发生率 5.52%,高于 1～3 岁组的 3.17%。新生儿尤其是早产儿自身免疫功能不完善,抵御外来微生物侵袭的能力较低,且随着新生儿学科的快速发展,危重新生儿救治水平大幅提升,侵入性操作增多,增加了发生医院感染的风险。新生儿重症监护室(neonatal intensive careunit,NICU)的医院感染发生率高达 8%～40%,尤其是低出生体量及早产儿,某妇产科医院 2009～2013 年 NICU 早产新生儿医院感染发生率达 15.49%,显著高于母婴同室(direct rooming-in,DRI)早产新生儿的 11.80%,而 NICU、DRI 足月产新生儿医院感染发生率相近,分别为 0.55% 和 0.57%。新生儿医院感染导致住院时间延长和住院费用增加,约 30% 的低出生体重及早产儿因发生感染而死亡,增加了围产期死亡率。新生儿及婴幼儿医院感染的预防和控制,是医院感染管理工作的重中之重。

一、新生儿与婴幼儿医院感染的易感原因

(一)非特异免疫功能尚未发育完善,随着年龄的增长逐渐成熟

1. 屏障功能差　新生儿和婴幼儿皮肤角质层薄嫩、黏膜柔嫩,易破损,尤其是早产新生儿皮肤角化层和真皮层均较薄,加之新生儿脐残端的创面,皮肤屏障功能脆弱。新生儿和婴幼儿肠黏膜通透性高,胃液酸度低、胆酸少使消化液的杀菌力弱。新生儿和婴幼儿血-脑屏障功能不全。婴幼儿期淋巴结发育不全,缺乏吞噬细菌的过滤作用,不能将感染局限在局部淋巴结,屏障作用较差。

2. 固有免疫细胞功能暂时性低下　新生儿单核/巨噬细胞功能可呈暂时性低下,因为新生儿单核细胞发育虽已完善,但因缺乏血清补体、调理素、趋化因子,其趋化、黏附、吞噬、氧化杀菌、产生细胞因子能力和抗原提呈能力均较成人差。

新生儿受分娩的刺激,出生后 12 小时外周血中性粒细胞计数较高,72 小时后渐下降,继后逐渐上升达成人水平。新生儿中性粒细胞趋化性和黏附性低,备解素、纤维结合蛋白、溶菌酶含量低,吞噬和杀菌能力不足,早产儿更为明显。

NK 细胞的表面标记 CD56 于出生时几乎不表达,整个新生儿期也很低,NK 活性于生后 1～5 个月时达成人水平,抗体依赖细胞介导的细胞毒性作用(ADCC)功能仅为成人的 50%,1 岁时达到成人水平。

3. 免疫分子含量低　新生儿各种补体成分均低于成人,对细菌抗原的调理作用差。母体的补体不传输给胎儿,新生儿补体经典途径(CH50、C3、C4 和 C5)活性是其母亲的 50%～60%,生后 3～6 个月达到成人水平。补体旁路激活系统的活性低下者更多,各种成分发育更为落后,B 因子和备解素仅分别为成人的 35%～60% 和 35%～70%。早产儿补体经典和旁路途径均低于足月儿。

新生儿其他免疫分子也低于成人,如新生儿血浆纤连蛋白浓度仅为成人的 1/3～1/2,早产儿更低。

(二)特异性免疫功能低下,尚未建立免疫记忆

1. 特异性细胞免疫　胎儿的细胞免疫功能尚未成熟,因而对胎内病毒感染(巨细胞病毒)还不能产生足够的免疫力,故胎儿期可长期带病毒,甚或引致胎儿宫内发育畸形。

出生时 T 细胞自身发育已完善,成熟 T 细胞占外周淋巴细胞的 80%,出生时淋巴细胞数目较少,6～7 个月时超过中性粒细胞的百分率,6～7 岁时两者相当,此后随年龄增长,逐渐降至老年的低水平。外周血淋巴细胞计数可反映 T 细胞数量,但早产儿的 T 细胞数量少,对有丝分裂原反应较低,至 1 月龄时 T 细胞数量可赶上足月儿。新生儿 T 细胞表达 CD25 和 CD40 配体较成人弱,辅助 B 细胞合成和转换 Ig、促进吞噬细胞和 CTL 的能力差。新生儿及婴儿期 $CD4^+$ 标记的 Th 细胞相对较多,且以 Th2 为主,$CD8^+$ 细胞毒性/抑制性 T 细胞较少,$CD4^+/CD8^+$ 比值高达 3～4。故 Th2 类细胞功能相对亢进,其分泌的细胞因子占有相对优势。

约 2 岁后 CD4$^+$/CD8$^+$ 比值和 Th1、Th2 分泌的细胞因子水平才接近成人水平。新生儿 T 细胞产生 TNF 和 GM-CSF 仅为成人的 50%，IFN-γ、IL-10 和 IL-4 为 10%～20%。随抗原反复刺激，各种细胞因子水平逐渐升高。如 IFN-γ 于生后 175 天即达到成人水平。

2. **特异性体液免疫**　B 细胞功能在胚胎早期即已成熟，但因缺乏抗原及 T 细胞多种信号的辅助刺激，新生儿 B 细胞产生抗体的能力低下，出生后随年龄增长特异性体液免疫才逐步完善。

胎儿期和新生儿已有产生 IgM 的 B 细胞，男孩于 3 岁时，女孩于 6 岁时，IgM 达到成人血清水平。脐血 IgM 水平增高，提示宫内感染。IgM 分子量较大，不能通过胎盘，新生儿体内含量很低，因此容易感染革兰阴性菌。

胎儿和新生儿没有产生 IgG 和 IgA 的 B 细胞。新生儿体内 IgG 主要来自母体，大量 IgG 通过胎盘是在妊娠的后期，胎龄越小，其含量越低，胎龄小于 32 周的胎儿或早产儿的血清 IgG 浓度低于 4 mg/ml(400 mg/dl)，而足月儿血清 IgG 高于其母体 5%～10%，因此早产儿更易感染。新生儿自身合成的 IgG 比 IgM 慢，分泌 IgG 的 B 细胞于 2 岁时才达成人水平，因此出生后 3～5 个月婴幼儿血清 IgG 降至最低点，10～12 个月时体内 IgG 为自身产生，8～10 岁时达成人水平。IgG 亚类随年龄增长而逐渐上升，IgG2 代表细菌多糖的抗体，其上升速度在 2 岁以内很慢，因此在该年龄阶段容易患荚膜细菌感染。IgA 发育最迟，至青春后期或成人期才达成人水平。IgA 分子量较大，不能通过胎盘，新生儿体内含量很低，分泌型 IgA 于新生儿期不能测出，2 个月时唾液中可测到，2～4 岁时达成人水平，因此新生儿易患消化道及呼吸道感染。

(三) 器官的结构和功能生理性发育尚未成熟

1. **呼吸系统**　婴幼儿鼻腔中没有鼻毛，鼻腔较成人小而短，后鼻道狭窄，黏膜柔嫩，血管丰富，易于引起上呼吸道感染，且发生感染时，容易发生鼻道堵塞；婴幼儿耳咽管宽、直而短，呈水平位，患鼻咽部炎症时，易引发中耳炎。

小儿呼吸系统形态学发育从孕第 5 周开始，孕 17～27 周支气管分支延长形成呼吸管道，肺的呼吸部分和毛细血管生长，孕 28～35 周，末端呼吸道加宽并形成肺泡小囊，孕 36 周至出生后 3 岁出现有完整的毛细血管结构的肺泡，肺泡表面扩大，肺呼吸部的主要发育在出生后。肺泡直径在早产儿仅仅 75 μm，足月新生儿为 100 μm，远低于成人的 250～350 μm，肺泡数约 2 500 万，仅为成人的 8%，肺泡面积仅为 2.8 m²，因此新生儿和婴幼儿较成人气体交换单位少。新生儿、婴幼儿的气管、支气管较成人狭窄，缺乏弹力组织，软骨柔弱，细支气管无软骨，呼气时受压，可导致气体滞留，影响气体交换。新生儿、婴幼儿咳嗽反射弱，气管、支气管壁黏液分泌不充分，黏膜干燥，纤毛运动功能差，加之分泌型 IgA 较低、肺泡巨噬细胞功能较差，故易患呼吸道感染。

2. **消化系统**　新生儿和婴幼儿口腔黏膜薄嫩，血管丰富，唾液腺不够发达，口腔黏膜干燥，易受损伤和局部感染。

新生儿和婴幼儿食管呈漏斗状，黏膜纤弱，腺体缺乏，弹力组织及肌层不发达，食管下段括约肌发育不成熟，控制能力差，常发生胃食管反流，易引起误吸。婴儿胃平滑肌发育尚未完善，贲门和胃底部肌张力低，幽门括约肌发育较好，因此易发生幽门痉挛出现呕吐。

新生儿和婴幼儿的胃酸和消化酶、胆汁、胰液分泌少，且酶活力低下，消化功能差，易发生消化道功能紊乱。胃酸分泌少，对进入胃内的病原微生物杀灭能力较弱。肠道分泌型 IgA 较低，肠黏膜肌层发育差，肠壁薄、通透性高，屏障功能较差，肠内毒素等可经肠黏膜进入体内，引起全身感染和变态反应性疾病。

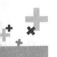
新生儿出生时胃肠道是无菌的,48小时后开始有菌定植。生后7天内为微生物定植的第一阶段,以兼性厌氧菌如肠杆菌、肠球菌、链球菌等占主导;7天后,因兼性厌氧菌的生长消耗氧气,使厌氧菌增殖,严格厌氧菌如双歧杆菌、拟杆菌、梭状芽胞杆菌的数量开始超过兼性厌氧菌。婴儿肠道正常菌群脆弱,容易受外界因素影响而菌群失调,或可导致内源性感染,或无法拮抗入侵的致病微生物引起感染。

二、新生儿常见医院感染

(一) 出生前感染

新生儿从母亲血液通过胎盘获得的感染,如弓形虫、风疹病毒、巨细胞病毒、单纯疱疹病毒、柯萨奇病毒、水痘病毒、HIV等,不属于医院感染范畴。

凡母亲生殖道病原体上行性感染,或取绒毛标本、羊膜囊穿刺、脐带取血等有创操作时消毒不严导致胎儿感染,或产前吸入因胎膜早破等原因而污染的羊水发生肺部感染等,均属于医院感染。产前感染性肺炎常见病原体为大肠埃希菌、金黄色葡萄球菌、克雷伯菌、李斯特菌和支原体等。

(二) 分娩时感染

孕妇产道是有菌的,当胎儿吸入了母亲产道内污染的分泌物可引起肺部感染。产时感染性肺炎发病时间因不同病原体而存在差异,一般在出生数日至数周后发病。常见病原体为大肠埃希菌、肺炎链球菌、克雷伯菌、李斯特菌和B族链球菌等。

产钳等助产时损伤胎儿皮肤等也可导致皮肤和软组织感染,甚至引发新生儿败血症。病原体以革兰阴性杆菌为主。

胎儿分娩时接触产道内含有巨细胞病毒(CMV)、衣原体等病原体的分泌物也可引起感染性疾病。

(三) 出生后感染

产后,病原体可通过皮肤黏膜、脐部创面、呼吸道、血液和母乳等感染新生儿。DRI新生儿一般情况较NICU新生儿好,但其处于一个开放环境中,与父母、医务人员以及探视亲友接触机会多,因此非侵入性交叉感染机会较多,新生儿皮肤感染、上呼吸道感染发生率较高。NICU新生儿处于一个相对较小的环境中,与父母亲人接触受到一定限制,因此非侵入性医源性的交叉感染概率相对减少,但侵入性操作增多致医源性交叉感染机会有所增加,新生儿下呼吸道感染、败血症、泌尿道感染、菌血症发生率显著高于DRI新生儿。

新生儿败血症是新生儿期最为严重的感染性疾病之一,发病率较高,可达到$0.1\%\sim 1.0\%$,出生体重越轻,发病率越高,极低出生体重儿可达16.4%,长期住院者可高达30%,病死率$1.3\%\sim5.0\%$,是新生儿死亡的主要原因之一。新生儿败血症的病原菌随年代、地区不同,主要为革兰阳性球菌(凝固酶阴性葡萄球菌、金黄色葡萄球菌、肠球菌、链球菌等)、革兰阴性菌(克雷伯菌、大肠埃希菌、鲍曼不动杆菌、铜绿假单胞菌等)和真菌(白假丝酵母菌)。

新生儿产后感染性肺炎常见病原体为大肠埃希菌、肺炎克雷伯菌、铜绿假假单胞菌、金黄色葡萄球菌、表皮葡萄球菌、白假丝酵母菌以及呼吸道合胞病毒、支原体等,主要通过呼吸道、血行或医源性途径传播。

由于断脐消毒不严等原因,破伤风梭状芽胞杆菌可侵入脐部引起新生儿破伤风,该病病死率高,但目前随着我国接生技术和医疗水平的提高,发病率已明显降低。

三、婴幼儿常见医院感染

婴幼儿医院感染最常见的部位为呼吸道、胃肠道和皮肤软组织。

（一）呼吸道感染

呼吸道感染是婴幼儿时期最常见的疾病，儿科门诊患儿中约2/3患呼吸道感染，住院患儿则有1/3患呼吸道感染，而婴幼儿死亡原因中，有1/3是由于呼吸道感染。

呼吸道感染的病原体种类繁多，如病毒、细菌、霉菌、衣原体、支原体等。上呼吸道感染大多由病毒引起，主要有呼吸道合胞病毒、鼻病毒、流感病毒、副流感病毒、腺病毒等；细菌仅占上呼吸道感染的10%，且多为病毒感染后继发，最常见为溶血性链球菌，其次为肺炎链球菌、流感嗜血杆菌等。

婴幼儿是医院获得性肺炎（HAP）的易感人群。婴幼儿HAP的病原菌主要为革兰阴性菌，前3位依次为肺炎克雷伯菌、大肠埃希菌、铜绿假单胞菌，此外，金黄色葡萄球菌也较常见。真菌感染通常发生在免疫缺陷病人。

（二）胃肠道感染

婴幼儿因机体防御功能低、消化系统发育不成熟、肠道微生态动态平衡尚不稳定，以及食物和餐具污染、抗生素使用、肠道外感染（如血流感染、肺炎、泌尿道感染、皮肤感染）等因素，容易罹患感染性腹泻，6个月～2岁发病率较高。其中病毒性腹泻至少占40%，常见致腹泻病毒包括轮状病毒、肠道腺病毒、诺如病毒、肠道病毒等。细菌性腹泻病原体包括致腹泻大肠埃希菌、空肠弯曲菌、耶尔森菌、金黄色葡萄球菌、变形杆菌、铜绿假单胞菌以及艰难梭状芽胞杆菌等。致腹泻的真菌有白假丝酵母菌、曲霉菌、毛霉菌等。

四、新生儿和婴幼儿医院感染预防措施

医疗护理的缺陷，经医务人员污染的手直接或间接接触传播是新生儿和婴幼儿医院感染的重要传播途径，应重视新生儿和婴幼儿护理。

（1）建立健全的规章制度与护理操作规范和安全程序，包括病房消毒隔离制度、配奶间消毒隔离制度、探视制度、新生儿沐浴感染预防与控制标准操作规程、新生儿配奶感染预防与控制标准操作流程、暖箱、呼吸机的消毒流程等。

（2）重视手卫生和手消毒，严格执行洗手和手消毒是预防新生儿和婴幼儿医院感染的基本措施。如医护人员在接触每个婴儿前后特别是接触破损皮肤及各种分泌物前后都应严格按要求洗手；手部未消毒不能触摸导管插管部位。

（3）严格无菌操作，尽量减少侵入性操作。气管插管患儿应重视人工气道的管理和无菌操作技术的培训，尤其是吸痰技能，应采用密闭式吸痰，吸痰时注意无菌操作，动作轻柔，避免损伤皮肤黏膜。经外周置入中心静脉导管与深静脉置管时尽可能最大化的无菌屏障，皮肤消毒，敷贴潮湿、松动应及时更换。

（4）严格落实消毒隔离制度，设隔离室与非隔离室，感染患儿与非感染患儿分开放置，加强对早产儿及非感染患儿的保护性隔离。当发现多重耐药菌感染、传染病或疑似传染病、特殊或不明原因感染患儿时，应立即进行严格单间隔离，实施标准预防和基于疾病传播途径的隔离预防，加强环境、物体表面、空气、暖箱、呼吸机等的消毒。

（5）应加强新生儿和婴幼儿医院感染的监测与管理，尤其是新生儿病房。对病房空气、物体表面、暖箱、奶具、呼吸机管道、医护人员手等进行监测，实施早期干预和防范。

第三节 免疫缺陷人群医院感染

免疫缺陷病(immunodeficiency disease，ID)是指免疫系统中任何一个成分(免疫器官、免疫活性细胞、免疫活性分子)或多个成分的缺乏或功能缺陷导致免疫功能障碍，引起机体防御功能下降或部分下降，并由此而引起的一组临床综合征。

因遗传因素，如基因突变、缺失等所致免疫功能缺陷称为原发性免疫缺陷病(primary immunodeficiency diseases，PID)。PID主要见于婴儿和儿童，是一组遗传性的、种类繁多的病症，涉及固有免疫系统和获得性免疫系统各组分。自1952年美国儿科医师Bruton首先证实报道一例8岁男孩先天性无丙球蛋白血症(agammaglobulinemia)确立免疫缺陷病概念以来，迄今为止已发现160多种免疫缺陷基因，估计到2020年将有300多种免疫缺陷基因被发现。PID虽属于罕见病，但致死及致残率却极高，给社会带来重要影响。美国、法国等国家有明显症状PID的患病率可达1/2 000活产婴。

因后天因素如其他疾病基础上(慢性感染、恶性肿瘤等)、放射线照射、免疫抑制剂长期使用及营养障碍等，引起免疫系统暂时或持久的损害，所致的免疫缺陷称为获得性或继发性免疫缺陷病(secondary immunodeficiency，SID)。继发性免疫缺陷病可以是细胞免疫缺陷，也可以是体液免疫缺陷，或两者同时发生。由于器官移植、大手术的开展、恶性肿瘤放化疗等多方面的因素，以及HIV的感染与流行，继发性免疫缺陷人群日益增多。

免疫缺陷病导致病人抗感染能力、免疫稳定功能、免疫监视能力降低。免疫缺陷病人对感染的易感性增加，感染多由环境中微生物或病人自身的微生物群落引起，这些微生物在正常机体不致病或致病力很低，但在免疫缺陷病人中常导致反复、持续、严重的感染，或两次感染之间无间歇，或形成多重感染。由于医疗卫生事业的发展，严重基础疾病、恶性肿瘤病人等SID病人以及PID病人的生存时间明显延长，导致免疫缺陷病病人医院感染逐渐增多，成为医院感染控制需要关注的一大高危人群。

一、免疫缺陷类型

(一) 原发性免疫缺陷病分类

最近一次的国际免疫学会联盟(International Union of Immunological Societies，IUIS)的PID专家委员会会议于2013年4月在纽约举行，最新修订的分类标准将PID分为9大类。

1. **联合免疫缺陷病(combined immunodeficiency disease，CID)** 特征为T细胞和B细胞均可能有明显缺陷，兼有抗体免疫缺陷和细胞免疫缺陷，一般均有外周淋巴细胞减少，包括T^-B^+严重联合免疫缺陷病(T细胞缺陷、B细胞正常)、T^-B^-严重联合免疫缺陷病(T细胞和B细胞均缺如)、Omenn综合征，以及CD40缺陷等。CID占PID的10%。

2. **抗体缺乏为主的免疫缺陷病(predominantly antibody deficiencies)** 特征为抗体生成及抗体功能缺陷，一般均有血清免疫球蛋白的减少或缺乏，包括严重低丙种球蛋白血症伴B细胞显著减少或缺乏，血清IgG和IgA重度减少伴B细胞的正常、减少或显著减少，血清IgG和IgA重度减少、IgM正常或增高、伴B细胞数目正常，以及特异性抗体缺陷伴正常Ig和B细胞数等。单纯免疫球蛋白或抗体为主的PID发生率占总PID发生率的65%。

3. 其他定义明确的免疫缺陷综合征(well defined syndromes with immunodeficiency) 先天性胸腺发育不全、DiGeorge 综合征,免疫-骨发育不良,高 IgE 综合征,以及肝静脉闭塞病伴免疫缺陷等。

4. 免疫失调性疾病(diseases of immune dysregulation) 免疫缺陷伴色素减退,家族性噬血细胞淋巴增生综合征,以及自身免疫综合征等。

5. 吞噬细胞数量和(或)功能先天性缺陷(congenital defects of phagocyte number, function or both) 严重先天性中性粒细胞减少症,Kostmann 综合征,周期性中性粒细胞减少,X 连锁中性粒细胞减少/骨髓增生,以及常染色体慢性肉芽肿病等。吞噬细胞和(或)中性粒细胞缺陷占总 PID 发生率的 10%。

6. 固有免疫缺陷(defects in innate immunity) 无汗外胚层发育不良伴免疫缺陷,疣、低丙球血症、感染、先天性骨髓粒细胞缺乏综合征,以及疣状表皮发育不良等。PID 中,固有免疫缺陷<1%。

7. 自身炎症性疾病(auto-inflammatory disorders) 家族性地中海热,TNF - α 受体相关性周期热综合征,高 IgD 综合征,以及家族性冷诱发性自身炎性反应综合征等。

8. 补体缺陷(complement deficiencies) C1q、C1r、C1s、C2、C4、C3、C5、C6、C7、C8α、C8β、C9 缺陷,C1 抑制物缺陷,以及备解素缺陷等。补体缺陷占 PID 的 5%。

9. 拟表型 PID 因环境等因素而导致的 PID。

(二)继发性免疫缺陷病分类

根据发病原因不同可将继发性免疫缺陷分为继发于某些疾病的免疫缺陷和医源性的免疫缺陷两大类。

1. 继发于某些疾病的免疫缺陷

(1)感染:许多病毒、细菌、真菌及原虫感染常可引起机体免疫功能低下,如麻疹病毒、风疹病毒、巨细胞病毒、严重的结核分枝杆菌感染均可引起病人 T 细胞功能下降,尤其是 HIV 引发的 AIDS 最为严重。

(2)恶性肿瘤:患恶性肿瘤特别是淋巴组织的恶性肿瘤常可进行性地抑制病人的免疫功能,尤其是已广泛转移的恶性肿瘤病人常出现明显的细胞免疫与体液免疫功能低下。

(3)其他可导致蛋白质丧失、消耗过量或合成不足的基础疾病:患慢性肾小球炎、肾病综合征、急性及慢性消化道疾病及大面积烧伤或烫伤时,蛋白质包括免疫球蛋白大量丧失;患慢性消耗性疾病时蛋白质消耗增加;消化道吸收不良和营养不足时,蛋白质合成不足。蛋白质丧失、消耗过量或合成不足均可使免疫球蛋白减少,体液免疫功能减弱。

2. 医源性导致的免疫缺陷

(1)长期使用免疫抑制剂、细胞毒药物和某些抗生素:大剂量肾上腺皮质激素可导致免疫功能全面抑制。抗肿瘤药物(叶酸拮抗剂和烷化剂)可同时抑制 T 细胞和 B 细胞的分化成熟,从而抑制免疫功能。某些抗生素如氯霉素能抑制抗体生成和 T 细胞、B 细胞对有丝分裂原的增殖反应。

(2)放射线损伤:放射线治疗是恶性肿瘤及抑制同种组织器官移植排斥的有效手段。而大多数淋巴细胞对 γ 射线十分敏感。大剂量的放射性损伤可造成永久性的免疫缺陷。

二、主要免疫缺陷类型常见感染

(一)中性粒细胞减少症

中性粒细胞减少指外周血循环中中性粒细胞绝对值低于正常值,1 岁以上和成人<1.5×

10^9/L，出生后 2 周～1 岁的婴儿小于 1×10^9/L。周期性中性粒细胞减少症病人外周血中性粒细胞绝对值通常以 21 天左右为周期发生波动，一般降至最低持续 3～10 天后逐渐升至正常或稍低于正常值。当中性粒细胞降至 0.5×10^9/L 以下时，则为重症中性粒细胞缺乏症，病人一般病情较严重，感染的危险增加。

先天性中性粒细胞减少症于 1956 年首次由 Kostmann 报道，因此严重的先天性中性粒细胞减少症又被称为 Kostmann's 综合征，可表现为多种遗传方式，包括常染色体显性及隐性遗传、散发和 X 连锁隐性遗传等。

继发性中性粒细胞减少症常为药物诱发，如肿瘤放疗、化疗治疗药物，某些病人自身存在一些易患因素，如特异体质、过敏反应或免疫源性等因素，可使药物所致中性粒细胞减少更易发生。白血病、骨髓瘤以及淋巴瘤等对骨髓的浸润可直接导致中性粒细胞的生成减少。

中性粒细胞减少症病人可继发严重感染，如重症肺炎、败血症等，如不及时治疗，病死率较高。中性粒细胞减少症病人有 20％～30％发生菌血症，主要是革兰阴性杆菌，其中肠杆菌科和假单胞菌的某些菌属是最主要的致病菌，通常来自于病人自身的肠道菌群。当应用抗肿瘤药物或 X 线放射等治疗时，会加重肠道黏膜上皮的损伤，导致微生物更易侵入血液循环。近年来，革兰阳性菌的感染在中性粒细胞减少病人中有增多趋势，报道较多的是表皮葡萄球菌、温和口腔链球菌和棒状杆菌。如果病人长期使用外置静脉内导管，则易从皮肤来源获得感染。

中性粒减少症病人长时间的中性粒细胞减少还会增加真菌感染的概率。最常见的是白假丝酵母菌，主要是由于频繁使用强有力的抗菌药物；光滑假丝酵母菌和近平滑假丝酵母菌的感染常与静脉内置管有关；都柏林假丝酵母菌或克鲁斯假丝酵母菌也是常见感染酵母菌，且由于其天然对抗真菌药物耐药，治疗困难，预后差。中性粒细胞缺乏症病人真菌感染也与住院期间环境有关，如烟曲霉和黄曲霉感染，是存在于空气中的曲霉孢子吸入，导致快速进展性肺炎。

中性粒细胞受损病人潜伏感染的病毒可活化，最常见的是骨髓移植后的 CMV 活化感染。白血病治疗过程中单纯疱疹病毒复活也常发生。

(二) T 细胞免疫缺陷

原发性 T 细胞免疫缺陷较为少见，约占新生儿的万分之一，多因胚胎期胸腺发育不全所致 T 细胞数量减少或功能障碍，或联合低丙种球蛋白血症所致。继发性的 T 细胞免疫缺陷临床较为常见，主要是在恶性肿瘤化疗或移植术后使用皮质激素、免疫抑制剂的病人，血液透析病人，以及 HIV 感染病人。

T 细胞免疫缺陷病人易发生病毒或其他胞内寄生微生物感染。T 细胞免疫缺陷病人对胞内菌易感，如结核分枝杆菌、堪萨斯分枝杆菌主要通过呼吸道导致感染；龟分枝杆菌可经污染的水或手术器械传播，引发伤口局部感染，甚至菌血症；胞内鸟分枝杆菌主要来自胃肠道和呼吸道，可致胃肠道、呼吸道感染或播散性疾病；单核细胞增生李斯特菌可引起菌血症，甚至进展到李斯特菌脑膜炎。表浅真菌感染在 T 细胞缺陷病人中较少出现，而深部真菌感染和播散性真菌感染反而较常见，如荚膜组织胞质菌病、球孢子菌和隐球菌感染，主要发生在大剂量使用免疫抑制剂或艾滋病病人中。大多数病毒感染发生在白血病治疗或移植后免疫抑制剂的使用过程中，主要病原体有 CMV、人疱疹病毒 6 型（HHT - 6）或 8 型（HHT - 8）、HSV 和 VZV 等。此外，弓形虫、隐孢子虫病、贝氏等孢子球虫和微孢子虫等对 T 细胞缺陷病人都是重要的寄生虫病原菌。如果辅助性 T 细胞缺乏而导致抗体生成不足，病人也对化脓性细菌易感，如金黄色葡萄球菌、肺炎链球菌等。

（三）低丙种球蛋白血症

IgG 能通过胎盘主动转运,新生儿血清 IgG 水平与母亲相当,出生后随着母体来源 IgG 的迅速下降,且婴儿自身合成 IgG 能力低下,婴儿在 4～6 月时血清 IgG 水平达到最低点,称为"生理性"低丙种球蛋白血症。如果婴儿免疫球蛋白合成低下的状况一直持续到 18～36 月,称为婴儿暂时性低丙种球蛋白血症,其中一部分患儿可表现出反复感染。原发性低丙种球蛋白血症是原发性免疫缺陷病中最常见的一组疾病,X 连锁无丙种球蛋白血症是常见类型之一。恶性肿瘤、白血病等则可引起继发性低丙种球蛋白血症。

严重低丙种球蛋白血症病人可发生反复的化脓性感染。链球菌和流感嗜血杆菌是最主要的致病菌,分枝杆菌和衣原体感染也较常见,常引起呼吸道感染。弯曲杆菌属、隐孢子虫在病人中的持续感染高于正常人群,可导致胃肠道症状。病人还常发生慢性寄生虫感染,如利什曼病和锥形虫病。

三、免疫缺陷病人医院感染的预防措施

（一）做好保护性隔离及消毒工作,预防感染

尽可能安排层流洁净病房,无条件时将病人置于病室墙角的一侧。对病室的地面、家具等每天擦拭消毒,每天紫外线消毒室内空气,定时开窗通风,使病房尽可能减少微生物存在。给予无菌食物和饮水。

工作人员严格执行无菌操作制度,患有呼吸道疾病或咽部带菌者避免接触病人。加强探视病人家属的管理工作,患有上呼吸道感染的家属不得进入病室。

（二）病人皮肤、口腔护理

皮肤是保护机体、防止病原体侵入的第一道防线。临床护理过程中,要保持病人皮肤的清洁干燥,尤其是颌下、腋下、颈部、腹股沟等皮肤皱褶处,做好压疮防护,经常检查病人皮肤有无红肿、脓疱及压伤等。

口腔也是病原体侵入机体的途径之一。由于免疫缺陷病人免疫功能低下,容易为口腔内微生物大量繁殖创造条件,引起口腔炎,甚至由于感染导致并发症的发生。因此,要重视口腔护理,保持口腔清洁。

（三）病人饮食护理

免疫缺陷病病人身体抵抗力差,营养状况不佳,应给予高热量、高蛋白、高维生素、低脂肪饮食,少食多餐,定时定量。

（四）抗菌药物、免疫球蛋白及疫苗等的使用

对于中性粒细胞缺乏病人,最大的危险致病因子是来自自身的正常菌群感染,尤其当使用抗微生物制剂抑制这些菌群时,可用黏霉素来预防;也可单用制霉菌素或联合新霉素 B 减少口腔和肠道的真菌定植。

T 细胞免疫缺陷、低丙种球蛋白血症病人可用免疫球蛋白进行积极保护。

根据免疫缺陷类型,合理选择疫苗接种,如 T 免疫缺陷儿童可接种麻疹、腮腺炎、风疹疫苗、水痘疫苗等,但须注意减毒活疫苗通常列为禁忌。脾切除前可进行 23 价肺炎链球菌多糖疫苗的预防性接种,流感嗜血杆菌 B 型结合疫苗和脑膜炎疫苗也可推荐。

第四节　医务人员医院感染

　　医务人员职业暴露是指医务人员在从事诊疗、护理活动过程中接触有毒、有害物质,或传染病病原体,从而损害健康或危及生命的一类职业暴露。医院医务人员包括医生、护士、临床检验科人员和医疗机构相关人员及实验室研究人员,由于职业性质的特殊性,具有感染性疾病易感者和感染源的双重身份,是医院感染高风险的人群之一,医务人员职业感染血源性传播疾病的危险性是普通人群的2~19倍。

　　医务人员在诊疗、护理活动过程中,既可通过直接接触病人血液、体液、分泌物、排泄物等,经破损的皮肤黏膜或被含病原体的锐器刺伤导致感染,也可通过间接接触病原微生物污染的环境、物品、水、食物等引起感染,还可通过飞沫或空气途径如谈话、咳嗽、咳痰、支气管镜检查等导致感染性疾病传播。经呼吸道传播的结核杆菌、流感病毒、麻疹、SARS‐CoV等,经接触传播的CMV、HSV、风疹病毒、金黄色葡萄球菌等,经消化道传播的诺如病毒、沙门菌属等,以及经血液、体液传播的HIV、HBV、HCV等,这些病原体均可通过职业暴露导致医务人员医院感染。

　　近年来,我国HIV感染者和AIDS病人数量继续增加,已进入流行期与发病期并存的阶段。伴随着临床上HIV感染者及AIDS病人的不断增多,医务人员因职业感染HIV的风险越来越大,艾滋病职业暴露的情况不断发生。

　　在2003年SARS暴发流行期间,我国医务人员的SARS感染率高达18.38%,尤其在初期,由于缺乏必要的职业防护,使得大量的医务人员成为医院感染的受害者,引起了国家和社会的广泛关注。2014年西非埃博拉病毒疫情暴发,至同年11月30日,全球共有622名医疗工作者感染埃博拉病毒,其中346人死亡。一些新发感染性疾病如人禽流感、中东呼吸综合征等极有可能危害医务人员。

　　自2003年以来,我国原卫生部相继出台了《医务人员传染性非典型肺炎防护工作指南》《禽接触职业暴露人员防护指导原则》《医务人员艾滋病病毒职业暴露防护指导原则》《血源性病原体职业接触防护导则》等一系列规范,以指导医务人员正确防范、减少职业暴露导致的伤害。职业暴露导致的伤害严重威胁医务人员的健康,是一个必须面对并亟待解决的重要公共卫生问题。

一、医务人员医院感染常见部门和高危人群

(一) 急诊室医务人员

　　急诊室是医院中潜在危险性较高的科室,属职业暴露高发区域。由于急诊室工作的特殊性,抢救病人时须分秒必争,往往缺乏急诊病人的相关信息,大多也来不及做传染病的相关检测,而且急诊接诊的病人大多病情危急,须进行的侵袭性操作多,加大了急诊室医务人员被职业暴露感染的机会。

(二) 外科医师和手术室医务人员

　　手术室是集手术、治疗、检查、抢救于一体的场所,手术人员直接接触病人血液、体液等污物的机会相对较多,接触缝合针、刀片、剪刀、注射器、输液器等医疗锐器物机会亦较多,手术人员是医院锐器伤发生率最高的职业群体。手术室医务人员是发生职业暴露的高危人群。某医

院手术室 2006 年 1 月～2010 年 12 月 5 年间共报告职业暴露 368 例,其中护士 180 例(48.9%)、医生 116 例(31.6%),主要为针刺或锐器割伤(82.1%),最常见的关联操作为手术缝合(22%)、清点和分类锐器(18.8%)及传递锐器(14.9%)。

(三)门诊输液室医务人员

门诊输液室是人群相对集中,流动性比较大的一个场所。由于病人多,病种杂,陪客多,一些急慢性传染病及病原携带者常混杂其中,通过咳嗽、喷嚏等污染空气,输液室的地面及其他环境污染机会也多。输液室医务人员与病人近距离接触,而且在拔针、穿刺、分离针头时均存在锐器伤危险。加之,输液室医务人员由于工作繁忙、防护依从性差,成为发生职业暴露的高危人群。

(四)口腔科医务人员

口腔科与其他科室不同,口腔专科治疗时医护患几乎零距离接触,治疗过程中高速旋转的手机及超声洁牙机使用时,口腔内的唾液和血液向四周飞溅,可喷溅或污染医务人员的眼结膜、口、鼻黏膜,还可直接污染医护人员的手及器械,此外牙钻在高速旋转时所产生的携带病人血源性病毒的气溶胶对诊室的空气、物体表面造成很大的污染。口腔操作中使用尖锐器械较多,在使用车针、探针、扩大针、刮治器等锐利器械时,易发生锐器伤。对口腔常规器械如牙钻、口镜、探针等检测结果显示,HBsAg 检出率分别为 21.74%、21.21%、20.83%。口腔印模也高频率受到 HBV 污染,在 206 份口腔印模中有 9.2% 的标本呈 HBsAg 阳性,说明口腔病人中HBsAg 携带者的唾液内含有较高浓度的 HBV,传染性极强。因此,口腔医务人员成为易受感染的高危人群。

(五)内镜室医务人员

内镜包括胃镜、结肠镜、十二指肠镜和支气管镜等,是疾病诊断和治疗的重要工具。内镜室护士在进行各种检查和治疗过程中不可避免要接触病人的分泌物、血液和排泄物,如果防护措施不当,极有可能发生职业暴露。同时,在操作和清洗器械时也有可能出现针刺伤或诊疗器械伤害。

(六)消毒供应科医务人员

消毒供应中心是医院内承担各科室所有重复使用诊疗器械、器具和物品清洗消毒灭菌以及无菌物品供应的部门。供应中心在回收、交换物品过程中要清点各种器械,这些物品往往带有血液、体液和其他污物,使用单位往往未做初步处理,其中还经常带有一些针头、刀片等锐利器械,有被刺伤的可能。如果不合理使用防护用品,缺乏自我防护知识,易导致消毒供应科医务人员职业暴露感染。

(七)检验科医务人员

医院检验科的主要任务是对血液、体液和组织液、排泄物等标本进行相关诊断指标的检测,如 HBV、HAV、HCV、HIV、梅毒螺旋体和结核杆菌等各种病原体指标的血清学检测,其中不乏传染性较高的标本,因而检验科医务人员面临很大的感染风险。

二、医务人员医院感染常见暴露因素及常见感染

(一)锐器伤与经血传播性疾病

血源性传播疾病是造成医务人员医院感染的主要原因,可通过皮肤刺伤、皮肤接触、黏膜接触等途径感染。医务人员日常工作经常接触刀、剪、各种针头等锐器,由于传递、安装和拆卸,医务人员极易受到锐器伤害。医务人员职业暴露中锐器伤发生率占首位,污染的锐器伤是

导致医务人员发生血源性传播疾病的最主要职业暴露因素,其次是意外直接接触血液经破损的皮肤或黏膜造成的感染。美国每年至少有100万次锐器伤,健康的医务人员感染80%～90%是由锐器伤所致。

各种血源性传播病原体都可经污染锐器伤传播给医务人员。最常见职业性血源性传播疾病病原体为HIV、HBV、HCV,职业暴露后感染的概率分别达到0.25%～0.4%、6.0%～30.0%、0.4%～6.0%,此外还有梅毒、疟疾、CMV和弓形虫。

1. HIV WHO、联合国儿童基金会和联合国艾滋病规划署联合发布的《2011年全球应对艾滋病行动进展报告》显示,2010年底,约有3 400万人携带HIV,较2001年增长了17%。截至2013年9月30日,我国共报告现存活艾滋病病毒感染者和病人约43.4万例。HIV感染者尤其是无症状HIV感染者和"窗口期"感染者对医务人员构成巨大的威胁。

因针刺伤感染HIV只需0.1 ml血液,医务人员被HIV污染的针头刺伤后发生HIV感染的几率为0.33%,黏膜表面暴露感染HIV的概率为0.09%。锐器伤后获得HIV的风险虽然很低,但是一旦被HIV感染,后果严重。

在1985年至2013年间,美国疾病预防控制中心共报道了58例确诊以及150例可能受到职业性感染HIV的医护人员职业性HIV感染病例,自1999年以来,只有1例确诊的病例被报道。58例确诊的病例中,经皮肤被刺或被割伤(49例)占84.5%,皮肤黏膜暴露5例,同时皮肤被刺或被割伤以及皮肤黏膜暴露2例。

2. HBV 据WHO估计,全球约有2.4亿慢性HBV感染者(HBsAg阳性持续至少6个月)。我国是HBV高发地区,HBsAg携带率约为7.3%,截至2010年底我国慢性HBV感染者约有9 300万人。

医务人员感染HBV是普通人群的5～6倍。医务人员HBV暴露最常见的感染途径是针刺伤和锐器刺伤。针刺伤发生时,一般只需0.004 ml带有HBV的血液就足以使受伤者感染HBV。慢性HBV感染者血液中HBV浓度很高,实践证明,HBsAg阳性血浆稀释1 000万倍注射后仍可导致易感者HBV感染。医务人员被HBV污染的针头刺伤后发生HBV感染的概率可高达30%。

3. HCV 据WHO统计,全球HCV感染率约为3%,每年新发HCV约3.5万例。在我国健康人群抗HCV阳性率为0.7%～3.1%,约3 800万人。HCV感染隐匿性强,症状不明显,且同样存在检测"窗口期",因此HCV是医务人员职业暴露感染的主要血源性传播病原体,医务人员总感染率高于一般人群。

HCV职业性传播危险性高于HIV但低于HBV,被HCV污染的锐器刺伤感染HCV的几率为1.8%。有报道抗-HCV和HCV RNA阳性血所污染的针头每刺破100次,就有10次血清转阳。法国的一项研究对医生和护士职业感染HCV的危险度进行了估计。仅仅有一次暴露性操作时,外科医生感染HCV的概率为0.42～4.20/百万,护士为0.029 8～0.298 0/百万;外科医生的年累计感染HCV的概率为0.01%～0.1%,而护士为0.005 4%～0.054%。

(二) 皮肤黏膜暴露与经血传播性疾病及其他感染性疾病

医务人员的皮肤黏膜经常暴露于病人的血液或体液(包括精液、阴道分泌物、滑液、脑脊液、胸膜液、心包液、腹膜液、羊水、唾液等)中,存在着医务人员与病人双向传播的危险。此外,医务人员的皮肤黏膜也经常间接接触病原微生物污染的医院环境。因此,医务人员接触各种病原体的概率远高于普通人群,医务人员皮肤黏膜暴露除了引起血源性传播疾病,还可能导致其他病原体感染如金黄色葡萄球菌、铜绿假单胞菌等。

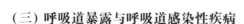

（三）呼吸道暴露与呼吸道感染性疾病

医院环境中,病人呼吸道分泌物、伤口脓液、排泄物、皮肤碎屑等干燥后形成菌尘,可通过咳嗽、喷嚏、清扫整理、人员走动、物品传递等扬起而污染空气及周围环境。此外,一些医疗器械如呼吸机、雾化器、吸引器等在操作过程中也会把病原体播散到空气中。被污染的空气可直接引起呼吸道感染,传播呼吸道疾病。医务人员长期处于这种污染的环境中,存在被感染的危险。

1. 流感病毒　流感病毒是急性呼吸道传染病,主要经飞沫传播,传播速度快。医院病室通风不良及医务人员个人防护意识差,可引起医务人员感染甚至引起医院内流感暴发流行。如 2009 年 5 月 7 日,加拿大多伦多市著名癌症治疗医院玛格丽特公主医院的 1 名女工作人员被感染甲型 H1N1 流感病毒。

近年来,全球持续发生动物禽流感疫情和人间病例。人可通过直接接触禽流感病毒感染的家禽及其粪便或直接接触禽流感病毒引起感染,也可通过飞沫传播、或经过眼结膜和破损皮肤引起感染。

2. SARS－CoV　SARS－CoV 在鼻分泌物、咽漱液中检出的阳性率较高,最具有传染性的传播途径是近距离飞沫传播和密切接触。SARS－CoV 感染潜伏期为 2～14 天,初期即有传染性,但感染初期发病情况难以明确,就诊时不能与其他病人区分,因此增加了医务人员职业暴露的危险性。

2002 年 11 月～2003 年 7 月,SARS 在全球 31 个国家和地区发生并流行,累计感染病例 8 422 例,其中医务人员感染人数达 1 715 例,占 20%,尤其新加坡、加拿大和越南,医务人员感染人数占到病例数的 41%～57%。

3. MERS－CoV　MERS－CoV 是严重呼吸道传染性疾病中东呼吸综合征的病原体,人畜共患,于 2012 年 9 月 WHO 首次通报。目前全球共有 25 个国家和地区报告 MERS 病例,总计 1 211 例,其中死亡 492 例,病死率达 40.63%。MERS 作为一种新发疾病,目前其感染途径及传播模式仍不是很清晰,大量 MERS 的家庭及医院聚集性疫情,表明 MERS－CoV 能够通过人传人的方式传播。对 MERS 病例检测发现其体内 MERS－CoV 载量高,病毒常储存在人的下呼吸道中。人发病后 MERS－CoV RNA 在血液中出现的时间为 13～30 天,而尿液为 30 天,口鼻为 22 天,气管为 30 天,说明 MERS－CoV 在人体内存在时间长,可通过呼吸道飞沫或接触传播。

医源性传播已经成为中东及欧洲 MERS－CoV 的主要特征,并造成 MERS 病例数的急剧增加。根据 ECDC 的 MERS 风险评估显示,约 1/4 的确诊病例为医务人员,绝大多数来源于医院感染。MERS－CoV 医院内感染传播效率较高,医务人员接触病毒的机会更多,是该病的高风险人群。如 2013 年 5 月在沙特阿拉伯 Al-Hasa 地区出现大规模 MERS 疫情暴发,涉及 4 所医疗机构,发现确诊病例 22 例,其中死亡 10 例。18 例为这些医疗机构的就诊病例,2 例为确诊病例的家庭成员,2 例为医务人员。

三、医务人员医院感染的预防措施

（一）医务人员职业暴露的控制原则

1. 对职业暴露的风险评估　医务人员职业暴露的控制应该遵循职业病防治的优先等级原则,事先应根据职业危害的类别进行风险评估,以确定医务人员接触职业风险的水平和性质。

风险评估的目的是评价工作活动和工作环境导致工作人员暴露于血液、体液或污染物品、环境的危险性。考虑的因素包括:①暴露于血液、体液或污染物品、环境的频率;②接触废弃针头和注射器的数量和频率;③暴露和重复暴露的因素;④综合考虑工作场所规划、设计和工作流程,估计暴露于血液、体液、身体物质或污染材料的危险;⑤得到相关医疗和急救服务的可能性;⑥员工的安全工作流程知识和培训水平;⑦个人防护用品的提供和使用;⑧设备的适宜性;⑨个人的危险因素如皮肤损伤、皮炎和湿疹等;⑩处在暴露危险中的医务人员数量;⑪疫苗和暴露后防治措施;⑫目前的危险控制方法和新危险控制方法的潜在需求。

2. 对职业暴露的风险控制

(1) 管理控制:通过制定政策限制危害的暴露,如组建职业安全预防委员会、制定职业暴露预防计划、制定教育培训计划、使用安全设备、接种疫苗和健康监护等。

(2) 消除风险和风险替代:在工作场所中彻底消除危险因素是控制职业暴露危害的最有效途径,如果无法消除风险,可考虑实施较低风险的操作。例如,减少不必要的注射,优先考虑同样能达到有效治疗的其他方法(如口服、肛塞),以此减少血液或其他感染源的潜在暴露。

(3) 个人防护装置:使用手套、防护口罩、防护服、护目镜等个人防护装置,在医务人员和危害因素之间设置屏障和过滤。

(4) 行为控制:通过医务人员的行为管理以控制危害的暴露,如不必给用过的针头重新戴上帽套、接触血液、体液或污染物品等做好相应的防护。

(5) 工程控制:使用合适的机械、设备和方法来隔离危害物或将其移出工作场所,预防员工暴露,如使用锐器盒,尽可能隔绝医务人员与锐器的接触,减少锐器伤害。

(二)医务人员职业防护的主要措施

1. 加强职业安全管理

(1) 建立完善的职业安全防护制度并严格执行是杜绝职业暴露的有效措施之一。制定工作流程、操作规范、职业暴露应急预案、职业伤害的干预措施以及督导与考核制度;建立登记和报告制度以及医务人员健康档案,做好预防接种和健康监护。

(2) 注重职业安全防护教育和培训。将职业安全防护知识纳入培训计划,通过岗前培训、专业考核等,使医务人员充分认识所从事工作职业暴露感染的危险性和危害性,增强自我防护意识,自觉执行防护措施,正确使用防护装置。

(3) 配备职业安全防护设备。各部门尤其是易发生职业暴露感染的科室,应配备各种个人防护装置,并定期检查防护装置的性能和存放数量,使用或损坏后及时更换或补充;存放点应方便取用。

2. 不同传播途径感染性疾病的职业防护措施

(1) 接触传播疾病的职业防护措施:全球广泛采用标准预防降低医务人员接触传播疾病职业暴露危害(标准预防参见第十二章内容)。主要措施如下。

1) 个人防护用品使用:接触病人的血液、体液、分泌物、排泄物或受到上述物质污染的物品时,应戴手套,手上有伤口时应戴双层手套;如果诊疗过程中,医务人员的衣服或暴露的皮肤可能接触到病人的血液、体液、分泌物、排泄物时,应穿防护服;进行可能产生血液、体液、分泌物、排泄物的喷洒或飞溅的诊疗操作时,应戴口罩、护目镜和面罩。

2) 手卫生:接触病人的血液、体液、分泌物、排泄物或受到上述物质污染的物品后应摘除手套,洗手和(或)手消毒。

3) 利器管理:推荐使用具有防刺性能安全注射装置;在进行侵袭性诊疗、护理操作过程中,保证光线充足,操作视野清晰,防止被针头、缝合器、刀片等锐器刺伤或划伤;禁止弯折或徒手接触使用过的利器;一次性的锐器禁止针头回帽,需要重复使用的锐器,用单手回套的方式处理,使用过的利器应放在锐器盒中。

4)物体表面、环境、衣物清洁与消毒:定期清洁与消毒医院环境,门把手、床头桌等经常接触的物体表面是清洁消毒的重点,清洁与消毒人员应戴手套处理,清洁后要实施手卫生;处理和运输被血液、体液、分泌物、排泄物污染的被服、衣物时,应密封运送,防止医务人员皮肤暴露、污染工作服和环境。

5)急救:急救场所需要进行心肺复苏时,应用简易呼吸囊或其他通气装置代替口对口人工呼吸方法,避免唾液等分泌物。

(2)飞沫传播疾病的职业防护措施:在标准预防的基础上,还应增加飞沫传播隔离措施。

1)可能的情况下,医务人员与病人之间的距离应保持在1 m以上并注意防护。

2)医务人员与病人近距离(1 m以内)接触,应戴帽子、医用防护口罩。

3)医务人员应严格执行隔离病室的区域流程,在不同的区域,穿戴不同的防护用品,离开时按照要求摘脱,并正确处理使用后物品。

4)脱去个人防护用品后,应当立即进行手卫生。

(3)空气传播疾病的职业防护措施:在标准预防的基础上,还应增加空气隔离预措施。

1)医务人员应严格执行隔离病室的区域流程,在不同的区域,穿戴不同的防护用品,离开时按照要求摘脱,并正确处理使用后物品。

2)医务人员进入空气传播隔离病房,应佩戴呼吸保护装置如医用防护口罩,应确保每次使用前都进行口罩的密合性试验达标。

3)脱去个人防护用品后,应当立即进行手卫生。

3.职业暴露后的处理

(1)及时局部处理。

(2)事故记录与报告。

(3)及时风险评估。

(4)预防性治疗。

(5)定期随访。

(6)咨询服务与教育。

(蒋露芳)

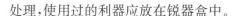

思考题

1. 老年人医院感染的易感原因有哪些? 如何做好老年人医院感染防护?

2. 新生儿与婴幼儿医院感染的易感原因有哪些? 如何做好新生儿与婴幼儿医院感染防护?

3. 叙述原发性与继发性免疫缺陷分类。

4. 医院感染常见职业暴露因素及常见感染有哪些?

5. 作为医务人员,如何更好地做好生物暴露防护?

参考文献

1. 王力红,朱士俊. 医院感染学. 北京:人民卫生出版社,2014

2. 汪耀. 实用老年病学. 北京:人民卫生出版社,2014

3. 邓欣,吕娟,陈佳丽,等. 2016 年最新压疮指南解读. 华西医学,2016,31(9):1496~1498

4. 尹延凤. 婴幼儿医院感染相关因素分析. 国际医药卫生导报,2014,20(8):1151~1153

5. 姚莉,张素珍. 重症监护室及母婴同室新生儿医院感染的特点比较. 复旦学报(医学版),2015,42(3):393~397

6. Notarangelo L，Casanova JL，Fischer A，et al. International Union of Immunological Societies Primary Immunodeficiency diseases classification committee. Primary immunodeficiency diseases：An update. J Allergy Clin Immunol，2004，114(3):677~687

7. Al-Herz W，Bousfiha A,Casanova JL，et al. Primary immunodeficiency diseases：an update on the classification from the International Union of Immunological Societies Expert Committee for primary immunodeficiency. Front Immunol，2014,22(5):162

8. 鲁菊英. 医务人员职业暴露与安全防护. 交通医学,2014,28(4):420~421

第十二章

医院感染预防和控制

基本要求

1. 掌握：医院感染预防与控制原则、三级预防；医院建筑区域划分及建筑布局要求；医院感染监测的概念和目的、监测类型、监测内容和方法；隔离、普遍预防、体内物质隔离系统、标准预防概念；标准预防基本要求及隔离预防措施；基于传播途径的隔离预防体系。

2. 熟悉：洁净手术部建筑布局；手卫生设施配置；呼吸道传染病病区、负压病室、感染性疾病病区建筑布局与隔离要求；医院感染发病监测的常用指标；医院空气、物品和环境表面以及医护人员手和皮肤黏膜消毒效果监测；压力蒸汽法、干热、紫外线、环氧乙烷等消毒灭菌效果监测；内镜等医疗器械、使用中消毒液的监测；口罩、手套、隔离衣、防护服等个人防护用品的使用及穿脱程序；医院感染健康教育内容。

3. 了解：医院建筑布局监测在医院感染预防控制中的作用；灭菌物品无菌监测；普通病区、门诊、急诊科室建筑布局与隔离要求；常见传染病隔离预防措施；常见多重耐药菌感染病人隔离措施；医院感染健康教育意义。

重点与难点

1. 重点：医院感染监测概念；医院感染监测类型；医院感染发病监测指标；医院环境监测方法和卫生标准；医院不同消毒灭菌方法效果监测。

2. 难点：医院感染监测的方面和内容较多，监测方法和标准不同；能合理设计医疗服务流程，应用于医院感染控制与管理；能在不同场合、针对不同人群设计合适的健康教育方式；掌握标准预防和基于传播途径的隔离预防体系，并在医疗实践、医院感染控制与管理中准确合理应用；个人防护用品的正确应用。

医院感染的预防与控制遵循以下"三不"原则：不感染、不传播、不流行。对于任何与医院相关的人群，首先应能不感染上医院相关微生物；如果出现医院感染病人，应尽可能隔断其继续传播给其他人群；如果出现医院感染的传播，应尽可能控制其引起暴发流行的苗头。

本章重点围绕医院感染的三级预防进行介绍。

第一节 医院感染预防和控制原则及其策略制定

一、零级预防

对医院感染进行有效预防与控制的首要方式是立法与制度建设,即制定法律法规、行业标准、操作规范等标准化文件,作为医院感染的零级预防策略。

当前我国与医院感染相关的法律包括《传染病防治法》《职业病防治法》,以及《医疗机构管理条例》《突发公共卫生事件应急条例》《医疗废物管理条例》《病原微生物实验室生物安全管理条例》等行政法规。

2006 年颁布的部门规章《医院感染管理办法》(中华人民共和国卫生部令第 48 号)、2009 年起施行的卫生行业标准《医院感染监测规范》(WS/T312—2009)及 2015 年实施的《医院感染管理质量控制指标(国家卫计委 2015 年版)》是当前直接指导我国医院感染管理的规范性文件。省、市等各级卫生行政部门据此制定相应的文件,进一步在行政区域内落实对医院感染的行业管理与监测工作。

在医疗机构中,主要由医院感染委员会、医院感染管理部门负责制定院内的各项制度和标准作业程序(standard operation procedure,SOP),相关临床科室在操作实践中,形成符合本科室特点和管理重点的规章制度。

二、三级预防概述

为了防止疾病的发生、发展和阻止严重后果的出现,现代疾病防治对疾病发病前期、发病期及发病后期提出了三级预防策略,三级预防策略不但对疾病具有良好的预防效果,而且对医疗控费也有十分积极的效应,因此被广泛用于高血压、糖尿病、肿瘤及艾滋病的防治中。对感染进行监测、确定危险因素、制定控制方案等是医院感染控制的主要任务,感染控制评价标准应该以落实预防措施为重点来进行制定,并注重可持续性和实效性,而在医院感染控制管理活动中,感染管理如何以更有效、更经济的运行体系为标准,消除医院感染环境及临床相关危险因素,降低医院感染危害,更好地开展与医院发展相适应的工作是值得医院管理者和医院感染专职人员重视和探讨的问题。为此,将三级预防策略应用到医院感染控制中,增强了医院人群对医院感染的关注及参与热情,加大了感染管理的重点投入,可显著提高医院感染预防的综合水平。

在三级医院感染预防控制策略中,一级预防是立足于医院整体的预防,主要通过环境的改善、知识培训和健康教育等措施来使医院人群的感染控制意识得到增强;二级预防是对重点部位和重点人群的预防,其目的是对重点人群、重点部位的感染源进行监测和控制,采取积极干预措施,以尽早地发现、诊断和治疗,避免医院感染的加重;三级预防是对已经确诊医院感染病人进行的治疗,其目的在于对感染的发展进行控制,降低病人的病死率,避免医院感染的暴发流行。

可见,在医院感染控制中,应用三级预防策略能够将预防为主的思想充分体现出来,并在三级预防中将三级管理组织的作用充分发挥,实现全员参与、全程监控、综合预防,使医院感染的管理水平得到显著提高。

三、医院感染预防控制中的三级预防

（一）医院感染控制的一级预防

一级预防是医院全人群根本性的预防。采用健康教育、知识培训、改善环境,以及对各项制度及操作规程强制性督导等干预措施,提高医院人群对医院感染控制意识,使其积极支持和参与预防工作。一级预防的宗旨是防止和减少医院感染的发生。一级预防主要从以下4个方面进行。

1. 严格执行规范,不断改善设施　医院基础环境设施及相关的医疗物品的应用和管理,体现了医院感染最基本的管理水平和现代化水平,也为医院感染的预防和控制提供了可靠的保障。例如,在2000年,卫生部即颁布了《医院感染管理与技术规范》,规范严格地将标准执行用词分为"必须""应该或不得""可以"3个层次,如对ICU病房治疗室及其他疗养所空气净化及其他消毒灭菌设备均做了"必须"的强制要求。

2. 强化知识培训,提高认知能力　针对全院管理人员、医护人员、后勤保障人员进行分层次的医院感染知识培训和考核。其内容包括医院感染相关的规范和制度、医院感染诊断标准、消毒灭菌原则、部位性预防感染原则、抗生素合理应用、医院感染普通预防原则等。通过岗前培训、外出学习培训、举办研讨会、专家讲座、专题课程等形式组织学习医院感染相关新理念、新技术、新方法,提高医院感染控制相关人员的法规观念及预防意识,增强了实践行为的自觉性和能力。

3. 突出健康教育,增强普遍防范意识　为提高医院人群的健康意识和自我保健意识,各科室感染管理小组开展医院感染的健康教育,普及医院感染的防护知识。健康教育的对象是住院病人、门诊病人、探视者、陪护人员等。可采用宣传栏、个别指导、床边示范等形式实施教育。教育内容包括病人隔离、探视要求、洗手原则、饮食卫生、防止受凉、手术后如何拍背咳痰等。帮助病人和家属提高防患意识,建立良好的依从行为,配合医护人员做好医院感染预防工作。

4. 坚持综合监测,提出决策依据　定期对医院感染控制工作进行评价,制定的评价标准应突出预防措施的落实以及防治成效。医院长期坚持对医院感染病例、消毒灭菌效果和环境卫生进行连续监测,根据所获取的数据,分析查找医院感染控制中存在的问题,为医院感染管理提出咨询意见和改进项目建议,确保医院感染各项指标达到卫生部标准。

（二）医院感染控制的二级预防

二级预防的重点防治人群是医院感染相关危险因素中暴露的高危人群,目的是做好重点部位和重点人群感染源的控制和监测。积极采取干预措施,做到早发现、早诊断、早治疗,避免加重医院感染和发生严重的并发症。落实医院感染控制的二级预防措施主要有如下4个方面。

1. 实时信息查询,督导措施实施　医院感染回顾性调查为医院感染相关危险因素的分析提供了大量的资料,但因其时效性不强削弱了医院感染干预措施执行的作用,因此往往需要专门的信息系统或管理软件为医院感染管理提供实时、直观的信息。感染控制专职人员每天查询接受介入操作和抗生素治疗病人的信息及病原学资料,有针对性地到临床科室查看病人,进行前瞻性医院感染调查,实时动态地督导感染控制,检查并协助科室制定预防方案,提出抗生素使用建议,避免抗生素滥用带来严重菌群失调,对消除医院感染隐患及危险因素发挥了积极作用。

2. 增强医院感染意识,提高预防和诊治水平　医院感染虽是入院后获得的感染,但作为感染性疾病,人体各器官和各系统感染具有一般社区感染的体征及实验室证据。医护人员应掌握医院感染诊断标准和相关危险因素防治准则,及时诊断和治疗相关部位医院感染。专职的医院感染控制人员应具有从本院回顾性医院感染调查发现中发现医院在不同季节、不同病房(病区)、不同部位感染的分布动态和可能的病原类型,同时对医务人员的医院感染诊断水平有较高要求。

3. 医院感染相关因素的确定及预防　众多的文献证实医院感染相关因素有 ICU 病人、老年病人、手术病人、接受侵入性操作病人、免疫力低下者、昏迷病人等。这类病人机体本身的许多因素是无法干预的,其预防的重点应该是消除医院感染相关危险因素,提高病人自身免疫力,严格无菌操作,防止交叉感染。细心观察病情和分析实验报告,积极查找感染源和采集标本,进行细菌培养鉴定,合理选用抗生素等,做到早发现、早诊断、早治疗。

4. 合理应用抗生素,防止细菌产生耐药　抗生素的使用是产生细菌耐药的重要因素。抗生素不适当的应用不但不能达到预防感染和治疗感染的目的,反而可能导致细菌耐药的出现。改善抗生素合理应用的关键是重视病原菌的检查,反复多次正确获取病原菌,在药敏试验指导下应用抗生素。通过制定多项管理措施和定期检查评价,有效地降低抗生素使用频率和使用天数。

(三) 医院感染控制的三级预防

三级预防是对明确诊断为医院感染的病人所采取的综合治疗方案,以控制感染发展、降低病死率、评估医院感染危险态势、防止医院感染的流行和暴发流行。感染控制专职人员应在三级预防工作中发挥出管理和专业技术服务综合水平。三级预防的具体措施如下。

1. 参与临床会诊,追踪协助诊治　感染控制专职人员应深入临床一线,用掌握的医院感染知识,积极参与临床危重或难治性感染病人的治疗及护理的全过程。针对病人的病情,协助临床进行床边采样查找病原菌,提出支持疗法和抗生素应用建议。检查指导各项消毒隔离及无菌操作过程,防止病情恶化,降低因感染直接造成的死亡率。

2. 切断传播媒介,防止交叉感染　对于重症感染病人的治疗,不仅注重个体的治疗与康复,还应重视病房中可能存在的交叉感染传播媒介。对于特殊感染病原体如多重耐药铜绿假单胞菌、MRSA、ESBLs 阳性的革兰阴性杆菌等都应采取相应隔离措施。应对护理单元出现＞2 例相同病原菌感染予以警觉,防止医院感染流行和暴发流行。

3. 评估医院感染流行态势,启动医疗行政干预　医院感染流行和暴发流行将会增加病人的痛苦和经济负担,也会给医院声誉造成影响。因此,及时评估医院感染传播流行的危险态势,采取必要医疗行政干预,是十分必要的。医疗行政干预措施包括组织院内外专家会诊和治疗、组织专门治疗或抢救小组、干预科室收容、采取必要的隔离预防等,防止医院感染流行事态的发展。感染控制专职人员在医院感染管理中的主要任务是感染监测、危险因素确定、干预评价及控制方案的制定。感染控制干预评价标准的制定应突出预防措施的落实,并注意实效性和可持续性。

第二节　医院建筑布局

符合传染病防控和医院感染控制需要的医院建筑布局是预防医院感染发生、限制医院感染播散的重要物理屏障。在医院新建、改建和扩建时,医院建筑布局应合理设计,符合医院卫生学要求,并应具备隔离预防的功能,区域划分应明确、标识清楚。

一、医院建筑区域划分

在现代化的医院规划设计中,根据病人获得感染危险性的程度,将医院建筑区域划分为4个部分。

1. **低危险区域**　行政管理区、教学区、图书馆、生活服务区等,宜采用独立式行政办公楼或行政办公区域的设计。

2. **中等危险区域**　普通门诊、普通病房等,如门诊部大楼、住院部大楼以及医技楼。

3. **高危险区域**　感染疾病科的病房、门诊(包括发热门诊、肠道门诊)等。

4. **极高危险区域**　手术室、重症监护病房、器官移植病房等,采用医用净化技术建造。

各个功能区域建筑布局要合理,应根据医院隔离预防要求:①根据建筑分区的要求,同一等级分区的科室宜相对集中,高危险区的科室宜相对独立,宜与普通病区和生活区分开。②建筑布局应考虑服务流程,做到保证清洁、污染分开,人流、物流分开,防止因人员流程、物品流程交叉导致污染。③应注意新建与改建医院或病区的通风系统按照功能分区要求安装,通风系统应区域化,防止区域间空气交叉污染。④应配备合适的手卫生设施。

二、洁净手术部建筑布局

洁净手术部是由洁净手术室、洁净辅助用房和非洁净辅助用房等一部分或全部组成的独立的功能区域,其中洁净手术室要求采用空气净化技术,把手术环境空气中的微生物粒子及微粒总量降到允许水平。

洁净手术部建筑布局应参照《医院洁净手术部建筑技术规范》(GB50333)要求,注重空气净化技术规范,降低感染风险。

(1) 洁净手术部的位置应远离医院内或周边的污染源,并宜在污染源上风向。

(2) 洁净手术部应自成一区或独占一层,有利于防止其他部门人流、物流的干扰。

(3) 洁净手术部区分洁净区和非洁净区,两者之间必须设置缓冲室或传递窗以供人流、物流使用,防止两区气流因人、物的流动而交换对流,能有效防止污染气流侵入洁净区。

(4) 在洁净手术部中不同洁净度的手术室,应使高级别的手术室处于干扰最小的区域,一般处于洁净手术部尽端,有利手术部的气流组织,避免交叉感染,使净化系统经济合理。

(5) 人、物用电梯不宜设在洁净区,否则运行过程中将使非洁净的气流被电梯带动并通过电梯井道无人洁净区,不运行时则井道的烟囱效应也会把污染带到洁净区。

(6) 刷手间不应设门,宜分散布置,最多一间刷手间带4间手术室,以便手消毒后能从最短距离进入手术室,防止远距离二次污染手的外表。

(7) 不应设空气吹淋室,因为病人不宜经受高速气流吹淋,医务人员外科手消毒后更不便吹淋,同时也影响手术车的推行。

(8) 负压手术室是为医院中疑有空气传播感染或未知原因感染的手术而设置的,应设独立出入口防止因人流、物流而将污染空气传播到其他区域。

(9) 洁净手术部净化空调系统应综合考虑手术部布局及净化要求,优化选择。

三、手卫生设施

医疗机构在诊疗区域应按《医务人员手卫生规范》(WS/T313)配置合适的手卫生设施。

(一)洗手与卫生手消毒设施

(1) 设置流动水洗手设施,手术室、产房、导管室、层流洁净病房、骨髓移植病房、器官移植病房、重症监护病房、新生儿室、母婴室、血液透析病房、烧伤病房、感染疾病科、口腔科、消毒供应中心等重点部门应配备非手触式水龙头,如有条件,在诊疗区域均宜配备非手触式水龙头。

(2) 应配备清洁剂,肥皂应保持清洁与干燥,盛放皂液的容器宜为一次性使用,重复使用的容器应每周清洁与消毒,皂液有浑浊或变色时及时更换,并清洁、消毒容器。

(3) 应配备干手物品或者设施,避免二次污染。

(4) 应配备合格的速干手消毒剂。

(5) 手卫生设施的设置应方便医务人员使用。

(二)外科手消毒设施

(1) 应配置洗手池,洗手池设置在手术间附近,水池大小、高矮适宜,能防止洗手水溅出,池面应光滑无死角易于清洁,洗手池应每日清洁与消毒。

(2) 洗手池及水龙头的数量应根据手术间的数量设置,水龙头数量应不少于手术间的数量,水龙头开关应为非手触式。

(3) 应配备清洁剂,要求同前。

(4) 应配备清洁指甲用品;可配备手卫生的揉搓用品;如配备手刷,刷手应柔软,并定期检查,及时剔除不合格手刷。

(5) 手消毒剂应取得卫生部卫生许可批件,有效期内使用;消毒剂宜采用一次性包装,重复使用的消毒剂容器应每周清洁与消毒。

(6) 手消毒剂的出液器应采用非手触式。

(7) 应配备干手物品,干手巾应每人一用,用后清洁、灭菌;盛装无菌巾的容器应每次清洗、灭菌。

(8) 应配备计时装置、洗手流程及说明图。

四、呼吸道传染病病区的建筑布局与隔离要求

适用于经呼吸道传播疾病的病人的隔离。

(一)建筑布局

应设在医院相对独立的区域,分为清洁区、潜在污染区和污染区,设立两通道和三区之间的缓冲间。缓冲间两侧的门不应同时开启,以减少区域之间空气流通。经空气传播疾病的隔离病区,应设置负压病室。

(二)隔离要求

(1) 应严格服务流程和清洁区、潜在污染区和污染区的管理。各区之间界线清楚,标识明显。

(2) 病室内应有良好的通风设施。

(3) 各区应安装适量的非手触式开关的流动水洗手池。

(4) 不同种类传染病患者应分室安置;疑似病人应单独安置;受条件限制的医院,同种疾病病人可安置于一室,两病床之间距离不少于 1.1 m。

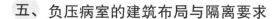

五、 负压病室的建筑布局与隔离要求

适用于经空气传播疾病病人的隔离。

(一) 建筑布局

应设病室及缓冲间,通过缓冲间与病区走廊相连。病室采用负压通风,上送风、下排风,病室内送风口应远离排风口,排风口应置于病床床头附近,排风口下缘靠近地面但应高于地面10 cm。门窗应保持关闭。病室送风和排风管道上宜设置压力开关型的定风量阀,使病室的送风量、排风量不受风管压力波动的影响。

负压病室内应设置独立卫生间,有流动水洗手和卫浴设施。配备室内对讲设备。

(二) 隔离要求

(1) 风应经过初、中效过滤,排风应经过高效过滤处理,每小时换气 6 次以上。

(2) 应设置压差传感器,用来检测负压值,或用来自动调节不设定风量阀的通风系统的送、排风量,病室的气压宜为 −30 Pa,缓冲间的气压宜为 −15 Pa。

(3) 应保障通风系统正常运转,做好设备日常保养。

(4) 一间负压病室宜安排一个病人,无条件时可安排同种呼吸道感染疾病病人,并限制病人到本病室外活动。

(5) 病人出院所带物品应消毒处理。

六、 感染性疾病病区的建筑布局与隔离要求

适用于主要经接触传播疾病病人的隔离。

(一) 建筑布局

应设置在独立的楼宇中,无条件时采用单独分区,设置在医院相对独立的区域,要远离儿科病房、重症监护病房和生活区。单独设置通向室外的入、出口和入、出院处理室。中小型医院可在建筑物的一端设立感染性疾病病区。

(二) 隔离要求

(1) 应分区明确,标识清楚。

(2) 不同种类的感染性疾病病人应分室安置,每间病室不应超过 4 人,病床间距应不少于1.1 m。

(3) 病房应通风良好,自然通风或安装通风设施,以保证病房内空气清新。

(4) 应配备适量非手触式开关的流动水洗手设施。

七、 普通病区的建筑布局与隔离要求

(一) 建筑布局

在病区的末端,应设一间或多间隔离病室,用于特殊感染病人的临时隔离。

(二) 隔离要求

(1) 感染性疾病病人与非感染性疾病病人宜分室安置。

(2) 受条件限制的医院,同种感染性疾病、同种病原体感染病人可安置于一室,病床间距宜大于 0.8 m。

(3) 病情较重的病人宜单人间安置。

(4) 病室床位数单排不应超过 3 床,双排不应超过 6 床。

八、门诊的建筑布局与隔离要求

(一) 建筑布局

普通门诊应单独设立出入口,设置问讯、预检分诊、挂号、候诊、诊断、检查、治疗、交费、取药等区域,流程清楚,路径便捷。

儿科门诊应自成一区,出入方便,并设预检分诊、隔离诊查室等。

感染疾病科门诊应符合国家有关规定。

(二) 隔离要求

(1) 普通门诊、儿科门诊、感染疾病科门诊宜分开挂号、候诊。

(2) 诊室应通风良好,应配备适量的流动水洗手设施和(或)配备速干手消毒剂。

(3) 建立预检分诊制度,发现传染病病人或疑似传染病病人,应到专用隔离诊室或引导至感染疾病科门诊诊治,可能污染的区域应及时消毒。

九、急诊科(室)的建筑布局与隔离要求

(一) 建筑布局

应设单独出入口、预检分诊、诊查室、隔离诊查室、抢救室、治疗室、观察室等。

有条件的医院宜设挂号、收费、取药、化验、X线检查、手术室等。

急诊观察室床间距应不小于1.2 m。

(二) 隔离要求

(1) 应严格预检分诊制度,及时发现传染病病人及疑似病人,及时采取隔离措施。

(2) 各诊室内应配备非手触式开关的流动水洗手设施和(或)配备速干手消毒剂。

(3) 急诊观察室应按病房要求进行管理。

第三节　医院感染监测

医院感染散发或暴发流行必须通过医院感染监测才能发现,通过监测资料的收集和分析可以了解医院感染发生的基本情况和其中规律,从而采取有效措施预防医院感染的发生。

一、医院感染监测的概念和目的

(一) 概念

医院感染监测(nosocomial infection surveillance)是长期、系统、连续地收集、分析医院感染在一定人群中的发生、分布及其影响因素,并将监测结果报送和反馈给有关部门和科室,为医院感染的预防、控制和管理提供科学依据。

医院感染监测是医院感染控制和管理系统中重要的环节和组成部分,医院应建立有效的医院感染监测和通报制度。

(二) 目的

了解医院感染发生的基本情况,分析医院感染的危险因素,提高工作人员识别医院感染发生和暴发的能力,向医院管理部门反馈情况,针对医院感染采取相应的预防控制和管理措施,

并对这些措施进行效果评价,最终达到控制和减少医院感染发生的目的。

二、医院感染监测类型

医院感染监测分为全面综合性监测(hospital-wide surveillance)和目标性监测(target surveillance)两种类型。

全面综合性监测是指连续不断地对所有临床科室的全部住院病人和医务人员进行医院感染及相关危险因素的监测。新建医院或未开展过医院感染监测的医院应先开展全面综合性监测,至少开展 2 年,建立医院感染发病率基线和培养医务人员积极参加医院感染监测的意识。

目标性监测是针对高危人群、高发感染部位等开展的医院感染及其危险因素的监测,如重症监护病房医院感染监测、新生儿病房医院感染监测、手术部位医院感染监测、抗菌药物临床应用以及细菌耐药性监测等。

目标性监测根据监测对象和方法不同,有轮转监测、从优监测等类型。轮转监测又称周期性监测,是将医院各科室进行统筹规划,有计划、周期性地选定科室进行监测。从优监测是按照医院感染主要存在和需要解决的问题,优先选择监测目标。

三、医院感染监测的内容和方法

医院感染需监测的方面很多,主要包括医院感染发病情况监测、医院环境卫生学监测和消毒灭菌效果监测等几个方面。

(一)医院感染发病情况监测

医院感染发病情况监测主要监测医院感染发生的强度、感染病原体及抗菌药物应用等方面,可采用综合性监测,全面监测整个医院的医院感染发生情况;在了解全院医院感染的基本情况后,再针对医院感染管理的重点进行目标性监测,如重症监护病房医院感染监测、新生儿病房医院感染监测、手术部位医院感染监测、抗菌药物临床应用监测以及病原体的种类监测、细菌耐药性监测等。

通常采取前瞻性监测方法进行综合性监测。通过制定计划、医院感染资料收集、整理分析后得到监测结果。医院感染发生以发病率和现患率等指标来表示,具体计算公式为:

$$医院感染(例次)发病率 = \frac{同期新发医院感染病例(例次)数}{观察期间危险人群人数} \times 100\%$$

$$日医院感染(例次)发病率 = \frac{观察期间新发医院感染病例(例次)数}{同期住院病人住院日总数} \times 100\%$$

$$医院感染现患率 = \frac{同期存在的新旧医院感染(例次)人数}{观察期间实际调查的住院病人人数} \times 100\%$$

在目标性监测中,不同监测目标都有其监测内容和方法、资料分析指标等,如新生儿日感染发病率、手术部位感染发病率、住院病人抗菌药物使用率、细菌对抗菌药物耐药率以及医院感染不同病原体的种类和构成等,这些监测结果提供了医院感染发生的全面信息。

我国对医院感染发病的监测,监测指标要求达到标准,如开展医院感染漏报调查,要求漏报率低于医院感染病例总数的 10%;住院病人抗菌药物使用率低于 50%;100 张病床以下、100~500 张病床、500 张病床以上的医院感染发病率应分别低于 7%、8%、10%,一类手术切口部位感染率分别低于 1%、0.5%、0.5%。

（二）医院环境卫生学监测

医院有很多工作性质不同的部门，对环境的要求标准也不同。《医院消毒卫生标准》GB15982－1995、《医院空气净化管理规范》WS/T368－2012 规定了医院不同部门和区域环境监测监测的标准（表 12－1）。医院环境卫生学监测主要监测医院内空气、物体表面以及医护人员的手的微生物污染情况。

表 12－1　医院不同部门环境卫生标准

环境类别	范围	空气 （cfu/m³）	物体表面 （cfu/m²）	医护人员手 （cfu/m²）
Ⅰ类	层流洁净手术室、层流洁净病房	≤10	≤5	≤5
Ⅱ类	普通手术室、产房、新生儿病房、普通保护性隔离室、供应室无菌区、烧伤病房、重症监护病房	≤200	≤5	≤5
Ⅲ类	儿科病房、妇产科检查室、注射室、换药室、供应室清洁区、急诊室、化验室、普通病房	≤500	≤10	≤10
Ⅳ类	传染病科及病房	—	≤15	≤15

1. 空气卫生学监测

（1）采样时间：在消毒处理后、操作前进行采样。采样前，关好门、窗，在无人走动的情况下，静止 10 分钟进行采样。

（2）采样方法：平皿暴露法。

布点方法：室内面积≤30 m²，设内、中、外对角线 3 点，内、外点布点部位距墙壁 1M 处；室内面积＞30 m²，设 4 角及中央 5 点，4 角的布点部位距墙壁 1 m 处。

采样：将普通营养琼脂平皿（直径为 9 cm）放在室内各采样点处，采样高度为距地面 1.5 m 采样时将平皿盖打开，扣放于平皿旁，暴露 5 分钟，盖好立即送检。

（3）结果判定

Ⅰ类区域：细菌总数≤10 cfu/m³（或 0.2 cfu/平皿），未检出金黄色葡萄球菌、溶血性链球菌为消毒合格。

Ⅱ类区域：细菌总数≤200 cfu/m³（或 4 cfu/平皿），未检出金黄色葡萄球菌、溶血性链球菌为消毒合格。

Ⅲ类区域：细菌总数≤500 cfu/m³（或 10 cfu/平皿），未检出金黄色葡萄球菌、溶血性链球菌为消毒合格。

2. 物体表面卫生学监测

（1）采样时间：在消毒处理后进行采样。

（2）采样方法：用 5 cm×5 cm 的标准灭菌规格板，放在被检物体表面，采样面积≥100 cm²，连续采样 4 个，用浸有含相应中和剂的无菌洗脱液的棉拭子 1 支，在规格板内横竖往返均匀涂擦各 5 次，并随之转棉拭子，剪去手接触部位后，将棉拭子投入 10 ml 含相应中和剂的无菌洗脱液试管内，立即送检。不足 100 cm² 面积全部采样，门把手等不规则物体表面用棉拭子直接涂擦采样。

（3）结果判定

Ⅰ、Ⅱ类区域：细菌总数≤5 cfu/cm²，并未检出致病菌为消毒合格。

Ⅲ类区域细菌:总数≤10 cfu/cm²,并未检出致病菌为消毒合格。

Ⅳ类区域细菌:总数≤15 cfu/cm²,并未检出致病菌为消毒合格。

母婴同室、早产儿室、婴儿室、新生儿室及儿科病房的物体表面不得检出沙门菌。

3. 医护人员手卫生学监测

(1)采样时间:在消毒后立即采样。

(2)采样方法

1)手的采样:被检人五指并拢,用浸有含相应中和剂的无菌洗脱液的棉拭子在双手指屈面从指根到指端往返涂擦2次(一只手涂擦面积约30 cm²),并随之转动采样棉拭子,剪去操作者手接触部位,将棉拭子投入10 ml含相应中和剂的无菌洗脱液试管内,立即送检。

2)皮肤黏膜采样:用5 cm×5 cm的标准灭菌规格板,放在被检皮肤处,用浸有含相应中和剂的无菌洗脱液的棉拭子1支,在规格板内横竖往返均匀涂擦各5次,并随之转动棉拭子,剪去手接触部位后,将棉拭子投入10 ml含相应中和剂的无菌洗脱液的试管内,立即送检。皮肤黏膜采样处,若表面不足5 cm×5 cm可用相应面积的规格板采样,不规则的黏膜皮肤处可用棉拭子直接涂擦采样。

(3)结果判定

1)Ⅰ、Ⅱ类区域工作人员:细菌总数≤5 cfu/cm²,并未检出金黄色葡萄球菌、大肠埃希菌、铜绿假单孢菌为消毒合格。

2)Ⅲ类区域工作人员:细菌总数≤10 cfu/cm²,并未检出金黄色葡萄球菌、大肠埃希菌为消毒合格。

3)Ⅳ类区域工作人员:细菌总数≤15 cfu/cm²,并未检出金黄色葡萄球菌、大肠埃希菌为消毒合格。

4)母婴同室、婴儿室、新生儿室及儿科病房的工作人员手上,不得检出沙门菌、大肠埃希菌、溶血性链球菌、金黄色葡萄球菌为消毒合格。

(三)医院消毒灭菌效果监测

医院消毒灭菌效果监测主要用于监测各种物理消毒灭菌法和化学消毒剂是否符合规范要求、且达到有效杀菌效果,是保证消毒灭菌安全和质量的重要措施。

1. 干热灭菌效果监测

(1)化学检测法

1)检测方法:将既能指示温度又能指示温度持续时间的化学指示剂3～5个分别放入待灭菌的物品中,并置于灭菌器最难达到灭菌的部位。经一个灭菌周期后,取出化学指示剂,据其颜色及性状的改变判断是否达到灭菌条件。

2)结果判定:检测时,所放置的指示管的颜色及性状均变至规定的条件,则判为达到灭菌条件;若其中之一未达到规定的条件,则判为未达到灭菌条件。

3)注意事项:检测所用的化学指示剂需经卫生部认可,并在有效期内使用。

(2)物理检测法(热电偶检测法):

1)检测方法:检测时,将多点温度检测仪的多个探头分别放于灭菌器各层内、中、外各点。关好柜门,将导线引出,由记录仪中观察温度上升与持续时间。

2)结果判定:若所示温度(曲线)达到预置温度,则灭菌温度合格。

(3)生物检测法

1)指示菌株:枯草杆菌黑色变种芽孢(ATCC 9372),菌片含菌量为 $5.0 \times 10^5 \sim 5.0 \times$

10^6 cfu/片。其抗力应符合以下条件:在温度 160℃±2℃时,其 D 值为 1.3～1.9 分钟,存活时间≥3.9 分钟,死亡时间≤19 分钟。

2) 检测方法:将枯草杆菌芽孢菌片分别装入灭菌中试管内(1 片/管)。灭菌器与每层门把手对角线内,外角处放置 2 个含菌片的试管,试管帽置于试管旁,关好柜门,经一个灭菌周期后,待温度降至 80℃时,加盖试管帽后取出试管。在无菌条件下,加入普通营养肉汤培养基(5 ml/管),以 36℃±1℃培养 48 小时,观察初步结果,无菌生长管继续培养至第 7 日。

3) 结果判定:若每个指示菌片接种的肉汤管均澄清,判为灭菌合格,若指示菌片之一接种的肉汤管混浊,判为不合格,对难以判定的肉汤管,取 0.1 ml 接种于营养琼脂平板,用灭菌 L棒涂匀,放 36℃±1℃培养 48 小时,观察菌落形态,并做涂片染色镜检,判断是否有指示菌生长,若有指示菌生长,判为灭菌不合格;若无指示菌生长,判为灭菌合格。

2. 压力蒸汽灭菌效果监测

(1) 化学监测法

1) 化学指示卡(管)监测方法:将既能指示蒸汽温度,又能指示温度持续时间的化学指示管(卡)放入大包和难以消毒部位的物品包中央,经一个灭菌周期后,取出指示管(卡),根据其颜色及性状的改变判断是否达到灭菌条件。

2) 化学指示胶带监测法:将化学指示胶带粘贴于每一待灭菌物品包外,经一个灭菌周期后,观察其颜色的改变,以指示是否经过灭菌处理。

3) 对预真空和脉动真空压力蒸汽灭菌,每日进行一次 B-D 试验。

4) 结果判定:检测时,所放置的指示管(卡)、胶带的性状或颜色均变至规定的条件,判为灭菌合格;若其中之一未达到规定的条件,则灭菌过程不合格。

(2) 生物监测法

1) 指示菌株:指示菌株为耐热的嗜热脂肪杆菌芽孢(ATCC 7953 或 SSIK 31 株),菌片含菌量为 $5.0×10^5$～$5.0×10^6$ cfu/片,在 121℃±0.5℃条件下,D 值为 1.3～1.9 分钟,杀灭时间(KT 值)≤19 分钟,存活时间(ST 值)为≥3.9 分钟。

2) 培养基:试验用培养基为溴甲酚紫葡萄糖蛋白胨水培养基。

3) 检测方法:将两个嗜热脂肪杆菌芽孢菌片分别装入灭菌小纸袋内,置于标准试验包中心部位。

灭菌柜室内,排气口上方放置一个标准试验包(由 3 件平纹长袖手术衣,4 块小手术巾,2块中手术巾,1 块大毛巾,30 块 10 cm×10 cm 8 层纱布敷料包裹成 25 cm×30 cm×30 cm 大小)。手提压力蒸汽灭菌器用通气贮物盒(22 cm×13 cm×6 cm)代替标准试验包,盒内盛满中试管,指示菌片放于中心部位的两只灭菌试管内(试管口用灭菌牛皮纸包封),将贮物盒平放于手提压力蒸汽灭菌器底部。

经一个灭菌周期后,在无菌条件下,取出标准试验包或通气贮物盒中的指示菌片,投入溴甲酚紫葡萄糖蛋白胨水培养基中,经 56℃±1℃培养 7 天(自含式生物指示物按说明书执行),观察培养基颜色变化。检测时设阴性对照和阳性对照。

4) 结果判定:每个指示菌片接种的溴甲酚紫蛋白胨水培养基都不变色,判定为灭菌合格;指示菌片之一接种的溴甲酚紫蛋白胨水培养基,由紫色变为黄色时,则灭菌过程不合格。

3. 紫外线消毒效果监测　紫外线灯管在使用一定时间后,其紫外线强度会下降,应定期测定紫外线灯管辐照度值。

(1) 紫外线灯管辐照度值检测方法

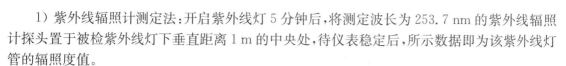

1）紫外线辐照计测定法：开启紫外线灯 5 分钟后，将测定波长为 253.7 nm 的紫外线辐照计探头置于被检紫外线灯下垂直距离 1 m 的中央处，待仪表稳定后，所示数据即为该紫外线灯管的辐照度值。

2）紫外线强度照射指示卡监测法：开启紫外线灯 5 分钟后，将指示卡置紫外灯下垂直距离 1 m 处，有图案一面朝上，照射 1 分钟（紫外线照射后，图案正中光敏色块由乳白色变成不同程度的淡紫色），观察指示卡色块的颜色，将其与标准色块比较，读出照射强度。

（2）结果判定：普通 30 W 直管型紫外线灯，新灯辐照强度≥90 $\mu W/cm^2$ 为合格；使用中紫外线灯辐照强度≥70 $\mu W/cm^2$ 为合格；30 W 高强度紫外线新灯的辐照强度≥180 $\mu W/cm^2$ 为合格。

（3）注意事项：测定时电压 220 V±5 V，温度 20～25℃，相对湿度＜60％，紫外线辐照计必须在计量部门检定的有效期内使用；指示卡应获得卫生许可批件，并在有效期内使用。

生物监测法可参见空气消毒效果监测和物体表面消毒效果监测方法，观察紫外线消毒效果。

4．环氧乙烷灭菌效果监测　每次灭菌均应进行程序监测。每个灭菌物品的外包装应粘贴包外化学指示胶带，作为灭菌过程的标志；包内放置化学指示卡，作为灭菌效果的参考。移植物应等生物监测结果为阴性时方可使用。具体做法：环氧乙烷测试包分挑战性测试包和常规测试包，前者主要用于对灭菌器的考核，后者作为平时的常规生物监测之用。挑战性测试包是将一生物指示剂放于一个 20 ml 注射器内，去掉针头和针头套，生物指示剂带孔的塑料帽应朝注射器针头处，再将注射器芯放在原位（注意不要碰及生物指示物）；另选一成人型气管插管或一个塑料注射器（内含化学指示卡），一个琥珀色乳胶管（25.4 cm 长，0.76 cm 内径，1.6 mm 管壁厚）和 4 条全棉清洁手术巾（46 cm×76 cm），每条巾单先折叠成 3 层，再对折，即每条巾单形成 6 层，然后将叠好的巾单从下至上重叠在一起，再将上述物品放于巾单中间层，最后选两条清洁布或无纺布包裹，用化学指示胶带封扎成一个测试包。常规测试包的制备方法类似，先将一生物指示剂放于一个注射器内（同前），再用一条全棉小毛巾两层包裹，一起放入一剥离式包装袋内。

（1）仪器监测法：按照 GB18279－2000 环氧乙烷灭菌确认和常规控制要求进行。

（2）化学监测法：每次消毒过程均用化学指示物监测，只有当消毒工艺符合要求，化学指示物变色符合规定标准色要求的情况下，产品才可放行。

（3）生物指示物监测法：生物指示物用枯草杆菌黑色变种芽孢（ATCC 9372），抗力要求为：菌量在 $5\times10^5\sim5\times10^6$ cfu/片，在环氧乙烷剂量为 600±30 mg/L，作用温度为 54℃±2℃，相对湿度为 60％±10％条件下，其杀灭 90％该微生物的 D 值为 2.6～5.8 分钟，存活时间应≥7.8 分钟，死亡时间应≤58 分钟。

在消毒效果用该微生物监测时，菌量为 $5\times10^3\sim5\times10^4$ cfu/片。放置菌片的数量应足够多。根据通常做常规微生物学监测的实践经验，采用以下数量的生物指示物较为适宜：①灭菌器柜室可用体积小于 5 m³ 时，至少放置 10 个菌片；②灭菌器柜室可用体积为 5 m³ 至 10 m³ 时，每增加 1 m³，增加 1 个菌片；③灭菌器柜室可用体积大于 10 m³ 时，每增加 2 m³，增加 1 个菌片。

生物指示物应放在那些在性能鉴定时发现是最难灭菌的部位，并均匀分布于整个灭菌物品中。生物指示物应在预处理之前放入被灭菌物品内或被灭菌物品的试件内。应尽量在灭菌周期完成后立即将生物指示物从被灭菌物品中取出并进行培养。应确定任何延迟复苏，特别是暴露于残留环氧乙烷气体中的影响。所以,取出的指示菌片接种于含有复方中和剂的0.5%的葡萄糖肉汤培养基管中,以未经处理的阳性菌片做相同接种,两者均置于36℃±1℃培养。每次灭菌都应进行灭菌过程监测。

结果判定:经培养,阳性对照在24小时内有菌生长;监测样品若连续培养观察5天,全部无菌生长,可报告生物指示物培养阴性,灭菌合格。

5. 消毒液监测　化学消毒剂在使用过程中进行监测。

(1)常用消毒液有效成分测定:测定不同消毒剂中有效消毒成分含量是否到达消毒灭菌要求,如有效氯、有效碘、戊二醛、过氧化氢浓度、过氧乙酸浓度、二氧化氯、二溴海因、乙醇、醋酸氯己定、臭氧、苯扎溴铵等,检测按标准方法进行。

(2)使用中消毒液染菌量测定:应在采样后1小时内检测。

1)涂抹法:用无菌吸管吸取消毒液1.0 ml,加入9.0 ml含有相应中和剂的采样管内混匀,用无菌吸管吸取上述溶液0.2 ml,滴于干燥普通琼脂平板,每份样品同时做2个平行样,一平板置20℃培养7天,观察霉菌生长情况,另一个平板置35℃温箱培养72小时记数菌落数,同时检测致病菌。

$$消毒液染菌量(cfu/ml) = 每个平板上的菌落数 \times 50$$

2)倾注法:用无菌吸管吸取消毒液1.0 ml,加入到9.0 ml含相应中和剂的无菌生理盐水采样管中混匀,分别取0.5 ml放入2只灭菌平皿内,加入已熔化的45～48℃的普通营养琼脂15 ml～18 ml,边倾注边摇动,待琼脂凝固,一平板置20℃培养7天,观察霉菌生长情况;另一个平板置36℃±1℃培养72小时,计数菌落数,同时检测致病菌。

$$消毒液染菌量(cfu/ml) = 每个平板上的菌落数 \times 20$$

结果判断:消毒液染菌量≤100 cfu/ml,并未检出致病菌为合格。

6. 灭菌物品无菌监测　灭菌处理后的医疗器械和用品,在存放有效期内采样,进行无菌检验。

无菌检验是指检查经灭菌的敷料、缝线、一次性使用的医疗用品、无菌器械以及适合于无菌检查的其他品种是否无菌的一种方法。

无菌检验应在洁净度为100级单向流空气区域内进行,应严格遵守无菌操作,避免微生物污染;对单向流空气区域及工作台面,必须进行洁净度验证。

(1)无菌检验前准备

1)洗脱液与培养基无菌性试验:无菌试验前3天,于需-厌养培养基与霉菌培养基内各接种1 ml洗脱液,分别置30～35℃与20～25℃培养72小时,应无菌生长。

2)阳性对照管菌液制备:①在试验前一天取金黄色葡萄球菌[CMCC(B)26003]的普通琼脂斜面新鲜培养物,接种1环至需-厌氧培养基内,在30～35℃培养16～18小时后,用0.9%无菌氯化钠溶液稀释至10～100 cfu/ml;②取生孢梭菌[CMCC(B)64941]的需氧菌、厌氧菌培养基新鲜培养物1接种环种于相同培养基内,于30～35℃培养18～24小时后,用0.9%无菌氯化钠溶液稀释至10～100 cfu/ml;③取白假丝酵母菌[CMCC(F)98001]真菌琼脂培养基斜面新鲜培养物1接种环种于相同培养基内,于20～25℃培养24小时后,用0.9%无菌氯化钠溶液稀释至10～100 cfu/ml。

(2)无菌操作:取缝合针、针头、刀片等小件医疗器械5件直接浸入6管需-厌氧培养管(其中一管作阳性对照)与4管霉菌培养管。培养基用量为15 ml/管。

1）取 5 副注射器,在 5 ml 洗脱液中反复抽吸 5 次,洗下管内细菌,混合后接种需-厌养菌培养管(共 6 管,其中 1 管作阳性对照)与霉菌培养管(共 4 管)。接种量:1 ml 注射器为 0.5 ml,2 ml 注射器为 1 ml,5 ml～10 ml 注射器为 2 ml,20 ml～50 ml 注射器为 5 ml,培养基用量:接种量为 2 ml 以下为 15 ml/管,接种量 5 ml 为 40 ml/管。

2）手术钳、镊子等大件医疗器械取 2 件用沾有无菌洗脱液的棉拭子反复涂抹采样,将棉拭子投入 5 ml 无菌洗脱液中,将采样液混匀,接种于需-厌氧培养管(共 6 管,其中 1 管作阳性对照)与霉菌培养基(共 4 管)。接种量为 1 ml/管,培养基用量为 15 ml/管。

（3）培养:在待检样品的需-厌氧培养管中,接种预先准备的金黄色葡萄球菌阳性对照管液 1:1 000 稀释 1 ml,将需-厌氧培养管以及阳性与阴性对照管均于 30～35℃培养 5 天,霉菌培养管与阴性对照管于 20～25℃培养 7 天,培养期间逐日检查是否有菌生长,如加入供试品后培养基出现混浊或沉淀,经培养后不能从外观上判断时,可取培养液转种入另一支相同的培养基中或斜面培养基上,培养 48～72 小时后,观察是否再现混浊或在斜面上有无菌落生长,并在转种的同时,取培养液少量,涂片染色,用显微镜观察是否有菌生长。

（4）结果判定:阳性对照在 24 小时内应有菌生长,阴性对照在培养期间应无菌生长,如需-厌氧菌及霉菌培养管内均为澄清或虽显混浊但经证明并非有菌生长,判为灭菌合格;如需-厌氧菌及霉菌培养管中任何 1 管显混浊并证实有菌生长,应重新取样,分别同法复试 2 次,除阳性对照外,其他各管均不得有菌生长,否则判为灭菌不合格。

（5）注意事项:送检时间不得超过 6 小时,若样品保存于 0～4℃,则不得超过 24 小时;被采样本表面积<100 cm² 取全部表面;被采样本表面积≥100 cm²,取 100 cm²;若消毒因子为化学消毒剂,采样液中应加入相应中和剂。

7. 内镜消毒灭菌效果监测

（1）采样时间:在消毒灭菌后、使用前进行采样。

（2）采样方法:采样部位为内镜的内腔面。用无菌注射器抽取 10 ml 含相应中和剂的缓冲液,从待检内镜活检口注入,用 15 ml 无菌试管从活检出口收集,及时送检,2 小时内检测。

（3）检测方法:细菌总数的检测:将送检液用旋涡器充分震荡,取 0.5 ml,加入 2 只直径 90 mm 无菌平皿,每个平皿分别加入已经熔化的 45～48℃营养琼脂 15～18 ml,边倾注边摇匀,待琼脂凝固,于 35℃培养 48 小时后计数。

结果计算:菌落数/镜(cfu/件)＝2 个平皿菌落数平均值×20。

致病菌检测:将送检液用旋涡器充分震荡,取 0.2 ml 分别接种 90 mm 血平皿、中国兰平皿和 SS 平皿,均匀涂布,35℃培养 48 小时,观察有无致病菌生长。

（4）结果判定

消毒后的内镜,细菌总数≤20 cfu/件,且不能检出致病菌为合格。

灭菌后内镜,未检出任何微生物为合格。

第四节　医院感染的隔离预防

隔离(isolation)是指将处于传染期的病人、可疑传染病病人以及病原携带者同其他病人分开,或将微生物感染者置于不能传播给他人的条件下。医院内隔离的目的是防止微生物在病人、医务人员以及媒介物中扩散,切断医院感染传播链。为达到隔离的目的而实行的一系列措施,统称为隔离预防技术,是医院感染控制的重要内容。

1970年,美国疾病预防控制中心首次制定了《医院隔离技术》,系统阐述了各种医院隔离方法,并于1975年和1978年对其两次修订。1983年,美国疾病预防控制中心对隔离技术进行了重大修订,编制了《医院隔离技术指南》,建立了A、B两个隔离系统:A系统,即以疾病类别为特点的隔离系统,包括了严格隔离、接触隔离、肠道隔离、抗酸杆菌隔离、呼吸道隔离、血液与体液隔离、伤口与引流隔离等7个类别;B系统,即疾病特异隔离系统,每个隔离措施的选用是根据特定疾病传播的流行病学特征。

1985年,针对HIV的流行,为了减少经血传播疾病感染与播散,美国疾病预防控制中心提出了普遍预防(universal precaution,UP),认为所有的血液和体液均有感染性,除强调预防锐器伤和使用传统的隔离措施如手套、隔离衣等外,还包括在进行复苏、使用通气设备时使用口罩和防护目镜等防止黏膜的暴露。

1987年,美国加利福尼亚圣地亚哥大学医学中心流行病学研究组和华盛顿州西雅图哈伯维医学中心流行病学部合作研究,提出了体内物质隔离系统(body substance isolation,BSI),认为病人所有身体物质,如血液、体液、分泌物、排泄物和其他体液均需隔离预防。

美国医院感染控制顾问委员会对不断发展的隔离技术进行了综合,提出了标准预防(standard precaution,SP)概念,遵循双向防护的原则,认为全部病人的血液、体液、分泌物、除汗液以外的排泄物均具有传染性,接触这些物质必须采取标准预防措施,并确定感染的传播途径有空气传播、飞沫传播和接触传播3种,提出了基于传播途径的隔离预防。2007年,美国医院感染控制顾问委员会更新的《隔离预防指南:预防病原体在医疗机构传播》再次确认了标准预防和基于传播途径的隔离预防体系,并增加了呼吸道卫生/咳嗽礼仪、安全注射、高危险及涉及椎管穿刺等操作时戴口罩、保护性环境管理作为标准预发的新要素。

我国于2009年12月1日实施《医院隔离技术规范》(原中华人民共和国卫生部,2009),其借鉴并采纳了美国疾病预防控制中心和美国医院感染控制顾问委员会的隔离体系,作为国家卫生行业标准规定了各级各类医院隔离预防技术标准,要求针对病人诊疗、护理的隔离预防应在标准预防的基础上,基于疾病传播途径的不同,采取相应的隔离措施。

(一)标准预防

1. **标准预防(standard precaution)**　标准预防是针对医院所有病人、医务人员和进入医院的其他人员采取的一组预防感染措施。标准预防基于病人的血液、体液、分泌物(不包括汗液)、非完整皮肤和黏膜均可能含有感染性因子的原则,隔离预防措施包括手卫生,以及穿戴合适的防护用品处理病人环境中污染的物品与医疗器械,以及安全注射等。

2. **标准预防基本要求**

(1) 防止血源性和非血源性疾病传播。

(2) 实现双向防护,既防止疾病从病人传给医务人员,又防止疾病从医务人员传给病人,同时保护了医务人员和病人。

(3) 根据疾病的主要传播途径采取相应的接触隔离、飞沫隔离和空气隔离措施,如一种疾病可能有多种传播途径时,要联合应用多种隔离方式。

(4) 有呼吸道症状的病人、医务人员和进入医院的其他人员均视为有传染性,应采取呼吸道卫生/咳嗽礼仪推荐的感染控制措施预防呼吸道传染病的传播。

(5) 实施安全注射预防经血传播疾病。

(6) 椎管穿刺等特殊注射需戴口罩预防口咽部菌群对穿刺部位污染引起的感染。

3. 隔离预防措施

（1）实施手卫生：接触病人的血液、体液、分泌物、排泄物或者受到上述物质污染的物品后应当洗手或手消毒；在摘掉手套之后和接触不同病人之间也应当洗手或手消毒。

（2）根据预期可能的暴露情况，使用个人防护用品：①手套：在接触病人的血液、体液、分泌物、排泄物或者受到上述物质污染的物品时应当戴手套；在接触病人黏膜或破损皮肤时应当戴手套。②防护服：在病人诊疗过程中，如果医务人员的衣服或暴露的皮肤可能接触到病人的血液、体液、分泌物、排泄物时，应当穿防护服。③口罩、护目镜和防护面罩：在病人诊疗过程中，如果可能发生血液、体液、分泌物、排泄物的喷洒或飞溅，应佩戴口罩、护目镜和防护面罩。

（3）物体表面、环境、衣物清洁与消毒：定期清洁与消毒医院环境；受污染的物体表面及时清洁与消毒；处理和运输被血液、体液、分泌物、排泄物污染的被服、衣物时，应密封运送，防止污染医院环境以及医务人员职业暴露。

（4）锐器管理：在进行侵袭性诊疗、护理操作过程中，推荐使用具有防刺性能安全注射装置；保证光线充足，操作视野清晰，防止被锐器刺伤或划伤；禁止弯折或徒手接触使用过的锐器；一次性的锐器禁止针帽等回套；需要重复使用的锐器，用单手回套的方式处理；使用过的锐器应放在锐器盒中。

（5）急救：急救需要进行心肺复苏操作时，应使用简易呼吸囊或通过其他通气装置代替口对口人工呼吸的方法。

4. 新增加的标准预防隔离技术

（1）呼吸道卫生/咳嗽礼仪：适用于就诊时有咳嗽、鼻塞、流涕或呼吸道分泌物增多等呼吸道症状，但尚未诊断患有可传播呼吸道疾病的病人及其陪护者。呼吸道卫生/咳嗽礼仪基本要素：①医务人员、病人、探视者等教育；②张贴标志，用通俗易懂的语言向病人及探视者等宣传需要隔离的体征并指导实施；③感染源控制，如咳嗽时用纸巾盖住口鼻并立即丢弃用过的纸巾，当病人能够耐受时，在适当的时候戴口罩；④接触呼吸道分泌物后实施手卫生；⑤空间隔离，如在可能的情况下，尽量与呼吸道感染者在候诊区内保持 1 m 以上的距离；⑥医务人员坚持或照顾有呼吸道感染症状和体征的病人时应戴外科口罩，严格执行手卫生；患呼吸道感染性疾病的医务人员应尽量避免与病人直接接触，特别是高危病人，如果条件不允许，至少应该戴口罩后再接触病人。

（2）安全注射：安全注射要求每次注射均使用无菌一次性使用的注射器及针头，防止注射器具和药品的污染；尽可能使用单剂量包装药品而非多剂量包装，尤其在需要将药物分给多个病人时。医疗机构应加强培训，教育全体医务人员了解并遵从感染控制建议和无菌技术，建立规范性制度并监督落实。

（3）特定椎管内穿刺的感染控制：主要强调在置入导管、经椎管穿刺等高危操作时应戴口罩，防止口咽部菌群对穿刺部位的污染，预防呼吸道菌群导致的脑膜炎。

（二）基于传播途径的隔离预防体系

1. 隔离原则

（1）在标准预防的基础上，医院应根据疾病的传播途径（接触传播、飞沫传播、空气传播和其他途径传播），结合本院的实际情况，制定相应的隔离与预防措施。

（2）一种疾病可能有多种传播途径时，应在标准预防的基础上，采取相应传播途径的隔离与预防。

（3）隔离病室应有隔离标志，并限制人员的出入。黄色为空气传播的隔离，粉色为飞沫传播的隔离,蓝色为接触传播的隔离。

(4) 传染病病人或可疑传染病病人应安置在单人隔离房间;受条件限制的医院,同种病原体感染的病人可安置于一室。

(5) 建筑布局符合第二节中相应的描述。

2. 接触传播的隔离与预防

(1) 接触传播(contact transmission):病原体通过手、媒介物直接或间接接触导致的传播。接触经接触传播疾病如肠道感染、多重耐药菌感染、皮肤感染等的病人,在标准预防的基础上,还应采用接触传播的隔离与预防。

(2) 病人的隔离:①应限制病人的活动范围。②应减少转运,如需要转运时,应采取有效措施,减少对其他病人、医务人员和环境表面的污染。

(3) 医务人员的防护:①接触隔离病人的血液、体液、分泌物、排泄物等物质时,应戴手套;离开隔离病室前,接触污染物品后应摘除手套,洗手和/或手消毒。手上有伤口时应戴双层手套。②进入隔离病室,从事可能污染工作服的操作时,应穿隔离衣;离开病室前,脱下隔离衣,按要求悬挂,每天更换清洗与消毒;或使用一次性隔离衣,用后按医疗废物管理要求进行处置。接触甲类传染病应按要求穿脱防护服,离开病室前,脱去防护服,防护服按医疗废物管理要求进行处置。

3. 飞沫传播的隔离与预防

(1) 飞沫传播(droplet transmission):带有病原微生物的飞沫核(>5 μm),在空气中短距离(lm 内)移动到易感人群的口、鼻黏膜或眼结膜等导致的传播。接触经飞沫传播的疾病,如百日咳、白喉、流行性感冒、病毒性腮腺炎、流行性脑脊髓膜炎等,在标准预防的基础上,还应采用飞沫传播的隔离预防。

(2) 病人的隔离:①应减少转运,当需要转动时,医务人员应注意防护。②病人病情容许时,应戴外科口罩,并定期更换。应限制病人的活动范围。③病人之间,病人与探视者之间相隔距离在1 m 以上,探视者应戴外科口罩。④加强通风,或进行空气的消毒。

(3) 医务人员的防护:①应严格按照区域流程,在不同的区域,穿戴不同的防护用品,离开时按要求摘脱,并正确处理使用后物品。②与病人近距离(1 m 以内)接触,应戴帽子、医用防护口罩;进行可能产生喷溅的诊疗操作时,应戴护目镜或防护面罩,穿防护服;当接触病人及其血液、体液、分泌物、排泄物等物质时应戴手套。

4. 空气传播的隔离与预防

(1) 空气传播(airborne transmission):带有病原微生物的微粒子(≤5 μm)通过空气流动导致的疾病传播。接触经空气传播的疾病,如肺结核、水痘等,在标准预防的基础上,还应采用空气传播的隔离与预防。

(2) 病人的隔离:①无条件收治时,应尽快转送至有条件收治呼吸道传染病的医疗机构进行收治,并注意转运过程中医务人员的防护。②当病人病情容许时,应戴外科口罩,定期更换,并限制其活动范围。③应严格空气消毒。

(3) 医务人员的防护:①应严格按照区域流程,在不同的区域,穿戴不同的防护用品,离开时按要求摘脱,并正确处理使用后物品。②进入确诊或可疑传染病病人房间时,应戴帽子、医用防护口罩;进行可能产生喷溅的诊疗操作时,应戴防护目镜或防护面罩,穿防护服;当接触病人及其血液、体液、分泌物、排泄物等物质时应戴手套。

5. 其他传播途径疾病的隔离与预防　应根据疾病的特性,采取相应的隔离与防护措施。表 12-2 列出了常见传染病传播途径、隔离与预防要求。

表 12-2　常见传染病传染源、传播途径及隔离预防

疾病名称	传染源	传播途径				隔离预防						
		空气	飞沫	接触	生物媒介	口罩	帽子	手套	防护镜	隔离衣	防护服	鞋套
伤寒、副伤寒	病人和带菌者			＋		±	±	＋		＋		
细菌性痢疾	病人和带菌者			＋			±	＋		＋		
霍乱	病人和带菌者			＋		＋	＋	＋		＋		＋
猩红热	病人和带菌者		++	＋		＋	＋	＋		＋		
白喉	病人、恢复期或健康带菌者		++	＋		＋	＋	＋		＋		
百日咳	病人		＋			＋	＋	±		＋		
流行性脑脊髓炎	流脑病人和脑膜炎奈瑟菌携带者		++	＋		＋	＋	＋	±	＋		
肺鼠疫	感染了鼠疫耶尔森菌的啮齿类动物和病人		++	＋	鼠蚤	＋	＋	＋	±	＋		
腺鼠疫	感染了鼠疫耶尔森菌的啮齿类动物和病人			＋	鼠蚤	±	±	＋	±	＋		
肺结核	开放性肺结核病人	＋	++			＋	＋	＋	±	＋		
炭疽	患病的食草类动物和病人		＋	＋		＋	＋	＋	±	＋		
淋病	淋病奈瑟菌感染者			b				＋		＋		
梅毒	梅毒螺旋体感染者			c				＋		＋		
甲型、戊型肝炎	潜伏末期和急性期病人			＋		±	±	＋		＋		
乙型、丙型肝炎	急性和慢性病人、病毒携带者			a		±	±	＋				

261

医院感染学

疾病名称	传染源	传播途径				隔离预防						
		空气	飞沫	接触	生物媒介	口罩	帽子	手套	防护镜	隔离衣	防护服	鞋套
HIV	病人和病毒携带者			c				+		+		
流行性出血热	啮齿类动物、猫、猪、狗、家兔	++		+		+	+		±	±		
狂犬病	患病或隐性感染的犬、猫、家畜和野兽			+		+	+	+	±			
麻疹	麻疹病人	+	++	+		+	+	+		+		
流行性腮腺炎	早期病人和隐性感染者		+			+	+					
脊髓灰质炎	病人和病毒携带者		+	++	苍蝇、蟑螂	+	+	+		+		
手足口病	病人和病毒携带者		+	+		+	+	+		±		
流行性感冒	病人和隐性感染者		+	+		+	+	+				
SARS	病人		++	+		+	+	+	±		+	+
人感染高致病性禽流感	病禽、健康带毒的禽		+	+		+	+	+	±		+	+

注1:在传播途径一列中,"＋"表示传播途径之一,"＋＋"表示主要传播途径;"a"为接触病人的血液、体液而传播,b为性接触或接触病人分泌物污染的物品而传播,c为性接触或接触病人的血液、体液而传播。

注2:在隔离预防一列中,"＋"表示应采取的防护措施,"±"表示工作需要时可采取的防护措施。

6. 常见多重耐药菌感染病人的隔离 应按照接触传播的隔离与预防采取有效的隔离措施,常见多重耐药感染病人的隔离要求见表12-3。

表12-3 常见多重耐药菌感染病人的隔离措施

	耐甲氧西林/苯唑西林金黄色葡萄球菌	耐万古霉素金黄色葡萄球菌	其他多重耐药菌
病人安置	单间或同种病原菌同室隔离	单间隔离	单间或同种病原菌同室隔离
人员限制	限制,减少人员出入	严格限制,医务人员相对固定,专人诊疗护理	限制,减少人员出入

	耐甲氧西林/苯唑西林金黄色葡萄球菌	耐万古霉素金黄色葡萄球菌	其他多重耐药菌
手部卫生	遵循 WS/T313	严格遵循 WS/T313	遵循 WS/T313
眼、口、鼻防护	近距离操作如吸痰、插管等戴防护镜	近距离操作如吸痰、插管等戴防护镜	近距离操作如吸痰、插管等戴防护镜
隔离衣	可能污染工作服时穿隔离衣	应穿一次性隔离衣	可能污染工作服时穿隔离衣
仪器设备	用后应清洁、消毒和/或灭菌	专用,用后应清洗与灭菌	用后应清洁、消毒和/或灭菌
物体表面	每天定期擦拭消毒,抹布用后消毒	每天定期擦拭消毒,抹布专用,用后消毒	每天定期擦拭消毒,抹布用后消毒
终末消毒	床单位消毒	终末消毒	床单位消毒
标本运送	密闭容器运送	密闭容器运送	密闭容器运送
生活物品	无特殊处理	清洁、消毒后,方可带出	无特殊处理
医疗废弃物	防渗漏密闭容器运送,锐器放入锐器盒	双层医疗废弃物袋,防渗漏密闭容器运送,锐器放入锐器盒	防渗漏密闭容器运送,锐器放入锐器盒
解除隔离	临床症状好转或治愈	临床症状好转或治愈,连续两次培养阴性	临床症状好转或治愈

7. 急性传染性非典型肺炎、人感染高致病性禽流感的隔离

(1) 病人的隔离:①将病人安置于有效通风的隔离病房或隔离区域内,必要时置于负压病房隔离。②严格限制探视者,如需探视,探视者应正确穿戴个人防护用品,并遵守手卫生规定。③限制病人活动范围,离开隔离病房或隔离区域时,应戴外科口罩。④应减少转运,当需要转运时,医务人员应注意防护。

(2) 医务人员防护:①医务人员应经过专门的培训,掌握正确的防护技术,严格执行区域划分的流程,按程序做好个人防护,方可进入隔离病区工作。②应严格按防护规定着装。不同区域应穿不同服装,且服装颜色应有区别或有明显标志。③隔离区工作的医务人员应每日监测体温两次,体温超过 37.5℃ 及时就诊。

(三) 个人防护用品的使用

个人防护用品(personal protective equipment,PPE),即用于保护医务人员避免接触感染性因子的各种屏障用品,包括口罩、手套、护目镜、防护面罩、防水围裙、隔离衣、防护服等。

1. 口罩

(1) 口罩的种类:①纱布口罩(mask):保护呼吸道免受有害粉尘、气溶胶、微生物及灰尘伤害的防护用品。②外科口罩(surgical mask):能阻止血液、体液和飞溅物传播的,医护人员在有创操作过程中佩带的口罩。③医用防护口(respirator):能阻止经空气传播的直径≤5 μm 感染因子、或近距离(<1 m)接触经飞沫传播的疾病而发生感染的口罩。

(2) 口罩的使用:①应根据不同的操作要求选用不同种类的口罩:一般诊疗活动,可佩戴纱布口罩或外科口罩;手术室工作或护理免疫功能低下病人、进行体腔穿刺等操作时应戴外科口罩;接触经空气传播或近距离接触经飞沫传播的呼吸道传染病病人时,应戴医用防护口罩。

②纱布口罩应保持清洁,每天更换、清洁与消毒,遇污染时及时更换。③应正确佩戴口罩。

(3) 口罩的佩戴和摘除:①外科口罩的佩戴方法:将口罩罩住鼻、口及下巴,口罩下方带系于颈后,上方带系于头顶中部;将双手指尖放在鼻夹上,从中间位置开始,用手指向内按压,并逐步向两侧移动,根据鼻梁形状塑造鼻夹;调整系带的松紧度。②医用防护口罩的佩戴方法:一手托住防护口罩,有鼻夹的一面背向外;将防护口罩罩住鼻、口及下巴,鼻夹部位向上紧贴面部;用另一只手将下方系带拉过头顶,放在颈后双耳下;再将上方系带拉至头顶中部;将双手指尖放在金属鼻夹上,从中间位置开始,用手指向内按鼻夹,并分别向两侧移动和按压,根据鼻梁的形状塑造鼻夹。③摘口罩方法:不要接触可能受到污染的口罩前面;先解开下面的系带,再解开上面的系带;用手仅捏住口罩的系带丢至医疗废物容器内。④注意事项:每次佩戴医用防护口罩进入工作区域之前,应进行面部密合性检查,检查方法将双手完全盖住防护口罩,快速的呼气,若鼻夹附近有漏气应重新调整鼻夹,若漏气位于四周,应调整到不漏气为止;医用外科口罩只能一次性使用;医用防护口罩的效能持续应用 6～8 小时;口罩潮湿后、受到病人血液、体液污染后,应及时更换。

2. **护目镜、防护面罩**

(1) 护目镜:防止病人的血液、体液等具有感染性物质溅入人体眼部的用品。

(2) 防护面罩:防止病人的血液、体液等具有感染性物质溅到人体面部的用品。

(3) 护目镜或防护面罩的使用:①在进行诊疗、护理操作,可能发生病人血液、体液、分泌物等喷溅时,近距离接触经飞沫传播的传染病病人时,以及为呼吸道传染病病人进行气管切开、气管插管等近距离操作,应使用全面型防护面罩。②佩戴前应检查有无破损,佩戴装置有无松懈。每次使用后应清洁与消毒。

(4) 护目镜、防护面罩的戴摘:①戴护目镜或防护面罩:戴上护目镜或防护面罩,调节舒适度。②摘护目镜或面罩:捏住靠近头部或耳朵的一边摘掉,放入回收或医疗废物容器内。

3. **手套** 防止病原体通过医务人员的手传播疾病和污染环境的用品。

(1) 手套的使用:①应根据不同操作的需要,选择合适种类和规格的手套:接触病人的血液、体液、分泌物、排泄物、呕吐物及污染物品时,应戴清洁手套;进行手术等无菌操作、接触病人破损皮肤、黏膜时,应戴无菌手套。②应正确戴脱无菌手套。③一次性手套应一次性使用。

(2) 手套的戴脱:①戴无菌手套方法:打开手套包,一手掀起口袋的开口处,另一手捏住手套翻折部分(手套内面)取出手套,对准五指戴上;掀起另一只袋口,以戴着无菌手套的手指插入另一只手套的翻边内面,将手套戴好;然后将手套的翻转处套在工作衣袖外面。②脱手套的方法:用戴着手套的手捏住另一只手套污染面的边缘将手套脱下;戴着手套的手握住脱下的手套,用脱下手套的手捏住另一只手套清洁面(内面)的边缘,将手套脱下;用手捏住手套的内面,丢至医疗废物容器内。③注意事项:诊疗护理不同的病人之间应更换手套;戴无菌手套时,应防止手套污染;操作时发现手套破损时,应及时更换;操作完成后脱去手套,应按规定程序与方法洗手,戴手套不能替代洗手,必要时进行手消毒。

4. **隔离衣与防护服**

(1) 隔离衣:用于保护医务人员避免受到血液、体液和其他感染性物质污染,或用于保护病人避免感染的防护用品。根据与病人接触的方式包括接触感染性物质的情况和隔离衣阻隔血液和体液的可能性选择是否穿隔离衣和选择其型号。

(2) 防护服:临床医务人员在接触甲类或按甲类传染病管理的传染病病人时所穿的一次

性防护用品。应具有良好的防水、抗静电、过滤效率和无皮肤刺激性,穿脱方便,结合部严密,袖口、脚踝口应为弹性收口。

（3）隔离衣与防护服的使用:①应根据诊疗工作的需要,选用隔离衣或防护服。下列情况应穿隔离衣:a.接触经接触传播的感染性疾病病人如传染病病人、多重耐药菌感染病人等时;b.对病人实行保护性隔离时,如大面积烧伤病人、骨髓移植病人等病人的诊疗、护理时;c.可能受到病人血液、体液、分泌物、排泄物喷溅时。下列情况应穿防护服:a.临床医务人员在接触甲类或按甲类传染病管理的传染病病人时;b.接触经空气传播或飞沫传播的传染病病人,可能受到病人血液、体液、分泌物、排泄物喷溅时。②应正确穿脱隔离衣和防护服。

（4）隔离衣的穿脱:①穿隔离衣:右手提衣领,左手伸入袖内,右手将衣领向上拉,露出左手,换左手持衣领,右手伸入袖内,露出右手,勿触及面部;两手持衣领,由领子中央顺着边缘向后系好颈带,再扎好袖口;将隔离衣一边(约在腰下 5 cm)处渐向前拉,见到边缘捏住,同法捏住另一侧边缘,双手在背后将衣边对齐,向一侧折叠,一手按住折叠处,另一手将腰带拉至背后折叠处,将腰带在背后交叉,回到前面将带子系好。②脱隔离衣:解开腰带,在前面打一活结,解开袖带塞入袖袢内,充分暴露双手,进行手消毒;解开颈后带子,右手伸入左手腕部袖内,拉下袖子过手,用遮盖着的左手握住右手隔离衣袖子的外面,拉下右侧袖子,双手转换逐渐从袖管中退出,脱下隔离衣;左手握住领子,右手将隔离衣两边对齐,污染面向外悬挂污染区,如果悬挂污染区外,则污染面向里,如不再使用则将脱下的隔离衣,污染面向内,卷成包裹状,丢至医疗废物容器内或放入回收袋中。

（5）防护服的穿脱:①穿防护服:联体或分体防护服,应遵循先穿下衣,再穿上衣,然后戴好帽子,最后拉上拉锁的顺序。②脱防护服:脱分体防护服时应先将拉链拉开,向上提拉帽子,使帽子脱离头部,脱袖子、上衣,将污染面向里放入医疗废物袋;脱下衣,由上向下,边脱边卷,污染面向里,脱下后置于医疗废物袋。脱联体防护服时,先将拉链拉到底,向上提拉帽子,使帽子脱离头部,脱袖子;由上向下边脱边卷,污染面向里直至全部脱下后放入医疗废物袋内。

（6）注意事项:①隔离衣和防护服只限在规定区域内穿脱。②穿前应检查隔离衣和防护服有无破损,穿时勿使衣袖触及面部及衣领,发现有渗漏或破损应及时更换,脱时应注意避免污染。③隔离衣每天更换、清洗与消毒,遇污染随时更换。④医务人员接触,多个同类传染病病人时,防护服可连续应用;接触疑似病人,防护服应在每个病人之间进行更换;防护服被病人血液、体液、污物污染时,应及时更换。

5. 鞋套的使用

（1）鞋套应具有良好的防水性能,并一次性应用。

（2）从潜在污染区进入污染区时和从缓冲间进入负压病室时应穿鞋套。

（3）应在规定区域内穿鞋套,离开该区域时应及时脱掉。

（4）发现破损应及时更换。

6. 防水围裙的使用

（1）可能受到病人的血液、体液、分泌物及其他污染物质喷溅、进行复用医疗器械的清洗时,应穿防水围裙。

（2）重复使用的围裙,每班使用后应及时清洗与消毒,遇有破损或渗透时,应及时更换;一次性使用围裙应一次性使用,受到明显污染时应及时更换。

7. 帽子的使用

(1) 进入污染区和洁净环境前、进行无菌操作等时应戴帽子。

(2) 被病人血液、体液污染时,应立即更换。

(3) 布制帽子应保持清洁,每次或每天更换与清洁;一次性帽子应一次性使用。

8. 医务人员防护用品穿脱程序

(1) 穿戴防护用品应遵循的程序:①清洁区进入潜在污染区:洗手┤戴帽子→戴医用防护口罩→穿工作衣裤→换工作鞋后→进入潜在污染区。手部皮肤破损的戴乳胶手套。②潜在污染区进入污染区:穿隔离衣或防护服→戴护目镜/防护面罩→戴手套→穿鞋套→进入污染区。③为病人进行吸痰、气管切开、气管插管等操作,可能被病人的分泌物及体内物质喷溅的诊疗护理工作前,应戴防护面罩或全面型呼吸防护器。

(2) 脱防护用品应遵循的程序:①医务人员离开污染区进入潜在污染区前:摘手套、消毒双手→摘护目镜/防护面屏→脱隔离衣或防护服→脱鞋套→洗手和(或)手消毒→进入潜在污染区,洗手或手消毒。用后物品分别放置于专用污物容器内。如佩戴眼镜,离开隔离区前应对佩戴的眼镜进行消毒。②从潜在污染区进入清洁区前:洗手和/或手消毒→脱工作服→摘医用防护口罩→摘帽子→洗手和(或)手消毒后,进入清洁区。③离开清洁区:沐浴、更衣→离开清洁区。

第五节　医院感染健康教育

健康教育(health education)是旨在帮助对象人群或个体改善健康相关行为的系统的社会活动,其在调查研究的基础上,采用健康信息传播等干预措施,促使人群或个体自觉采纳有利于健康的行为和生活方式,从而避免或减少暴露于危险因素,帮助实现疾病预防控制、治疗康复、提高健康水平的目的。健康促进(health promotion)是促使人们维护和提高他们自身健康的过程,是协调人类与环境的战略,它规定个人与社会对健康各自所负的责任。

随着医学模式的转变和医院服务功能的扩大,健康教育已成为医院整体护理的一个重要组成部分,与医院感染也有着非常密切的关系。医院感染的控制,尤其是外源性医院感染的控制很大程度上取决于医院人群(医务人员、住院病人及其家属、探视者等)所掌握的医院感染知识、防护技能的掌握和运用,因此要做好医院感染控制,必须重视医院感染知识教育,要把医院感染管理与健康教育有机地结合起来,普及医院感染预防控制知识,提高医院人群的自我防护意识,减少外源性医院感染的发生。

一、医院感染健康教育的意义

(1) 医院感染健康教育是医院工作的重要组成部分。医院感染是影响医疗质量的重要因素之一,也是衡量医疗工作质量的重要量化指标。加强医院感染健康教育,促使医务人员和病人充分认识医院感染及医院感染控制和管理的重要性,消除或降低危险因素,有助于降低外源性医院感染的发生,提高医疗质量。

(2) 医院感染健康教育有利于提供安全放心的诊疗环境。医院是健康教育最直接、最重要的场所,通过医院感染健康教育,提高病人医院感染防护知识知晓率,使就诊者自觉遵守医院秩序,自觉维护医院诊疗环境的清洁卫生,养成手卫生、呼吸道卫生/咳嗽礼仪等良好行为习惯,采取正确、适当的防护措施,消除恐惧心理,有利于给病人提供一个安全、放心的诊疗环境。

(3)医院感染健康教育有利于保护医务人员的健康。医务人员是医院感染的主要群体之一,健康教育可提高医务人员手卫生、安全注射、个人防护装备使用的依从性,能更好地确保医务人员身心健康。

(4)医院感染健康教育也是密切医患关系,减少医疗纠纷的重要纽带。

二、医院感染健康教育内容

医院健康教育的内涵包括以"病人"为中心的"临床健康教育"或"病人健康教育",以及以"健康"为中心的针对社区"健康群体"所实施的健康教育,因此医院感染健康教育内容应包括医务人员教育、病人教育和社区健康教育。

(一)医务人员医院感染健康教育

对医务人员开展医院感染健康教育,一则医务人员,尤其是实习生、护工以及其他医疗卫生辅助服务人员等,医院感染知识水平仍然需要提高;二则也需要对医务人员开展健康教育学科教育,以便有效开展医院感染健康教育工作。医务人员医院感染健康教育可分2个层次。

1. 医务人员职前教育或在职教育 将医院感染健康教育纳入医务人员继续教育内容,包括医院感染的基础知识、医院感染的危害及现状、医院感染管理制度等,以医务人员提高职业暴露防护及医院感染控制意识,同时也包括健康教育的知识和技能,以提高开展健康教育工作的能力,利于开展对病人和家属以及社区的医院感染健康教育工作。

医务人员健康教育传统采用业务学习、专题讲座等形式,近年来,品管圈(quality control circle, QCC)也逐步引入了医院健康教育中。品管圈是由相同、相近或互补之工作场所的人们自动自发组成数人一圈的小圈团体,又称QC小组,一般6人左右,全体合作、集思广益,按照一定的活动程序来解决工作现场、管理、文化等方面所发生的问题及课题。医务人员品管圈是提高包括医院感染管理在内的医院管理质量的一项促进措施,相互督促与自我改善相结合,无论是标准操作的示范,还是相互监督和督导都能产生良好的促进作用,同时共同参与、广泛讨论有利于加强工作针对性,减少了健康教育的盲目性,非常适宜应用到健康教育中。

2. 专职健康教育骨干的业务培训 专职健康教育骨干除需系统学习健康教育基本理论和方法,掌握健康促进基本理论和必要的传播手段和沟通技巧外,也需要接受相关医学信息,包括医院感染的基础知识、医院感染的危害及现状、医院感染预防控制技术以及医院感染管理制度等。

(二)病人医院感染健康教育

病人医院感染健康教育包括病人及其家属、探视者、陪护人员。在医疗资源不足的现实情况下,大量的生活护理仍需要依靠病人及其家属完成,病人医院感染健康教育的目的是为了在健全病房陪护及探视制度的同时,让病人及其家属等达到知、信、行,使他们掌握医院感染发生发展的规律,以利于配合治疗,减少医院感染的发生。

1. 门诊教育 门诊教育是指对病人在门诊诊疗过程中进行的健康教育。针对门诊病人人流量大、流动性也大的特点,门诊教育更宜侧重于普遍性,根据不同科室、不同季节常见医院感染进行防治教育。通常采用候诊教育、随诊教育、咨询教育、健康教育处方等健康教育形式。

候诊教育指在病人候诊期间,通过口头讲解、宣传栏及宣传材料、视频播放等形式进行的教育,如在呼吸道传染病流行期间,或张贴宣传材料,或用通俗易懂的语言向病人及探视者等宣传呼吸道卫生/咳嗽礼仪。随诊教育指医生在治疗过程中根据病人所患疾病有针对性进行的口头教育,内容需要精炼,以免影响诊疗进度,造成候诊病人的不满。咨询教育包括医院感染科与相关科室组织的专门咨询,以及面向社会人群的综合性咨询。健康教育处方指在诊疗过程中,以医嘱的形式对病人的行为和生活方式给予指导,如发放相关宣传材料等。

2. 住院教育　可分为入院教育、住院教育和出院教育 3 个部分。

入院教育指在病人入院时对病人及其家属进行的教育,这是做好病人健康教育、心理护理的第一步,是健康教育的基础内容之一,包括生活制度、探视制度、卫生制度等,一般采用护士口头与书面相结合的方式教育,发放宣传册或宣传栏。

住院教育指在病人住院期间进行的教育,住院病人医院感染健康教育是医院感染控制的重要内容,可通过讲课、电视录像、咨询、病人互助或小组互动式讨论等方式开展。

出院教育是指病人病情稳定或康复出院时所进行的教育,如对植入物手术病人进行出院后护理注意事项以及手术部位感染征象等的健康教育。

3. 健康教育路径　目前健康教育路径治疗模式越来越被医院采用,医务人员针对病人一对一进行宣教,以医院临床治疗诊断为依据,对病人采用合理的健康教育,指导病人了解疾病知识及注意事项,做好治疗临床观察和卫生护理治疗,在治疗病人疾病的同时也逐步观察病人的生活质量方面的需要,贯穿于病人入院治疗到出院后整个过程之中。健康教育路径具有可预见性、条理性、连续性的特点,避免了对病人对疾病认识的盲目性及施教的重复性,充分提高了病人的认知能力,促进疾病教学的效果,使病人能够充分有效的认知疾病,降低病人焦虑和抑郁心理,病人能够积极配合治疗,进而减少或降低医院感染和其他并发症的发生。

对病人采用健康教育路径治疗,督促病人及家属重视对感染的预防,病人自身注意预防感染,家属积极配合降低外源性感染的发生,并通过药物及食物增强机体免疫力以减少因自身原因导致的感染发生,从而减轻病人的负担,提高病人的生活质量。同时也有助于及时发现发生医院感染的病人,及时采取有针对性的抗菌药物治疗,达到更好、更快的治疗目的。

(三)院外健康教育

随着医院服务功能发展,医院健康教育与健康促进的内涵不断丰富,也包括了随诊访视健康教育、社区健康教育以及社会性宣传教育。

随诊访视健康教育指对设立家庭病床的病人和家属进行健康教育,医务人员在访视和诊疗过程中,根据病人恢复情况和家庭、社区环境了解的基础上,采取的比较灵活的健康教育,如老年卧床病人的压疮防治等。

社区健康教育是根据医院负责的社区居民或医疗合同单位职工的需求,配合医疗保健服务所实施的健康教育计划,多运用社区居民喜闻乐见的传播方式和社团组织,如新媒体(微信、微博、IPTV 等)传播、举办科普讲座、组织俱乐部等,开展包括医院感染防控等知识和技能的普及活动。

社会性宣传教育是医院健康教育工作的一项重要社会责任,医院根据当地卫生主管部门的部署和要求及医院自身业务发展的需求,向社会人群进行健康知识普及性教育,如 SARS、人感染 H7N9 禽流感流行期间,普及医院及其他公共场所呼吸道感染防护知识等。

(蒋虹丽,熊成龙,朱献忠,蒋露芳)

思考题

1. 医院感染零级预防是指什么?
2. 简述医院感染预防和控制的三级预防在各层次上的内容。
3. 如何实现医院感染预防和控制的三级预防?
4. 医院建筑区域划分为哪4个部分? 根据医院隔离预防要求,如何合理布局各个功能区域?
5. 合适的外科手消毒设施应包括哪些?
6. 何谓"标准预防",它包括哪些隔离预防措施?
7. 呼吸道卫生/咳嗽礼仪适用于何种状况? 其基本要素包括哪些内容?
8. 基于传播途径的隔离预防体系的隔离原则有哪些? 如何做好病人的隔离与医务人员的防护?
9. 作为医务人员应该如何正确使用个人防护用品?
10. 医院感染监测的概念和目的是什么?
11. 医院感染监测有哪些类型?
12. 医院感染监测包括哪些方面?
13. 有哪些指标可说明医院感染发病情况?
14. 医院环境监测中空气、物体表面和工作人员的手如何监测?
15. 压力蒸汽灭菌法、紫外线消毒法、干热法分别有哪些监测方法?
16. 环氧乙烷消毒法、一般消毒剂使用如何监测?

参考文献

1. 靳桂明,刘幼英,张瞿璐,等.三级预防策略在医院感染控制中的应用.中华医院感染学杂志,2003,13(12):1149～1151
2. 熊向群.医院感染控制中三级预防策略的应用分析.中国实用医药,2013,8(28):260～261
3. 任南,文细毛,吴安华.全国医院感染监测与数据自报系统的研制及使用.中国感染控制杂志,2008,7(3):171～172
4. 匡季秋,武迎宏.国内外医院感染监测系统应用进展与比较.中华医院感染学杂志,2009,19(16):3122～3126
5. 王力红,朱士俊.医院感染学.北京:人民卫生出版社,2014
6. 居丽雯,胡必杰.医院感染学.上海:复旦大学出版社,2006

图书在版编目(CIP)数据

医院感染学/郑英杰主编.—上海:复旦大学出版社,2017.5(2022.1 重印)
预防医学国家级教学团队教材
ISBN 978-7-309-12896-3

Ⅰ.医… Ⅱ.郑… Ⅲ.医院-感染-医学院校-教材 Ⅳ.R197.323

中国版本图书馆 CIP 数据核字(2017)第 054991 号

医院感染学
郑英杰 主编
责任编辑/傅淑娟

复旦大学出版社有限公司出版发行
上海市国权路 579 号 邮编:200433
网址:fupnet@ fudanpress. com http://www.fudanpress.com
门市零售:86-21-65102580 团体订购:86-21-65104505
出版部电话:86-21-65642845
大丰市科星印刷有限责任公司

开本 787 × 1092 1/16 印张 17.25 字数 423 千
2022 年 1 月第 1 版第 5 次印刷

ISBN 978-7-309-12896-3/R·1605
定价:43.00 元